Introduction to Radiologic Science

5th edition

방사선과학개론

방사선과학연구회

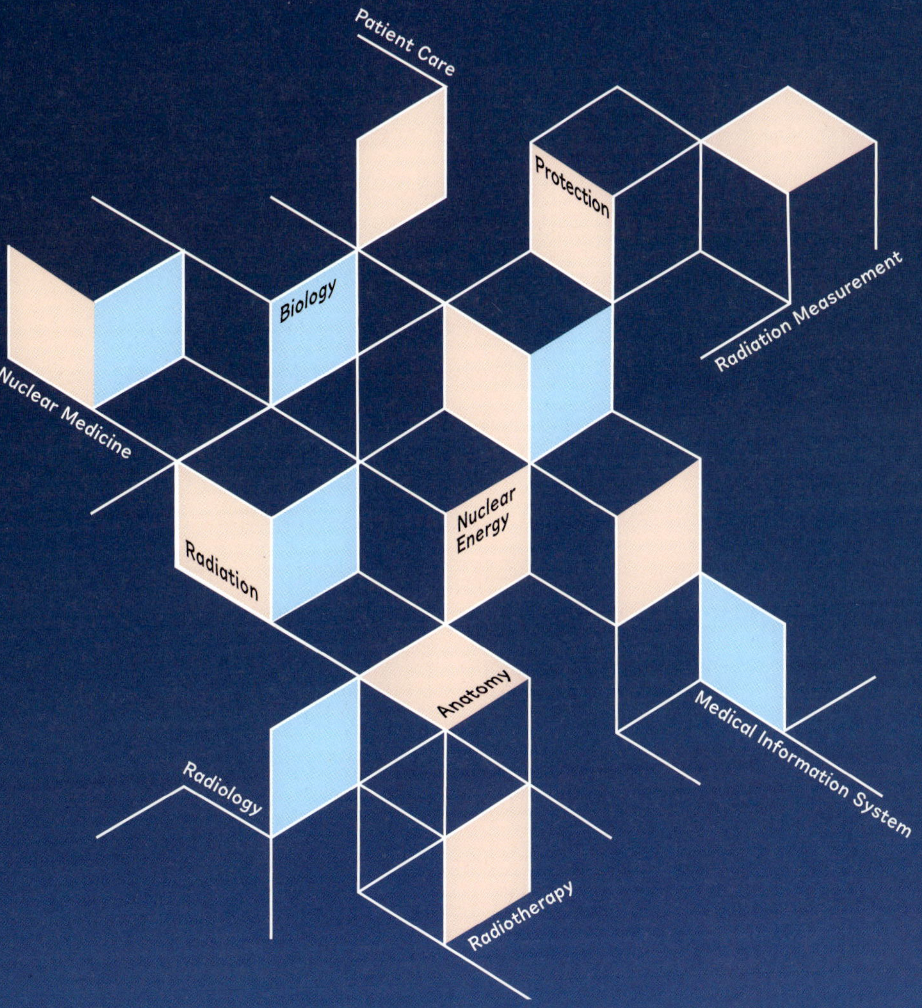

청구문화사

머 리 말

태초에 우주가 생성되면서부터 우리 인간의 환경이나 생활주변공간에 존재하고 있는 방사선은 의료뿐만 아니라 원자력발전, 산업, 농업 등 여러 영역에서 일상적으로 이용되고 있다. 이에 따라 오늘날의 방사선과학은 과거와 비교할 수 없을 만큼 양적·질적으로 급속한 발전을 이루었다. 특히 지난 1세기 동안 방사선과학은 가히 혁명적인 발전을 이룩하였다고 해도 과언이 아닐 것이다. 따라서 21세기는 상대적으로 방사선과 원자력의 르네상스시대가 될 것이라는데 의심의 여지가 없다.

이러한 시점에 방사선학문을 처음 접하게 되는 학생들에게 도움이 될 만한 마땅한 교재가 없어 아쉬워하던 중에 현재 대학에서 방사선과학개론을 강의하고 있는 교수들이 뜻을 같이하여 그 동안의 연구와 대학교육의 일선에서의 경험을 토대로 방사선학과 학생들과 방사선관련 학문을 전공하고 있는 학생들에게 적합한 책을 편찬하기로 결정하고 여러 차례에 걸쳐 내용을 숙의하고 검토하여 이 책을 펴내게 되었다.

방사선과학을 통하여 건강과 환경보호, 에너지, 산업 그리고 첨단과학 분야 등 해결할 수 있는 기본적인 해결점을 찾을 수 있을 것이다. 이러한 관점에서 이 교재는 방사선 관련 분야에 종사하는 모든이에게 폭넓은 분야를 새로운 내용으로 소개하고자 노력하였다. 따라서 방사선과 물질과의 상호관계를 이해하고 올바르게 이용하는 것이 그 무엇보다도 중요하며, 방사선의 가치를 인식하고 이에 필요한 기본개념을 분명히 할 수 있는 방사선과학교육의 필요성을 염두에 두고 원고를 정리하였다.

이 책의 특징을 살펴보면 학생들의 방사선과학에 대한 전반적인 개념에 대한 이해를 돕기 위하여 가능한 그림이나 표를 많이 수록하고자 노력했다. 또한 방사선과학을 전공하는 학생들이 현장에서 접할 수 있는 내용들을 분류하여 알기 쉽게 요약함으로써 방사선과학의 기초개념을 습득할 수 있도록 제시하였다.

제1부 서론에서는 방사선과학의 개요와 방사선학문을 전공하는데 필요한 기본적인 내용 등을 제시하였고, 제2부 기초방사선에서는 방사선, 방사능의 물질과 상호작용과 생물학적 영향 등 일반적인 원리와 기초적인 지식을 정리하여 비교적 자세하게 설명하였다. 제3부 의료방사선에서는 환자간호와 진단, 치료, 핵의학분야 그리고 의료정보시스템 등의 원리, 목적, 임상적용 등을 살펴보았다. 제4부 응용방사선에서는 원자력발전, 농업, 산업, 첨단기술분야 등 다양한 방사선이용분야를 다루었고 마지막으로 제5부 방사선 장해방어에서는 방사선의 효율적인 관리를 위하여 필요한 내용을 살펴보는 순서로 구성하였다.

최선을 다하였으나 공동집필에 따른 어려움과 개론이라는 과목의 특수성으로 인해 부족한 점이 많은 것 같아 걱정이 앞선다. 미비한 부분들은 앞으로 계속하여 새롭고 충실한 내용으로 보완해 나아갈 것을 약속하면서 충고와 제언을 고대한다.

이 작은 책자가 방사선학문을 공부하는 학생들에게 유용하게 활용되기를 간절히 바라며 유난히 추웠던 지난 겨울 내내 출판을 맡아 수고하신 청구문화사 이상태 사장님과 임직원 여러분께 감사의 뜻을 전한다.

2010년 정월

저자일동

개정판을 내면서

방사선과학개론은 방사선학문을 처음 접하게 되는 학생들에게 방사선과학의 마인드를 심어주고 방사선에 대한 올바른 이해와 기초지식을 숙지시켜 방사선과학에 관한 전반적인 흐름을 학습할 수 있도록 하기 위한 교재라고 할 수 있다.

3년 전에 저자들은 방사선학에 입문하는 학생들에게 적합한 교재의 필요성을 절감하고 이 책을 펴내게 되었다. 그러나 열정과 의욕만 앞서 출간해 놓고 보니 여러 가지로 부족한 면이 많아 고민하던 중에 주위의 질책과 격려에 힘입어 다시금 용기를 내어 개정판을 발간하게 되었다.

이번 개정판의 특징을 보면 우선 문장의 구성면에서 보면 종전에 2단으로 나누어 서술하던 것을 1단으로 하여 내용전달이 효과적일 뿐 아니라 시각적으로 깔끔하고 보기 편하게 정리하였다. 또한 내용면에서는 중요하거나 부족하다고 생각되는 부분은 그림과 내용을 추가하였고 불필요하거나 장황하게 설명된 부분은 과감하게 삭제하였다. 작업과정에서 매끄럽지 못한 부분을 다듬고 가급적 수리적 표현을 자제하고 쉽게 이해할 수 있도록 서술하였으며 중요한 핵심을 간결하게 기술하려고 노력하였다.

그러나 방사선과학 분야가 예측하기 어려울 정도로 비약적인 발전을 거듭하고 있고 공동집필에 따른 제약과 어려움 그리고 개론이라는 개괄적이고 광범위한 과목 자체의 특수성으로 인해 제대로 개정작업이 이뤄졌는지 걱정이 앞선다. 아직도 미비한 부분들은 계속하여 새롭고 알찬 내용으로 수정·보완해 나아갈 것을 다짐하면서 여러분의 애정어린 충고와 조언을 기대한다.

아무쪼록 이 교재가 학생들에게 방사선과학의 기본적인 개념과 전반적인 흐름을 이해하고 전공을 심화하는데 작은 도움이라도 되기를 바라는 간절한 마음을 가져본다.

끝으로 유난히도 한파와 폭설이 심했던 날씨에도 불구하고 원고집필에 수고하신 교수님들과 출판을 흔쾌히 맡아주신 청구문화사 이상태 사장님과 편집하느라 고생한 임직원에게 깊은 감사의 뜻을 표한다.

2016년 새봄

저자일동

5판을 내면서

방사선과학의 시간을 걷기 시작하였다.

129년 전에 뢴트겐 박사의 X선 발견 이후에 급속도로 발전하고 있는 방사선과학은 IT분야에 융합하면서 눈부신 발전을 거듭하고 있다.

방사선과학개론을 통하여 의료, 환경, 원자력, 산업 등에 시대적 흐름을 반영하여 방사선학문을 가장 쉽게 배우고 즐기는 방법이 무엇인가를 생각하면서 입문자들에게 방사선의 가치를 인식하고 이에 필요한 기본 개념과 폭넓은 분야를 소개하고자 노력하였다.

방사선학문은 넓은 분야에 응용과 융합을 거듭하면서 급속하게 발전하였다. 의료분야에서의 방사선사, 방사선방호와 관리의 방사성동위원소 취급자, 산업분야의 비파괴검사기사 등이 종사하면서 필요한 내용을 기초적인 관점에서 개정서를 집필하는 변을 세웠다.

이번 개정서의 특징은 방사선과학의 개요와 방사선사의 소개, 기초 방사선, 방사선 생물, 방사선방어, 환자 돌봄, 영상의학Ⅰ(일반방사선, 투시조영, 혈관조영), 영상의학Ⅱ(초음파, CT, MR), 방사선치료, 핵의학, 의료정보시스템, 원자력, 농업・식품 방사선, 환경방사선, 산업방사선을 분야별로 정리하면서 내용의 보완과 효과적으로 내용전달에 필요한 그림이 되도록 노력하였다.

방사선과학교육의 필요성을 염두에 두고 집필진을 구성하였으며, 방사선에 입문하는 내용의 순서를 정리하면서 공동집필이라는 한계성을 염두에 두고 시작하면서 정리하였다. 때로는 혁명적인 발전이라는 단어로 표현되는 학문적 특수성과 광범위한 분야의 특수성에 수위 조절의 적정성 등이 맞추어졌는지 등의 염려가 눈 앞을 가려진다. 또한, 미비한 부분과 필요성이 있는 부분들을 앞으로 계속하여 새롭고 충실한 내용으로 보완하여 나아갈 것을 약속하면서 충고와 제언을 바란다.

여하튼, 본 교재가 방사선과학 입문자들에게 기본적인 개념과 새로운 지식을 습득하는 기본서로 보다 쉽게 이해할 수 있기를 바라는 마음을 전한다.

학령인구 급저하에 따른 입시와 학사업무로 분주한 상황에서도 집필하여 주신 교수님들의 수고와 노력에 깊은 감사를 드리고, 개정판이 나오기까지 출판을 위해서 수고하여 주신 이상태 사장님과 임직원분들께 깊은 감사의 말씀을 전한다.

2024년 새학기

저자일동

목차

제3장 방사선 생물 / 61

제4장 방사선방어 / 79

제5장 환자 돌봄 / 93

제6장 영상의학 Ⅰ / 111

제7장 영상의학 Ⅱ / 139

제10장 의료정보시스템 / 243

제11장 원자력 / 257

제12장 농업 · 식품방사선 / 273

01

서론

1 방사선과학
2 방사선과학의 발달사
3 의료방사선과학
4 방사선 및 방사성동위원소의 이용
5 방사선사
6 방사선 관련 국제기구
7 의료기관

서론

우주, 은하계, 태양계 그리고 우리의 행성 지구, 땅, 바다, 생명체... 이러한 만물들은 모두 어디에서 비롯되었으며 우리는 도대체 어디에서 왔을까? 현재 우리가 보고 있는 드넓은 우주는 137억 년 전, 시간도 공간도 빛조차도 존재하지 않던 하나의 점인 원시우주가 10^{-43}초라는 찰나에 빅뱅(Big Bang)이라는 우주대폭발로 만들어졌다. 당연히 우리도 우주대폭발로부터 왔다. 왜냐하면 우리 몸을 구성하는 성분 중에 가장 많은 수소는 빅뱅 후 처음 1초 이내에 만들어진 것이 확실하며 나머지 산소, 탄소 등 수소보다 무거운 원소는 수소의 융합을 통해 1억 년 후에 만들어졌으므로 결과적으로 우리는 빅뱅 우주와 함께 137억 년의 여정을 거쳐 온 소중한 존재인 것이다.

한편 우주대폭발 순간 생겨난 양전하를 띠는 양성자와 전기적으로 중성인 중성자가 서로 결합하여 중수소의 원자핵이 되었고, 핵분열을 하여 많은 에너지와 함께 방사선을 방출하며, 핵분열로 불안정해진 핵은 방사성 붕괴를 통해서 다른 안정된 핵으로 변환하게 된다. 이렇게 우주가 생성되면서부터 방사선은 존재하게 되었다.

19세기 말에 방사선(X선)과 방사능(라듐)이 발견됨에 따라 많은 연구자들이 물질에 방사선을 조사하면 어떤 변화를 일으키는가 또 이 방사선의 본질은 무엇인가 등을 알고 싶어 했다. 이와 같은 단순한 호기심이 방사선과학이라는 학문을 탄생시켰고, 이 분야의 연구는 우리 인간에 있어서 기초기반연구, 의료, 공업, 환경, 농업생물자원, RI 이용, 생물공학, 원자력 등에 유용하게 되었다.

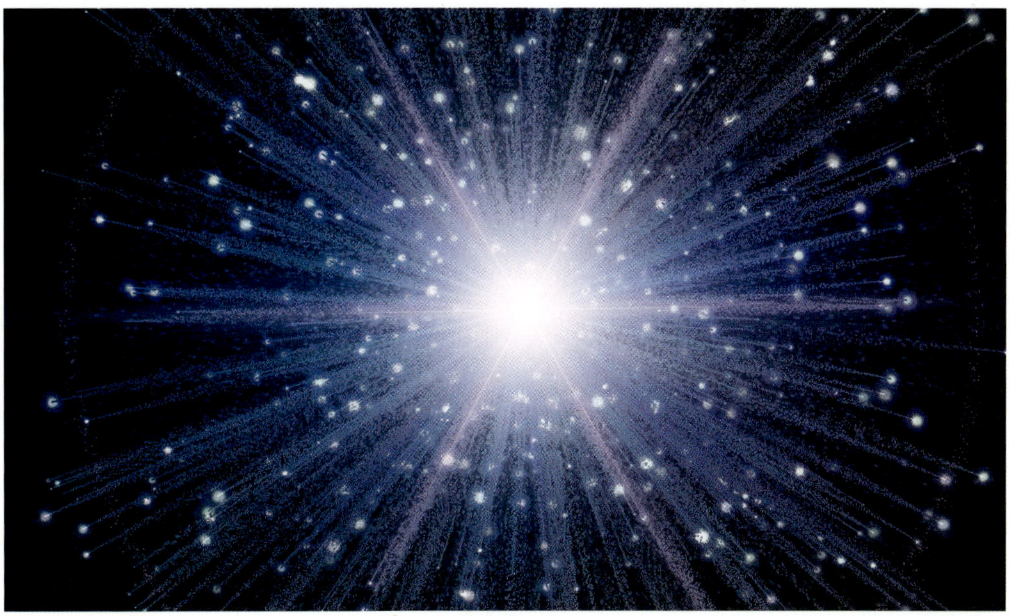

그림 1-1

방사선은 우주빅뱅과 동시에 존재하게 되었다.

1 방사선과학

1) 방사선과학개론의 기본개념

방사선과학개론은 방사선학을 처음 접하게 되는 학생들에게 방사선과학의 마인드를 심어주고 방사선에 대한 올바른 이해와 기본개념 및 기초지식을 정확히 숙지시키고, 방사선·방사성동위원소의 다양한 활용과 효율적인 이용을 알아봄으로써 방사선과학의 전반적인 흐름을 이해하여 보다 심도있는 전공학문을 지속적으로 탐구하는데 도움이 되는 기본을 다지는 과목이다.

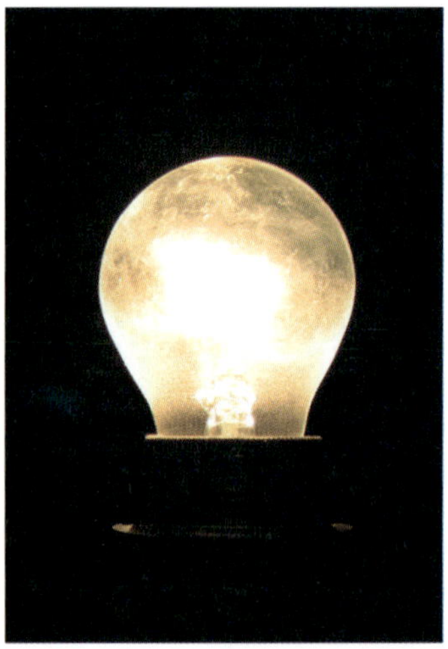

그림 1-2
전구를 방사성 물질이라고 하면 불빛이 방사선 그리고 그 불빛의 밝기가 어느정도인가를 나타내는 것이 방사능이라고 할 수 있다.

2) 방사선이란?

방사선(radiation)은 물질을 통과할 수 있는 힘(에너지)을 가진 광선을 말하며 방사능(radioactivity)은 어떤 물질이 시간당 방사선을 낼 수 있는 능력을 말한다. 이런 능력을 갖고 있는 물질을 방사성물질 또는 방사성 핵종(radioactive substance = radionuclide)이라고 한다. 이해를 돕기 위해 보다 쉽게 예를 들어 설명하면 전구를 방사성물질이라고 하면 전구에서 나오는 불빛을 방사선이라고 할 수 있고, 전구의 밝기의 정도를 방사능이라고 할 수 있다.

방사선은 인류가 발견한 불이나 태양열과 같이 일종의 에너지이다. 방사선은 눈에 보이지 않는 파동에너지로써 물질을 쉽게 이온화 시키거나 물체를 투과할 수 있는 독특한 성질을 가지고 있다. 방사선의 이러한 독특한 성질을 이용한 연구개발이 우리의 밝은 미래를 열어갈 것이다.

3) 과학이란?

과학(science, 科學)은 '사물의 현상에 관한 보편적 원리 및 법칙을 알아내고 해명하는 것을 목적으로 하는 지식체계나 학문'이라는 사전적 의미를 갖고 있다. 즉, 검증 가능한 방법으로 얻어진 지식의 체계를 말한다. 보다 좁은 의미에서 과학이란 인류가 경험주의와 방법론적 자연주의에 근거하여 실험을 통해 얻어낸 자연계에 대한 지식들로 이루어져 있다.

● 표 1-1 **방사선의 분류**

구성요소에 따른 분류	전자파방사선, 입자성방사선
에너지에 의한 분류	전리방사선, 비전리방사선
전리방법에 의한 분류	직접전리방사선, 간접전리방사선
사용 목적에 따른 분류	의료용(진단용, 치료용), 산업용, 공업용, 농업용, 연구용

따라서 과학자들은 자연계에서 관찰되는 현상들을 과학적 방법론에 따라 자연적인 이론으로 설명하려고 시도한다. 진정한 과학이란 탐구하고 수정해 가면서 진리에 다가가는 역동적인 과정이다.

4) 방사선과학이란?

방사선(radiation)은 인간이 평화적으로 이용을 하기 이전부터 존재하고 있으며 먼 옛날부터 우리와 함께 생활해 왔다. 우리는 일상생활 중에 흙, 공기, 음식물, 우주 등으로부터 방사선을 받고 있다. 방사선은 우리의 생활환경에서 언제나 접할 수 있는 지구상에 존재하는 에너지 중의 한가지 형태이다.

이러한 방사선은 공간을 통한 에너지의 전달이라고 정의할 수 있으며 가시광선, 라디오파를 포함한 전파, 적외선, 초음파 등의 비전리방사선과 X선, 감마선, 알파선 및 베타입자, 전자, 양자, 중성자 등 전리방사선으로 대별할 수 있다.

방사선과학(radiological science)은 방사선의 본질과 이러한 모든 종류의 방사선이 생체를 비롯한 물질에 미치는 상호작용에 대하여 연구하는 과학의 한 분야라고 말할 수 있다. 이러한 관점에서 볼 때 방사선과학은 방사선과 연관성이 있는 것들을 과학적으로 규명하고 연구하는 학문으로 정의할 수 있다. 넓게 보면 방사선과 방사선에 의한 제반 현상을 과학적으로 추구하는 학문이라고 할 수 있다.

20세기 과학기술의 핵심은 전자, 핵 그리고 빛이었고, 이를 이용한 전기, 전자, 원자력 및 레이저관련 산업이 주를 이루었다. 이와 같이 20세기의 과학기술이 괄목할 만한 발전을 가져올 수 있었던 것은 이때 비로소 물질의 근원인 원자를 발견하고 이를 탐구하여 활용할 수 있었기 때문이다. 이러한 발전과 지속적인 연구로 더 나아가 새로운 입자들을 생성하여 새로운 물질의 세계로 지평을 열 것이다.

그러면 21세기 과학기술은 어떻게 전개될 것인가? 많은 과학자들은 21세기는 핵자의 시대로서, 양자혁명의 시대가 될 것이라고 예측하고 있다. 즉, 원자핵의 핵자들을 떼어내어 이를 낱개로 활용하는 새로운 과학기술 문명의 시대가 열릴 것이라는 것이다. 이에 따라 첨단산업기술, 신의료기술, 방위산업기술 및 미래원자력기술의 개발에 활용될 것이다. 따라서 방사선과학의 발달은 방사선과 관련되는 여러 가지 분야와 밀접한 관계를 맺고 있으며, 방사선 연구는 다양한 배경을 갖는 많은 과학자들을 함께 묶는 역할도 하여 왔다.

현재 산업기술 전반의 흐름은 이미 NT(nano technology), BT(bio technology), ET(environmental technology)를 기반으로 성장, 발전하고 있을 뿐만 아니라, 학문간의 경계가 없어지고 분야별 기술의 융합을 통해 시너지 효과를 극대화하는 방향으로 가고 있다.

방사선융합기술(radiation fusion technology; RFT)은 방사선기술(RT)을 기반으로 IT, NT, BT, ET, ST(space technology), 국방기술(defence technology; DT) 등이 융합된 첨단 복합기술이다.

이러한 관점에서 볼 때 방사선과학도들은 방사선과학의 발전을 위하여 더욱 노력하여 인류 복지 증진에 기여할 수 있는 새로운 진리를 발견해 나아가야 할 것이다.

방사선기술(RT) + 생명(BT), 환경(ET), 나노(NT), 정보통신(IT), 우주(ST), 국방(DT)
→ 방사선융합기술(RFT)

2 방사선과학의 발달사

1) 방사선, 방사능 관련 주요 역사

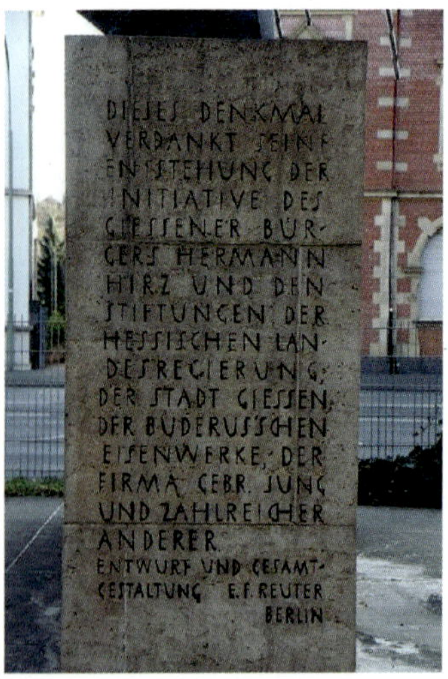

그림 1-3 **뢴트겐 기념비**

독일 뮌헨 국립박물관에 있는 뢴트겐기념비에는 "그의 이름을 붙인 뢴트겐선은 의학자에게 인체의 내부를 보여주고 기술자에게는 공업재료의 본질을 가르쳐 주며 과학자에게는 원자의 내부를 알게 하였다."라는 불멸의 글이 기록되어 있다.

방사선과학의 태동은 1895년 11월에 뢴트겐의 X선 발견과 2개월 후 베크렐의 방사능(우라늄) 발견으로 시작되었다.

년도		내 용
1895	Röntgen	X선 발견
1896	Becquerel	방사능 발견(U)
	Grubbe	왼손에 급성피부염
	Danniel	탈모효과
	Thomson	선량효과, 잠복기
1897	Arnold	$CaWO_4$ 증감지 사용
	Freund	방사선으로 다모성 모반 제거
	Thomson	전자 발견
1898	Curie 부부	라듐 발견(Po과 Ra 분리)
1899	Stenbeck	코끝의 피부종양 제거
1901	Rollins	Mouse의 급성사
1902	Frieben	만성X선피부염-암 발생

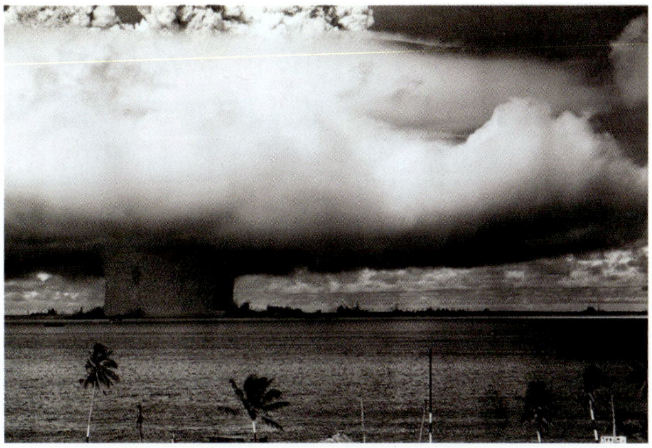

그림 1-4 **원자폭탄 실험**

1903	Albers-Schonberg	방사선에 의한 불임유발
1904	Bergonie-Tribondeau법칙	방사선감수성
1911	Rutherford	원자핵 발견
1922	Dessauer	표적설(target theory)
1923	Hevesy	방사성 추적자(tracer) 희석법
1927	Muller	방사선에 의한 돌연변이 유발 (방사선유전학의 기초 확립)
1928	Röntgen	단위(R)
1929		회전양극X선관 개발
1931	Lawrence	원형 Cyclotron 개발 인공방사성핵종 생산
1931		내용선량의 설정
1932	Chadwick	중성자 발견
1935		인공RI(^{32}P)를 인산 대사연구에 첫 사용
1936		Cyclotron에 의한 RI의 제조
1940		옥소를 이용한 갑상선 섭취율 연구
1942		핵분열 이용한 원자로(미국,시카고)
1945		일본 히로시마, 나가사끼에 원폭투하
1946	Lea	표적이론전개
1947		Fermi Nuclear Reactor 개발
	Coltman, Kallmann	섬광검출기 개발
1948	Westinghouse Coltman	영상증배관 개발
1950		국제방사선방호위원회(ICRP)의 설립
1952	Metropolitan Vickers	선형가속기(Linac)개발

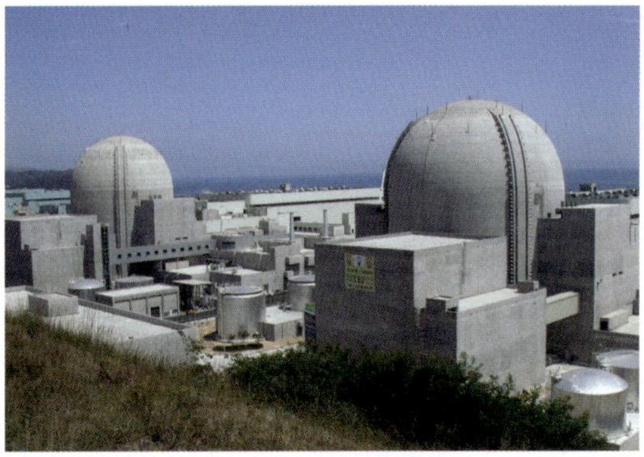

그림 1-5 **원자력 발전소**

1953	Gray	산소효과
	Watson & Click	DNA 이중나선모델
1954		전력생산용원자로(소련)
1956		핵발전에 의한 전력을 생산(영국)
1958	Anger	Scintillation Camera 개발
1967	G. Hounsfield	전산화단층촬영장치 개발(EMI사)
1971		최초로 1세대 CT장치 설치(Alkinson-Morly, 영국)
1972	Alves & Buchanan	희토류증감지 개발
1973	Paul C. Lauterbur, Sir Peter Mansfield	핵자기공명영상화
1979		G. Hounsfield와 A. Cormack이 노벨의학상
1986		우크라이나 체르노빌 원전사고
1988	Dumoulin	조영제를 사용하지 않고 혈관을 영상화하는 MRA 개발
1990	Townsend	PET/CT 개발에 제안
1996	Hasegawa	SPECT/CT 개발
2001		PET/CT 상용화
2003	Lauterbur와 Mansfield	MRI로 노벨의학상
2004		SPECT/CT 상용화
2006		PET/MRI 최초 인체 뇌 영상 획득
2011		일본 후쿠시마원전 사고

2) 우리나라 방사선, 방사능 관련 주요 역사

1911	조선총독부의원	X광선실 확장·증축
1912	세브란스의학교 부속병원	X선발생장치 도입·가동
1913	평양병원	X선촬영장치 설치
1923	조선총독부의원	치료용 X선발생장치 설치·가동
1932	조선렌트겐협회	창립·활동
1937	진료엑스선장치 취체(取締) 규칙	
1938	하라 야스로	렌트겐 시설 설문조사(28개 병원)
1945	대한방사선의학회	창립 - X선 의사와 기사 공동
1949	서울대학교 의과대학	엑스선 기술양성소 운영
1955	대한방사선기술학회	창립
1956	문화교육부	원자력과 신설
1959		한국원자력연구소 설립
1960	서울대학교병원	핵의학검사실 설치
1962	한일병원	Cs-137 치료기 도입
1963	수도의과대학 병설 의학기술초급대학 최초 방사선사 교육기관	
1963	의료보조원법	공포 - 엑스선사
1963	국립의료원	자동현상기 설치
1965	엑스선사	의료보조원 국가시험 시행
1965	대한엑스선사협회	창립
1973	의료기사법	방사선사 명명
1974	대한방사선사협회	보건사회부 허가
1977	경희의료원	전신용 CT장치 설치(한국최초, EMI사)
1978		초음파진단기기 도입
1978		국내최초 고리1호기원자력발전소 준공
1982	대한치료방사선의학회	창립 - 치료방사선과 명명
1984	서울신화병원	MRI 최초로 도입
1984	방사선 교육과정	초음파교육 신설
1985	조장희박사팀, 금성통신	MRI장치 상용시스템개발
1986	원자력병원	Cyclotron 도입
1990	방사선 교육과정	전산화단층촬영(CT)교육 신설
1991	방사선 교육과정	방사선 교육과정 연장(2년→3년)
		자기공명영상(MRI)교육 신설
1992	고려대학교 안암병원	Spiral CT 도입

1994	서울대학교병원	PET도입
1994	삼성서울병원	PACS도입
2000		방사선 교육과정(학사, 4년) 신설
2002	방사선 교육과정	디지털영상처리 교육 신설
2004	대한방사선사협회	전문방사선사 제도 운영
2007		진단방사선과에서 영상의학과로 개정
2007	국립암센터	양성자치료기 도입
2012	서울대학교병원	일체형 PET/MRI 도입
2012		신월성1호기 가동

3 의료방사선과학

1) 방사선의학(radiology)

"X선이 없으면 의학이 없다"라는 말이 있다. 이와 같이 방사선은 의학부분에서 질병의 진단과 치료에서 없어서는 안 될 필수적인 위치를 차지하고 있으며 이공학적인 새로운 지식과 기술의 도입으로 눈부시게 발전함에 따라 현대의학의 첨단을 걷고 있으며 그 이용가치도 높이 평가되고 있다.

방사선의학은 1895년 뢴트겐교수가 X선을 발견하면서 급속히 발전하였으며 새로운 학문체계를 구축하여 왔다고 할 수 있다.

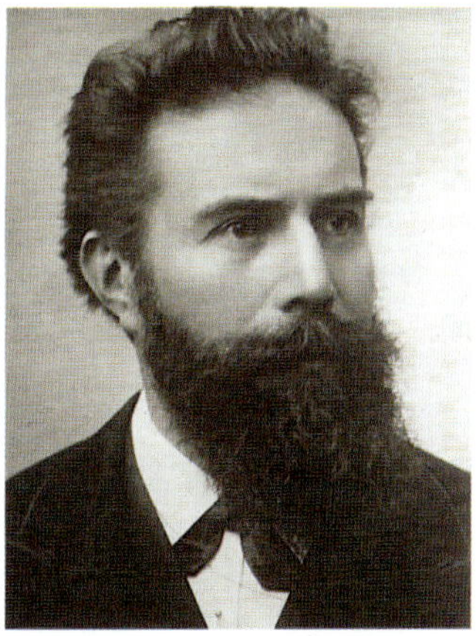

그림 1-6 **X선을 최초로 발견한 뢴트겐 (Wilhelm Conrad Röntgen, 1845~1923)**

과거 인체의 몸속을 수술이나 해부를 통하지 않고서는 들여다볼 수 없었던 시절로 거슬러 올라가 보자. 아픈 사람의 증세에 관해 듣고, 눈으로 관찰할 수 있는 것을 보고, 손을 이용해서 느낌으로써 속병을 찾아내야만 했다.

겉보기에는 신비롭기도 했겠지만 과학적 근거가 부족하여 '정확한가'에 대한 의문이 늘 부담이 되었다. 그러다가 물체를 투과하는 신비로운 X선을 발견했을 때, 즉시 인체의 내부를 들여다 볼 수 있는 도구임을 알고 의료에 적용하기 시작하였다.

단순 X선촬영을 통해 폐, 심장, 뼈의 이상을 발견한다든지, 투시를 통해 움직이는 위장관의 질환을 찾아내고, 혈관이나 심장에 조영제를 주입하여 혈관의 이상을 진단하는 방법을 고안해 내었다.

즉, 진단이 정확한지 검증하고, 이전에는 발견할 수 없었던 질병도 찾아낼 수 있는 의학의 새로운 방법과 수단을 얻게 된 것이다.

방사선의학은 눈부신 발전을 거듭해 오면서 방사선진단학(의료영상학), 방사선치료학(방사선종양학), 핵의학 분야 등 크게 3개의 전문영역으로 나누어졌다.

(1) 영상의학(방사선진단) : 2007년 6월 방사선과에서 영상의학과로 명칭이 변경됨. X선, 초음파, CT, MRI 등을 이용하여 인체를 영상화하여 질병을 진단하는 분야이다.

(2) 방사선종양학(방사선치료) : 방사선치료는 대부분 암과 같은 악성종양을 대상으로 고에너지X선, 중성자선, 전자선, 양자선 등을 이용하여 정상조직은 방사선피폭을 최소화하여 가능한 보호하고 종양조직에는 최적의 방사선을 조사하여 종양을 치료하는 분야이다.

(3) 핵의학 : 방사성핵종의 성질을 이용하여 인체의 해부학적, 생리학적, 생화학적 상태를 진단하고 치료하는 의학의 전문분야이다.

이에 따라 이들 영역을 유지, 발전하기 위하여 방사선의학의 기초적 영역을 대상으로 하는 독립적인 학문체계의 필요성이 대두되기에 이르렀다.

따라서 방사선과학은 더욱 전문화, 세분화되고 있으며 계속 개척해 나아가야 할 미래가 있다.

2) 영상의학의 발달과 전망

1895년 12월 22일은 뢴트겐교수가 방사선사진을 최초로 얻은 날로서 당시 인체내부의 구조를 관찰할 수 있다는 점에서 과학계의 혁명적인 쾌보였으며 방사선과학의 장을 열게 된 효시이다. 그 후 1945년경까지 약 50년 동안 생체를 영상화할 수 있는 방법, 즉 필름, 증감지, X선장치 그리고 방사선사진기술의 개발에 중점을 두었던 시기이다.

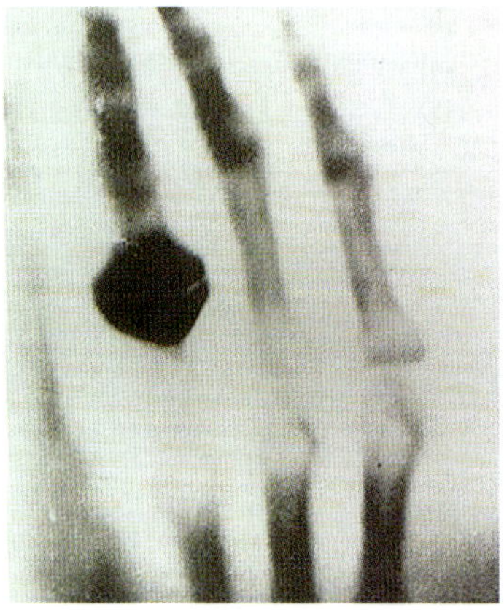

그림 1-7 **최초의 X선 사진, 뢴트겐 부인의 손 : 1895.12.22**

이후 1975년까지 30년 동안은 영상의학에 중대한 영향을 끼치는 4가지 커다란 발견이 있었다.

(1) 영상증배관(image intensifier)의 출현으로 밝은 실내에서 투시가 가능해졌으며 이로 인한 심장 카테터법(cardiac catheterization)의 발전

(2) 방사성동위원소의 발견에 따른 핵의학(nuclear medicine)의 전개

(3) 초음파를 이용한 영상화(ultrasonography)

(4) 전산화단층촬영(computed tomography)으로 압축할 수 있다.

앞으로의 의료방사선과학에서 기술적인 전망을 해보면

(1) 형태학적 정보의 질적, 양적인 정교한 수집방법의 개선

(2) 생리학적 측면에 초점을 둔 기술의 발전

(3) 조직의 변화를 현미경으로 관찰하기 전에 미리 대사작용을 평가할 수 있는 기술의 개선

(4) 디지털 의료영상, 의료영상저장전송시스템(PACS), 병원정보시스템(HIS)

최근의 정보통신기술(ICT)은 관련기술과의 융합으로 모든 시스템을 통합하는 형태로 발전하고 있다. 이런 시대의 흐름과 마찬가지로 의료산업은 근래에 많은 발전 및 응용에 관한 연구가 활발히 진행되고 있다. 의료정보시스템도 의료 IT의 정보시스템들이 통합되는 방향으로 급변하게 진화해가고 있다. 특히 유비쿼터스 환경에서의 의료정보산업은 최근에 큰 전환기를 맞고 있다. 이에 따라 USN(ubiquitous sensor network) 환경의 IT응용 서비스가 실용화하고 있는 실정에서 통합의료정보를 위한 환자 진료의 서비스 강화를 도모하도록 통합의료정보시스템이 가속화 될 것이다.

4 방사선 및 방사성동위원소의 이용

방사선은 인류의 번영과 발전에 크게 이바지해 왔으며 그 이용분야도 다양하다. 특히, 의학분야에서 방사선을 이용한 질병의 진단이나 암치료에 방사선의 이용은 필수적이다. 병원에서는 전통적인 X선의 이용은 물론 여러 종류의 방사성의약품, 감마카메라, CT, PET/CT 등 진단장치와 암치료용 가속기, 근접치료기, 감마나이프, 사이버나이프 등이 사용되고 있다.

또한 방사선, 방사성동위원소를 이용한 원자력의 평화적인 이용으로 인해 전기를 생산하는 원자력발전, 공업제품의 비파괴 검사 및 조사분석, 농작물의 품종개량, 멸균소독, 식품보존 등 의학, 농업, 공업, 산업의 각 분야에서 폭넓게 활용되고 있다(표 1-2).

따라서 우리가 방사선을 얼마나 활용하느냐 하는 것은 다시 말해서 우리가 얼마나 선진 문화생활을 누릴 수 있느냐의 척도가 되었다. 이제 방사선은 우리에게 반드시 필요한 동반자가 되었다.

한편, 세계적인 추세가 '저탄소 녹색성장'을 기초로 하여 친환경에너지와 신재생에너지를 바탕으로 경제성장이 이루어질 전망이다.

따라서 원자력 르네상스시대를 맞이하여 원자력발전은 미래의 에너지로서 성장동력산업으로 부각되었다.

또한 산업현장에서는 각종 비파괴검사 외에도 화학공정의 작용제나 추적자로 사용되며, 각종 첨단 분석장비도 방사선을 이용하는 것이 많다.

특히 고분자 산업에서 방사선의 용도는 기대되는 바가 크다. 생명과학 분야에서 방사성동위원소는 필수적인 연구수단을 제공할 뿐만 아니라 작물 품종개량, 해충구제, 식품가공, 의료기기 멸균에도 이용되고 있다. 그 밖에 대기오염이나 폐수처리 등 방사선의 환경기술 이용도 전망이 밝다(그림 1-9).

이러한 방사선과 관련한 많은 과학적 발견과 이에 따른 비약적인 발전이 거듭되고 있으나 오늘날 우리는 방사선 이용으로 누릴 수 있는 혜택과 함께 위험이라는 이중적인 국면에 직면해 있다.

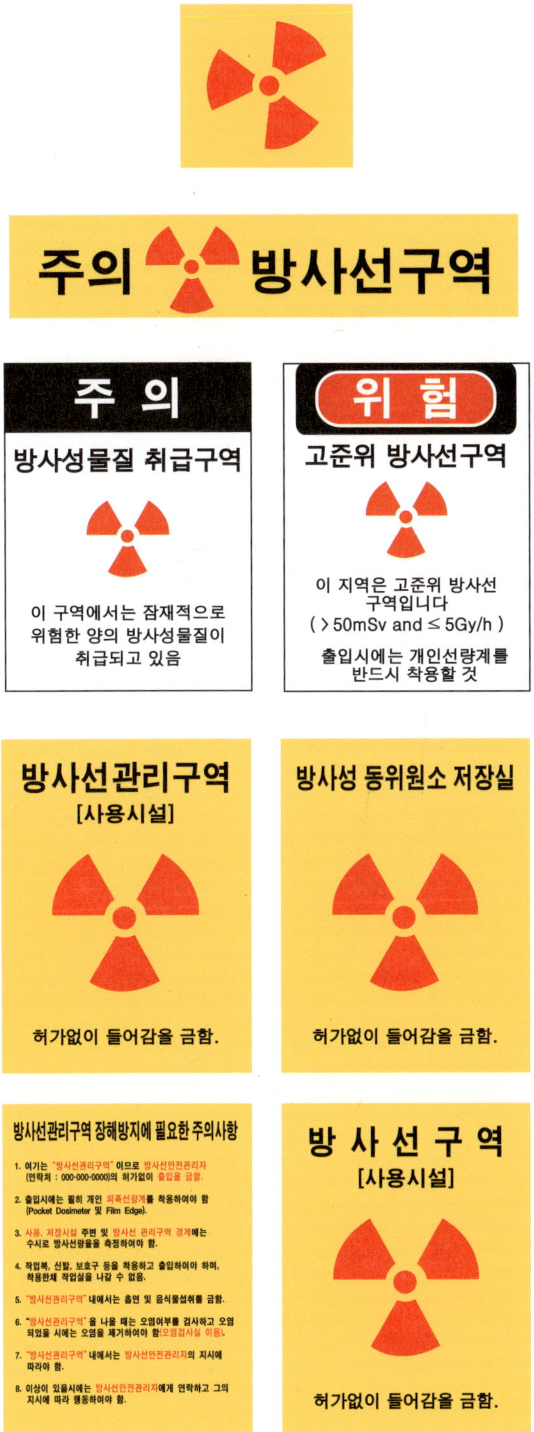

그림 1-8 방사선구역 표지판

즉, 방사선 또는 방사성동위원소의 높은 이용가치에도 불구하고 방사선 피폭에 의한 위험이 따른다는 측면에서 부정적인 시각과 우려가 상존하고 있다(그림 1-8).

따라서 방사선의 유용성을 극대화하면서 안정성이 보장된 이용가치를 누리기 위해서는 반대쪽 측면인 방사선의 위해와 위험의 문제를 극복하여야 한다.

이를 위하여 지난 120여 년에 걸쳐 연구되고 있는 방사선에 대한 올바른 이해와 기본개념 및 기초지식을 정확히 이해하고 효율적인 이용을 위한 지속적인 탐구가 필요하다.

표 1-2 **방사선, 방사성동위원소의 이용**

의료	질병의 진단, 질병의 치료, 인공장기, 의료기구 멸균
에너지	원자력발전, 잠수함, 항공모함
농업	식품보존, 농작물품종개량, 지질 및 지하수 조사
공업	공업용 측정, 비파괴 검사, 화학반응 촉진, 화학물질검출
연구	동·식물생리 연구, 물성변화 연구, 고고학 연구
조사, 분석	공해 조사, 미술품 검사, 유해물질분해, 범죄수사
첨단 개발	우주개발, 해양개발, RI전지

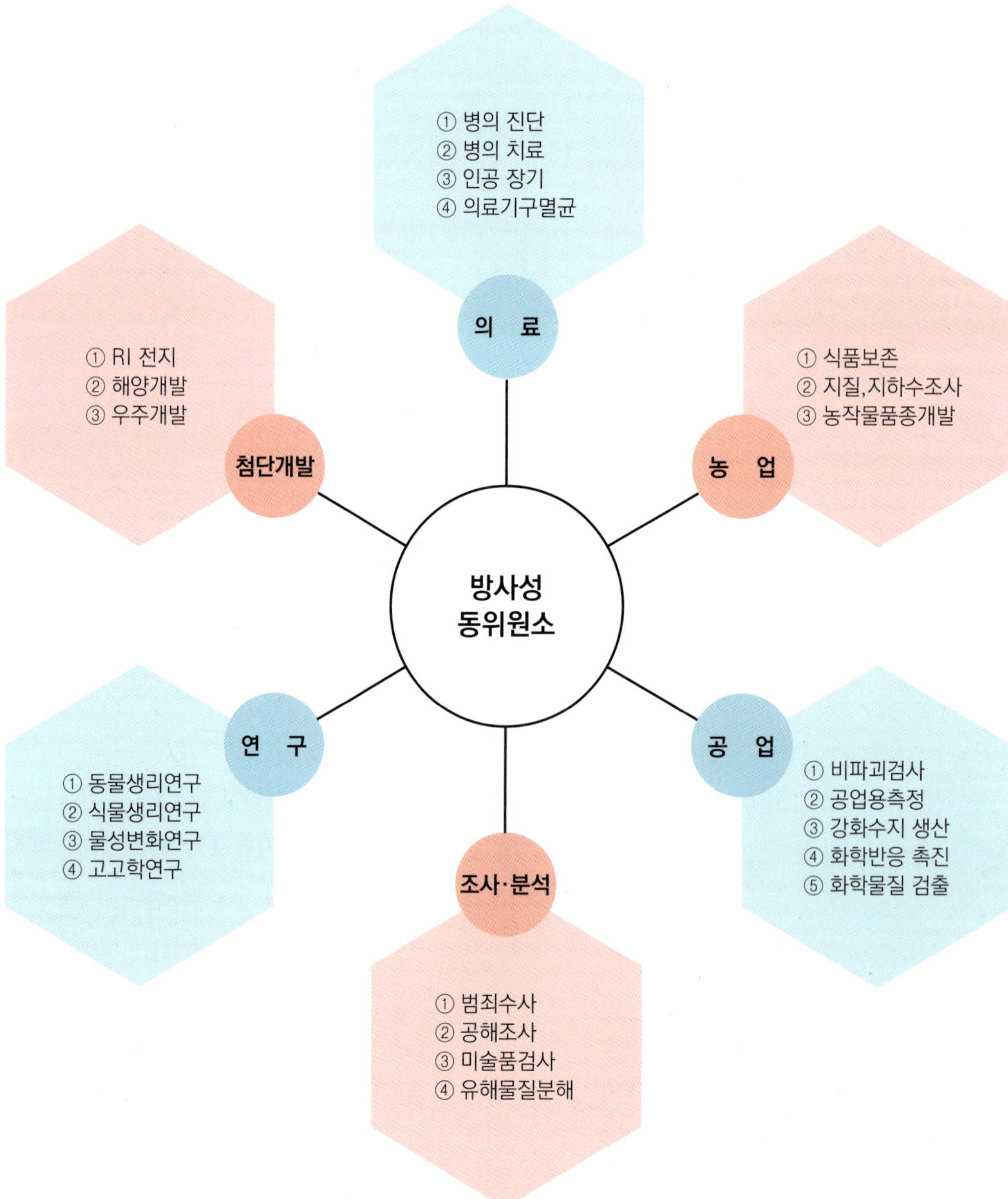

그림 1-9 **방사선, 방사성동위원소의 이용**

5 방사선사

방사선사는 "의사 또는 치과의사의 지도를 받아 전리 및 비전리방사선의 취급과 방사성 동위원소를 이용한 핵의학적 검사 및 의료영상진단기, 초음파진단기의 취급, 방사선기기 및 부속기자재의 선택 및 관리업무에 종사한다."라고 '의료기사 등에 관한 법률'에 규정하고 있다.

또한 "의료기사가 아니면 의료기사의 업무를 행하지 못한다."고 규정하고 있어 방사선사의 역할이 방사선의 의학적 적용과 영상진단에 있어서 전문직임을 보장하고 있다.

방사선사의 전문성은 국가면허 제도로서 보호되고 있으며, 고유의 직업적 행위를 할 수 있는 권리를 국가로부터 허락받았다. 이에 준하는 방사선사들의 역할은 계속 증대되고 있으며, 앞으로 방사선사에게는 보다 고도의 전문성이 요구되며, 따라서 방사선사는 발전하는 기술혁신에 맞추어 자기연마에 힘써야 한다.

1) 의료분야 방사선사 면허

방사선사가 되려면 대학·산업대학·전문대학에서 방사선사 면허에 상응하는 방사선에 관한 학문을 전공하고 졸업한 사람이나 보건복지부장관이 인정하는 외국의 해당하는 학교와 같은 수준 이상의 교육과정을 이수하고 외국의 방사선사의 면허를 받은 사람이아야 하며 방사선사 국가시험에 합격한 후 보건복지부장관의 면허를 받아야 한다.

면허를 받으려면 다음의 결격사유에 해당하지 않아야 한다. 정신질환자. 다만, 전문의가 의료기사등으로서 적합하다고 인정하는 사람의 경우에는 그러하지 아니하다. 마약류 중독자. 피성년후견인, 피한정후견인. 의료관련의 법을 위반하여 금고 이상의 실형을 선고받고 그 집행이 끝나지 아니하거나 면제되지 아니한 사람은 면허시험에 응시할 수 없다.

국가시험은 대통령령으로 정하는 바에 따라 해마다 1회 이상 보건복지부장관이 실시한다. 보건복지부장관은 한국보건의료인국가시험원으로 하여금 국가시험을 관리하게 할 수 있다. 국가시험의 범위는 의료관계법규와 방사선에 대하여 방사선사가 갖추어야 할 지식과 기능에 관하여 실시한다. 시험과목은 방사선이론(방사선물리, 방사선계측, 방사선생물, 방사선관리, 전기전자개론, 방사선장치(기기), 의료영상정보, 인체해부, 인체생리, 공중보건), 방사선응용(방사선영상, 투시조영검사, 심혈관 및 중재술, 초음파기술, 전산화단층검사, 자기공명영상검사, 핵의학기술, 방사선 치료), 의료관계법규의 필기시험 3과목과 실기시험을 병합하여 실시한다.

국가시험 합격자는 필기시험에서 방사선이론, 방사선응용, 의료관계법규의 3과목의 만점에서 각 과목의 40% 이상 및 전 과목 총점의 60% 이상을 득점하여야 하며, 실기시험에서는 만점의 60% 이상 득점한 사람으로 한다.

2) 의료에서 방사선사의 책임

방사선사는 의료영상분야 또는 방사선치료에 있어서 아래와 같은 분야에 종사하는 전문가이다. 세계방사선사학회(ISRRT)에서 전체 가맹국 협회의 자문으로 작성한 문서에는 방사선사의 전반적인 역할과 특정분야(방사선진단, 방사선치료, 핵의학)에 있어서 역할을 상세하게 정의하고 있다.

방사선사가 수행하는 역할에는 여러 요인들이 영향을 미치며, 이들 요인에는 기술적인 수준, 각국의 전통, 시설의 규모, 의료팀이 행하는 각종 업무, 그 밖의 의료종사자들의 질 및 그들로부터의 지원 여부가 포함된다.

따라서 어느 정도의 실천이 가능한가의 여부는 국가 간에는 물론 국내에서도 차이가 있다는 사실을 인식하여야 한다. 영상의학과 방사선사는 일반 방사선검사, 유방영상검사, 투시조영검사, CT검사, MR검사, 초음파검사, 골밀도검사, 치과방사선검사, 혈관 및 중재적 시술 등의 검사를 수행한다.

방사선종양학과 방사선사는 방사선을 이용하여 종양 또는 암을 치료하기 위하여 모의치료, 치료계획수립, 방사선치료를 수행한다.

핵의학과 방사선사는 방사성동위원소를 이용하여 체내검사로 환자의 생리학적 검사와 해부학적 검사 및 치료를 수행한다.

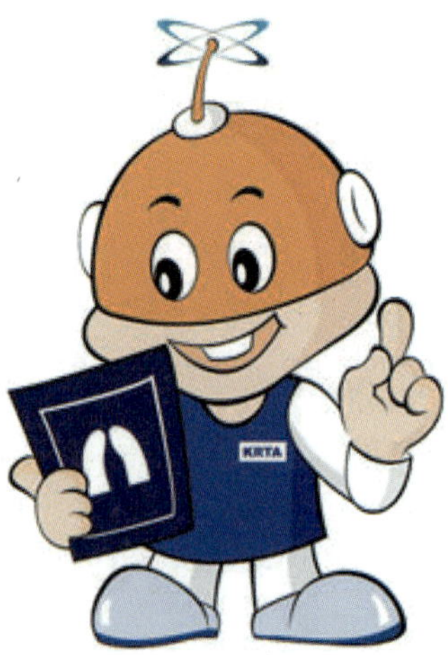

방사선사를 표현한 캐릭터 「다하미」는 건강을 회복한 환자의 X-ray 촬영 필름을 흐뭇한 표정으로 바라보고 있는 방사선사의 모습을 모티브로 하여 표현한 캐릭터로서 사이보그(인조인간)형태의 외형은 방사선사의 미래지향적인 모습을 내포하고 있으며 더 나아가 과학적이고 정확한 방사선 검사의 의미를 담고 있다. 특히 방어복착용 외에 다른 부분은 흰색으로 처리하여 깨끗함을 담고 있는 병원의 이미지를 상징한다.

「다하미」라는 이름은 **"모든일에 최선을 다한다"**라는 의미를 담고 있다.

그림 1-10 **대한방사선사협회 character "다하미"**

6 방사선 관련 국제기구

- 국제방사선단위 · 측정위원회(international commission on radiation units and measurements; ICRU) : 1924년에 방사선과 방사능에 관한 단위의 설정그리고 그 측정법의 확립을 목적으로 발족한 국제방사선의학회(international congress of radiology)의 하부조직
- 국제방사선방호위원회(international commission on radiological protection; ICRP) : 1928에 설립된 방사선방호에 관한 권고와 지침을 제공하는 국제비영리 자문기구
- 유엔방사선영향과학위원회 = 원자방사능 영향에 관한 국제연합과학위원회(united nations scientific committee on the effects of atomic radiation; UNSCEAR) : 1955년 UN 총회결의로 설치된 유엔전문가위원회로 방사능이 인간과 환경에 미치는 영향에 관한 정보를 수집하고 관련된 연례보고서를 총회에 제출한다. 우리나라는 2012년부터 정식위원국으로 진출함.
- 국제원자력기구(international atomic energy agency; IAEA, 1957년) : 원자력의 평화적 이용을 위한 연구와 국제적인 공동관리를 위하여 설립된 국제기구
- 원자력기구(nuclear energy agency; NEA, 1958년) : 원자력의 평화적이용을 위한 연구개발의 상호 협력을 목적으로 설립된 경제개발협력기구(OECD)산하 특별기구

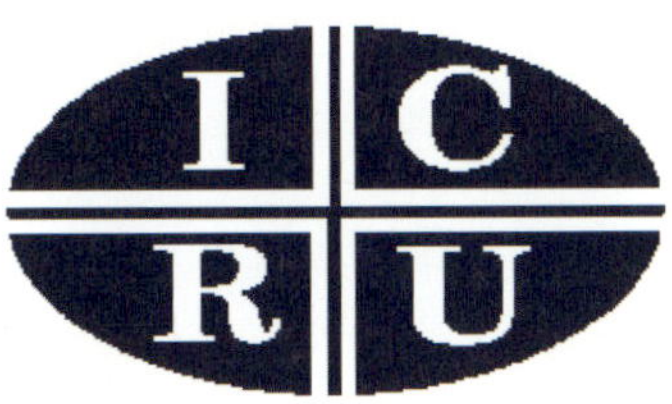

그림 1-11 ICRU

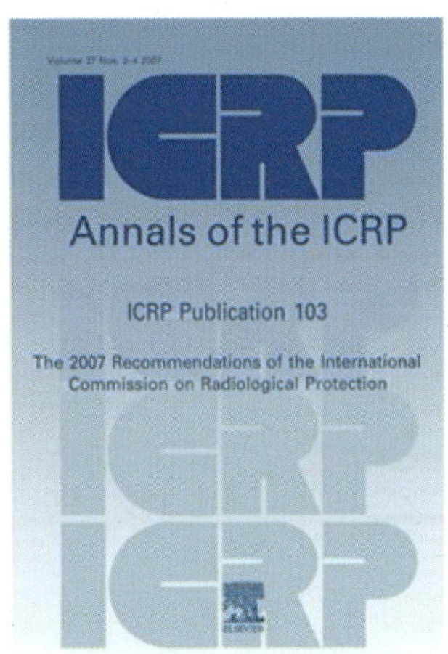

그림 1-12 ICRP

7 의료기관

의료인이 공중(공중) 또는 특정 다수인을 위하여 의료·조산의 업을 하는 곳을 의료기관이라 한다.

1) 의원급 의료기관

의사, 치과의사 또는 한의사가 주로 외래환자를 대상으로 각각 그 의료행위를 하는 의료기관이다. 종류는 의원, 치과의원, 한의원

2) 조산원

조산사가 조산과 임부·해산부·산욕부 및 신생아를 대상으로 보건활동과 교육·상담을 하는 의료기관이다.

3) 병원급 의료기관

의사, 치과의사 또는 한의사가 주로 입원환자를 대상으로 의료행위를 하는 의료기관이다. 종류는 병원, 치과병원, 한방병원, 요양병원, 종합병원(100병상 이상 300병상 이하, 300병상 초과, 상급종합병원, 전문병원)

4) 전문병원

보건복지부장관은 요건을 갖춘 병원급 의료기관 중에서 특성 진료과목이나 특정 질환 등에 대하여 난이도가 높은 의료행위를 하는 병원을 전문병원으로 지정할 수 있다.

*** 요건**

1. 특정질환별·진료과목별 환자의 구성비율 등이 보건복지부령으로 정하는 기준에 해당할 것
2. 보건복지부령으로 정하는 수 이상의 진료과목을 갖추고 각 진료과목마다 전속하는 전문의를 둘 것

5) 상급종합병원

보건복지부장관이 요건을 갖춘 종합병원 중에서 중증질환에 대하여 난이도가 높은 의료행위를 전문적으로 하는 종합병원을 상급종합병원으로 지정할 수 있다.

*** 요건**

1. 보건복지부령으로 정하는 20개 이상의 진료과목을 갖추고 각 진료과목마다 전속하는 전문의를 둘 것
2. 전문의가 되려는 자를 수련시키는 기관일 것
3. 보건복지부령으로 정하는 인력·시설·장비 등을 갖출 것
4. 질병군별 환자구성 비율이 보건복지부령으로 정하는 기준에 해당할 것

02

방사선의 기초

1 방사선과학을 전공하기 위하여 알아두면 좋은 것
2 물질의 구성과 주기율표
3 방사선
4 방사능
5 X선
6 방사선차폐
7 단위의 중요성

방사선의 기초

1 방사선과학을 전공하기 위하여 알아두면 좋은 것

1) 원자의 구조

오래전부터 과학자들은 우주의 물질들을 이루고 있는 기본구조에 관심을 가져왔다. 우주의 모든 물질들은 아주 작은 물질, 즉 원자로 이루어졌을 것이라고 최초로 믿었던 사람들은 고대 그리스인들이었다. 그 후로부터 금세기에 이르는 오랜 역사를 거쳐 오면서 과학자들은 원자 자체와 원자와 연관된 많은 지식의 발전을 이뤄왔다. 모든 물질은 원자로 구성되어 있다고 믿어 왔던 고대 그리스인들로부터 원자는 핵과 전자로 구성되어 있다는 이론을 제시한 1900년대 초기에 이르기까지 방사선은 과학자와 연구자들의 호기심의 대상이었다.

자연계에 존재하는 모든 물질을 크게 나누면 고체, 액체 그리고 기체로 분류할 수 있다. 그러나 이러한 구분은 외형적 성질에 의한 것이며 이 모든 것의 내용은 각각의 성질을 가진 분자로서 구성된다. 또한 이 분자들을 다시 세분하여 보면 원자로 되어 있는 것을 알 수 있다. 여기에서 원자란 어떤 화학적 성질을 갖고 있지 않으나 분자는 각기 특징적인 화학적 성질을 가지고 있다. 물질의 가장 기본이 되는 원자의 구성을 살펴보면 마치 태양계에서 모든 위성들이 태양을 중심으로 돌고 있는 것과 같이 원자핵을 중심으로 하여 이 주위를 전자들이 일정한 궤도를 따라서 돌고있다(그림 2-1).

원자를 이해하는 것은 분자구조, 물질의 성분, 방사선의 발생, 방사선의 물질과의 상호작용, 화합물의 성질 등을 이해하는데 중요하다.

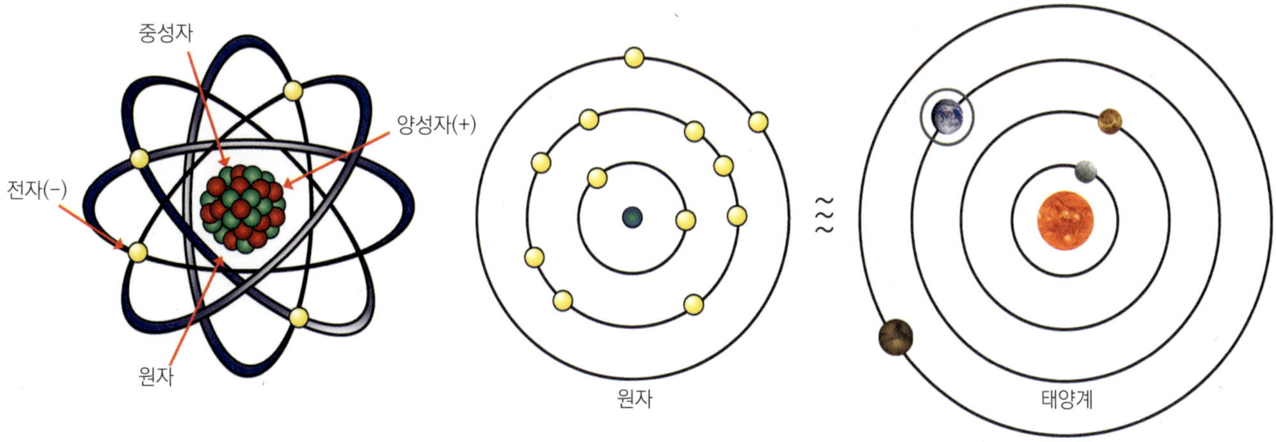

그림 2-1 **원자의 구조와 태양계**

2) 원자의 구성

(1) 원자

원자(atom)라는 용어는 고대 그리스철학자인 데모크리토스(Democritus)가 처음 사용하였고 이는 그리스어로 더 이상 나눌 수 없는 것이라는 의미를 갖는다. 이후 과학의 발전과 더불어 원자는 더 이상 나눌 수 없는 것이 아니라 더 작은 기본입자의 집합체임이 밝혀졌다.

원자는 원자핵(nucleus)과 전자(electron)로 구성되어있다. 원자핵은 양성자와 중성자로 되어 있으며, 원자핵을 구성하는 입자라는 의미에서 핵자라고도 하며 이들 핵자는 서로 핵력에 의해 강하게 결합되어있다(그림 2-1).

한편 이러한 원자핵을 중심으로 불연속적인 에너지준위를 갖는 여러 개의 독립된 궤도를 갖고있다. 그 궤도에 있는 전자를 궤도전자라 하며, 이 궤도전자는 원자핵을 중심으로 운동하고 있다.

원자핵은 양성자(proton)와 중성자(neutron)로 구성되며 원자 전체질량의 99.95%를 차지한다. 양성자와 중성자의 질량은 거의 같지만 중성자가 조금 더 질량이 크다.

원자핵은 양의 전하(전기)를 가지며 원자핵 반경은 질량수의 1/3 제곱에 비례한다. 원자핵의 밀도는 원자핵 질량수와 원자핵 반경에 무관하며 일정하다.

$$R = R_o A^{1/3}$$

(R : 원자핵의반경, R_o : 상수 $1.2 \times 10^{-15} m = 1.2 fm$(핵의 단위반경), A = 원자핵의 질량수)

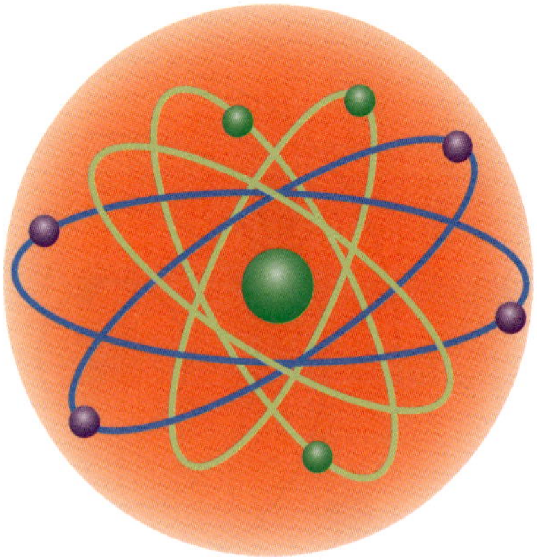

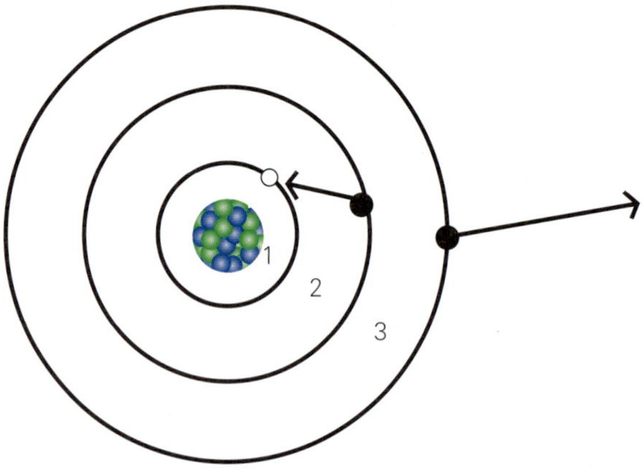

그림 2-2 **원자의 구조와 원자핵 주변의 전자 궤도**

전자는 원자핵을 중심으로 전자궤도에서 일정한 역학법칙에 따라 운동하고 있다. 전자의 궤도는 불연속적인 에너지 준위를 갖는 여러 개의 독립된 궤도로서 원자핵에서 가장 가까운 궤도부터 주양자수(n)를 1,2,3,…으로 부여하여 궤도의 이름을 정한다(그림 2-2).

또한 그 궤도에 들어갈 수 있는 전자 수는 $2n^2$(n은 주양자수)로 계산하면 쉽게 구할 수 있다. 전자는 양성자 또는 중성자의 질량에 1,840분의 1 정도에 해당하며 전기적인 성질은 음의 전하를 갖는다. 전자는 밀도가 일정하지 않은 상대적으로 얇게 퍼진 구름의 형태로 핵의 주위에 분포되어 있으며 원자부피의 대부분을 차지한다.

특히 바깥궤도에 있는 최외각 궤도전자는 원자의 전기적, 기계적, 화학적 및 열적 성질의 대부분을 결정한다. 예를 들면 원자핵에서 가장 가까운 궤도부터 주양자수가 n=1일 때 K궤도, n=2일 때 L궤도, n=3일 때 M궤도, n=4일 때 N궤도라고 이름을 붙인다. n=4일 때 N궤도에는 $2\times4^2=32$개의 전자가 수용된다.

(2) 원자이론

원자의 구조를 설명하는 이론을 시대적인 흐름으로 정리해 보자.

① 돌턴(Dalton)의 원자론(1807년)

원자는 단단하고 더 이상 쪼갤 수 없는 공과 같다는 이론이다. 물질을 분해하면 분해가 더 이상 불가능한 궁극적인 미립자에 도달하는데 그 미립자를 원자라고 한다(그림 2-3).

② 톰슨(Thomson)의 원자론(1904년)

음극선 실험을 통하여 일정한 질량을 가지며, 직진성이 있는 (-)전하를 띤 전자를 확인하였다. 톰슨의 원자론은 "건포도빵(pulum pudding) 모양처럼 원자는 구형이며 전기적인 성질이 없는 중성으로 음전자는 빵에 박혀있는 건포도이고, 빵 전체에 동일한 양전자가 퍼져있다"라는 이론이다(그림 2-4).

③ 러더퍼드(Rutherford)의 행성모양이론(1911년)

원자의 중심에 양전기를 띠는 원자핵이 있고, 그 주위에 전자가 분포하고 있는 이론으로 러더퍼드는 알파선의 산란실험에서 원자핵을 발견했다. 이 이론은 원자핵의 주변을 도는 전자는 정전기적 인력에 의해 전자기파를 방출하며 원자핵과 충돌한다는 문제점이 있다(그림 2-5).

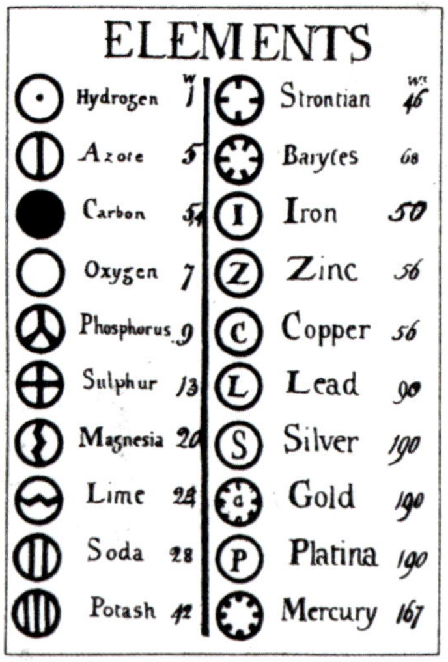

● 그림 2-3 **돌턴이 최초로 창안한 원자 기호**

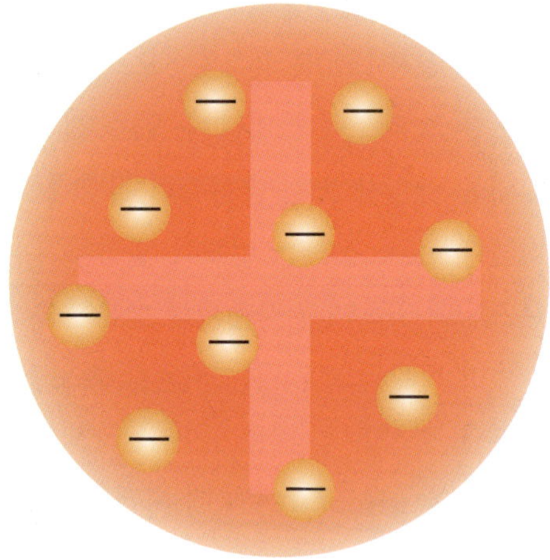

● 그림 2-4 **톰슨의 건포도빵 모양이론**

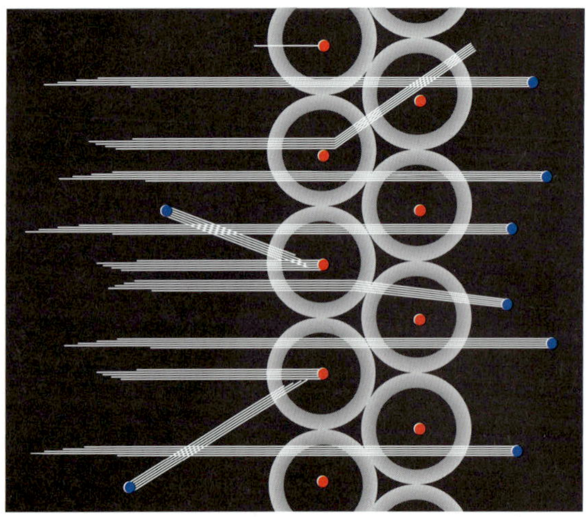

● 그림 2-5 **알파선 산란실험**

④ 보어(Bohr)의 원자이론(1913년)

전자는 원자핵 주위를 일정한 궤도로 운동한다는 이론으로 현대적 원자모형 수립의 토대가 됐다. 보어의 가설은 정상상태에서는 수소원자는 불연속적인 에너지 E1, E2, E3…을 갖으며, 원자가 빛을 방출 또는 흡수하는 것은 한 정상상태궤도에서 다른 정상상태궤도로 옮아갈 때 일어난다. 이러한 정상상태궤도에서의 전자는 일반적인 역학법칙에 따라 운동한다(그림 2-6).

⑤ **현대의 원자론**

전자가 원자핵 주위에 구름처럼 퍼져 있는 이론으로 전자구름모델이라고 한다(그림 2-7).

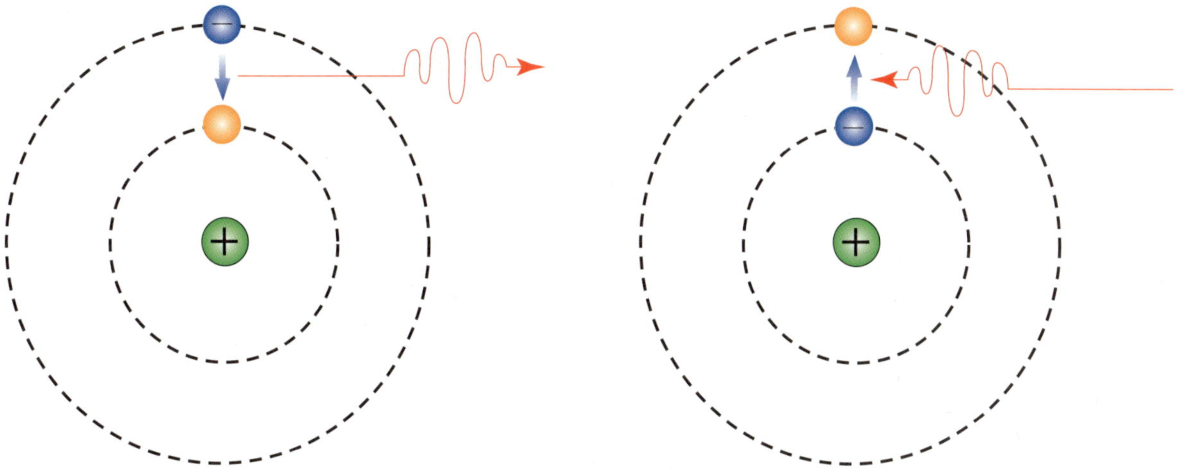

● 그림 2-6 **보어의 원자이론**

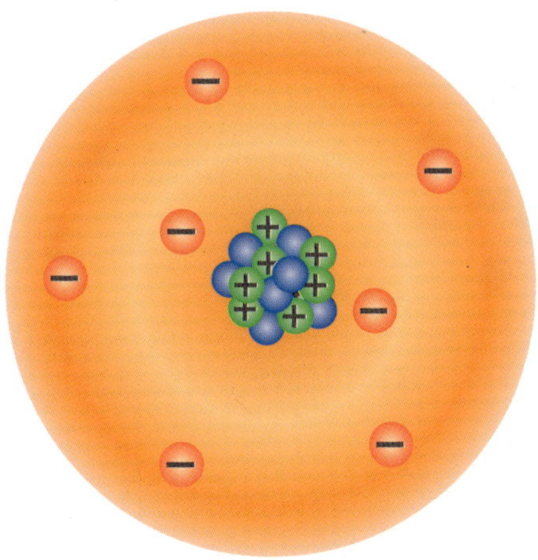

● 그림 2-7 **전자구름 모델**

2 물질의 구성과 주기율표

1) 물질의 구성

인체를 구성하는 최소 단위가 세포인 것처럼, 물질을 구성하는 가장 작은 입자는 원자(atom)이다.

우선 물질과 관련된 용어를 살펴보기로 하자.

▷ 물체(*object*) : 물리학에서는 물질로 이루어진 하나의 사물을 의미한다.
▷ 물질(*matter*) : 물리학에서는 질량과 부피를 갖는 존재로 정의하며, 화학에서는 화합물과 혼합물을 합한 것을 말한다.
▷ 원소(*element*) : 화학적으로 분리되지 않는 물질이다.
▷ 분자(*molecule*) : 두 개 이상의 원자가 화학결합에 의해 일정한 형태로 결합한 것으로 물질의 특성을 가지는 가장 작은 입자로 정의한다.
▷ 원자(*atom*) : 화학 반응을 통해 더 쪼갤 수 없는 단위를 말한다.

예를 들어 플라스틱으로 만들어진 그릇이 있다. 그릇을 물체라고 하며, 그 재료인 플라스틱을 물질이라 한다. 물질의 상태는 고체, 액체, 기체 상태, 플라스마상태, 콜로이드상태, 유리 같은 비결정상태 등 여러 상태로 존재하고 있으며, 이러한 물질은 화학적으로 분리되지 않는 원소로 되어 있다(그림 2-8).

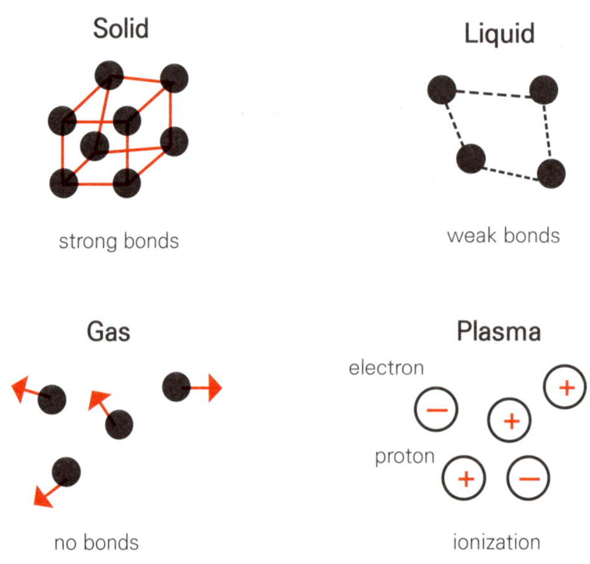

그림 2-8 **물질의 상태**

원자란 물질을 이루는 가장 작은 입자라고 하는데 이를 바탕으로 입자물리학이 성립되었다(그림 2-9).

도대체 세상에는 원소가 몇 종류나 존재하는 것일까? 아직도 발견하지 못한 원소들이 남아 있을까? 그리고 그것들은 어떤 성질을 지니고 있을까?

이런 질문들에 답을 하려면 먼저 일정한 규칙이나 원리가 필요했다. 돌턴(John Dalton)의 원자설 이후 19세기의 화학은 과거 연금술의 색채를 어느 정도 벗고 과학으로 인정받는 길을 걷고는 있었지만, 아직은 미흡했다. 과학이라면 모름지기 일반적인 법칙들과 그것을 통한 예측이 가능했기 때문이다.

1869년 러시아의 멘델레예프(Dmitri Mendeleev)는 수직으로는 원자량이 증가하는 순서로, 그리고 수평으로는 유사한 성질을 가진 원소들이 배열된 상태의 주기율표을 제안하였다.

그 후 1913년 헨리 모즐리는 멘델레예프의 주기율표를 개량시켜 원자번호 순서대로 배열했다.

현재 주기율표는 가로줄과 세로줄로 구성되어 있는데 주기율표의 가로줄을 주기라고 하며, 세로줄을 족이라고 한다.

원소 기호를 표시하는 방법은 다음과 같다.

$$ {}^{A}_{Z}X_{(N)} $$

X(원소)

A(질량수)=*Z*(양성자수)+*N*(중성자수)

Z(원자번호=양성자수=전자수)

→ 원소의 화학적 성질을 좌우함.

N(중성자수)은 대개 잘 표시하지 않음.

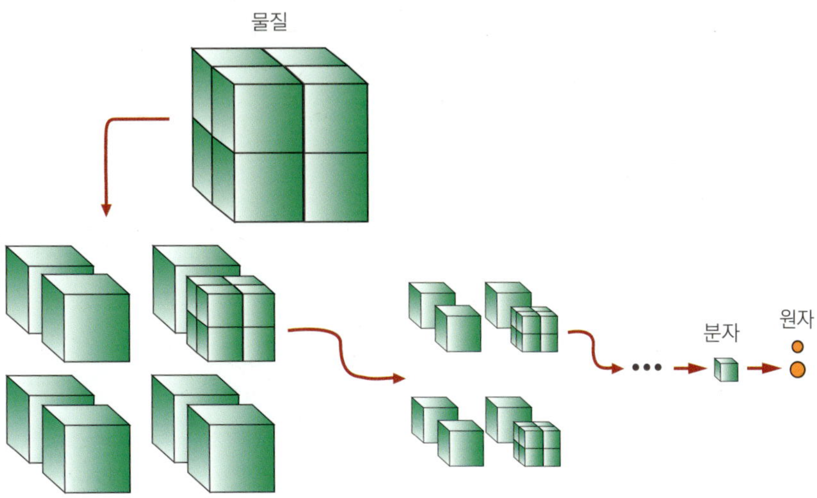

● 그림 2-9 **물질의 구성**

2) 주기율표

여러 가지 원소를 원자번호 순서로 배열하면 화학적 성질이 비슷한 원소들이 일정한 간격을 두고 주기적으로 나타나는데 이를 원소의 주기율이라고 한다. 주기율이 나타나는 이유는 원자의 화학적 성질을 결정하는 원자가전자(valence electron)의 수가 같은 원소가 주기적으로 나타나기 때문이다. 원자가전자란 원자의 최외각 껍질에 존재하여 화학 결합에 참여하는 전자를 말하며, 원소의 화학적 특징을 결정한다.

주기율에 따라서 원소를 배열한 표로 원자번호의 순서로 가로로 늘어놓다가 비슷한 성질을 지니는 원소가 같은 세로줄에 놓이도록 배열한 표를 원소의 주기율표라고 한다. 주기율표의 가로줄을 주기라고 하며, 1~7주기까지 있다. 같은 주기의 원소들은 모두 같은 수의 전자껍질을 갖는다. 같은 주기의 가로로 인접한 원소끼리는 질량은 비슷하지만 그 성질은 다르다. 주기율표의 세로줄을 족이라고 하며, 1~18족까지 있다. 동일 족의 원소들은 최외각 전자수가 같기 때문에 같은 족의 세로로 인접한 원소끼리는 그 질량은 다르지만 비슷한 물리적·화학적 성질을 나타낸다.

따라서 주기율표에서 원소의 위치에 따라 원소의 원자가전자수나 화학적 성질을 짐작할 수 있어 매우 편리하고 유용하다(그림 2-10).

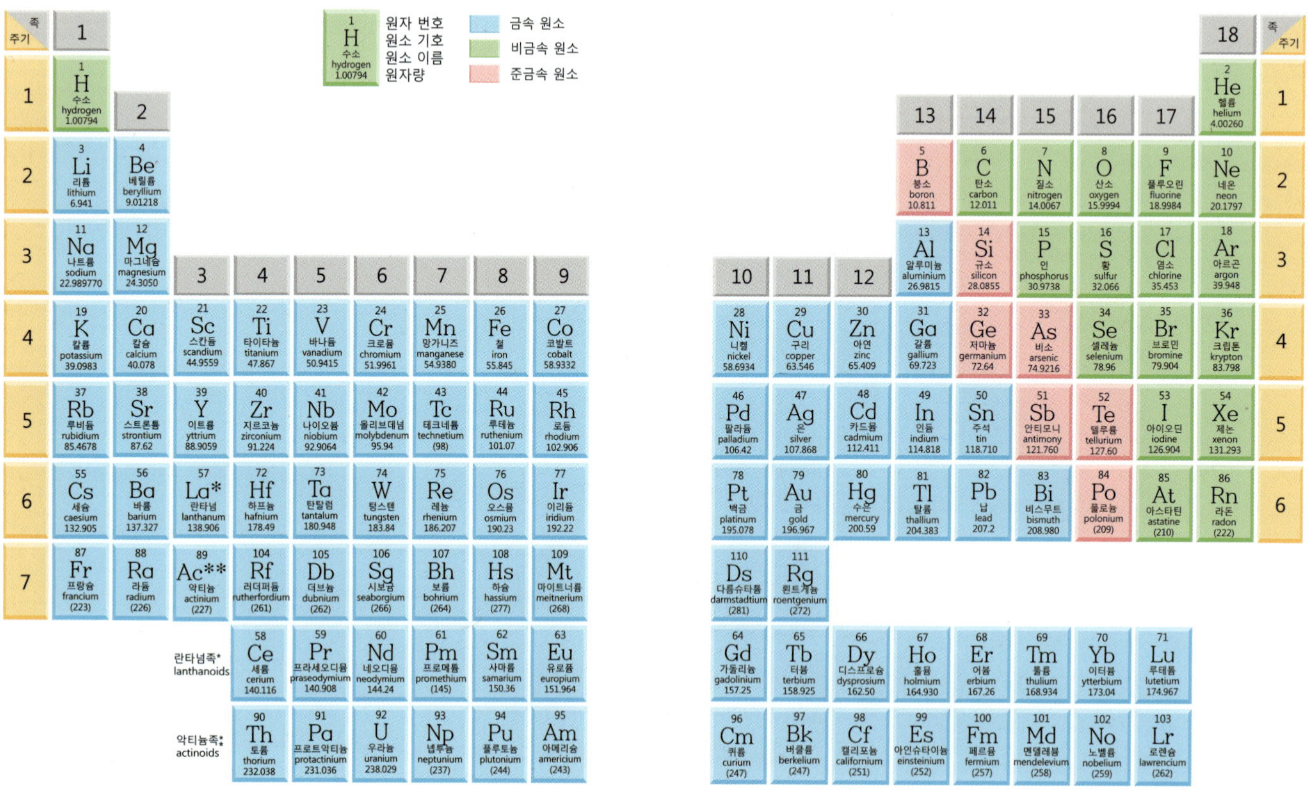

● 그림 2-10 **주기율표**

3 방사선

1) 자연방사선과 인공방사선

"방사선"하면 먼저 두려움부터 갖는 것이 보통인데 사실 방사선은 공기나 물과 같이 이 세상을 구성하고 있는 수많은 필수요건 중의 하나로 우리와 함께 존재하고 있다. 방사선은 지구의 역사와 함께 존재하여 왔고 앞으로도 계속 우리와 더불어 존재할 것이며, 방사선을 우리생활과 분리하여 생각할 수는 없을 것이다(그림 2-11). 이처럼 방사선은 우리 생활 주변 어디에나 존재하지만 특별히 관심을 두지 않아도 되는 것은 매우 적은 양이기 때문이다.

그러나 방사선을 철저히 관리하지 않고 방사선을 모르고 이용하게 되면 사망이나 인체 장해 그리고 피폭 받은 자의 다음 세대에까지 발생되는 유전적인 결함을 초래할 수 있다.

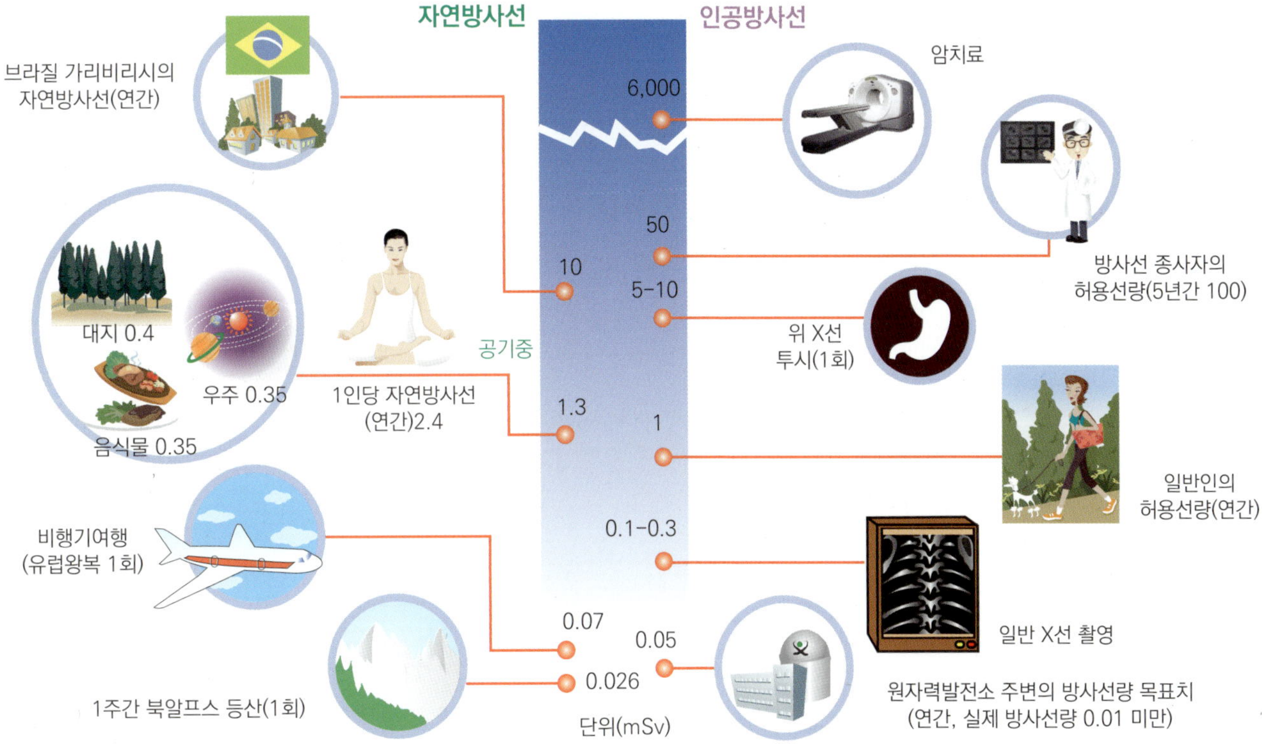

● 그림 2-11 **자연방사선과 인공방사선**

2) 방사선의 정의와 종류

방사선이란 전자(기)파 또는 입자선 중 공기를 직접 또는 간접적으로 전리하는 능력을 가진 것으로 대통령령에 의해 원자력법에 규정하는 방사선의 종류로는

- 알파선, 베타선, 양성자선, 중양자선, 기타 중하전입자선
- 중성자선
- X선 및 감마선
- 50,000 eV 이상의 에너지를 가진 전자선이 있다.

질량유무에 따른 방사선의 분류로는 입자방사선과 전자파 방사선이 있는데 방사선의 종류 중 질량을 가지는 것을 입자방사선이라 하고, 질량을 가지지 않는 것을 전자파 방사선이라 한다. X선 및 감마선을 제외한 대부분의 방사선 종류가 입자방사선에 속한다. 전자기파 방사선에는 대표적으로 광자가 있으며, 빛의 입자인 광자의 종류에는 X선 및 감마선이 있다.광자라는 입자는 질량을 갖지 않는 방사선이지만 충분히 높은 진동수(짧은 파장)를 갖고 있어 물질에 조사되면 물질의 분자 및 원자를 전리시킬 수 있는 충분한 에너지를 가진다. 전리란 이온화를 의미하며 중성원자 또는 분자가 외부의 어떤 힘이나 에너지에 의해 양이온과 음이온으로 나뉘는 것을 말한다(그림 2-12).

전리 유무에 따라 전리방사선(ionizing radiation)과 비전리방사선(non-ionizing radiation)으로도 나누며, 물질을 통과할 때에 전리를 일으키는 방사선으로 앞에서 설명한 모든 종류의 방사선이 여기에 속한다(표 2-1). 또한 물질을 통과할 때에 이온화를 일으키지 않는 비전리방사선으로는 라디오파, 마이크로파, 적외선, 가시광선, 자외선 등이 있다.

전리방사선은 물질에 직접 또는 간접적으로 전리할 수 있는 능력의 구분에 따라 직접전리방사선과 간접전리방사선으로 분류할 수 있다. 직접전리방사선의 종류에는 알파선, 베타선, 양성자선, 중양자선, 기타 중하전입자선이 여기에 속하며, 간접전리방사선에는 중성자선, X선, 감마선이 여기에 속한다.

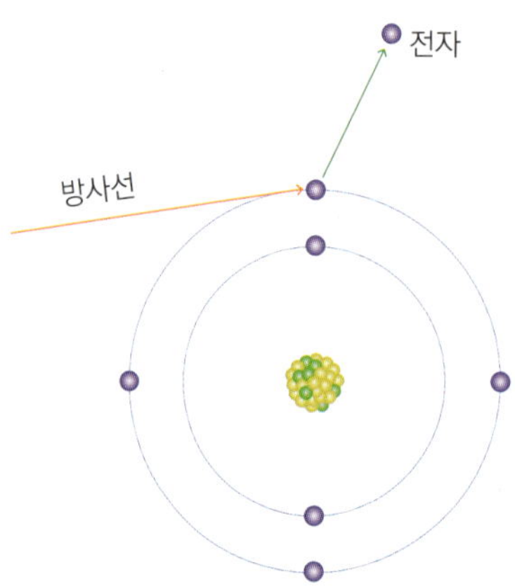

그림 2-12 **이온화(전리)**

또한 방사선은 자연방사선과 인공방사선으로 분류할 수 있다.

자연방사선이란 자연에 존재하는 방사성물질(천연방사성물질)에서 방출되는 방사선이나 외계로부터 지구로 들어오는 우주선 등을 말하며 천연방사성물질은 대기, 토양, 수중, 음식물 중에 존재하는 방사선을 말한다. 우주선이란 우주에서 지구로 쏟아지는 높은 에너지의 미립자와 방사선 등을 총칭하며 양성자가 대부분이다(그림 2-13). 우주선은 지구환경내의 대기 분자(질소, 산소 등)와 충돌하기 전의 1차 우주선과 충돌 후 발생하는 2차 우주선으로 구분할 수 있다.

인공방사선이란 천연에 자연적으로 존재하지 않고 인간의 기술향상으로 만들어진 방사성물질에서 발생되는 방사선을 말하며, 인공방사선의 종류에는 의료용 X선 발생장치, 원자로, 핵실험에 의한 방사성 낙진 등에서 방출되는 방사선이 있다(그림 2-14, 15).

● 표 2-1 **전리유무에 따른 방사선 분류**

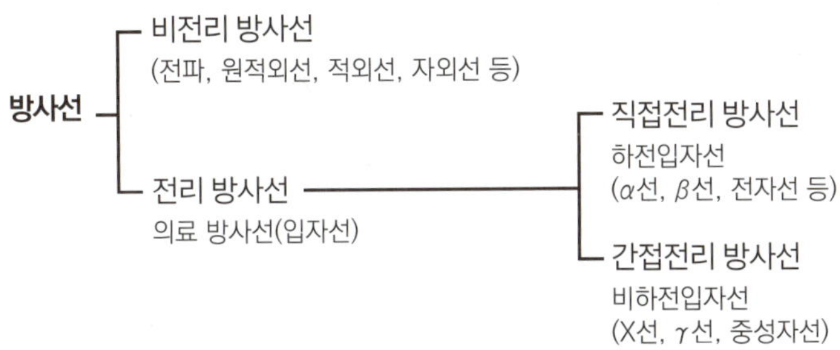

● 표 2-2 **기본입자의 물리량**

	기호	전하	질량(g)	원자질량단위(u)	MeV
전자	e	-1	9.109×10^{-28}	0.000542	0.511
양성자	p	+1	1.673×10^{-24}	1.007276	938.259
중성자	n	0	1.675×10^{-24}	1.008665	939.553
알파입자	α	+2	6.646×10^{-24}	4.00260	3228.25
원자질량단위	u		1.660×10^{-24}	1	931.482

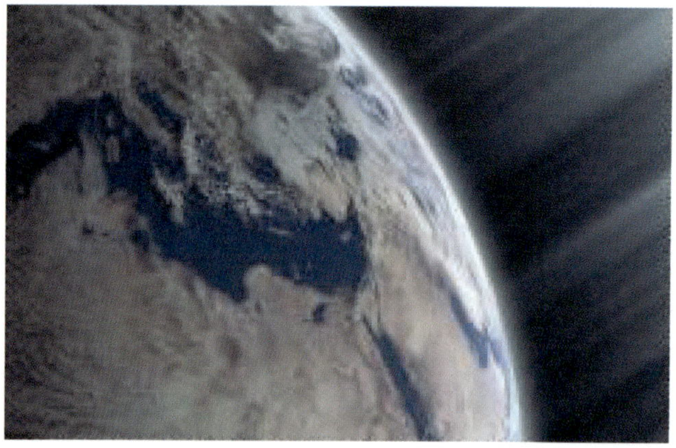

● 그림 2-13 우주선(cosmic rays)

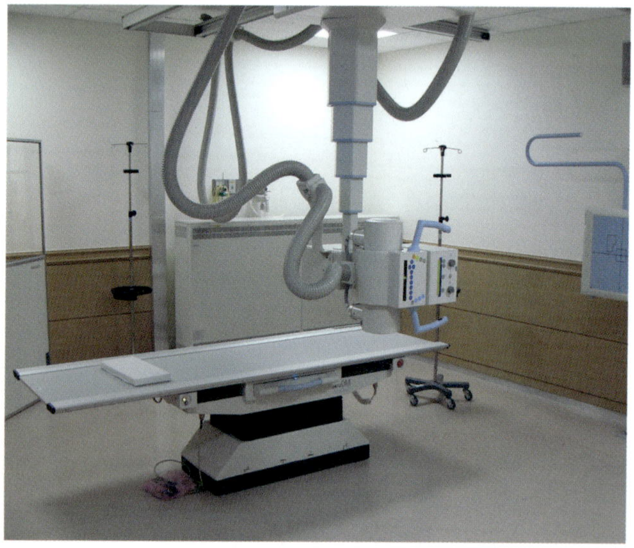

● 그림 2-14 진단용 방사선발생장치

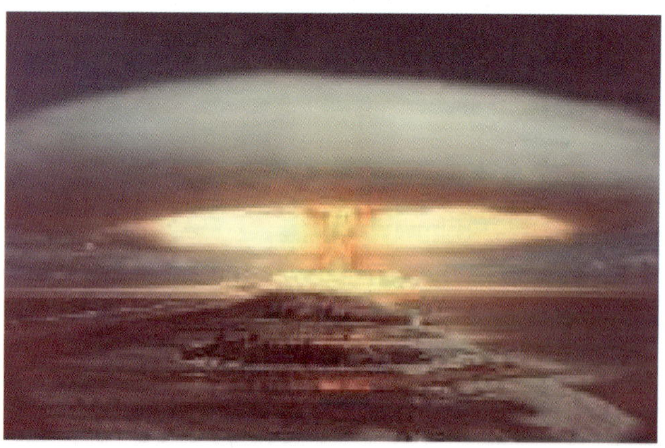

● 그림 2-15 핵 실험에 의한 방사성 낙진

4 방사능

1) 방사능의 정의

불안정한 원소의 원자핵이 스스로 붕괴하면서 내부로부터 방사선을 방출하는데, 이 방사선의 세기를 방사능(radioactivity)이라 한다. 즉 방사능이란 방사성물질의 원자핵이 붕괴하면서 방사선을 방출하고 다른 원자핵종으로 변하는 능력을 말하며, 단위 시간 1초 동안 원자핵 붕괴(decay) 수 또는 원자핵 변환 수(disintegration)로 나타낸다.

방사능의 단위는 방사성 물질을 발견한 과학자의 이름을 따서 베크렐(Becquerel; Bq), 퀴리(Curie; Ci)로 표현하고 1 Bq은 단위 시간 1초 동안 1개의 방사선을 방출하고 있을 때의 방사능의 세기를 말한다. 결국 1 Bq=1 dps이다. 그리고 이것의 단위는 sec^{-1}로 나타낸다. 또한 ^{226}Ra 1 g의 방사능의 세기를 1 Ci로 정의하며, 이는 3.7×10^{10} dps에 해당된다.

방사능과 관련된 또 다른 용어로 쓰이는 비방사능(Specific Activity; SA)이 있다. 비방사능이란 방사성핵종의 단위질량당 방사능으로 정의되며, 시료의 일정량 중에 포함된 방사능의 양으로 보통 1 g 중의 퀴리(Ci/g)로 나타낸다. 비방사능은 각 핵종마다 고유한 값을 갖는다. 비방사능(SA)의 단위는 아래와 같이 나타내며, 비방사능은 방사능이 높고, 질량이 작을수록 높아진다.

$$R_A = \frac{A}{W} \ (Bq/g \text{ 또는 } Ci/g)$$

{W: 원자핵의 질량(g), A: 방사능(Bq/Ci)}

2) 방사성 물질

일반적으로 방사선을 방출할 수 있는 능력을 가지는 물질로 물질 내에 불안정한 원자핵을 가진 원자를 방사성 물질이라고 하며, 이러한 성질을 가진 원자핵을 방사성 핵종이라 한다(그림 2-16, 표 2-3).

방사성 핵종에는 천연으로 자연계에 존재하는 천연방사성 핵종과 인공적으로 핵반응을 통해 만들어낸 인공방사성핵종이 있다. 자연계에는 우라늄, 라듐을 비롯하여 원자번호가 비교적 큰 약 40종에 이르는 원소의 방사성 핵종이 있으며, 원자핵반응에 의해서 인공적으로 방사능을 띠게 한 것에는 원자 번호 1인 수소에서 118번 원소인 오가네손(Og, Organesson)에 이르는 약 1,000종의 방사성 핵종이 존재한다.

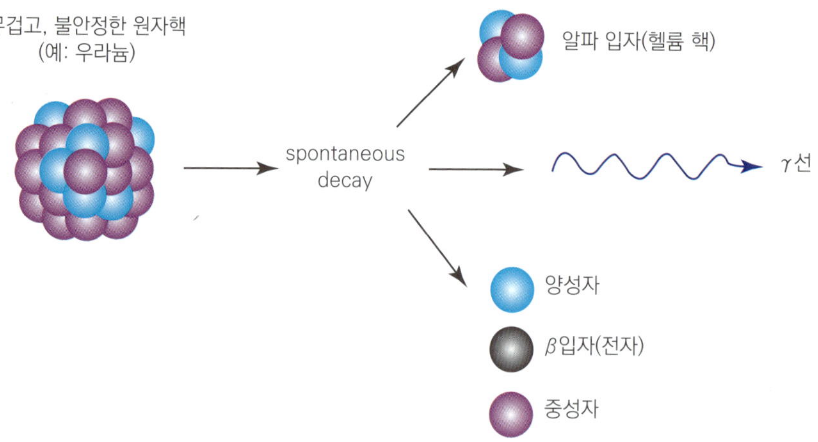

● 그림 2-16 **방사성붕괴에 따른 방사성입자 방출**

● 표 2-3 **방사성 물질**

계 열	붕괴 계열	질량수	α 붕괴	β 붕괴
악티늄(Actinium)	$^{235}_{92}U \rightarrow ^{210}_{86}Rn \rightarrow ^{207}_{82}Pb$	4n+3	7회	4회
우라늄(Uranium)	$^{238}_{92}U \rightarrow ^{222}_{86}Rn \rightarrow ^{206}_{82}Pb$	4n+2	8회	6회
토륨(Thorium)	$^{232}_{90}Th \rightarrow ^{220}_{86}Rn \rightarrow ^{208}_{82}Pb$	4n	6회	4회
넵투늄(Neptunium)	$^{237}_{93}Np \rightarrow ^{209}_{83}Bi$	4n+1	7회	5회

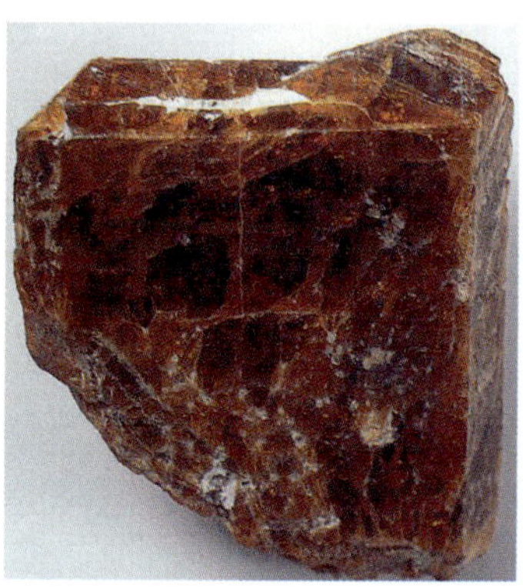
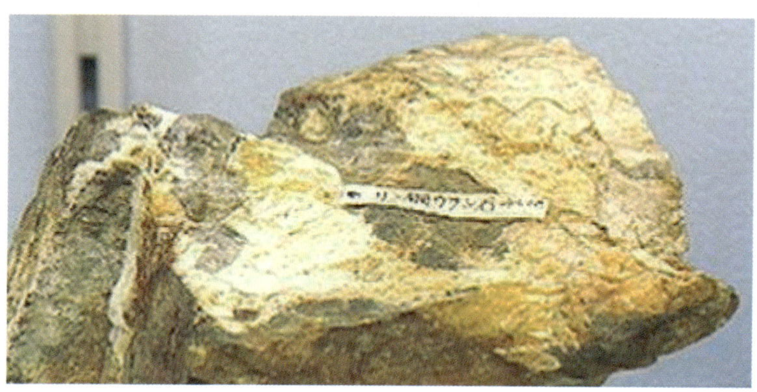

● 그림 2-17 **토륨광석의 일종인 모나자이트 광석(왼쪽)과 우라늄 광석(오른쪽)**

(1) 천연 방사성물질계열

천연방사성물질은 붕괴계열에 따라 붕괴계열을 갖는 것과 붕괴계열을 갖지 않는 것으로 분류할 수 있다.

붕괴계열을 갖는 천연방사성물질의 대부분의 공통점은 모(어미)핵종의 반감기가 매우 길고, 최종생성물은 안정동위원소인 납(Pb)이 된다. 그리고 붕괴계열 도중에는 반드시 라돈(Rn)이라는 기체상태의 방사성물질이 나온다(그림 2-17).

일정한 붕괴계열을 갖지 않는 천연방사성물질이 있는데 그 중 인체에 많이 존재하는 방사성물질은 ^{40}K(칼륨), ^{87}Rb(루비듐) 등이 있다.

(2) 인공 방사성물질계열

Neptunium(^{237}Np)계열은 반감기($T_{1/2}$)가 2.14×10^6년이어서 10억년 전에는 천연방사성물질계열 이었으나 현재는 지구나이 45억 년보다 작기 때문에 지금은 완전 붕괴되어 지구상에는 존재하지 않으므로 이를 소멸방사성물질이라고 한다(그림 2-18). 현재 인공 방사성물질은 원자로, 가속기, 그리고 어미핵종으로부터 짧은 수명의 딸핵종을 분리하는 밀킹(milking)에 의해 만들어진다.

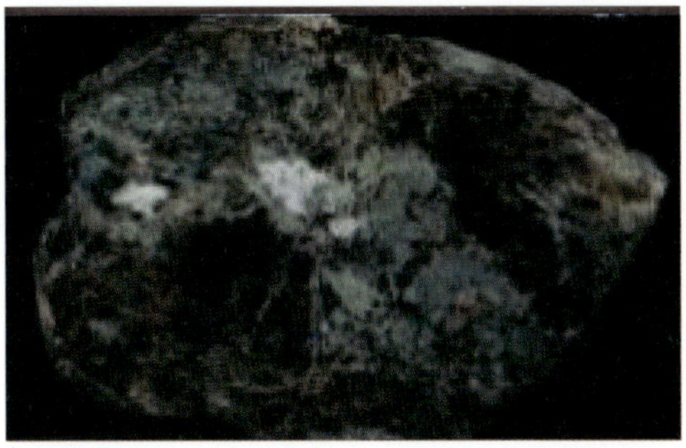

그림 2-18 **넵투늄(인공방사성 핵종)**

3) 방사성 붕괴

방사성 물질은 원자핵의 양성자와 중성자의 일정비율이 깨질 때, 즉 양성자수 또는 중성자수가 과다일 때 원자핵이 불안정하여 전자기파의 형태로 에너지를 방출하고 보다 안정한 새로운 원자핵인 물질로 된다.

불안정한 방사성물질의 원자핵은 보다 안정한 원자핵으로 되기 위해 방사선을 방출하면서 방사성 붕괴를 한다. 자연계에 존재하는 방사성물질의 원자핵의 안정도는 중성자수(n)대 양성자수(p) 비로 나타내며 대부분 원자핵의 안정도는 n/p=1~1.5이다.

원자번호 20번 이하는 양성자와 중성자의 비가 거의 1이며 원자번호가 커질수록 양성자와 중성자의 비가 1.5까지 확대된다. 원자핵의 안정도를 나타내는 이 비율보다 중성자수가 많은 것을 중성자 과잉핵종이라고 하며 반대로 중성자수가 적은 것을 중성자 결손핵종이나 양성자 과잉핵종이라고 한다.

① α붕괴

α붕괴란 라듐이나 우라늄과 같이 원자번호가 83번 이상의 무거운 원자핵종에서 주로 발생되는 붕괴방식으로 원자핵의 안정도를 나타내는 n/p(n : 중성자수, p : 양성자수)가 매우 작을 때나 매우 클 때 α입자가 나온다. 방출되는 알파입자는 양성자 2개와 중성자 2개로 구성된 입자인 헬륨(^4_2He)핵의 흐름이다.

$$^{A}_{Z}X \rightarrow {}^{A-4}_{Z-2}Y + {}^{4}_{2}\alpha$$

불안정한 어미핵종(X)이 α붕괴하면 원자번호(Z)가 2감소하고, 질량수(A)가 4감소하여 전혀 다른 딸(생성)핵종(Y)과 α입자를 방출한다(그림 2-19).

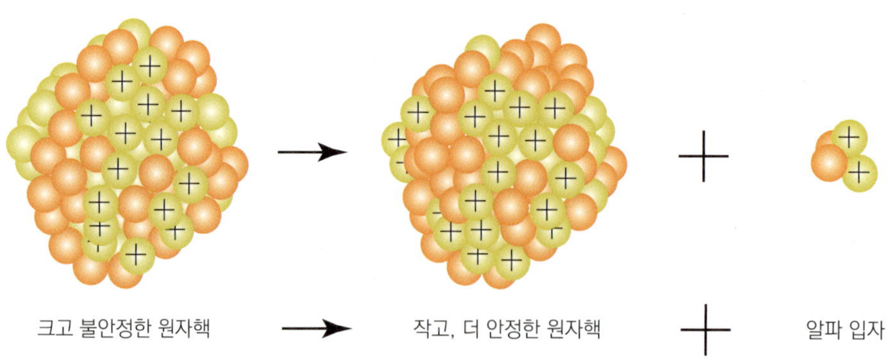

● 그림 2-19 **α붕괴의 예**

② β^-붕괴

β^-붕괴란 불안정한 어미핵종(X)이 β^-붕괴하면 원자번호(Z)가 1증가하고, 질량수(A)가 변하지 않는 전혀 다른 딸(생성)핵종(Y)과 음전자(e^-), 반중성미자(ν)을 방출한다(그림 2-20).

$$ {}^{A}_{Z}X \rightarrow {}^{A}_{Z+1}Y + e^- + \bar{\nu} \quad \text{or} \quad {}^{1}_{0}n \rightarrow {}^{1}_{1}p + e^- + \bar{\nu} $$

중성자 과잉핵종에서 일어나는 붕괴형식으로 원자핵내의 중성자수가 양성자수보다 많아서 중성자가 양성자로 변환하고 음전자 및 반중성미자가 방출한다. 음전자(e^-)를 β^-선이라 한다.

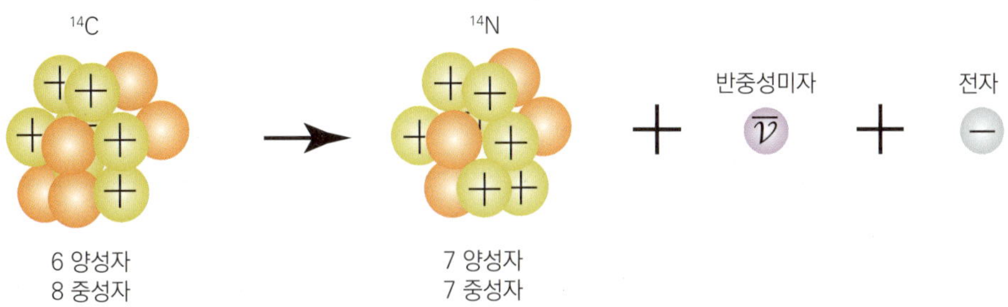

● 그림 2-20 β^- 붕괴의 예(^{14}C)

③ β^+붕괴

β^+붕괴란 불안정한 원자핵에서 양성자가 양전자(e^+)을 방출하여 중성자로 변환하는 붕괴형식으로 양전자는 음전자와 질량은 같지만 부호가 반대이다. β^+붕괴는 질량수가 변하지 않지만 원자번호가 1개 감소하며 이때 미립자인 중성미자가 같이 방출된다. 즉 β^+붕괴는 양성자 과잉핵종에서 일어난다(그림 2-21).

$$ {}^{A}_{Z}X \rightarrow {}^{A}_{Z-1}Y + e^+ + \nu \quad \text{or} \quad {}^{1}_{1}p \rightarrow {}^{1}_{0}n + e^+ + \nu $$

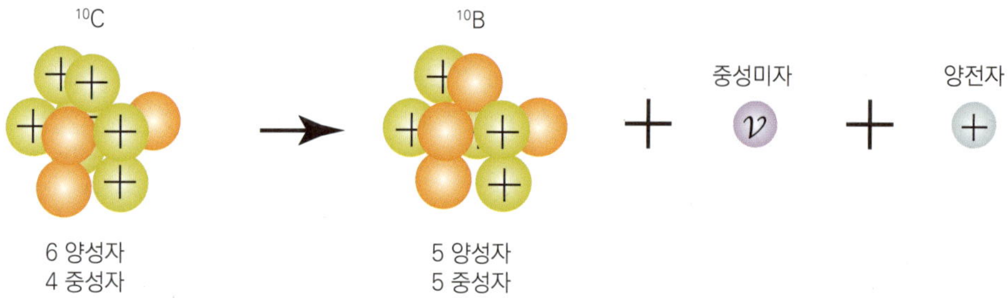

그림 2-21 β^+ 붕괴의 예(^{10}C)

④ 전자 포획(electron capture)

원자핵에 있는 양성자가 궤도전자를 포획하여 중성자로 변환하는 붕괴형식으로 양전자 붕괴와 같이 본래의 질량수는 그대로이나 원자번호가 1개 감소한다. 원자핵과 가장 가까이 있는 K-궤도전자가 주로 포획되므로 K-capture라고도 부른다(그림 2-22).

에너지가 높은 궤도의 전자가 K-궤도에서 포획된 전자의 빈자리를 다시 채우면서 생긴 에너지준위 차이만큼의 특성X선을 방출한다.

$$ {}^{A}_{Z}X + e^{-} \rightarrow {}^{A}_{Z-1}Y + \nu \quad \text{or} \quad {}^{1}_{1}p + e^{-} \rightarrow {}^{1}_{0}n + \nu $$

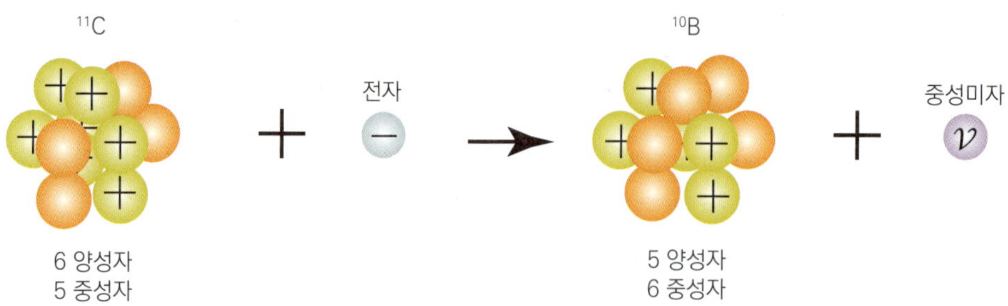

그림 2-22 궤도전자포획의 예(^{11}C)

⑤ γ 방출

α 또는 β붕괴 후에도 원자핵이 흥분상태에 있는 경우, 대부분 짧은 시간 내에 여분의 에너지를 전자파인 γ선(감마선)을 방출하고 안정상태가 되려고 한다. γ선은 방출되어도 핵변환이 일어나지 않기 때문에 γ붕괴라는 말 대신 γ선 방출이라고 한다.

$$ {}^{A}_{Z}X^{*} \rightarrow {}^{A}_{Z}X + \gamma $$

⑥ 핵이성체 전이(IT, isomeric transition)

앞에 설명한 감마선 방출은 짧은 시간에 이루어지나, 핵이성체 전이는 원자핵이 붕괴된 다음에도 흥분상태를 비교적 긴 시간(10^{-9}초~수년) 동안 유지(준안정상태)하는 경우를 말하며 이런 원자핵을 핵이성체라고 하고 지연된 감마선 방출을 통하여 낮은 에너지 상태로 변하는 현상을 핵이성체 전이라고 한다(그림 2-23). γ선 방출과의 차이점은 여기상태의 지속시간이다.

원자핵의 종류 중에 하나인 핵이성체는 원자번호와 질량수가(양성자와 질량수의 합) 모두 같지만 에너지 상태가 다른 핵종을 말하며, 원소 표기 시 질량수 뒤에 m(metastable state, 준안정상태)이 표기된 핵종은 모두 핵이성체이다(^{99m}Tc, ^{137m}Ba).

$$ {}^{Am}_{Z}X \rightarrow {}^{A}_{Z}X + \gamma $$

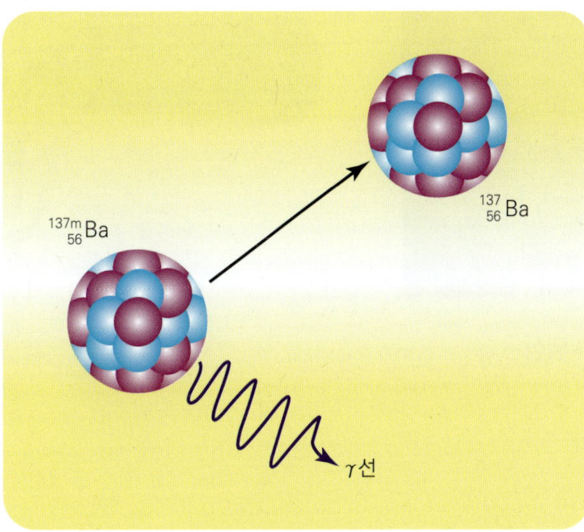

그림 2-23 **핵이성체(nuclear isomer) 전이**

5 X선

X선이란 전자기파로서 눈에 직접 보이지는 않으나 굴절, 반사, 편광, 간섭, 회절의 현상을 나타내며 강한 형광작용, 전리작용, 사진작용, 투과작용을 한다. 학문적으로 중요할 뿐만 아니라 실제 사용면에서도 질병의 진단 및 치료, 금속 재료의 내부 검사, 미술품의 감정 등 그 용도가 매우 넓다.

X선의 파장은 감마선에 비해 길어서 에너지가 적어 투과력은 약하지만, X선과 감마선 모두 질량이 없는 전자기파 방사선이면서 전기적 성질이 없는 간접전리방사선이다.

X선은 열전자를 가속시켜 X선을 발생시키는데 이러한 장치를 방사선발생장치라 하며, 관전압(tube voltage), 관전류(tube current), 조사시간(second)을 조절하여 환자에게 조사한다.

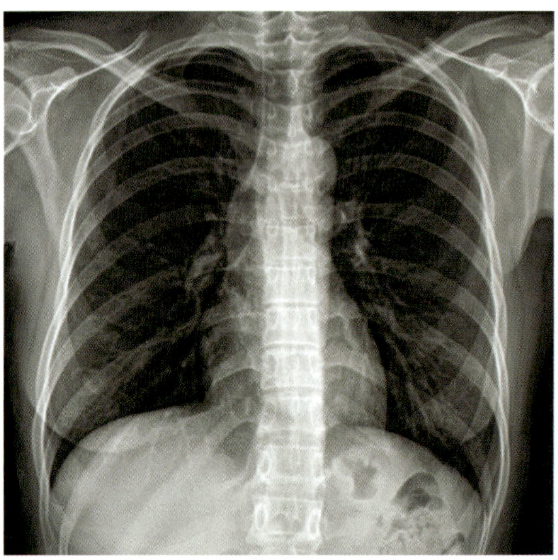

● 그림 2-24 **흉부 X선 영상**

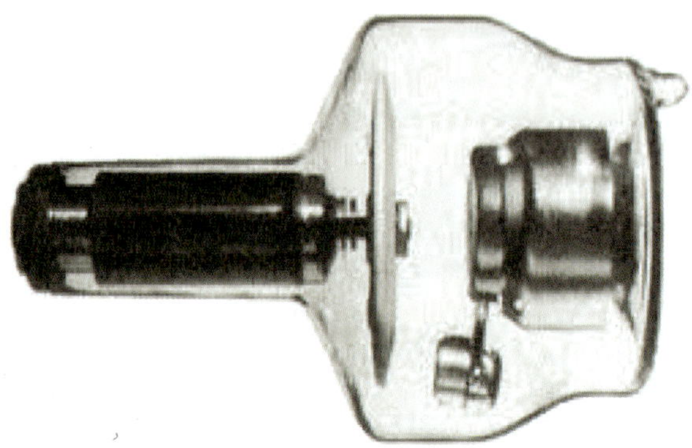

● 그림 2-25 **X선관**

1) X선의 발생

X선 발생장치에 의한 X선 발생의 4대 구비조건이 있다.

첫째로 붕소규산염경질 유리로 된 X선관은 반드시 10^{-5}~10^{-7}mmHg 고진공도 상태이어야 만 한다.

둘째로 가열변압기에 의해 X선관 음극의 필라멘트에 열전자가 공급된다.

셋째로 공급된 열전자는 고전압 변압기에 의해 고속 운동에너지가 부여된다.

넷째로 고속 운동에너지가 부여되어 가속된 열전자가 양극에 있는 원자번호가 높은 텅스턴($_{74}$W)의 표적물질(target)과 충돌하여 X선을 발생시킨다.

표적물질에 의해 발생된 X선은 1% 미만이며 입사한 열전자 에너지의 99% 이상이 열로 전환된다. 표적물질의 재질로 텅스턴($_{74}$W)을 많이 사용하는 이유는 녹는점이 3,370℃로 X선의 발생효율이 높기 때문이다(그림 2-25).

2) X선의 종류

X선 발생장치에서 발생된 X선은 두 종류이며 대부분 연속 X선이 차지하고 일부의 특성 X선도 포함된다(그림 2-26). 특성 X선은 양극 표적물질인 텅스턴($_{74}$W)의 원자번호에 의존한다.

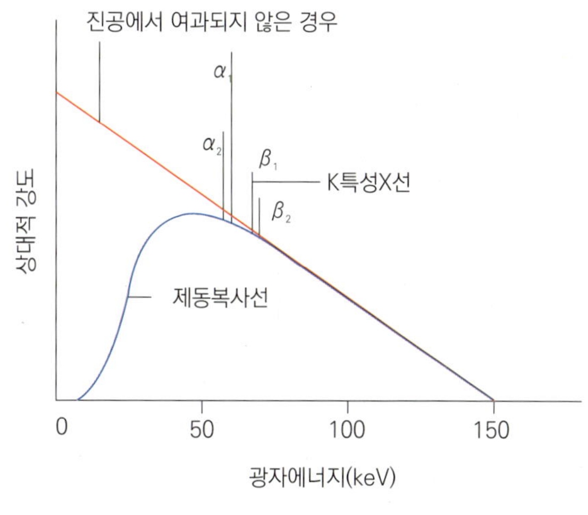

● 그림 2-26 **X선의 스펙트럼**

(1) 연속 X선

X선은 진공관 내에 있는 음극(cathode)에서 방출된 열전자가 음극과 양극 사이에 걸린 높은 전압에 의해 가속되어 양극(anode)에 충돌하는 과정에서 발생된다. 연속 X선은 고속의 전자(하전입자)가 금속 target의 원자핵 근처를 통과할 때 강한 쿨롱력에 의해 진행 방향이 바뀌고 속도가 감소하는 과정에서 발생하며, 그 감속된 차이만큼 전자파를 방출하는 것을 말한다. 연속 X선을 제동방사선(bremsstrahlung), 백색선, 저지선이라고도 한다. 연속 X선은 연속스펙트럼을 가지며, 연속스펙트럼이란 어떤 주파수 또는 에너지 범위에 연속적으로 나타나는 스펙트럼이다. 감속된 운동에너지 차이만큼 발생하므로 높은 전압일수록 짧은 파장의 연속 X선이 발생하게 된다(그림 2-27).

연속 X선을 대표하는 법칙으로는 Duane-Hunt's 법칙이 있다. 이 법칙은 연속 X선의 최단 파장(λ_{min})과 X선관의 관전압(kVp) 사이에 성립되는 관계식으로 나타낼 수 있다.

$$E = h\nu = h\frac{c}{\lambda_{min}} = eV_p (h: \text{플랑크상수} = 6.626 \times 10^{-34} J \cdot sec,\ \nu: \text{진동수},\ c: \text{광속} = 3 \times 10^{8} m/sec$$

$$\therefore \lambda_{min} = \frac{hc}{eV_p} = \frac{1.24 \times 10^{-6b} V \cdot m}{V_p} = \frac{12.42}{kV_p}(\text{Å}),\ V_p: \text{X선관에 걸린 최대 전압}(V)$$

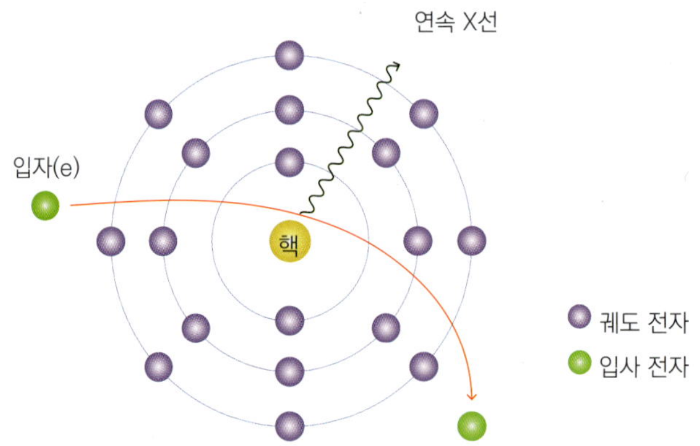

그림 2-27 **연속X선의 발생**

(2) 특성 X선

특성 X선은 연속 X선과는 발생 과정이 다르다. 특성 X선은 고속의 전자(하전입자)가 금속 target의 원자에 구속되어 있는 전자와 충돌할 경우에 발생한다. 두 전자가 충돌하면 원자에 구속되어 있던 전자는 원자에서 떨어져 나가게 되고, 바깥의 에너지 준위가 높은 다른 전자가 떨어져 나간 빈자리(공위)로 이동(전이)하는 과정에서 그 에너지 차만큼 방출하는 전자파를 특성 X선이라고 한다(그림 2-28). 예를 들면, 열전자와 원자 내의 가장 안쪽 K궤도전자가 충돌한다면 K궤도전자는 에너지를 얻어 궤도에서 이탈하고 그 바깥의 높은 궤도전자가 빈자리(K궤도전자 자리)로 이동하고, 두 궤도의 에너지 차이만큼 특성X선을 방출하게 된다. 이 때 방출되는 특성 X선은 target물질의 원자번호(Z)에 따라 결정된다.

$$\sqrt{\nu} \rightarrow k(Z-\sigma), \ (k \text{와 } \sigma \text{는 상수})$$

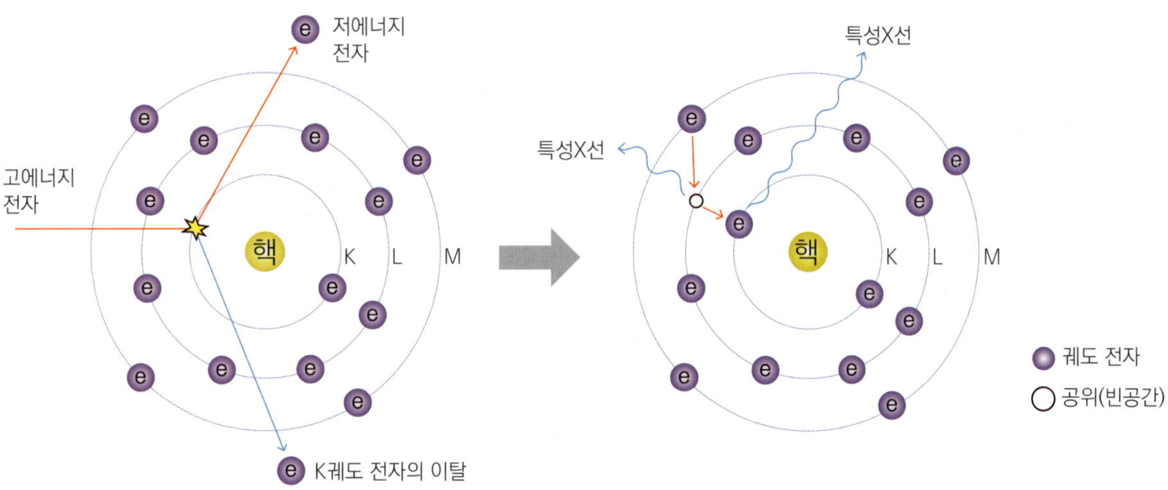

그림 2-28 **특성X선의 발생**

3) 방사선과 물질과의 상호작용

방사선은 사람의 오감으로 감지할 수 없기에 방사선과 물질의 상호작용으로 발생한 정보를 우리가 알 수 있는 전기신호로 변환시켜 방사선의 종류를 파악하고 방사선 에너지를 측정하여 방사선 피폭선량을 구할 수 있다,

또한 피폭선량을 저감시키기 위해 적절한 방사선 차폐물을 선택할 수 있다. 방사선은 물질과의 상호작용으로 여기 및 전리작용, 형광작용, 사진작용, 회절 및 편광작용, 간섭작용, 발열작용, 화학작용, 생물학작용 등으로 나타날 수 있다.

방사선이 물질과 상호작용에서 가장 흔히 발생하는 여기와 전리에 대해 알아보자.

여기(excitation)란 흥분상태와 같은 의미로 원자의 궤도전자가 에너지를 흡수하여 안정된 기저(바닥)상태에서 에너지가 높은 상태로 옮겨가는 것을 말하고, 전리(ionization)란 중성의 원자가 전자를 잃어 이온화되는 상태를 말한다. 결국 에너지를 흡수하여 궤도전자가 원자핵의 구속력으로부터 완전히 벗어나는 것이다(그림 2-29).

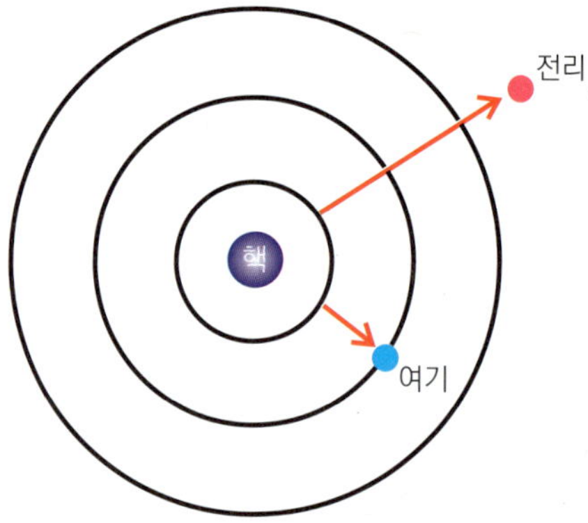

그림 2-29 **전리와 여기**

4) 광자와 물질과의 상호작용

X선, γ선을 빛의 입자라 하여 광자(photon)라고 한다. X선은 원자핵 외의 궤도전자에서 주로 발생하고, 감마선은 원자핵으로부터 주로 발생한 전자기파이다. 광자는 하전입자(양성자, 전자) 등과는 달리 질량과 전하가 없기에 물질간의 상호작용 또한 전혀 다른 현상이 일어난다. 물질에 입사하는 광자에너지 크기에 따라 고전산란, 광전효과, Compton 효과, 전자쌍생성, 삼전자생성, 광핵반응의 현상이 일어나는데, 광자와 물질과의 상호작용에서 가장 일반적으로 배우는 광전효과, Compton 효과, 전자쌍생성을 알아보자.

(1) 광전효과(photoelectric effect)

광전효과(photoelectric effect)란 X선 및 γ선이 등의 광자가 물질의 궤도전자와 부딪혀 그 에너지를 모두 잃고 광자는 사라지고 궤도전자는 광자의 에너지를 흡수하여 원자로부터 이탈하는 현상을 말한다(그림 2-30). 튀어나온 전자를 광전자(photo-electron)라고 하며, 이 전자의 운동에너지는 입사광자의 에너지에서 궤도의 속박에너지를 뺀 것과 같다. 광전효과가 일어날 확률은 $\sigma \propto Z^5 E_\gamma^{-3.5}$(Z : 원자번호, E_γ : γ선 에너지)이고, 주로 E_γ : 0.5 MeV에서 발생한다.

(2) 콤프턴산란(Compton scattering)

콤프턴산란(Compton scattering)은 입사 광자가 원자의 전자와 상호작용하여 전자에게 일부의 에너지를 주어 전리시키고, 광자 자신은 에너지가 감소되어 다른 방향으로 산란되어 나가는 현상이다(그림 2-31).

Compton산란이 일어날 확률은 $\sigma \propto ZE\gamma^{-1}$(Z : 원자번호, E_γ : γ선 에너지)이고, 주로 $E_\gamma \approx$ 1 MeV에서 발생한다.

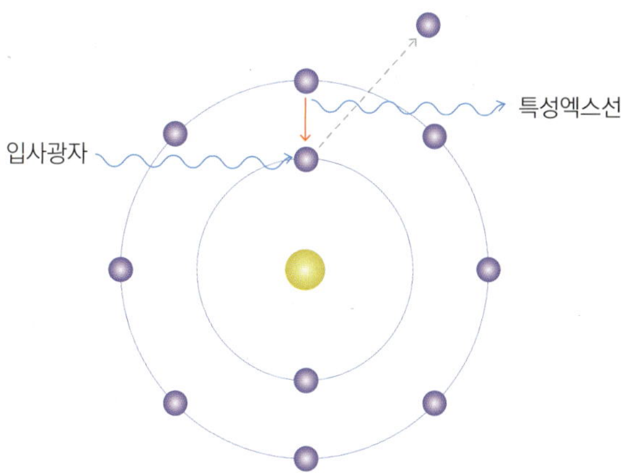

광전효과 : 입사된 감마선에너지가 궤도전자에게
에너지를 모두 주고 전자가 궤도 밖으로 튀어나가는 효과

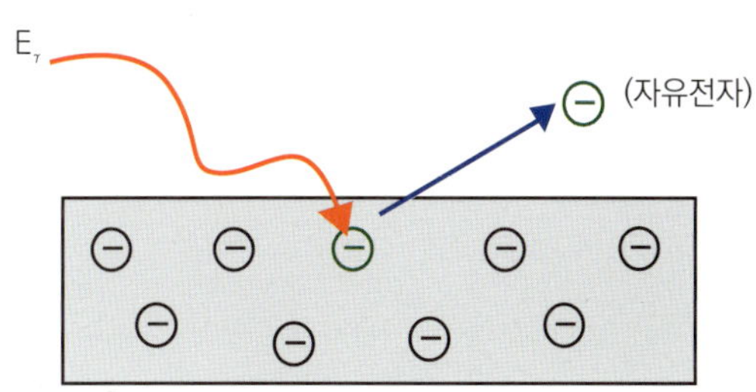

금속표면에서의 광전효과

● 그림 2-30 **광전효과**

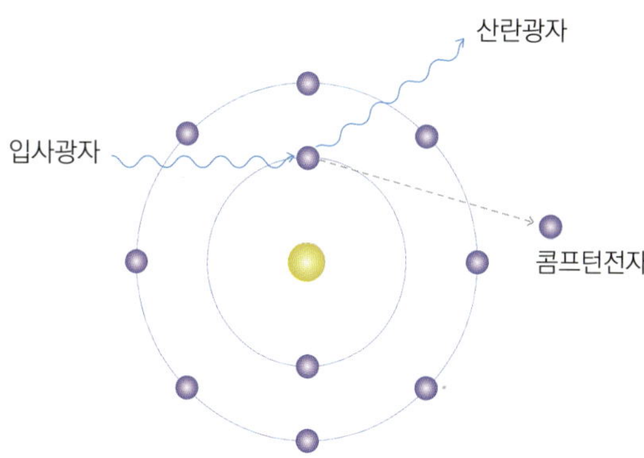

● 그림 2-31 **Compton 산란**

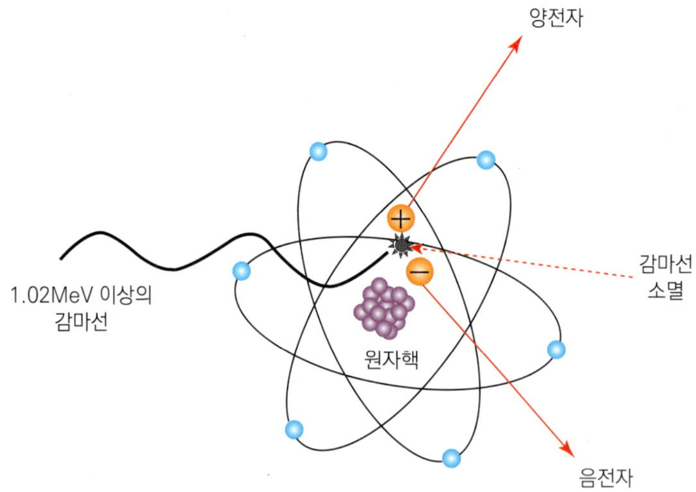

● 그림 2-32 **전자쌍생성**

(3) 전자쌍생성(pair production)

전자쌍생성(pair production)이란 1.02 MeV 이상의 광자가 원자핵 근처를 지날 때 소멸하여 양전자와 음전자 한 쌍의 전자를 생성시키는 현상으로 에너지가 질량으로 변한다(그림 2-32).

전자쌍생성이 일어날 확률은 $\sigma \propto Z^2(E_\gamma - 1.02\,\mathrm{MeV})$(Z : 원자번호, E_γ : γ선에너지)이고, 입사되는 감마선에너지(E_γ)는 항상 역치값이 1.02 MeV 이상이어야만 발생한다.

6 방사선차폐

방사선차폐란 외부방사선의 3대 기본원칙인 시간, 거리, 차폐의 효과 중의 하나로 방사선피폭선량을 감소시키는 하나의 수단이다. 즉, 방사선원과 개인 사이에 적절한 방사선차폐물을 설치하여 방사선량을 저감시켜 개인의 방사선장해 방지를 위한 것이 차폐의 목적이다.

(1) 방사선차폐물

방사선차폐와 관련된 방사선의 종류로는 알파입자, 베타입자, 감마선 및 X선, 중성자선 등이 있다.

① 알파입자는 비전리도가 높고 비정이 짧아서 투과력이 약하기 때문에 종이 한 장으로도 충분히 방어할 수 있다.

② 베타입자의 경우 원자번호가 낮은 알루미늄이나 플라스틱으로도 충분히 차폐가 가능하지만 베타입자는 특이한 물질간의 상호작용현상이 일어난다.
가벼운 하전입자인 전자의 경우 제동복사를 방출하는 현상 때문이다.
즉 베타입자는 전자와 발생기전은 틀리지만 물리적 성질은 같기에 원자번호(Z)가 있는 모든 물질과 반응하면 물질의 원자번호와 베타입자의 최대에너지($E_{\beta(max)}$)에 비례하는 제동복사(bremsstrahlung), 즉 연속 X선이 방출된다.
이때 제동복사의 발생확률은 $3.5 \times 10^{-4} Z \cdot E_{\beta(max)}$이고 방출되는 제동복사는 X선이기 때문에 이를 차폐하기 위해서는 원자번호와 밀도가 높은 물질인 납, 철, 콘크리트 등의 차폐물을 추가로 설치하여 차폐한다.

③ 감마선 및 X선의 경우 투과력이 강하므로 이것을 막기 위해서는 원자번호와 밀도가 높은 납이나 콘크리트 등의 차폐물을 사용한다. 그리고 감마선과 X선의 세기에 따라서 차폐물의 두께가 달라지기도 한다.

④ 중성자선 역시 투과력이 크다. 고속 중성자의 경우 탄성산란에 의해 에너지를 잃는데 특히 수소원자와 1회 충돌 시 50%가 감소하기에 수소가 많이 포함되어있는 원자번호가 낮은 물질로 차폐가 용이하다.
흔히 주변에서 많이 볼 수 있는 물, 파라핀, 흑연 등의 감속물질로 감속시켜 에너지가 낮은 저속 중성자와 열중성자를 붕소(B)함유물질이나 카드뮴(Cd)의 흡수물질로 흡수시킨다(그림 2-33).

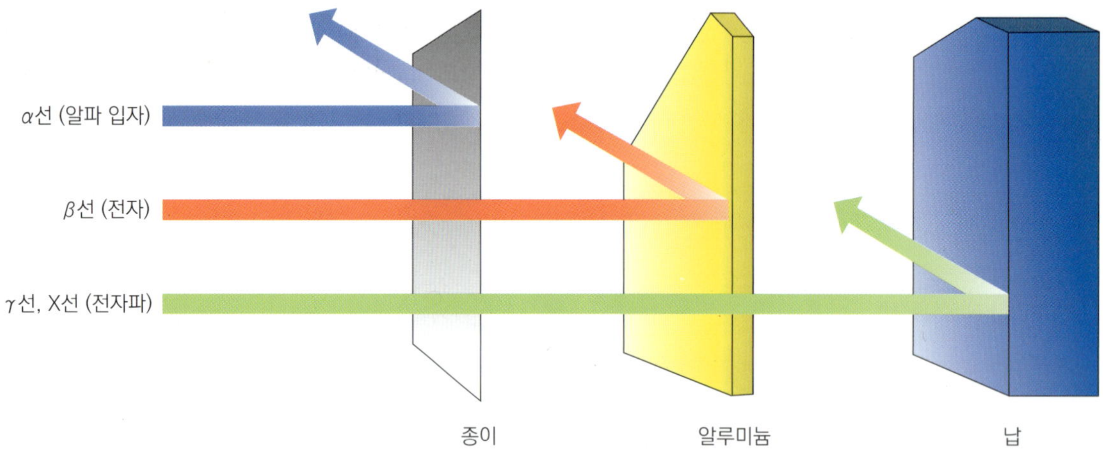

그림 2-33 **방사선 차폐물**

(2) 방사선 차폐 용어

방사선 차폐에서 사용되는 기본적인 용어를 알아보기로 하자.

① 선감약계수(μ)는 어떤 방사성입자가 물질 내에서 단위길이를 지나는 동안 어떤 상호작용을 일으키는 확률을 의미하며 μ의 단위는 cm^{-1}이다.

② 질량감약계수(μm)는 선형감약계수(μ)을 밀도(ρ)로 나눈 값(μ/ρ)이며 단위는 cm^2/g이다.

③ 반가층(half value layer, HVL)이란 방사선의 강도를 1/2로 감소시키는데 필요한 차폐체의 두께를 말한다.

$$\therefore HVL = \frac{In2}{\mu} = \frac{0.693}{\mu}$$

④ 십가층(tenth value layer, TVL)이란 방사선의 강도를 1/10로 감소시키는데 필요한 차폐체의 두께를 말한다.

$$\therefore TVL = \frac{In10}{\mu} = \frac{2.303}{\mu} = 3.32HVL$$

⑤ 평균자유행로(mean free path)란 주어진 매질 중에서 특정 종류의 입자가 상호작용을 일으킬 때까지 주행하는 거리다. 즉, 다른 입자와 충돌하지 않고 이동한 평균 거리이다. 평균자유행로(mfp)는 선형감약계수(μ)의 역수가 되며, 방사선의 강도를 1/e로 감소시키는데 필요한 차폐물의 두께임을 알 수 있다.

$$\therefore\ mfp = \int_0^{\infty} e^{-\mu t} dt = \frac{1}{\mu}$$

7 단위의 중요성

물리량의 크기를 나타낼 때 기준이 되는 일정량을 단위라 한다. 계측에서 가장 기본이 되는 물리량은 길이, 질량, 시간으로 이것을 계측의 3대요소라고도 한다(표 2-4).

단위체계가 갖추어야할 요소로는 편리성, 실현성, 안정성, 정밀성, 일관성 등이 있어야 한다.

방사선은 오감으로 느낄 수 없기 때문에 눈으로 직접 볼 수 없고 속도나 에너지를 직접 측정하기도 어렵다.

따라서 방사선을 보다 정확히 측정하고 효율적으로 관리하기 위하여 방사선과 관련된 단위를 알아 둘 필요가 있다(표 2-5).

한편, 어떤 물리량의 단위로 나타낼 수 있는 범위는 실제로 매우 넓다. 예를 들면 원자핵의 크기에서 우주의 크기까지 광범위하다. 이러한 측정수치에 따라서 각 단위의 양을 실제에 맞도록 쉽게 나타내기 위해 10의 거듭제곱(10^n) 또는 10^{-n}을 나타내는 접두어를 사용하고 있다. 현재까지 승인된 접두어의 명칭과 기호를 표 2-6에 나타냈다.

● 표 2-4 **SI 기본 단위**

측정량	측정단위		기호
길이(length)	미터	meter	m
질량(mass)	킬로그램	kilogram	kg
시간(time)	초	second	s
전류(electric current)	암페어	Ampere	A
열역학적 온도(thermodynamic temperature)	켈빈	Kelvin	K
몰질량(amount of substance)	몰	mole	mol
광도(luminous intensity)	칸델라	candela	cd

표 2-5 **대표적인 방사선의 단위**

측정량	단위	명칭
조사선량	C/kg	R (Röntgen)
흡수선량	J/kg	Gy (Gray)
방사능	s^{-1}	Bq (Becquerel)
등가선량	J/kg	Sv (Sievert)

표 2-6 **SI의 접두어**

10^n	접두어	기 호	배 수
10^{24}	요타(yotta)	Y	자
10^{21}	제타(zetta)	Z	십해
10^{18}	엑사(exa)	E	백경
10^{15}	페타(peta)	P	천조
10^{12}	테라(tera)	T	조
10^{9}	기가(giga)	G	십억
10^{6}	메가(mega)	M	백만
10^{3}	킬로(killo)	k	천
10^{2}	헥토(hecto)	h	백
10^{1}	데카(deca)	da	십
10^{0}			일
10^{-1}	데시(deci)	d	십분의 일
10^{-2}	센티(centi)	c	백분의 일
10^{-3}	밀리(milli)	m	천분의 일
10^{-6}	마이크로(micro)	μ	백만분의 일
10^{-9}	나노(nano)	n	십억분의 일
10^{-12}	피코(pico)	p	일조분의 일
10^{-15}	펨토(femto)	f	천조분의 일
10^{-18}	아토(atto)	a	백경분의 일
10^{-21}	젭토(zepto)	z	십해분의 일
10^{-24}	욕토(yocto)	y	일자분의 일

03

방사선 생물

1 전리방사선
2 방사선 감수성
3 방사선 생물학과 관계되는 인자
4 세포에 대한 방사선효과
5 방사선이 인체에 미치는 영향
6 방사선이 태아 및 생식선에 미치는 영향

방사선 생물

방사선 생물학은 전리방사선이 생체에 미치는 영향과 그 장해를 연구하는 학문으로 실험에 근거하여 과학적으로 규명하는 것이다.

1 전리방사선(Ionizing radiation)

물질을 구성하는 분자나 원자를 직접 또는 간접으로 전리하는 능력을 가진 방사선을 전리방사선이라고 정의한다.

1) 전리방사선의 종류

입자선에는 전자선(β^-), 양전자선(β^+), 양자선, 중양자선, α선, 열중성자선, 속중성자선이 포함되며 전자파 방사선에는 γ선, X선, 자외선이 포함된다. 방사선의 생물학적 기본 작용은 이와 같이 전리현상에서 출발하여 여러 가지 화학반응이 일어나는 결과이다. 방사선의 생물학적 작용의 2가지 특색은 아주 작은 흡수에너지도 큰 생물학적 효과를 초래할 수 있고 선량-효과곡선이 특이하다는 것이다. 장해의 기본원리는 방사선을 조사했을 경우지만 방사성물질이 체내에 흡입되었을 때는 다음의 조건에 의해 위험의 정도와 허용량이 결정된다. 즉 원소의 반감기, 방사선의 종류, 화학적 성질, 배설 경과 및 배설속도의 차이, 조직의 방사선감수성의 차이, 체내 흡입되는 경로의 차이가 있다.

2) 방사선의 세포에 대한 작용

물리적 단계(~10^{-16}sec) 세포에 주어진 에너지에 의해 전리가 생기며 물 분자가 방사선조사에 의해 $H_2O \rightarrow H_2O^+ + e^-$ 되는 것이다. 물리 화학적 단계(~10^{-6}sec)에서는 이온이 다른 물분자와 작용해서 새로운 물질이 생긴다. 즉

$$\therefore H_2O \rightarrow H_2O^+ + e^-$$

물분자에 방사선이 작용하게 되면 물분자는 전자를 잃게 된다. 이렇게 전자를 잃은 H_2O^+는 전기적으로 하전상태로 된 원자이며 이온기(ion radical)가 된다.

이런 이온기는 외곽에 쌍으로 되지 않는 전자를 가지게 되어 반응력이 강해진다. 이러한 이온기가 새로운 물분자와 만나게 되면

$$H_2O^+ + H_2O \rightarrow H_3O^+ + OH\cdot$$

OH·(수산기)를 만들어 내게 되는데 수산기는 전자가 9개이며, 한 개의 전자는 쌍을 이루고 있지 않아 그 반응력이 매우 강하고, 짧은 거리를 이동해서 세포 안에 결정적인 표적에 도달할 수 있다.

이러한 OH·를 유리기(free radical)이라고 하며 유리기는 DNA에 도달하여 장해를 유발한다. 대부분의 이러한 단계는 80%가 물로 형성된 세포조직에서 손상을 초래하는 것으로 알려져 있으며, 포유동물 세포의 2/3는 유리기에 의해 장해를 가져온다고 추정하고 있다.

화학적 단계(10^{-12}~10^{-3}sec)에서는 반응 생성물이 세포의 중요한 유기분자와 작용하여 유리기와 산화제가 염색체를 만들고 있는 복잡한 분자를 파괴한다. 예를 들면 이들과 결합해서 다른 분자가 되기도 하고 긴 사슬모양의 분자를 절단하기도 한다.

생물학적 단계(수 10분~수 10년 동안)는 위에서 말한 화학변화가 개개의 세포에 영향을 주는 데는 몇 가지 형이 있다. 즉 세포의 조기 사망, 세포분열의 불능 및 지연, 영구적 변화(유전) 등이 발생한다. 방사선의 인체에 대한 영향은 개개의 세포가 손상을 받은 결과가 생긴다.

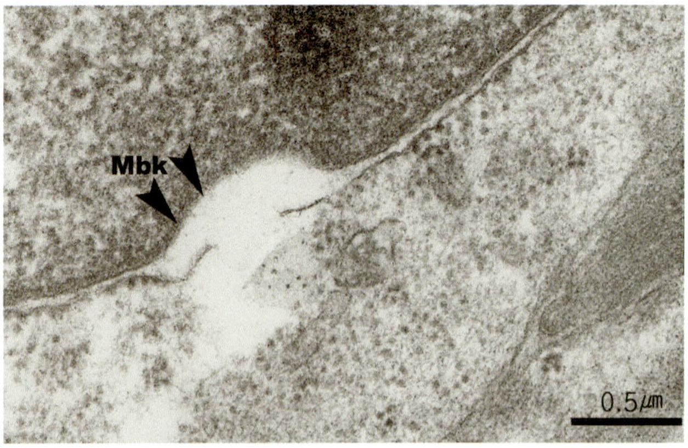

그림 3-1 **전신 5Gy X-선 조사 후 20일 지난 신장조직의 피질에서 투과전자현미경(TEM) 사진**

소체쪽 곱슬세관 핵막의 방사선에 의한 손상(Mbk)이 관찰된다(Ji, J. of Contents Asso. Vol 9(12) 2009).

신체적 영향은 신체 내 보통 세포의 손상으로 일어나는 것으로 그 영향은 피폭된 사람에게만 국한된다. 유전적 영향은 생식기관, 즉 생식선 세포의 손상에 의해서 일어나는 것으로 영향이 자손에게 전해진다.

3) 방사선의 흡수에 따른 생체내에 화학적 변화

초기 상호작용인 물리적 단계로 방사선의 물리적 에너지가 생체 내에 흡수되는 것이며, 화학적 손상단계로 흡수된 에너지가 화학반응을 일으키는 것이다.

또한 생체 내 고분자가 생화학반응으로 진행되어 가는 것으로 생물학적 손상의 단계로 세포 내의 물질대사에 의하여 이루어지는 생화학반응이 생물 특유의 증폭에 의해 확대되어 검출 가능한 생화학 장해로 된 것을 의미한다.

4) 장해에 영향을 주는 여러 가지 인자

- 물리적 요인 : 선량, 선질, 선량률, 조사시간 피폭 범위
- 생물학적 요인 : 세포분열, 연령, 생물체의 종류, 성별, 건강상태
- 환경 요인 : 산소, 온도, 약물

5) 방사선의 생물학적 작용에 특이성

(1) 직접작용(direct action)

방사선이 표적에 명중하여 직접 표적을 손상시키는 작용으로 1923년 Dessauer가 처음 주장하였다. 방사선에 의해 생물체에 장해가 생기는 것은 생물체가 방사선을 조사 받았을 경우 방사선에너지가 열로 변하게 되고 이 열이 생물체 내의 어느 특정한 부분에 흡수되어 그 부위의 단백질을 응고시키는 것과 같은 화학반응을 일으키기 때문이다. 탈모, 홍반, 수포 등 방사선이 조사된 부위(local area)에 나타나는 생물학적 효과 즉 세포의 구성성분 내부에서 방사된 에너지가 방출되어 나타나는 직접적인 작용이다. 대표적인 예로 피부에 나타나는 홍반(erythema), 괴사(necrosis)가 있다.

(2) 간접작용(indirect action)

방사선이 H_2O 분자와 작용하여 생기는 여러 가지의 유리기(Free Radical)가 세포를 구성하고 있는 고분자에 작용함으로서 생기는 장해이다. 세포의 어느 특정한 부분을 직접 파괴하는 것과 같은 물리적 작용에서가 아니라 세포를 구성하고 있는 H_2O나 기타의 성분이 방사선에 의한 전리작용에 의한 결과로 형성된 물질이 2차적으로 세포의 기능에 필요한 물질 또는 구조의 변화를 일으켜 그 결과 생물학적 효과를 일으키는 것이다.

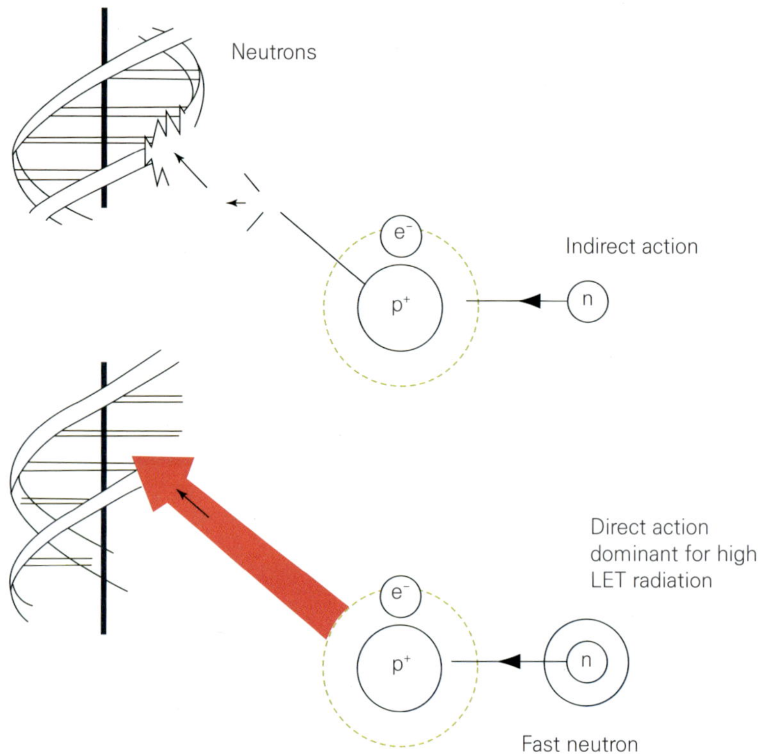

● 그림 3-2 **방사선 전리에 의한 직접작용과 간접작용의 손상**

방사선 전리의 직접작용은 양성자와 중성자 알파입자의 무거운 핵편에서 발생하고,
간접작용은 OH·(수산기)와 유리기(free radical)에 의해 DNA 손상을 가져온다.

문제의 분자가 직접 방사선에너지를 흡수하지 않고 H_2O의 방사선 분해생성물과 반응해서 변하는 작용이다. 이것은 직접작용의 결과로 2차적으로 생기는 영향이다.

직접작용에 의해서 장해가 초래된 조직세포의 파괴산물에 의해서 2차적 영향이 나타난 것을 말한다.

예를 들면 림프선 축소(조사된 부위의 장해로 다른 부위의 장해)에 의해 종양 조직의 크기를 줄이는 것이다.

◈ 간접작용의 4가지 특징(영향을 미치는 것)

- 희석효과 : 용질의 농도가 증가해도 변화 분자수는 변하지 않는다.
- 방호효과 : 방호제를 사용하면 정상조직에 방사선 효과를 감약된다.
- 산소효과 : 산소가 있을 때 치사영향은 크다.
- 온도효과 : 온도가 높으면 치사영향이 커진다(동결효과).

(3) 국소영향(local effect)

조사된 국소의 세포 또는 조직이 받는 효과로 이는 주로 직접작용에 의하고 여기에 간접작용이 가해진다.

(4) 전신영향(whole body effect)

주로 간접작용에 의해 나타나는 현상으로 직접 조사를 받지 않은 생체 부분의 변화이다.

(5) 원격작용(action of the distance)

직접 조사를 받지 않은 신체부위에 생기는 변화로 전신성림프종(generalized lymphoma)일 때 목(neck)을 조사하면 다리의 림프종까지 축소되는 변화이다.

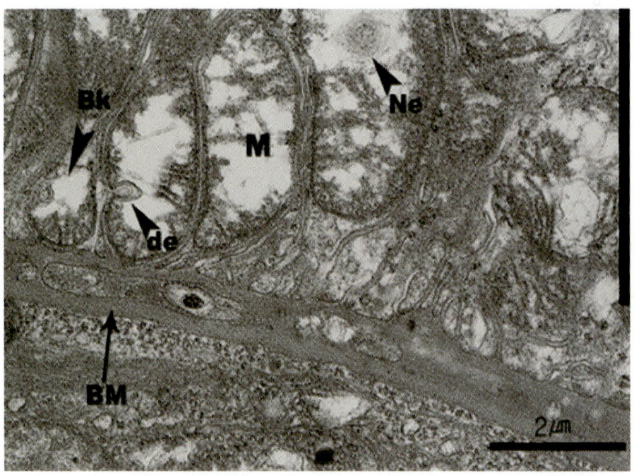

그림 3-3 **5Gy 전신 X선 조사 후 5일 지난 신장조직의 피질에서 사구체의 투과전자현미경(TEM) 사진**

먼쪽곱슬세관의 미토콘드리아(M)의 크리스테가 소실되고, 함몰(de)되거나 일부는 괴사(Ne)된 것으로 관찰되었으나 기저막(BM)에서는 손상이 관찰되지 않았다(Ji, J. of Contents Asso. Vol 9(12) 2009).

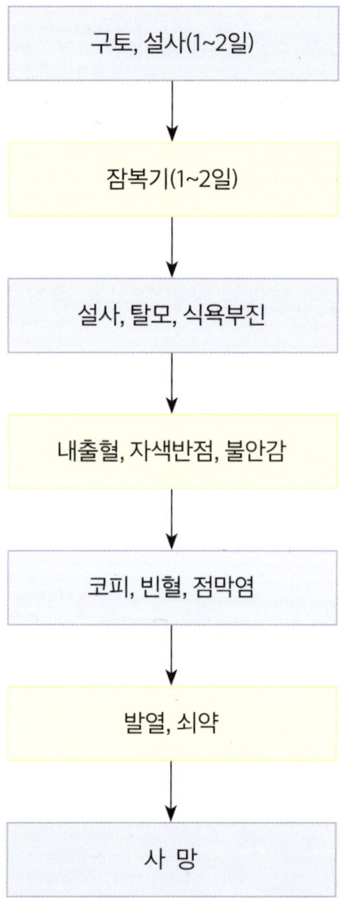

그림 3-4 **고선량에 의한 전신 방사선 조사 후 사망에 이르기까지의 신체 변화 과정**

2 방사선 감수성(radiosensitivity)

생체에서 어떠한 조직이라도 방사선조사에 대하여 같은 영향을 받는 것이 아니고 그 장기조직의 생물학적 성질의 차이에 따라 그 반응도가 다르다. 이 생물학적 성질의 관계를 방사선 감수성이라고 한다.

감수성이 크다는 것은 방사선에 대해 변화하기 쉽고 세포에서는 손상이 크다는 것을 뜻한다. 조직세포의 방사선 감수성에 대한 일반법칙(Bergonie-Tribondeau's law)은 방사선에 의해 생식세포 분열의 변화를 기준으로 하여 세포의 발육 신생단계와 감수성을 관련짓는 하나의 생물학적인 법칙이다. 즉 세포의 방사선 감수성은 신생능력이 클수록, 분열과정(기간)이 길수록, 형태적, 기능적 변화의 정도가 낮은(미분화) 것일수록 크다는 것이다. 방사선에 의한 감수성은 세포의 재생능력과 비례한다.

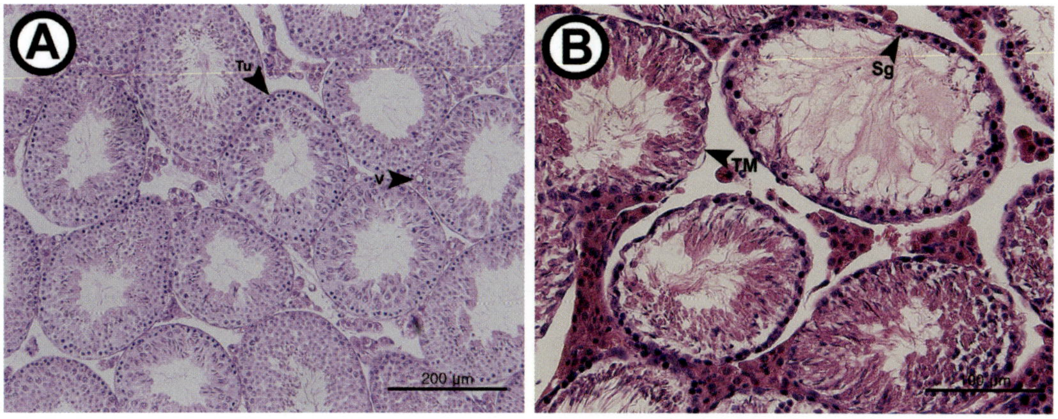

● 그림 3-5 **마우스의 정소조직의 광학현미경(LM) 사진**

A: 정상 정세관, B: 5 Gy 전신 조사 후 정세관: 정세관 내부에 정원세포, 정모세포, 정세포가 손상되어 있다.
(Ji, J. of Life Science Vol 17(5) 2007)

1) Bergonie-Tribondeau 법칙

- 조직의 재생능력이 클수록 감수성이 높다.
- 세포분열의 기간이 길수록 감수성이 높다.
- 형태적, 기능적으로 미분화 단계일수록 방사선 감수성은 높다.
- 유약한 세포일수록 방사선 감수성이 높다.

따라서 세포의 분열이 왕성한 조직이나 장기(림프조직, 생식샘)가 감수성이 높다.

예를 들면 림프육종(lymphosarcoma)은 감수성 높고, 신경계 종양(neurogenic tumor)은 감수성이 낮다.

척추 동물 중에서는 포유류가 조류나 어류 보다 방사선 감수성이 높다. 방사선에 고감수성 종양은 일반적으로 화학요법에도 감수성이 높은 것으로 알려졌다.

2) 세포의 형태학적인 방사선 감수성 순서

혈액의 방사선 감수성은 림프구가 가장 높고 백혈구, 혈소판, 적혈구 순서이다. 상피세포에는 어떤 분비선의 기저상피, 특히 침샘이 높고 고환(정소)의 정상피 또는 난소의 상피, 피부의 기저상피 또는 점막층이나 위장의 기저상피, 허파꽈리(폐포)상피, 정관상피, 콩팥(신장)의 관상피이다. 그 다음으로 혈관의 내피상피, 가슴막(흉막), 장막이며 결합조직 세포, 근육세포, 신경세포가 순서이다.

3 방사선 생물학과 관계되는 인자

1) 상대적생물학적효과비(relative biological effectiveness; RBE)

방사선의 질(radiation quality), 방사선의 선량(radiation dose), 선량의 분할횟수(number of the fractions), 선량률(dose rate), 생물계(biological system or end point)에 의존한다.

방사선의 질이란 방사선의 종류와 그 energy가 전자파인가, 입자인가 또는 입자라면 전하를 가지고 있는가, 없는가 하는 것을 의미한다.

X선이나 γ선 같은 전리를 천천히 일으키는 방사선의 선량 반응곡선형은 선량률에 따라 크게 변하지만 반대로 전리를 자주 일으키는 방사선에 대한 생물반응은 조사 시의 선량률에는 거의 의존하지 않는다. RBE는 전리방사선의 종류가 다르면 같은 선량을 조사하더라도 생물효과는 다르다. 또한 RBE는 선량이 작을 수록 크고 단일조사보다 분할조사에서 크며 분할 피폭의 횟수가 많을 수록 크다.

$$\therefore RBE = \frac{\text{어떤 생물학적 효과를 내기 위한 기준방사선(250kVp X선)의 흡수선량}}{\text{같은 생물학적 효과를 내기 위한 시험방사선의 흡수선량}}$$

RBE도 선량률에 의해 달라진다.

일반적으로 RBE는 아치사 장해를 축적하고 수복할 수 있는 조직에서는 높고 그렇지 않은 조직에서는 낮다고 할 수 있다.

즉, 기준이 되는 250kVp X선의 효과를 1로 나타낸 그 방사선의 효과를 RBE라고 한다.

◈ RBE 값

- ^{60}Co γ선, X선 : 1
- β, 전자 : 1-2
- 양자, 속중성자 : 8-10
- 열중성자 : 10
- α선 : 10-20
- 핵분열물질 : 20

방사선의 생물학적 효과를 나타내는 것으로서 같은 부위에 대하여 어떤 특정한 X선 1rad와 같은 생물학적 효과를 주는데 필요한 흡수선량(rad의 수)의 역수이다.

생체에 있어서 흡수에너지가 같더라도 방사선의 종류에 따라 생물학적 효과가 다른 경우가 있다. 이 경우에 어떤 방사선에 생물학적 효과가 다른 경우 다른 종류의 방사선과 비교해서 나타내는 경우가 있다.

예를 들어 X선의 생물학적 효과를 같은 생물학적 효과를 나타내는데 필요한 γ선의 흡수선량의 역비로 표시한 경우를 생물학적 효과비라 한다.

방사선 에너지 범위에서의 LET와 RBE는 LET는 100keV/μm가 될 때까지 RBE는 증가하지만 그 이후는 급격히 감소한다.

일반적으로 대부분의 X선과 γ선은 RBE가 1.0이고 전자, β선은 1-2 정도이다.

2) 선 에너지 부여(linear energy transfer: LET)

전리입자가 물(H_2O) 또는 조직(tissue)내를 통과할 때 입자의 비적 1μm당 잃는 에너지를 keV 단위로 나타낸 것을 LET라 한다. LET를 1개의 이온쌍을 만드는데 필요한 에너지로 나눈 것을 비전리(specific ionization) 또는 ion 밀도라 한다. LET의 단위는 keV/μ(비정)이고 비전리의 단위는 ion pair/μm(비정)이다.

$$\text{즉 } LET = \frac{q^2}{v^2} \text{ : 전하(하전입자)} \quad v \text{ : 속도(하전입자)}$$

따라서 LET는 그 방사선량의 하전량에 비례하고 energy, 즉 속도에 비례한다. LET가 크면 클수록 생물학적 효과는 크다고 할 수 있다(표 3-1).

표 3-1 **방사선에 따른 LET**

방사선	LET(keV/㎛)
^{60}Co γ선	0.3
250 kV X선	2.5
170~200 kVp X선	3.3~3.8
H^3 β선	5.5
14 MeV 중성자(7 MeV 양자)	12
4 MeV 중성자(2 MeV 양자)	17
핵분열 중성자(0.95 MeV 양자)	45
8.3 MeV α선	61
3.4 MeV α선	86
5.2 MeV α선	140
$^{10}B(n\cdot\alpha)$ α선	200

• 저 LET 방사선 : γ, X, 전자선

• 고 LET 방사선 : 중성자, 양자, α선

저 LET선에 비해 고 LET선에서는 같은 선량이라도 효과가 크다.

즉 고 LET가 저 LET보다 염색체 절단빈도가 크다. 고 LET 방사선은 그 자체의 방사선 파괴력이 크기 때문에 산소효과는 낮으며, 산소효과비(OER)도 낮아지며 LET가 200 keV/um일 때 산소효과비는 1정도 된다.

3) 산소효과비(oxygen enhancement ratio: OER)

일정한 생물학적 효과, 즉 LD_{50}을 얻는데 100% 산소 중에서 조사했을 때 요하는 선량을 D_1(산소풍부), 산소를 되도록 배제하고, 즉 질소 속 같은 데서 혹은 혈류를 멈추거나 하여 조사했을 때 요하는 선량을 D_2(산소부족)라 하면

$$\therefore OER = \frac{\text{질소상태에서의 어떤 생물학적 효과를 얻는 선량}(D_2)}{\text{산소상태에서의 같은 생물학적 효과를 얻는 선량}(D_1)}$$

가 된다. 포유동물 세포에서는 OER은 X선, γ선에서는 일반적으로 2.0~3.0이다.

고 LET 방사선에서는 산소효과가 작아지며 15 MeV 중성자선에서는 OER이 최대 1.6이고 α선에서는 전혀 이 효과가 없는 것으로 보아도 된다.

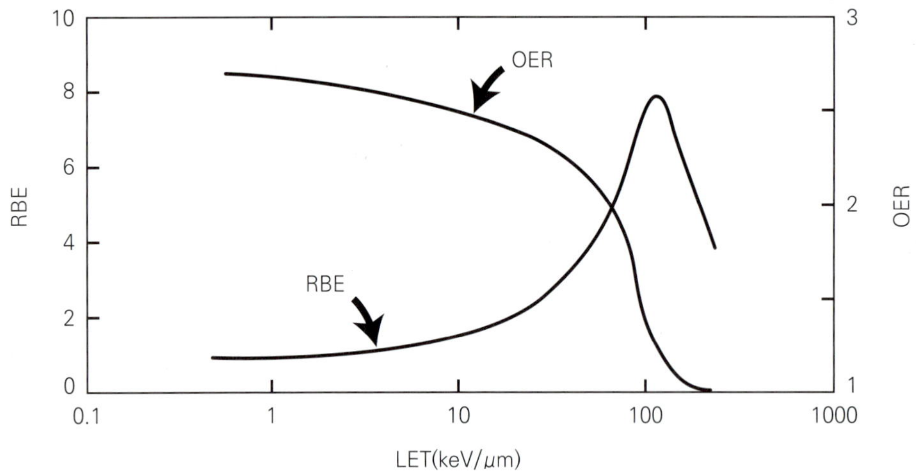

그림 3-6 **LET에 따른 OER과 RBE의 관계**

4) 선량감소 효과(dose reduction factor: DRF)

방사선 방호물질의 방호능력을 나타내는 것으로 정의한다.

$$DRF = \frac{D_p}{D_c}$$

D_p : 방호물질을 투여했을 때의 동일효과를 일으키는데 필요한 선량

D_c: 방호물질이 없을 때 효과발생량

예를 들면 정모세포의 LD_{50}은 약 25R이지만 방호물질을 가했을 때 50R로 증가했다면 DRF = 50/25 = 2이다.

방호물질은 조사 후에 투여하면 효과가 없고 조사할 때 공존되어야 한다. 또 저 LET 방사선에서는 방호효과가 크지만 고 LET에서는 별 효과가 없다.

4 세포에 대한 방사선효과

1) 세포주기와 방사선 감수성

세포주기는 대개 M기(세포 분열기)→G_1기(DNA합성 준비기)→S기(DNA 합성기)→G_2기(분열 준비기)→M기의 과정을 거친다.

일반적으로 S후기와 G_1기초에 방사선 감수성이 낮고 G_2후기, M기 및 G_1후기 때에 감수성이 높다.

2) 증식 중인 세포가 방사선을 받았을 경우 생물학적 영향

- 세포분열의 지연
- DNA합성 저해
- 세포치사

3) 세포 사망에 이르는 과정

- 염색체 이상(Chromosome abberations)
- 돌연변이(Mutation)
- 분열지연(Division delay)
- 거대세포 형성(Giant cell formation)

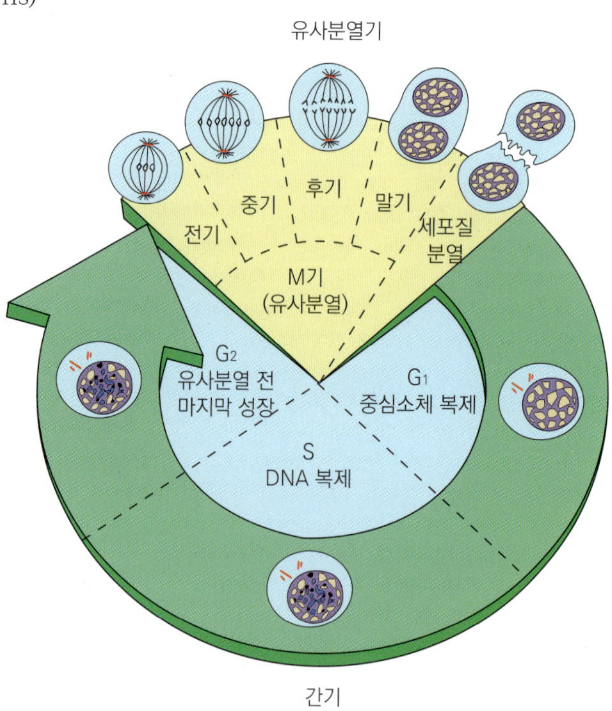

그림 3-7 **세포주기**

세포주기에 따른 방사선 감수성은 G_1기 후반 S기 초기에서 세포 생존율이 낮고 S기 말기에서 세포생존율이 가장 높다. G_2기에서 점점 생존율이 낮아져 분열기에서 생존율이 낮게 나타난다.

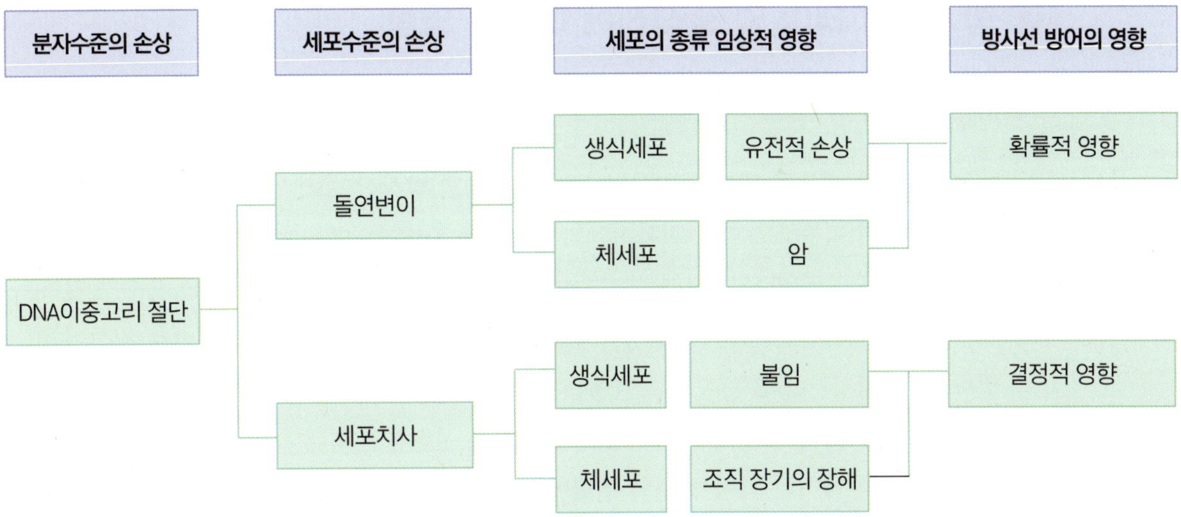

그림 3-8 **세포와 개체 또는 집단수준의 확률적 및 결정적 영향과의 관계**

5 방사선이 인체에 미치는 영향

인체가 방사선조사를 받은 경우는 물리적 과정(전리 또는 여기작용), 화학적과정(라디칼의 형성 등)을 거쳐 세포의 기능에 따라서 중요한 특정의 분자 등에 생물학적인 변화가 일어난다.

생물학적 변화의 표적은 세포내의 DNA라고 생각되고 있는데 세포막의 경우도 있다. 표적에 대한 생물학적 변화는 무작위(random)하게 일어나고 선량의 증가에 따라 변화의 빈도는 증가한다.

인체의 조직을 구성하는 세포의 막은 인과 지질의 이중층에 단백질이 채워진 이중막으로 구성되어 있다. 방사선에 의한 유리기(Free radical)의 공격을 받으면 분자간 상호작용에 의해 막의 구조나 기능에 변화를 가져온다.

막의 주성분인 지방산에 방사선을 피폭시키면 지질 과산화를 일으켜 막 결합 효소가 활성을 잃게 된다. 이러한 과정을 거쳐 세포막은 손상되고 막 안에 존재하는 세포 소기관들이 누출되거나 함께 파괴되어 인체 세포는 치사된다.

대부분의 경우 세포 손상은 회복되는 경우가 많지만 회복되지 않는 경우에는 개체의 임상적인 장해로서 나타난다. 이들의 방사선에 의한 인체영향은 장해의 발생수준, 유해의 정도 등에 착안하여 변화, 손상, 해(害, harm)로 구분된다.

6 방사선이 태아 및 생식선에 미치는 영향

1) 태아의 방사선 효과

임신 중에 모체와 더불어 태아가 방사선 조사를 받으면 방사선 효과가 나타난다. 임신 초기에는 임신이라 느끼지 못하고 다른 질환진단의 목적으로 X선 진단을 받는 경우가 많다.

개체 발생의 각 시기와 방사선 장해로는 착상 전기(0~2주)에 조사되면 배(胚)의 흡수가 일어나서 유산이 되며 살아남은 것은 거의 정상적으로 발육되며 출생 후에도 일반적으로 정상이라 할 수 있다. 기관 형성기(2~8주)에는 초기에는 골격 기형 말기에는 선천성 기형으로 인한 신생아 사망률이 증가한다. 출생 후에는 형태적, 기능적으로 성장지연이 된다.

태아기(10주 이후)에서는 기형 발생의 위험이 없어지나 성인과 같은 장해(백혈병)가 일어난다. 개체발생의 각 시기와 방사선 장해는 사람에서 관찰되는 기형으로는 정신 발육지연, 소두증이 있다.

2) 태아(배에서 출생까지)에 대한 효과

태생기(수정에서 출생까지의 기간)의 3개의 구간에서 방사선 피폭에 의한 주요 방사선의 영향은 표 3-2와 같다.

수정란이 3~5주 사이에 위치하는 것을 배아(embryo)상태라고 하며, 6주 이후는 태아(fetus)라고 한다.

(1) 착상전

- 난자가 수정해서 자궁벽에 착상될 때 유산될 가능성이 가장 높다.
- 사람 : 0~1주간
- 생쥐 : 수정 후 5일(5~7 cGy 조사시 가장 많다)

(2) 기관 형성기

- 신생아 사망, 기형아 형태로 나타난다.
- 사람 : 2~6주
- 생쥐 : 수정후 4~12일
- 2 Gy 조사 시 9일만에 무뇌증(anencephalia), 11~13일 척추이상, 12일 소뇌증(microcephalia), 무안구증(anopthalamia), 사시(strabismus) 등 14%가 육안에 보이는 기형아 초래(자연적, 환경적, 유전적)
- 월경 후 10일 이내 임신이 되지 않을 때 방사선검사

표 3-2 임신시기에 따른 태아의 방사선 영향

시 기	특 징
착상 전기 (0~2주)	방사선 감수성이 가장 높다. 수정란이 사멸되지 않고 착상되면 이상은 발생하지 않는다.
기관 형성기 (2~8주)	사산, 신생아 사망의 증가 CNS 기형, 각종 기형의 발생
태아기	성장장해, 지능 및 정신발달장해, 유전적영향, 암의 발생

(3) 태아기

- 1 Gy를 출생 후 조사하면 오랫동안 방사선 장해가 지속된다(골격 발육 부전 등)
- 배(胚) 및 태아에 대한 영향은 일반적으로 배가 분화해서 기관 형성을 행하는 임신 1~2개월이 가장 위험하다. 사람에게는 중추신경계 이상, 눈과 골격의 이상이 많다. 기관 형성기 이후의 태아의 피폭에서는 기형보다는 출생 이후 소화기에 있어서 발암의 위험성이 중요하다.

3) 생식선에 대한 방사선 장해

생식샘(고환, 난소)의 결정론적 영향은 불임과 hormone분비 이상이다. 방사선에 대한 감수성은 세포 성숙단계에 따라 다르다. 남성에서는 후기 정원세포가 가장 감수성이 높다. 여성에서는 제2차 난모세포가 가장 감수성이 높다.

고환선량을 감소시키기 위한 UN과학위원회(UNSCEAR) 보고서의 권고 사항은 다음과 같다.

- 환자 당 촬영매수 감소
- 노출시간 및 강도 감소
- 불필요한 투시는 금함
- 일차선에 생식샘이 포함되지 않게 한다.
- 가능한 조사야는 좁게한다.
- 고환 차폐
- 숙련된 시행

04

방사선방어

1 국제방사선방호위원회
2 방사선방호 관점에서의 생물학적 영향
3 방사선방호의 기본적 체계
4 신규 또는 계속된 행위에 대한 방사선방호
5 방사선의 위험과 이득

방사선방어

1 국제방사선방호위원회(International Commission on Radiological Protection; ICRP)

1) ICRP 역사

ICRP는 제2차 국제방사선의학회의 결정에 따라 국제X선·라듐방호위원회라는 명칭으로 1928년에 설립되었다. 1950년 개최된 제6차 국제방사선의학회를 통해 현재의 국제방사선방호위원회로 바뀌었다.

ICRP는 유관기구인 국제방사선단위측정위원회(ICRU)와 긴밀하게 협력하고 있으며, 유엔방사선과학위원회(UNSCEAR), 세계보건기구(WHO) 및 국제원자력기구(IAEA)와도 공식적인 관계를 유지하고 있다. 또한 국제표준화기구(ISO), 국제전기기술위원회(IEC)와도 협력하고 있다.

2) ICRP 권고의 발전

현재 ICRP에서 권고한 다수의 권고 중 선량한도를 명시한 권고를 주 권고라고 부른다. 주 권고에는 ICRP No.1(1959년), ICRP No.6(1962년), ICRP No.9(1965년), ICRP No.26(1977년), ICRP No.60(1991년), ICRP No.103(2007년) 등이 있다. 이 주 권고 외에도 다양한 피폭상황과 관리상황에 대한 권고를 발표하고 있으며, 최신의 발표는 ICRP No.123(Assessment of Radiation Exposure of Astronauts in Space, 2013년)이다.

처음 권고된 ICRP No.1부터 ICRP No.9 권고는 1970년 말까지 각 국가의 방사선 방호활동의 지침과 법규수립의 가이드라인 역할을 하였고, 그 후 방사선의 생물학적 효과에 의해 마련된 새로운 권고인 ICRP No.26 권고가 1977년에 발표되었다. 현재 우리가 적용하고 있는 선량제한체계는 ICRP No.26 권고에 의해 새롭게 정립되었고, 1980년대 이후에 각 국가에 점차 도입되기 시작하였다. 이 권고는 1991년 ICRP No.60이 권고되기 전까지 각국에서 사용되었고, 이후 ICRP No.60이 도입되며 다시 한 번 바뀌게 되었다.

3) ICRP No.60 권고

이전에 사용된 ICRP No.26 권고는 새로운 선량제한체계를 도입하였지만, 현재 대부분의 국가가 따르고 있는 ICRP No.60과는 다르게 방사선원이 제어되고 있는 상황에서만 적용되는 개념이었다. 이 한계를 극복하기 위하여 ICRP는 1991년 새롭게 No.60 권고를 만들었으며, 이 권고는 선원이 제어되는 상황뿐 아니라 피폭을 제어할 수 있는 상황에서도 적용이 가능하도록 그 범위를 크게 확대하였다.

ICRP No.60의 기본적인 목표는 총 세 가지 방향성을 제시하였다.

① 이득을 가져오는 방사선 피폭을 수반하는 행위를 부당하게 제한하지 않으면서 인체의 안전을 확보한다.

② 전리방사선 피폭에 의해 발생될 수 있는 유해한 결정적 영향의 발생을 방지한다.

③ 전리방사선 피폭에 의한 확률적 영향을 사회에서 용인 가능한 수준으로 제한한다.

위 세가지 기본목표를 달성하기 위해서 아래와 같은 방사선 방호 체계를 제안하고 적용하고 있다.

표 4-1 **ICRP 26, 60의 방사선 방호 체계**

신규 또는 계속된 행위(ICRP 26~60)	개입(ICRP 60)
행위의 정당화	개입의 정당화
방어의 최적화	개입의 최적화
개인의 성량한도	

(1) 행위에 대한 방사선 방호 체계

① 행위의 정당화

방사선 피폭을 수반하는 어떤 행위 및 작업으로 인한 손해 혹은 위험보다 이로 인해 얻어지는 이득이 커야 한다.

② 방어의 최적화

정당화의 원칙과 관련하여 개인의 방사선 피폭과 피폭자의 수, 개인 및 집단의 잠재적 피폭 가능성의 경우, 경제적 및 사회적 인자들을 고려하여 합리적으로 달성할 수 있는 한 낮게 유지되어야 하며, 이를 위해 최적화시에 방사선 방호에 직접 관련된 주요인자인 집단선량, 개인선량분포, 방사선 방호 외의 인자인 불쾌감, 안전성 등을 고려해야 한다.

③ 개인의 선량 및 위험 한도

방사선 취급행위로부터 야기되는 개인의 피폭은 ICRP에서 정한 선량한도 이하로 제한되어야 하며, 잠재적 피폭과 관련된 개인의 위험은 사회에서 용인하는 수준 이하로 제한되어야 한다. 여기서 선량한도란? 모든 선원으로부터 한 개인이 받는 직접적인 선량과 잠재적인 피폭에 대한 위험성의 합계를 말한다.

(2) 개입에 의한 방사선 방호 원칙

개입은 행위의 정당화와 방어의 최적화에 대해서는 적용하지만, 개인의 선량한도에는 적용하지 않는다. 그 이유는 개입에 선량한도를 정해두면 그에 따라 필요한 개입이 방해가 되어 얻어져야 할 편익을 잃을 가능성이 있고, 또 정당화의 판단에 혼란을 줄 수 있기 때문이다. 예를 들어 라돈의 농도가 높아 환기를 하여야 하는 지하철이라던가, 방사성 낙진의 제거 및 방사선 사고의 진압, 인명구조 등이나 의학적 이용 등으로 이러한 개입의 편익이 매우 큼에도 불구하고 원칙에 따라 개입하지 못하는 상황을 막기 위해서이다.

① 개입의 정당화

개입의 도입은 손해보다는 이익이 커야 한다. 즉, X선 촬영에 의해 피폭되는 양보다 그 진단으로 인해 얻는 건강에 대한 이익이 큰 경우 X선 촬영에 대한 피폭은 법적으로 규제하지 않는다는 말과 같다. 실제로 한국의 원자력법령상 의료행위에 의한 피폭은 큰 제한을 두고있지 않으며, 사실상 같은 병실에 있는 다른 사람이 피폭되는(방사성 동위원소 치료로 인해 주변에 방사선이 퍼져 피폭되는) 등의 경우의 제한은 있으나 치료받는 본인의 경우 제한이 없다. 이 외에도 소방관의 경우 일반적으로 방사선종사자가 아닌 일반인의 선량한도인 1 mSv를 적용받으나, 비상 시(낙진발생이나 원자력사고 발생 등)의 경우 그 선량한도가 대폭 늘어나는 경우가 있다.

② 개입의 최적화

개입의 종류, 규모 및 기간은 선량의 저감으로 인한 순 이득이 최대가 될 수 있도록 최적화되어야 한다.

이러한 개념은 각국에서도 현재까지 잘 사용되고 있으며, 한국 역시 현행 법령 중 개정되지 않은 부분은 대부분 ICRP No.60 권고안에 따라 만들어진 것이 대부분이다.

또한 ICRP No.26 권고안과 ICRP No.60 권고안의 특징을 비교하자면

① 선량한도를 5년간 100 mSv로 하향 조정하였다.

② 최적화의 제한조건으로써 개인에 대한 선량제약치를 도입하였다.

③ 조직가중치를 변경하였으며, 조직가중치에 비치사성 암의 손해도 고려하였다.

④ 선량한도의 값을 손해의 용인수준에 기초하여 설정하였다.

⑤ 잠재적 피폭에 대하여도 고려하였다.

⑥ 방사선 방호를 위한 준위, 작업장소의 구분, 작업조건의 구분 등에 대한 수치를 예시하지 않았다.

⑦ 직무피폭에 TMNR을 고려하였다.

4) ICRP No.103 권고

ICRP No.60 권고 이후 다양한 연구결과를 반영하여 2007년에 ICRP No.103 권고안을 내놓았다. 이는 주 권고안 중 가장 최신의 것이며 ICRP No.60에서 자료부족으로 반영하지 않은 암발생 자료를 중점적으로 포함시켰다.

특히 ICRP No.103에서는 ICRP No.60에 비해 유전질환 위해도가 대폭 축소되었으며, 조직가중계수가 변경되는 변화도 있었다.

따라서 행위와 개입을 이용한 ICRP No.60 권고의 "과정" 기반 방호접근에서 계획피폭상황과 비상피폭상황, 그리고 기존 피폭상황의 모든 피폭상황에 대하여 정당화와 방호의 최적화라는 기본적인 원칙을 적용하는 "상황" 기반 방호 접근으로 발전되었다.

또한 행위의 정당화와 방어의 최적화 개념은 모든 피폭상황에 적용되게 되었지만, 선량한도 적용 원칙은 개인중심적으로 적용하며, 계획피폭상황(의료피폭은 제외)에서만 적용하게 되었다.

이는 기존의 60 권고가 방사선원에 포커스를 맞춰 왔다면, 이제는 개인의 피폭에 대해 포커스를 맞추고 있는 실정이다. 이는 기존에 있던 집단선량과 평균선량 같은 방사선원에 의한 불특정 피폭뿐 아니라 개인의 피폭선량 또한 중점적으로 평가하겠다는 내용으로 판단된다.

5) 우리나라 ICRP 권고

현재 대한민국의 원자력 안전법은 기본적으로 1991년 권고된 ICRP No.60을 기준으로 하고 있으며, 원자력 안전법과 원자력 안전법 시행령, 원자력 안전법 시행규칙 등으로 나뉘어진다. 다만 2013년 원자력 안전법과 그 시행령, 시행규칙이 일부 개정되었으며, ICRP No.103 기준으로 변경된 원자력 안전법이 시행중이지만 ICRP No.103 권고에서 선량한도나 위해도 등은 통계처리의 불확실성 등을 감안하여 기존 권고안의 차이가 적기 때문에 현행대로 선량한도를 유지하도록 하였고, 방사선 방호 목적의 인체 위해도는 근사치가 Sv당 5%라는 기존 권고를 바꾸지 않도록 권고하였기 때문에 선량한도 등에 있어서 크게 바뀌는 부분은 없으나, 방사선 가중치 등이 크게 변하였기 때문에 이러한 부분에 있어서의 변화에 주목할 필요가 있겠다.

6) ICRP 권고에서 사용하는 선량 및 방사선 가중치

방사선방호에 사용되는 선량은 표 4-2와 같다. 흡수선량, 등가선량은 장기 또는 조직의 평균 선량으로 나타낸다. 등가선량을 표시하기 위한 방사선가중치(W_R: 방사선의 종류 및 에너지에 따른 확률적 영향 정도의 차이를 보정하는 계수)는 확률적영향에 관한 RBE를 고려하여 장기 또는 조직의 평균값으로서 구해진 것이다.

종래 사용되어온 선질계수(Q)는 LET를 바탕으로 하여 장기 또는 조직의 특정지점의 값으로 구해진 것이었다. 방사선가중치 및 조직 가중치의 값은 표 4-3 및 표 4-4에 제시하였다.

표 4-2 방사선방호에 사용되는 기본적인 선량

흡수선량 D : absorbed dose	단위질량당 흡수된 에너지	J/kg	Gy
등가선량 H : equivalent dose	가중흡수선량 $HT = \Sigma W_R \cdot D_{T,R}$	J/kg	Sv
유효선량 E : effective dose	가중등가선량(이중가중흡수선량) $E = \Sigma W_{RT} \Sigma W_R \cdot D_{T,R} = \Sigma H_T W_T$	J/kg	Sv

표 4-3 방사선가중치 (W_R, ICRP103)

방사선유형	방사선가중치(W_R)
광자	1
전자 또는 뮤온	1
양성자 및 하전파이온	2
알파입자, 핵분열파편, 중이온	20
중성자	연속함수

표 4-4 조직가중치 (W_T)

조 직	조직가중치	
	W_T	ΣW_T
적색골수, 결장, 폐, 위, 유방, 나머지 조직*	0.12	0.72
생식선	0.08	0.08
방광, 식도, 간, 갑상샘	0.04	0.16
뼈 표면, 뇌, 침샘, 피부	0.01	0.04
합 계		1.00

04 방사선방어

2 방사선방호 관점에서의 생물학적 영향

방사선피폭에 의한 생물학적 영향은 영향의 정도에 따라 변화(change : DNA 등에 생긴 변화로 반드시 유해하다고는 할 수 없다), 손상(damage : 세포수준의 변화로 세포에 있어서는 유해하나 개체에 있어서는 유해하지 않다), 해(害)(harm : 임상적으로 명백하게 유해한 영향)의 3단계로 나누어진다. 방사선방호의 관점에서는 해에만 주목하고 변화 및 손상은 방사선 생물학적 관심대상이므로 방사선방호에서는 고려하지 않기로 하였다. 또한 영향의 발생확률 뿐만 아니라 영향의 정도도 고려하기 위하여 손해의 개념을 도입하고 있다.

방사선방호에서 방사선영향은 확률적 영향(stochastic effect)과 결정적 영향(deterministic effect)으로 구분된다. 두 영향의 특징은 표 4-5와 같다.

1) 확률적 영향(stochastic effect)

유전적 장해, 발암 등 장해의 정도가 피폭선량 등에 비례하는 관계가 아니고 장해발생 확률이 피폭선량에 비례하는 관계이며 선량효과에 대한 한계치(발단값)는 없다. 방사선 피폭으로 인한 발생확률이 피폭 받은 선량과 함수관계를 형성하며 그 효과의 심각성(severity)은 선량에 무관한 양을 말한다.

확률적 영향은 선량이 낮은 경우에도 어떠한 발단선량(threshold dose) 없이 방사선 영향에 의한 발생 확률이 존재한다. 대표적인 예로 암, 백혈병, 유전적 영향 등이 있으며 영향이 발생하는 최저선량(발단선량)은 존재하지 않는다고 가정하에 선량의 증가에 따라 발생확률도 증가하며 확률적 영향의 심각성(severity)은 선량에 따라 영향을 받지 않는다.

표 4-5 **방사선영향의 분류와 특징**

영향분류	예 시	문턱값	선량과의 관계	방호목표
확률적 영향	발암, 유전적 영향, 백혈병, 갑상샘암, 피부암	없다	발생율 증가	감 소
결정적 영향	백내장, 피부 손상, 혈액변화, 수태능 감퇴, 빈혈	있다	발생율 증가 심각도 증가	방 지

2) 결정적 영향(deterministic effect)

피폭선량의 크기에 따라 장해의 정도가 변하며 피폭선량 한계치가 있다. 방사선 피폭으로 인한 효과의 심각성이 선량에 따라 변하며 어떤 발단치가 존재하는 영향을 말한다. 대표적인 예로 수정체의 혼탁, 피부의 악성 손상, 빈혈을 초래하는 골수의 세포감소, 불임의 효과 등이 있다. 결정적 영향은 발생하는 최저선량 즉, 발단선량이 존재하고 발단선량 이상의 선량을 받았을 경우에 나타난다. 방사선방호의 개념에서 발단선량은 임상적인 기질적 또는 기능적 장해를 수반하는 영향에 착안한 것으로서 방사선을 받은 사람의 1~5%에 이와 같은 장해가 나타나는 선량을 말한다.

3) 전 세대에 나타나는 영향

종래의 유전적 영향은 제2세대 즉, 자식과 손자 세대까지만 생각하도록 되어 있었으나, 이번 권고에서는 모든 세대의 영향을 대상으로 하고 있다.

방사선피폭에 의한 사람에서의 유전적 영향은 명확히 밝혀지지 않았으나 동물, 식물 등에서 방사선피폭에 의한 유전적 변화가 실험적으로 밝혀져 있으므로 사람에서도 발생한다는 전제하에 발생확률이 산정되었다.

암의 확률계수평가는 원자폭탄피폭자의 역학조사 결과가 사용되었으나 0.2 Gy 이하의 선량에서 암사망은 통계적으로 증가하고 있지 않았다.

그러나 암은 하나의 세포에 일어난 돌연변이가 원인이 되어 발생하는 것으로 가정하고 있으므로, 암유발에는 발단선량이 존재하지 않는다는 가정을 ICRP 권고 60에서도 계속 견지하고 있다.

결정적 영향의 발단선량을 표 4-6에 나타내었다. 방사선방호에서 피폭선량을 발단선량 이하로 제한함으로써 결정적 영향의 발생을 완전히 방지하여야 한다.

태아의 영향은 태아 자신이 피폭된 경우에 영향이 발생될 가능성이 있는 것이므로, 신체적 영향의 하나이다.

표 4-6 결정적 영향에 관한 발단선량

장기/조직	영 향	급성피폭
정 소	일시적 불임 영구불임	0.15 Gy 3.5~6 Gy
난 소	일시적 불임 영구불임	0.6~1.5 Gy 20.5~6 Gy
수정체	백내장 저 LET 고 LET 수정체 혼탁 기능저하	5(2~10) Gy 0.6~5 Gy 0.5~2 Gy 0.5 Gy
조혈장기	기형발생	0.1 Gy
태 아	중증정신 발달 지체	0.12~0.2 Gy < 1 Gy당 IQ 30점 감소

3 방사선방호의 기본적 체계

방사선방호의 목표는 다음의 3가지 점이다.

① 편익을 가져오는 방사선피폭을 수반하는 행위를 부당하게 제한하는 일없이 사람의 안전을 확보하는 일

② 개인의 결정적 영향의 발생을 방지하는 일

③ 확률적 영향의 발생을 감소시키는 일

이 방사선방호 목표를 달성하기 위하여 방사선 방호체계의 준수가 권고되어 있다. 1977년 권고에서는 선량제한체계에서 실편익을 가져오는 행위만을 대상으로 하여 체계가 구성되어 있었다. 그러나 건물 내 라돈에 관한 정보의 축적 또는 체르노빌 원자력발전소의 사고 등을 경험하게 되어 방사선방호 계획을 입안할 때 기존의 피폭의 네트워크에도 개입조치를 적용하여 피폭을 감소시키도록 하고 있어서 개입에 대하여서도 방사선방호의 구성을 권고하고 있다.

그리하여 피폭의 관점에서 인간활동을 ① 행위(practice : 피폭을 전체적으로 증가시키는 인간활동)와 ② 개입(intervention : 피폭을 전체적으로 감소시키는 인간활동)의 둘로 나누어 각각의 인간활동에 대하여 표 4-7에 나타낸 방사선 방호체계를 권고하고 있다.

방호의 최적화는 개인선량의 분포, 피폭되는 사람의 수 및 피폭될 가능성을 사회적, 경제적인 요인을 고려하여 달성할 수 있는 한 낮게 억제하는 것인데, 개인의 선량에 상한치를 설정하여 이것을 선량제약치(dose constraint)라고 부르고 있다. 선량제약치의 특징을 표 4-8에 나타내었다.

표 4-7 방사선 방호의 체계

신규 또는 계속된 행위	개 입
① 행위의 정당화 ② 방호의 최적화 ③ 개인의 선량한도	① 개입의 도입은 해보다 이익이 클 것 ② 개입의 종류, 규모, 기간은 최적인 것일 것

표 4-8 선량제약치의 특징

최적화의 판단을 행할 경우의 개인선량의 상한치
선량제약치의 상한치는 한도를 넘어서는 안됨
직업피폭의 선량제약치는 직종에 대하여 설정함
공중피폭의 선량제약치는 선원에 대하여 설정함
의료피폭의 선량제약치는 전형적인 진단에 대하여 설정함

개입조치는 사고의 사후 조치와 같이 긴급성을 필요로 하는 것과 주거내의 라돈이나 과거에 이루어진 일에 관련된 유익한 양의 천연방사성 물질을 포함하는 잔유물에 대한 조치와 같이 긴급성을 필요로 하지 않는 대책으로 나누어진다. 개입조치를 도입하는 경우에는 개입을 도입하는 일이 정당한가 어떤가의 판단과, 최적개입조치의 선택이 이루어진다.

4 신규 또는 계속된 행위에 대한 방사선방호

신규 또는 계속된 행위에 수반된 방사선피폭의 범주는 표 4-9와 같이 3가지로 구분된다.

표 4-9 **피폭의 구분**

① 직업상피폭
② 의료상피폭
③ 공중피폭

의료방사선 이용의 경우에는 표 4-9에 나타난 모든 피폭구분이 존재할 가능성이 있으나, 의료 이외의 영역에서의 방사선 이용에서는 직업상피폭과 공중피폭의 두 피폭이 존재할 뿐이다.

ICRP가 1965년 권고한 방사선 방호의 기본 사고방식을 나타내는 개념으로 "As Low As Reasonably Achievable"의 첫 문자를 따서 ALARA로 사용되고 있다.

ALARA는 방사선 방어의 목표에서 언급하고 있는 "합리적으로 달성할 수 있는 한 낮게"의 방사선 방어의 개념이다. 방사선방호의 최적화로서 「모든 피폭은 사회적 경제적 요인을 고려에 넣으면서 합리적으로 달성 가능한 한 낮게 억제해야 한다」는 기본정신에 의해 피폭선량을 제한하는 것을 의미한다.

각각의 피폭선량, 피폭되는 사람의 수를 사회적, 경제적 요인을 고려하여 합리적으로 달성할 수 있는 한 낮게 억제하기 위한 방호방법을 선택할 필요가 있다. 이때 선량제약치, 즉, 착안하고 있는 특정행위 또는 선원으로부터 개인이 받는 상한치를 설정하여 개인의 피폭선량이 선량제약치를 넘지 않도록 방호방법을 선택하는 것이다. 이것을 방호의 최적화라고 한다. 방사선방호체계 중에서 가장 중요한 것은 방호의 최적화이다.

직업상피폭 및 공중피폭 각각에 대하여 개인의 선량한도가 설정되어져 있어 모든 선원 또는 행위에서 받는 개인의 선량은 선량한도 값을 결코 넘어서는 안된다.

● 표 4-10 일반공중의 선량한도

유효선량	1 mSv/년
수정체의 등가선량	15 mSv/년
피부의 등가선량(1 cm^2)	50 mSv/년

● 표 4-11 직업인에 대한 선량한도

유효선량	20 mSv/년(연속된 5년간의 평균선량)
수정체의 등가선량	150 mSv/년
피부의 등가선량(1 cm^2)	500 mSv/년
손 및 발의 등가선량	500 mSv/년
임신부의 복부 표면 등가선량	2 mSv/임신기간(임신을 신고한 경우)
임신부의 방사성물질 섭취량	(1/20)ALI

개인의 선량한도 값을 표 4-10 및 표 4-11에 나타내었다. 이번의 선량한도값은 피폭에 수반되는 손해를 평가하여 그 손해가 받아들여질 수 있는가 없는가를 판단하여 설정되었다는 것이 큰 특징이다. 이 배경에는 방사선 영향에 관한 정보, 사회적 판단에 관한 정보가 축적된 사실이 있다고 생각된다.

방사선 유발암 및 방사선의 유전적영향의 손해를 ① 방사선유발치사암의 발생확률, ② 방사선치사암에 의한 시간손실, ③ 평균기대수명의 손실, ④ 방사선암에 의한 연간사망확률의 시간변화, ⑤ 유전적영향에 의한 손해 등 여러 가지 관점에서 검토하여, 생애에 걸친 1 Sv의 선량은 수용할 수 없는 하한이라고 판단하였다.

선량한도를 생애선량만 설정하였을 경우에는 단기간 동안에 한도에 가까운 피폭도 허용되는 것으로 오해될 수 있는 가능성이 있는 점 등을 고려하여, 관리기간을 정하여 직업인에 대해서는 5년 간의 평균선량을 선량한도로서 권고하였다. 여성에 대한 선량한도는 임신부를 제외하고는 특별한 권고를 하고 있지 않다. 이 경우 임신부에 대하여서는 태아를 공중의 일원으로 방호하기 위한 선량한도가 권고된 것이다.

5 방사선의 위험과 이득

방사선 방호의 목적은 인간의 안전을 확보하면서 방사선이나 방사성동위원소를 효율적으로 이용하는데 있다.

사람은 위험과 이익 사이의 균형을 이루며 살아가고 있다. 사고의 위험을 감수하면서 자동차를 이용하며 심장질환의 위험을 안고 기름진 음식을 섭취한다.

방사선은 위험과 그 이용에서 얻는 혜택 사이에서 균형을 이뤄야 하는 또 하나의 인자이다. 아주 적은 양의 방사선이라도 인체에 영향을 줄 수 있지만 이러한 위험과 관계없이 방사선을 이용하는 것은 방사선의 이용에 따른 혜택이 위험보다 더 크기 때문이다. 즉 방사선에 의한 위험은 일상생활에서 접하게 되는 다른 위험과 비교했을때 작은 위험에 지나지 않는다.

방사선은 120여 년에 걸쳐 많은 연구가 이뤄져 왔으며 어떤 위험인자 보다 잘 알려져 있다. 따라서 개인과 집단의 안전을 확보하기 위하여 방사선의 효율적 관리와 이용이 필수적이며 이러한 목표를 달성하기 위하여 방호체계를 준수해야 할 것이다.

이러한 관점에서 볼 때 방사선과학도들은 끊임없는 열정과 노력으로 인류 복지 증진에 기여할 수 있는 새로운 진리를 발견해 나아가야 할 것이다.

05

환자 돌봄

1 진료환자 돌봄
2 방사선사에게 필요한 효과적인 의사소통
3 방사선사의 환자 돌봄 역할
4 환자의 이동 안전 돌봄
5 기본응급처치

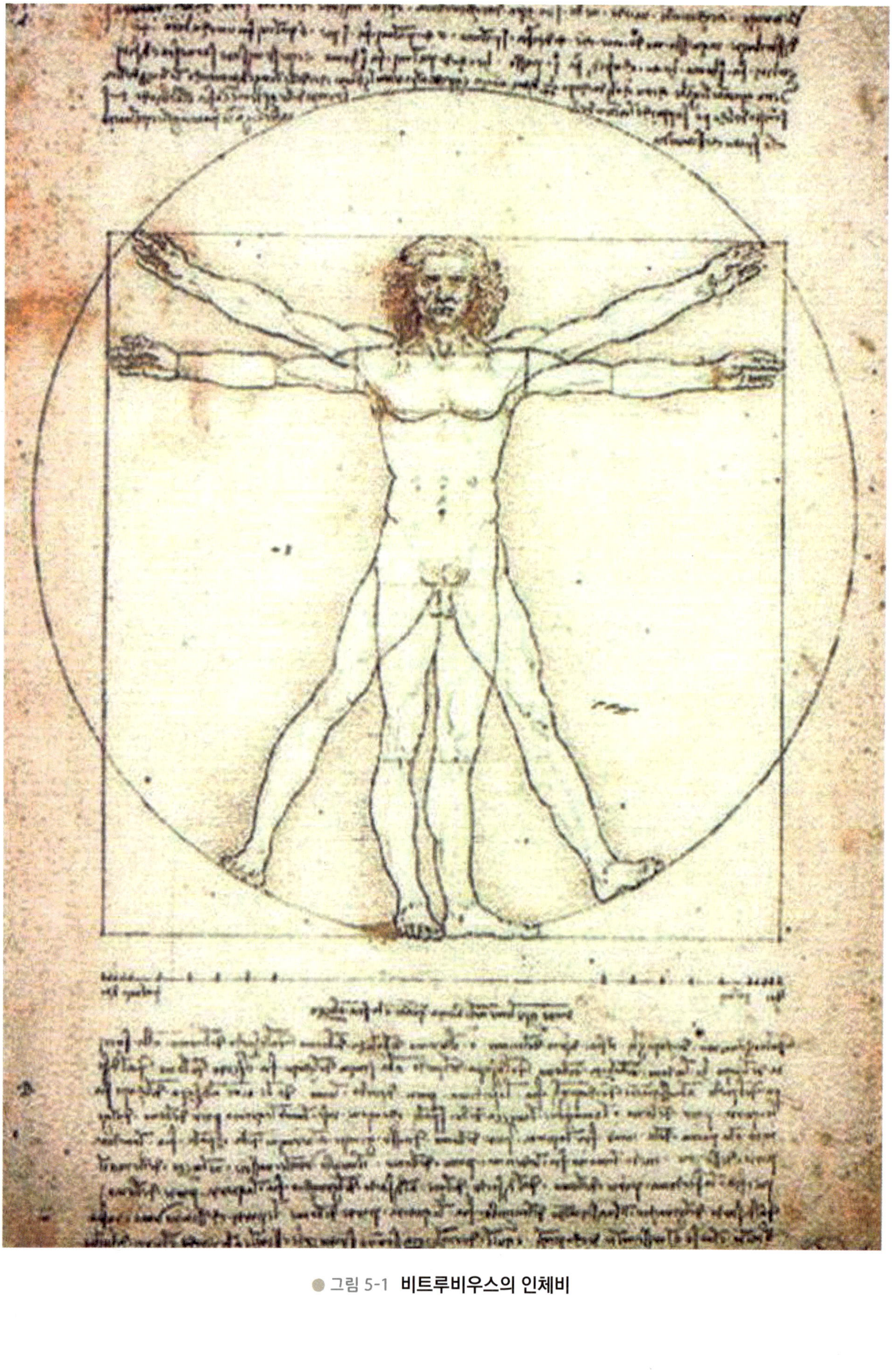

● 그림 5-1 **비트루비우스의 인체비**

환자 돌봄(Patient Care)

1 진료환자 돌봄

1) 환자 돌봄의 개념

세계보건기구(world health organization; WHO)에서는 건강에 대해 '완전한 육체적, 사회적 그리고 정신적 안녕의 상태를 말한다'라고 정의하고 있다. 또한 질병(disease)이란 일반적으로 생체에서 생기는 기질적 내지 기능적 이상의 상태를 말하며 육체적, 정신적인 이탈현상이 사람의 인체에 나타나게 되는 경우를 말한다. 그리고 환자의 정의는 병이 들거나 다쳐서 치료를 받아야 할 사람이라고 결론내리고 있으며 현대의학에서는 정신적, 사회적, 주변 환경적 원인까지 의미를 확대하여 정의하고 있다.

환자 돌봄은 환자가 편하게 질병을 치유할 수 있도록 돌보고 보살펴 주는 행위로 해석할 수 있을 것이다. 의료현장에서 환자 돌봄에 관한 의미는 의료종사 직종에 따라 다를 수 있는데, 의사는 환자의 질병을 완치하기 위한 '치료' 부분에 집중하고, 간호사는 환자의 질병으로부터 빠르게 회복될 수 있도록 보살피는 역할을 '간호'라는 표현을 이용하고 있다.

방사선사의 입장에서의 환자 돌봄은 영상의학적 검사나 방사선 치료가 시작부터 끝날 때까지 환자의 상태를 관찰하며 편안한 심리적, 환경적 의료서비스를 제공하며 실천하는 것이다.

결국 환자 돌봄은 신체의 좋지 않은 기관이나 장기에 대한 돌봄 및 보살핌의 차원을 넘어 정신분야까지 포함한 사람 전체에 대하여 관여하는 행위로, 투병의 의지를 높이고 사람에게 본래 갖추어져 있는 회복력을 끌어내는데 그 목적과 의미가 있으며, 사람의 건강과 복지에 관련된 사회적인 활동의 하나라고 할 수 있다.

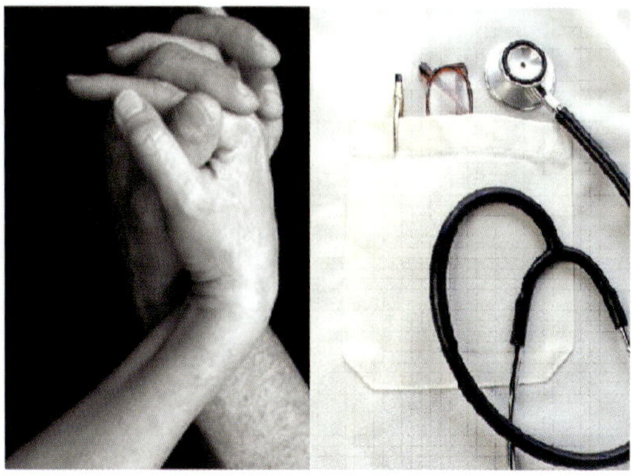

● 그림 5-2 **환자 돌봄(Patient Care)**

2) 가운의 의미

방사선사를 포함하는 의료종사자들은 의료계의 특성과 전통을 나타내고 직업적으로 다른 사람들과 식별하기 위한 수단으로 '흰색 가운'을 착용한다. 유니폼의 여러 가지 기능 가운데 한 가지는 직업에 대한 권위를 부여하는 것이다. 흰색 가운은 단순한 의미로 작업복이지만 단순한 흰 천이나 위생 목적의 옷이 아니라 직업인으로서의 무거운 의무와 막중한 책임감을 나타낸다. 또한 환자를 위한 헌신과 책임을 나타내는 흰색 가운은 의료업의 고귀한 전통을 상징한다. 환자의 모든 말을 귀담아 듣고 아픈 사람을 위해 무엇을 할까 끊임없이 고민하는 자세를 가지며 양심과 품위를 지키고 어떤 차별과 편견도 없이 환자들을 사랑하며, 환자의 생명에 관계되는 검사와 치료에 필요한 전문적인 지식습득을 게을리 하지 않겠다는 다짐을 표현한다(그림 5-3).

하지만 흰색 가운의 부정적인 모습은 규율과 권위적인 느낌을 줄 수 있다. 그래서 요즘은 탈권위적인 모습으로 환자들에게 접근하기 위해 기존의 흰색 긴 가운이 아닌 양복 자켓이나 생활 가운으로 바꾸는 병원이 늘어나고 있으며, 가운의 색 또한 환자들이 편안하고 따뜻한 느낌을 줄 수 있는 색의 가운을 사용하는 병원이 증가하고 있다. 특히 소아병동의 경우 소아 환자들을 편안하게 해주기 위해 친근감을 주는 가운을 입고, 병원 내 전체적 색조도 편안한 환경을 만들어 주는 여러 가지 색을 사용하기도 한다.

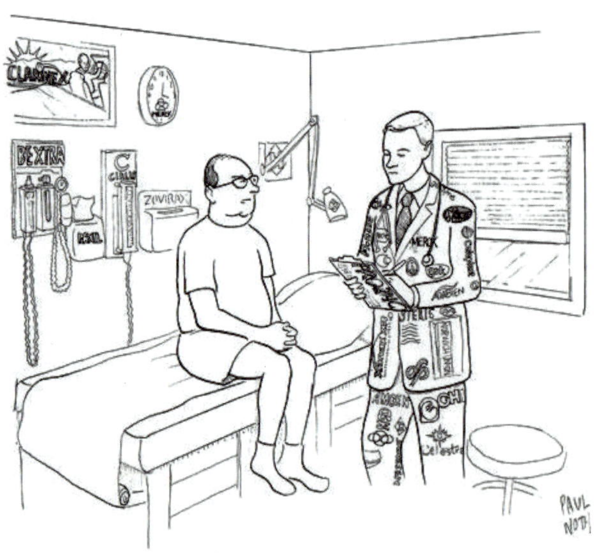

그림 5-3 **가운의 의미**

3) 환자 돌봄의 목적

건강은 환경과의 상호작용 속에서 조화를 이루면서 삶을 영위하는 것을 궁극적 목표로 하는 과정이다. 질병에 걸리면 사람의 행동은 제한되며 건강할 때의 행동을 유지하기 어렵게 된다. 환자보호에 있어서, 환자의 입장이 되어서 필요한 보살핌을 제공하는 것이 환자 돌봄의 목적이다.

또한 간호의 대상인 개인, 가족, 집단 및 지역사회가 건강을 증진하도록 질병을 예방하고, 건강을 유지하도록 질병이나 상해 시 빨리 회복하도록, 그리고 회복이 어려운 사람이 평안한 죽음을 맞도록 돕는 목적도 있다.

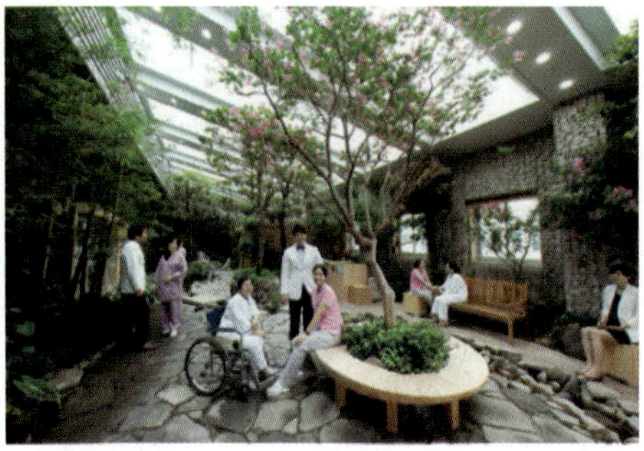

그림 5-4 **환자 돌봄의 목적**

4) 환자의 심리상태 파악 및 이해의 이론

(1) 환자의 일반적 심리반응

질병에 대한 환자의 심리적 반응은 불안감과 초조함 및 우울증 등 여러 가지 심리적인 반응을 초래한다. 이러한 심리적 반응은 환자 개인의 성격에 따라 개인적 차이가 있지만 신경이 예민해지고 불안하며 그 반응도는 신경증의 형태를 나타내는 수가 많다. 이런 환자를 이해하는데 필요한 일반적 심리반응은 다음과 같다.

① 건강 염려증

건강에 대하여 지나치게 자신감이 결여되어 스스로 심각한 질병에 걸렸다고 확신하거나 두려워하는 상태를 말한다. 이러한 경향은 신경질적인 사람, 어려서부터 허약한 사람, 신체에 대한 관심이 어려서부터 심어진 사람에게 생기기 쉽다.

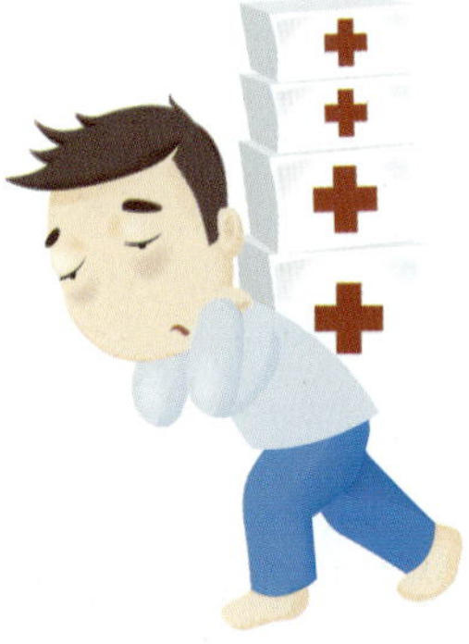

그림 5-5 **환자의 심리반응**

② 부정

환자들은 자신의 질병명과 그 질병의 심각성을 알게 된 초기에는 현실적으로 자신의 질병을 받아들이지 못하고, 객관적인 증거도 수용하지 않으며 오로지 자신을 보호하려는 신뢰적 상태를 유지하려 한다. 그렇기 때문에 평상시는 물론이고 최초검사를 진행하는 환자 검사 시 '왜 부정하는지'에 대한 심리적 상태 파악이 필요하다.

(2) 환자의 심리상태 이해

사람이 질병이 생기면 마음의 병이 같이 생기는 경우가 많다. 따라서 힘들어 할 환자를 빨리 일으켜 세워주는 것이 의료업에 종사하는 사람들의 역할이다. 환자의 마음을 이해하고, 안아줄 수 있을 때 환자를 진정으로 이해하게 된다.

모든 질병은 불안을 수반한다. 특히 병명이 결정되지 않았거나 질병의 변화를 예측할 수 없을 때에 환자의 불안은 가중된다. 또한 주위 사람들, 특히 가족들이 염려하는 얼굴 표정은 환자의 불안을 더욱 상승시키게 된다. 실례로 대부분의 환자들이 병원에서 검사 및 진료에 대해 불편함을 호소하는 경우 그 배경에는 '불안'이라는 마음의 두려움이 자리하고 있다.

특히 진료경험이 처음인 환자에게 영상의학과 및 핵의학과, 방사선종양학과에서 사용하는 큰 장비들은 환자들의 질병에 지친 몸과 마음을 더욱 주눅 들게 할 수 있고, 그런 검사 및 치료를 자신이 받는다는 자체가 더욱 큰 충격일 수 있다.

방사선사가 흰색 가운을 입고 권위적인 자세로 환자 앞에서 낯선 전문용어로 검사 및 치료에 대해 설명하거나 무성의한 검사자세 및 환자가 받게 될 검사 및 치료에 대한 상세한 안내없이 진행한다면 환자가 받게 되는 불안과 두려움을 더 증폭시키는 결과를 낳을 수 있다. 만약 환자가 느낄 수 있는 불안함이나 두려움의 크기가 어느 정도인지 궁금하다면 지금 당장 검사 시 환자들이 입는 복장을 입고 방사선사 자신이 사용하는 장비에 환자가 되어 누워보라, 그때 느끼는 기분의 몇 백 배의 두려움 및 차가운 느낌을 당신의 검사실을 거쳐 간 환자들이 느꼈을 것이다.

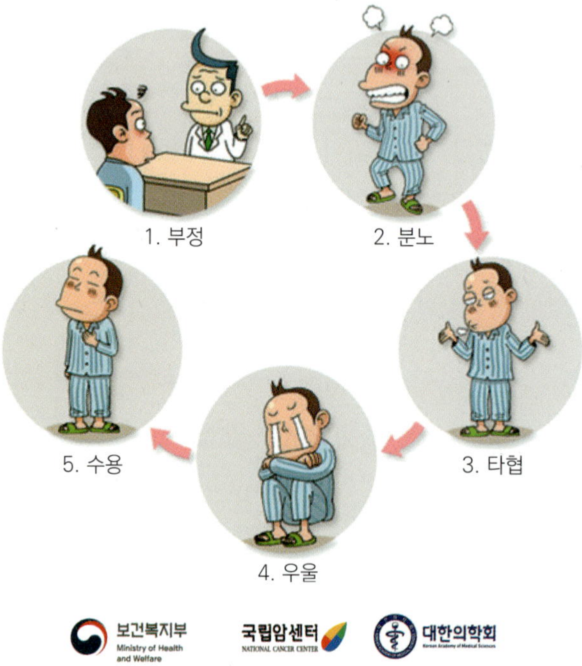

그림 5-6 **환자의 심리상태 이해**

2 방사선사에게 필요한 효과적인 의사소통(Communication)

환자들 대부분은 자신이 느끼는 신체적 상태를 일상적인 언어로 표현하는 데에 익숙하지 않기 때문에, 증상에 관한 자세한 설명보다는 무작정 고통을 호소하거나 질문에 답변하는 식으로 일관하게 된다. 방사선사는 환자가 가지고 있는 질병을 의사가 명확하게 진단할 수 있도록 최상의 의료영상을 제공하거나 목적 부위에 적절한 선량을 조사하여 암과 같은 질병을 치료하는 역할을 한다. 그래서 환자가 편안하게 검사와 치료에 임하게 하기 위하여 환자와 방사선사의 커뮤니케이션은 매우 중요하다.

방사선사와 환자간의 커뮤니케이션은 상호 행위에 바탕을 두고 있으며, 철저한 신뢰와 정확성이 요구되는 사회적 커뮤니케이션 상황이다. 방사선사와 환자 간의 대화는 곧바로 생명과 직결될 수 있으므로 환자와의 소통이 잘 이루어져야 한다.

1) 정의

커뮤니케이션(Communication)이란 말은 라틴어의 communis(공유 또는 공통이라는 뜻), communicare(협의하다, 상담하다는 뜻)라는 말에서 유래되었다. 따라서 communication 이란 하나 또는 그 이상의 사람이 상대방과 지식, 정보, 의견 및 감정 등을 공유하는 행위를 의미한다.

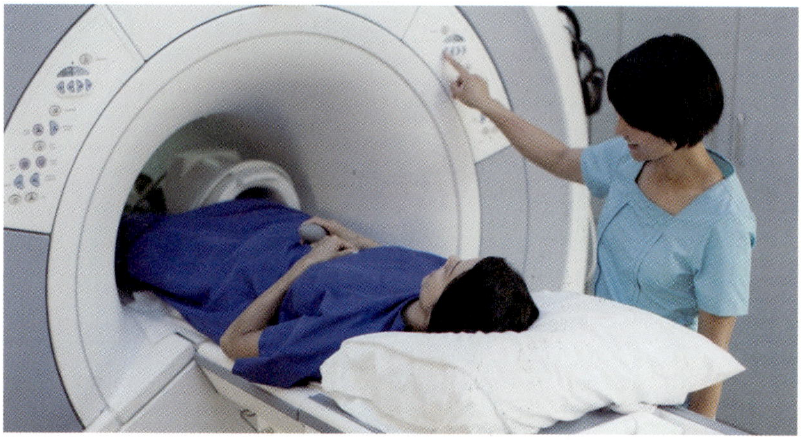

● 그림 5-7 **환자와의 의사소통**

사람은 본능적으로 주위 환경이나 어떤 일에 대해서 또는 자신에 대해서 알고 싶고, 알리고 싶고, 알려지고 싶은 욕망을 갖고 있다. 이와 같은 욕구를 충족시켜주기 위한 수단으로 커뮤니케이션은 필수적이며, 인간존중의 사회를 유지시키며 인간존중을 위한 촉매제이다. 커뮤니케이션에서 가장 중요한 것은 '경청'이다. 경청은 단순히 환자의 말을 듣는 행위 또는 상대방의 입장에서 생각하는 것만으로는 충분하지 않다. 환자가 최대한 편안한 상태에서 검사 및 방사선 치료를 받게 하기 위해 방사선사는 환자가 처음 검사실을 들어오는 순간의 얼굴표정 및 몸짓, 겉모습 등 통해 환자의 상태를 파악할 수 있어야 하며, 그에 맞는 적절한 언어, 호칭 및 경어 등을 사용할 수 있어야 진정한 환자와의 커뮤니케이션이 가능하게 된다.

2) 방사선사에게 있어서 환자 관계의 중요성

방사선사와 환자 간에 특별한 관계로 만나게 된다. 검사실에서 환자는 1:1로 만나게 되어 환자가 아닌 인간으로 받아들여야 한다. 1:1로 만나는 환자는 지각, 인격, 발달과정 등이 모두 다르고 유일함을 인식해야 한다. 따라서 방사선사는 환자 관계에서 선입견과 학습된 편견을 갖지 말아야 한다. 좋은 환자 관계는 검사에 자발적으로 협조할 수 있도록 유도할 수 있다. 또한, 원활한 의사소통은 의료분쟁을 막을 수 있으며 진료 불신을 해소할 수 있다. 마지막으로 방사선에 대한 막연한 두려움을 해소시킬 수 있다.

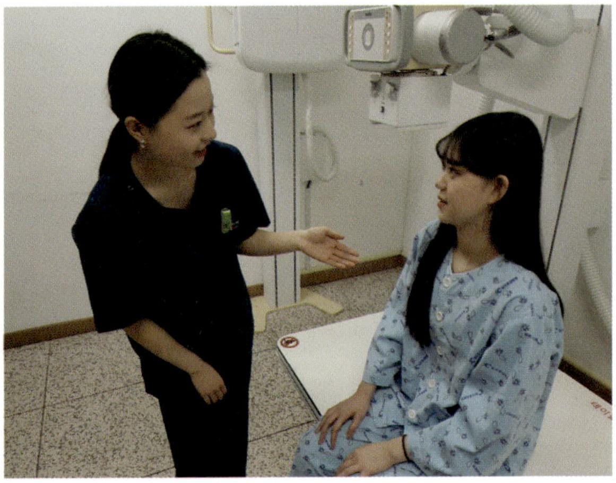

그림 5-8 **방사선사와 환자**

3 방사선사의 환자 돌봄 역할

1) 검사 및 치료자로서의 환자 돌봄

방사선사는 외래 및 입원 환자가 영상의학과, 핵의학과, 방사선종양학과 등에 검사나 치료를 위해 머무르는 동안 시작부터 종료까지 안정되고 편안한 환경을 만들어 주어야 한다. 방사선사는 환자가 받는 피폭 선량을 최소한으로 감소시키면서 환자의 안전 및 환자 보호에 있어서 최선을 다해야 하며 이것이 방사선사의 가장 중요한 책임이기도 하다. 이를 위해서는 다음과 같은 실천이 필요하다.

- 환자의 특성과 심리를 파악하고 이해해야 하며 환자를 관찰한다.
- 환자의 안전을 위해 노력하며, 쾌적한 환경이 되도록 한다.
- 환자의 질병에 관한 정보를 파악하여 최적의 진단 및 치료기술이 적용되도록 한다.
- 검사나 치료과정을 설명하고 동의를 구한다.
- 병원감염예방에 힘쓴다.
- 윤리적 배려가 만족되어야 한다.
- 소아를 검사할 때는 소아 심리 파악과 검사실 환경을 편안하게 조성한다.
- 노인 환자는 거동의 불편함을 이해하여 더 많은 관심과 배려가 있어야 한다.

2) 최신 검사 및 치료기술의 함양

방사선사는 성공적인 직무 수행을 위해 변화하는 의료기관 전체 진료 시스템을 이해하고 분담 업무 모두를 정확하게 파악하고 있어야 한다. 의료기사법 제3조 및 의료기사법 시행령 제2조의 업무 범위 안에서 방사선 영상기기 및 방사선 치료기술의 첨단화에 발맞추어 새로운 검사기법 및 치료기술에 빠르게 적응하여 환자 돌봄을 실천해야 한다.

3) 선량의 최적화(optimization of dose)

(1) 환자 피폭의 최소화

방어의 최적화는 "환자의 검사와 치료에 적정한 피폭선량, 피폭의 기회, 피폭의 원인을 적게 한다."는 것이다. 피폭을 최소로 방지하기 위한 방법에 있어서 작업자의 안전을 도모하기 위하여 1977년 ICRP 26에서 최초로 도입되었으며, 이것이 방사선 피폭관리의 기준으로 삼았다.

방사선 방어의 목표는 ALARA(As Low As Reasonably Achievable)라고 하는 원칙을 천명하고 있다. ALARA는 "결정론적 영향을 방지하고 확률적 영향의 발생 확률을 합리적으로 달성할 수 있는 한 낮게 유지한다."의 약자로서 모든 작업에 있어서 최소한의 피폭을 수반하게 하여 인위적으로 방사선 피폭을 억제하는 것을 말한다. 의료분야에서는 한계선량이 정의되어 있지 않으나, 방사선사의 세심한 환자 피폭 저감화 활동은 집단선량을 유의하게 감소시킬 수 있으며, 의료방사선의 신뢰도 인식도를 개선시킬 수 있다. 방사선사는 업무에 대한 직업적 책임의식을 가지고, 최소한의 환자선량으로 최고의 진단적 가치가 있는 영상을 구현하기 위해 지속적인 연구와 노력을 기울이며, 환자정보에 관하여 기밀을 유지해야 한다.

(2) 방사선 방어 환자 돌봄

방사선 방어를 위한 환자 돌봄을 위해서는 아래와 같이 시간, 거리, 차폐에 대한 기본적 방어가 있다.

- 거리의 제어 : 주로 환자 보호자들의 방사선 방어를 위해서 시행되며, 방사선원으로부터 가급적 거리를 멀리하여 피검사자 이외의 관계자들의 방사선 피폭을 방어할 수 있다.
- 시간의 단축 : 방사선 노출시간을 단축하면 피폭선량을 감소시킬 수 있다. 이를 위해서는 방사선사는 방사선 노출조건을 합리적으로 설정할 수 있는 고도의 훈련이 필요하다.
- 차폐의 사용 : 방사선원의 종류에 따라 적당한 차폐물질을 사용함으로서 피폭선량을 감소시킬 수 있다. 진단용으로 사용되는 엑스선 방사선원은 "납($_{82}$Pb)"을 주요 차폐체로 사용하고 있다. 아래 그림 5-9와 같이 소아나 임산부의 방사선 방어 환자 돌봄으로 적용한다.

방사선의 의학적 이용은 이익을 가져오는 반면 위험도 포함하고 있다. 따라서 의사의 검사의뢰에 따라 정확한 검사로 엑스선 검사 횟수를 최소화하면서 진단용 영상의 적절한 질을 유지하고 선량을 최소한으로 줄이는 것은 방사선사의 의무이다.

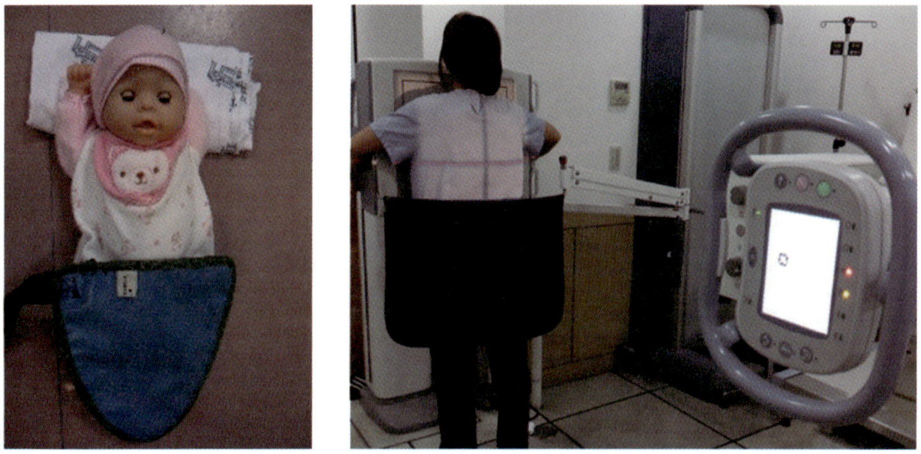

그림 5-9 **소아와 임산부에 대한 납차폐체를 이용한 방사선 방어 환자 돌봄**

(3) 태아에 대한 방사선 방어 환자 돌봄

산모가 방사선학적 검사를 실시할 때에는 태아가 방사선에 노출될 가능성이 있다. 태아시기에 방사선에 노출되었을 경우 발생될 수 있는 영향은 태아사망(배 사망), 기형, 정신발달지연, 암, 유전적 영향 등이 있으며 방사선에 대한 감수성은 세포분열을 활발하게 반복하는 세포 집단일수록 높아서 태아는 소아나 성인에 비해 방사선 감수성이 높다.

태아의 불필요한 피폭을 방지하기 위해서는 10일 규칙(10day rule)을 적용한다. 10일 규칙은 월경이 시작한 날부터 10일간은 임신될 가능성이 없어 태아가 피폭될 가능성이 적다는 원리에서 나온 것이다. 가임 가능한 연령의 여성에 있어 엑스선 검사는 월경이 시작한 날로 부터 10일 이내에 실시할 것을 권고하고 있으나, 주치의의 의학적 판단에 따른다. 따라서 방사선사는 가임 가능한 여성인 경우에는 반드시 검사 전 가임 유무를 확인하는 방사선 방어 환자 돌봄이 필요하다.

(4) 품질관리를 통한 방사선 방어 환자 돌봄

방사선사는 영상의학과, 핵의학과, 방사선종양학과의 장비 및 영상품질을 전문적 정도관리를 통해 불필요한 방사선이 환자에게 노출되지 않도록 정기적 또는 수시로 관리해야 한다. 이를 위해서는 자발적인 자기 연구와 대한방사선사협회에서 주관하는 법정 보수교육에 충실히 참여해야 한다.

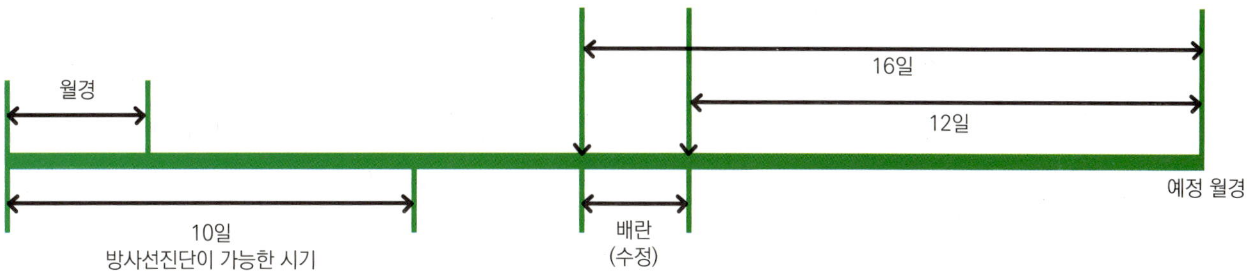

● 그림 5-10 **태아의 방사선방어를 위한"10일 규칙"**

4 환자의 이동 안전 돌봄 (Patient transfer safety care)

환자가 검사실을 방문할 때는 혼자 걸을 수 있는 환자뿐만 아니라 목발을 짚고 오거나 보호자의 부축을 받고 오기도 하고 이동 수단으로 사용되는 휠체어에 앉아오거나 이송침대(stretcher)에 누워오는 환자 등 매우 다양하다. 방사선사는 이런 환자들을 안전하게 이동시킬 수 있는 돌봄 역량이 필요하다.

1) 신체역학(body mechanicsbody mechanics)

우리의 몸은 바르게 서거나, 걸을 때, 뛸 때 또는 물건을 들거나 옮길 때 항상 균형을 유지하고자 한다. 이와 같은 인체균형은 몸을 지탱하는 뼈와 근육의 조화뿐 아니라 적절한 힘의 분배에 따라 좌우되고 있다. 자극에 대한 반응으로 신체의 움직임과 조정, 그리고 이런 자극에 반응하는 동안에 균형을 유지하도록 한다.

2) 검사준비 및 검사실 내 환자 이동 시 지침

(1) 검사 전 준비사항

검사 및 치료 전 방사선사는 제일 먼저 병원등록번호 및 환자의 성명 등을 확인해야 한다. 직접 환자에게 물어서 확인하거나 직접 확인이 불가능한 경우 보호자 등에게 확인한다. 환자의 검사처방 및 치료방법에 대해 방사선사는 다시 한번 숙지하고 환자 및 보호자에게 검사 및 치료부위를 확인 및 설명하고 검사에 필요한 보조기구와 장비의 기능과 안전을 점검한다. 필요한 보조기구를 준비하고 장비의 기능과 안전을 점검한다. 또한 환자의 협력이 가능한지를 알아보고 필요시에는 협력을 구하고 환자에게 이동의 기본원칙을 설명하고 이해시킨다.

(2) 휠체어 환자 이송(wheelchair patient transfer)

휠체어는 병원에서 가장 유용하게 사용하는 환자 이송 수단이다. 휠체어 환자의 방문은 환자 홀로 또는 보호자나 이송요원의 도움으로 방문하게 된다. 휠체어 이송에는 먼저 환자의 이송의사를 확인한 다음 아래와 같은 주의를 기울여야 한다.

① 사지마비의 경우

- 대상자의 두 손을 배 위에 포개어 놓는다.
- 한 팔을 등 뒤로 깊숙이 넣어 허리 부분을 받친다(이때 허리띠를 잡으면 수월하다).
- 다른 한 손으로 무릎을 당겨 앉게 될 위치로 옮긴 후 일으켜 세운다(침대의 경우 걸터앉도록 한다).

② **편마비의 경우**

- 마비가 안 된 손으로 마비된 손을 배 위에서 잡게 한다.
- 마비가 안 된 쪽으로 모로 눕게 한다.
- 허리를 펴게 한 후 마비가 안 된 어깨 밑으로 팔을 밀어 넣어 일으킨다.
- 어떤 사람은 허리를 가누지 못해 스스로 앉아 있지 못하므로 이 점을 미리 물어보아야 한다.

③ **한 손 혹은 양손을 쓸 수 있는 대상자의 경우**

- 휠체어를 적당한 위치로 옮긴 후 브레이크를 잠그고 발판을 제친다.
- 대상자가 한 손 혹은 양손으로 휠체어를 잡고 오르게 한다. 이때 봉사자는 휠체어가 미끄러지지 않게 뒤에서 잡아준다. 휠체어에 스스로 오르지 못할 경우, 휠체어를 벽에 붙여 뒤로 밀리지 않게 한 후 대상자의 다리나 허리를 부축하여 오르게 한다.

④ **침대에서 휠체어로 옮기기**

- 침대에 걸터앉힌다.
- 휠체어를 침대와 비스듬히(20°~30°) 놓은 후 브레이크를 잠그고 발판을 제친다.
- 대상자의 두 팔로 팔장을 끼게 하고 다리를 벌려 놓는다.
- 다리 사이로 한 발을 깊이 넣은 후 손으로 양 옆 허리띠(허리춤)를 잡는다.
- 가슴을 밀착시키며 들어 올려 휠체어쪽으로 돌린 후, 휠체어 발판 사이로 한 발을 넣으며 앉힌다.

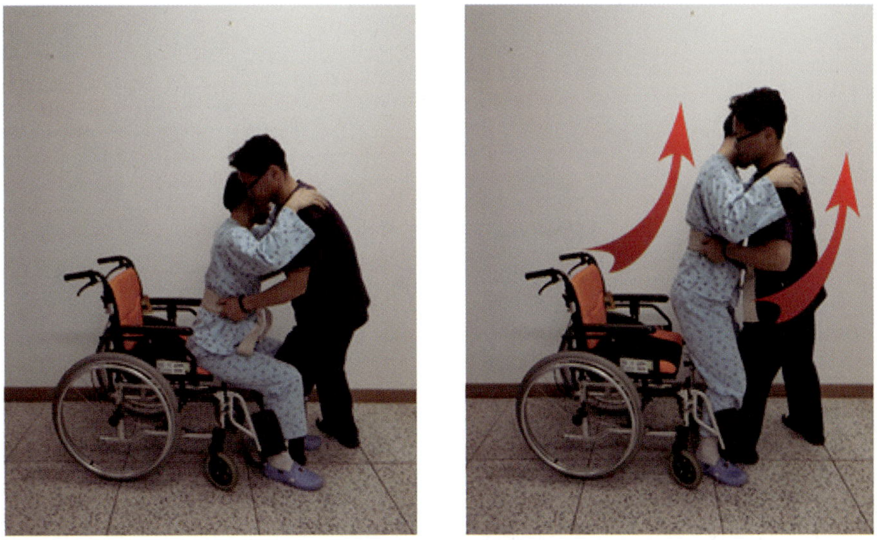

그림 5-11 **휠체어 이송**

(3) 환자 이송침대(stretcher car transfer)

이송침대(stretcher car transfer)는 병원에서 사용하는 환자 침대형 이송용 기구이다. 대부분 병실 환자로서 앉아서 이동이 불가능한 환자가 주로 이용하며, 응급환자 또는 혼수상태의 환자도 많이 이용한다(그림 5-12).

이송침대의 높이와 촬영대의 높이를 일치시킬 수 있으며 수평 이동도 가능하다. 이송침대로부터 검사대로 이동하는 방식에는 시트를 끌어당기는 방법(draw sheet transfer)과 슬라이드 보드(slide board)를 이용하여 환자를 밀어주는 방법(slide board transfer)이 있다(그림 5-13).

(4) 검사테이블에서의 안전

환자의 불편을 최소화할 수 있는 검사 자세를 취하는 것이 가장 중요하다. 행동이 불편하거나 어린 환자 및 노인환자를 검사테이블에 홀로 남겨두고 자리를 떠나서는 안 되며, 검사를 도와주기 위해 보호자가 검사테이블 가까이 있는 경우 검사테이블을 움직이는 발판 스위치를 밟지 않도록 알려주어야 한다. 또한 검사 중 환자의 움직임이 심한 경우 보호자에게 방사선 방어장비를 착용시킨 후 도움을 요청하거나 그래도 검사 진행이 어려운 경우 주치의와 상의하여 진정제 투여 후 검사를 진행하는 것이 환자 안전을 위해 바람직하다.

특히 검사를 마친 후 환자가 검사테이블에서 안전하게 내려올 수 있도록 주변을 잘 정리하고 배려하여야 한다. 실제로 검사를 마친 후 환자가 검사테이블에서 내려오는 도중 환자의 부주의와 방사선사의 무관심으로 낙상과 그로 인한 골절 및 출혈 등과 같은 안전사고가 발생하는 경우가 종종 발생하고 있다. 그래서 방사선사는 검사테이블의 안전에 대해 검사 중에는 물론이고 검사 후 환자가 검사실 밖으로 나가는 순간까지 집중력을 가지고 환자 돌봄에 신경써야 한다.

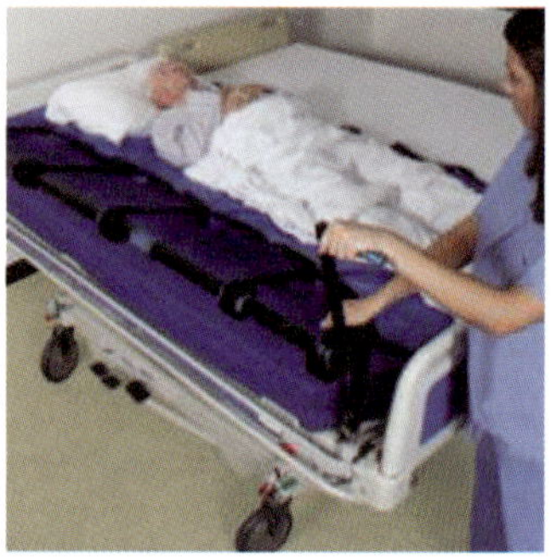

그림 5-12 **이송침대**

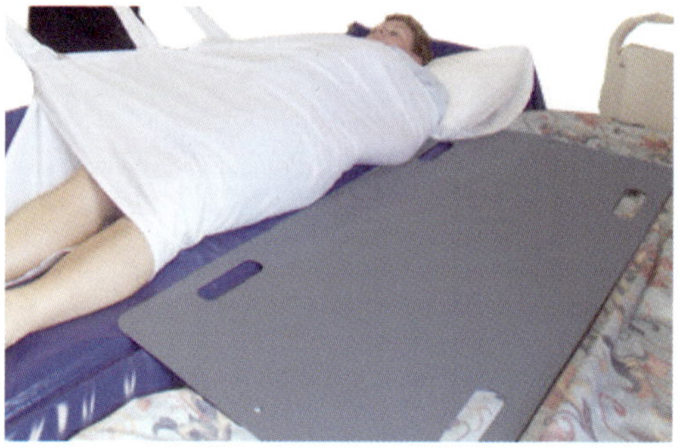

그림 5-13 **슬라이드 보드**

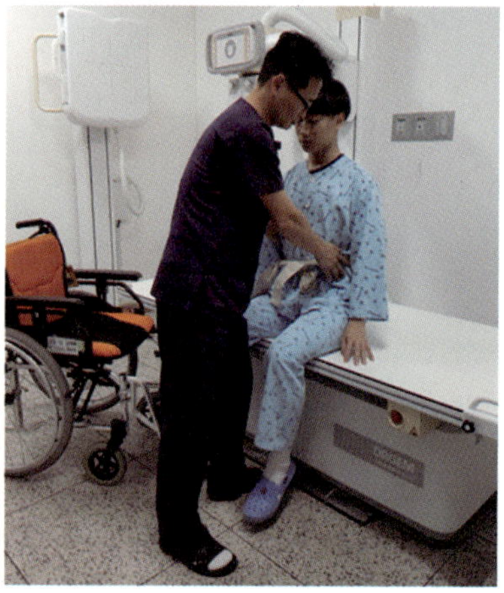

그림 5-14 **검사테이블에서의 안전**

5 기본응급처치

응급환자의 영상진단을 하는 경우는 점차 증가되고 있으며, 그 이용은 더욱 다양화되고 있다. 응급환자의 진단 및 처치와 관련하여 응급의료 중에서 영상의학과가 차지하는 위치는 대단히 중요하다. 응급환자의 질병이나 상해에 급작스러운 변화가 생길 수 있으며, 검사실에서의 구급처치가 필요한 경우가 점점 많아지고 있다.

이러한 의미에서, 방사선사는 응급환자를 응대하는 문제에 관하여 전문적이고도 계통적인 구급처치의 지식과 기술을 습득하고 숙달할 필요가 있다. 응급처치에 있어 기본적인 사항들은 다음과 같다.

1) 응급환자의 정의

법적으로 응급환자의 정의는 응급의료에 관한 법률 제2조 1항에 의하여 "응급환자"란 질병, 분만, 각종 사고 및 재해로 인한 부상이나 그 밖의 위급한 상태로 인하여 즉시 필요한 응급처치를 받지 아니하면 생명을 보존할 수 없거나 심신에 중대한 위해가 발생할 가능성이 있는 환자 또는 이에 준하는 사람으로서 보건복지부령으로 정하는 사람을 말한다. 심장마비의 경우는 4분 이내에 아무런 조치를 취하지 않으면 사망에 이를 수 있다. 무의식이고 무반응인 경우, 기도(airway, A), 호흡(breathing, B), 순환(circulating, C)의 ABC를 회복하고 유지하기 위해 필요한 치료를 시작해야 한다.

2) 심폐소생술(Cardiopulmonary Resuscitation; CPR)

심폐소생술은 의식을 회복하기 위한 의학적 처치 및 방법 혹은 사망 상태에 이르렀을 때 다시 소생시키는 기술이다. 따라서 심폐소생술은 응급의료의 한 수기로써 그 적용 범위는 대단히 넓다고 할 수 있다.

심장과 호흡이 정지된 환자에게 정지 4분 이내에 심폐소생술을 시작하고 즉시 전문 소생술이 뒤따른다면 살아날 가능성이 아주 높아지게 되며 시간의 지연에 따라서 생존 확률은 점점 감소할 것이고 그 결과 영구적인 뇌 손상과 생물학적인 사망이 일어나게 된다.

3) 조영제에 의한 부작용

조영제는 진단을 목적으로 하여 인위적으로 대조도의 차를 만들어 영상으로 나타낼 수 있도록 사용되는 약품(물질)이기 때문에 조영제에 의한 이상반응(부작용)의 발생은 조영제의 종류, 양, 투여법 등의 여러 인자에 따라서 다르다.

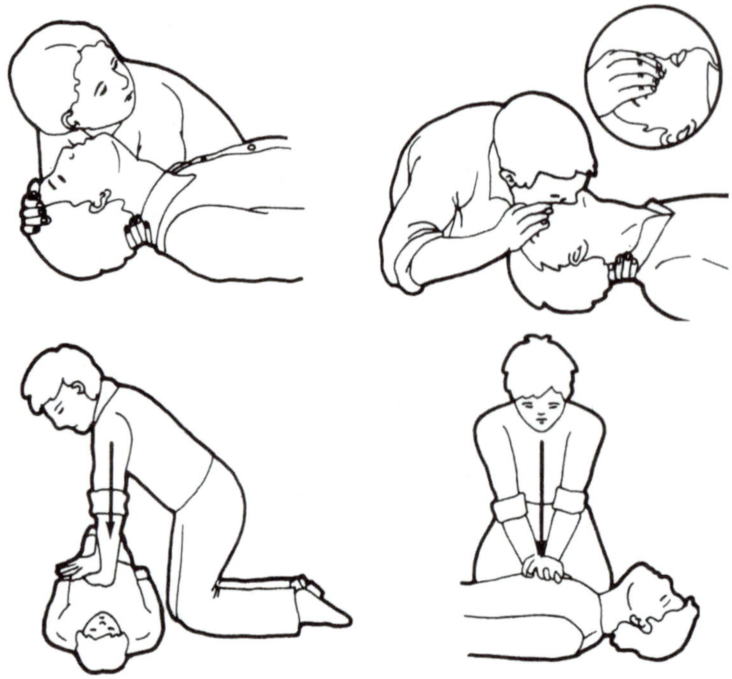

그림 5-15 심폐소생술

특히, 요오드를 함유하고 있는 조영제에 과민증을 갖고 있는 환자는 요오드 조영제 사용을 금해야 하며, 천식이 있는 환자에서는 요오드에 의한 부작용의 빈도가 더 높으므로 주의해야 한다. 통상 검사 전 creatin 수치가 1.5~2.0 mg/dL를 넘는 환자에서는 조영제 투여에 의해 신부전을 일으키는 위험성이 높게 나타나고 있다.

부작용의 정도는 보통 경미한 증상으로 가벼운 구토증, 두드러기, 가려움증, 얼굴이 붉어짐, 기침, 목 쉰소리, 콧물, 반점, 일시적 호흡곤란 등이 있으나, 대개는 아무런 조치가 없이도 증상이 사라진다.

그러나 드물게는 조영제 부작용으로 인한 쇼크와 같은 심각한 과민성 반응이 일어나는 경우가 있으며, 심한 경우 사망에 이르는 경우도 보고되고 있다.

따라서 각 검사에 쓰이는 조영제의 부작용과 그 치료법과 예방법을 알아야 하며, 방사선사는 조영제 사용 검사 전, 조영제 주입 후 환자가 느끼게 될 신체 반응에 대해 충분히 설명한 후 검사를 진행해야 한다.

조영제 주입 시 환자가 느낄 수 있는 증상은 조영제를 자동주입기로 일정한 속도로 넣기 때문에 혈관 확장으로 인한 뻐근한 느낌을 받을 수 있으며, 조영제의 요오드 성분이 몸과 반응하여 나타나는 온열감이 나타날 수 있다.

최근 2020년 9월 의료기관평가인증원에서 조영제 자동주입기 사용상의 부주의로 치명적 위험이 초래된 사례를 보고함에 따라 환자안전 주의경보가 발령되었다. 주요 내용은 CT 검사 시 조영제 자동주입기로 조영제 주입하기 전, 환자와 연결된 외부 라인에 그림 5-16[A]와 같이 공기가 유입되어 그림 5-16[B]와 같이 공기 색전증을 유발하여 심정지가 발생한 사고이었다. 조영제 자동주입기 사용에 의한 공기 색전증을 예방하기 위해서는 검사 프로토콜의 정확한 확인과 준수, 정맥주사가 환자의 말초 정맥 내로 정확히 위치하는지 확인, 조영제 자동주입기와 연결된 외부 라인 내 공기 제거를 확인하고 조영제 주입 중 환자 옆에서 공기주입 여부 및 상태를 확인해야 한다. 그럼에도 불구하고 공기 색전증이 발생한 경우에는 공기 유입 경로 확인 및 추가 유입을 차단하고, 그림 5-16[C]와 같이 Tredelenberg 자세로 머리를 낮추고 다리를 높이고 좌측 측와위(Left lateral decubitus) 자세를 취하여 삽입된 공기를 우심실의 심첨부위로 모은 후 카테타 니들(cnetral catheter)을 삽입하여 체외로 배출시킨다. 공기 유입이 적은 경우에는 자연스럽게 제거되도록 상기 자세를 유지하면서 CT 검사로 공기 잔류여부를 확인한다.

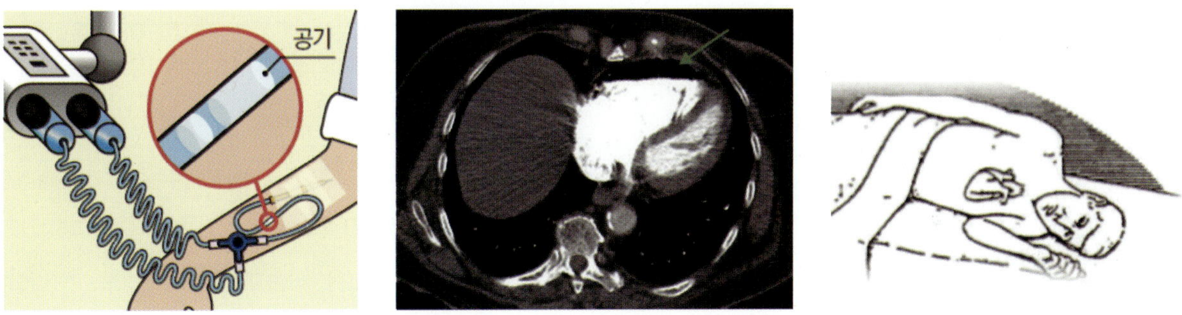

[A] [B] [C]

● 그림 5-16 **[A] 자동주입기와 연결된 외부 라인에 공기가 유입 [B] 우심방 내 공기 유입 [C] Tredelenberg 자세로 머리를 낮추고 다리를 높인 좌측 측와위(Left lateral decubitus) 자세**

06

영상의학 I

1 영상의학
2 투시조영촬영의 개요
3 혈관조영술

영상의학 I

1 영상의학

1) 영상의 형성

의료영상에서 대표적인 X선영상이 만들어지려면 X선관에서 발생한 X선이 피사체(환자)의 물리적 특성에 따라 투과도 차이를 보이고 영상수용체(Image receptor; IR)인 필름(film) 또는 영상판(image plate: IP), 디텍터(detector)에 영상정보가 기록되어야 한다(그림 6-1).

영상정보를 얻기 위해 이용되는 것은 X선뿐만 아니라 γ선, 초음파, 적외선 등도 이용되고 있다.

X선영상 형성을 좌우하는 인자는 피사체의 두께, 원자번호, 밀도 등 여러 가지가 작용하게 된다.

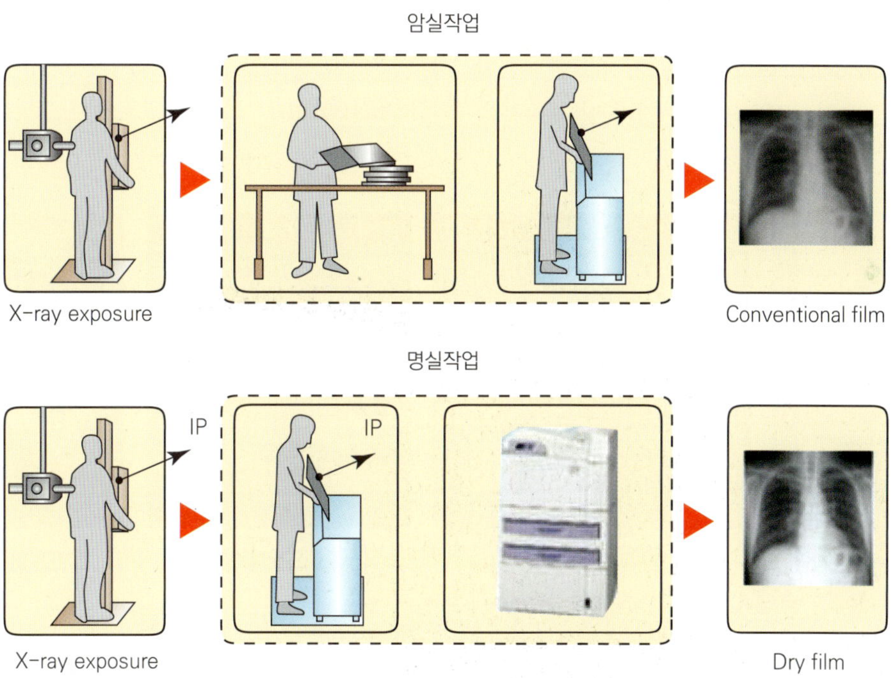

그림 6-1 **필름과 현상기 시스템 절차**

2) X선관

X선을 발생시키는 X선관은 음극(cathode)과 양극(anode)이 고진공도의 유리관에 들어 있는 진공관이다. 그림 6-2는 X선관의 모식도이다. 음극의 필라멘트가 가열되면 열전자가 방출하고 양극과 음극사이에 고전압이 인가되면 방출 전자는 양극을 향해 가속되어 저지극(target)에 충돌된 후 X선이 발생된다.

X선관에서 X선 출력선량은 X선관 관전압(kVp), 관전류(mA), 조사시간(sec) 등의 영향을 받는다.

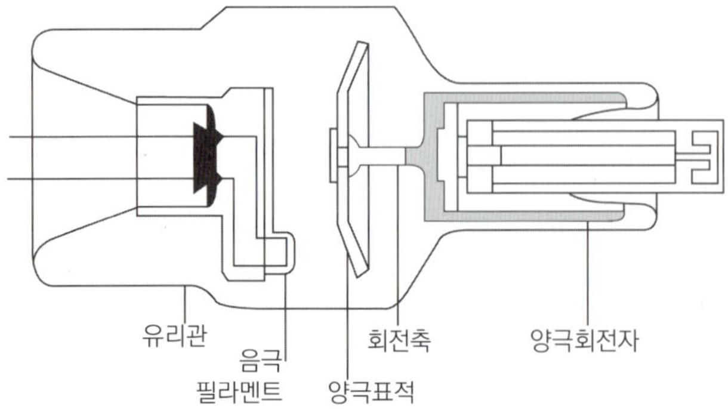

● 그림 6-2 **회전양극X선관**

3) X선촬영장치

X선촬영장치는 X선발생장치, X선촬영대와 X선관-테이블 지지대 등 X선기계장치, 영상증배관 등 X선영상장치와 관련기기 및 부속품을 총칭하여 말한다.

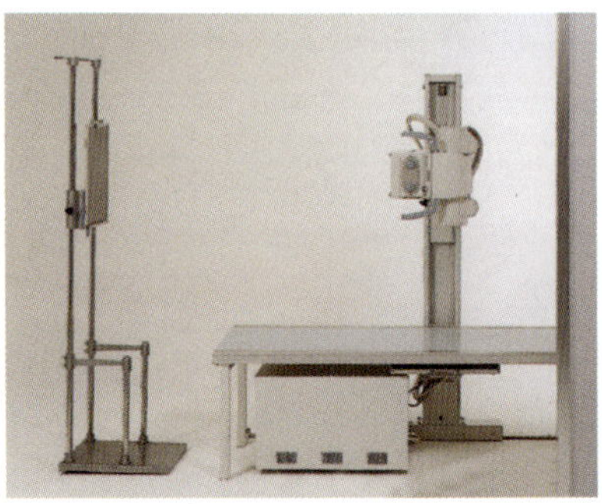

[A] 일반X선촬영장치

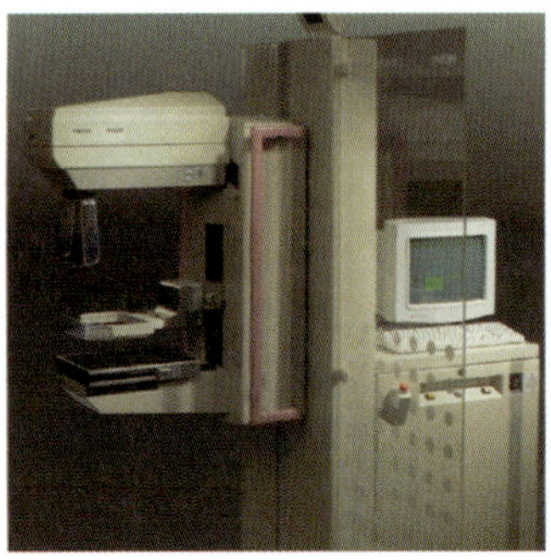

[B] 유방촬영장치

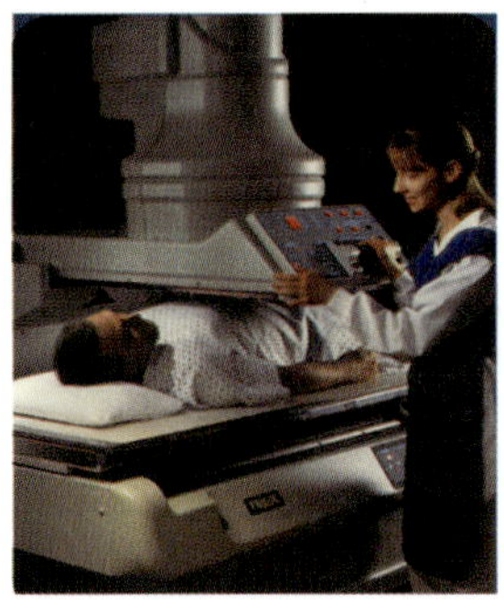

[C] 투시조영촬영장치

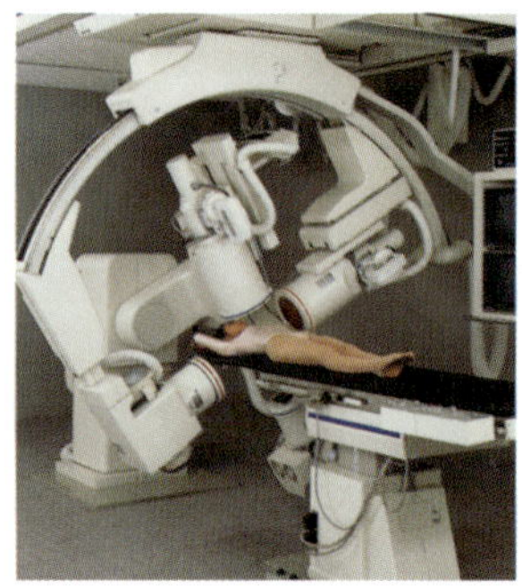

[D] 혈관촬영장치

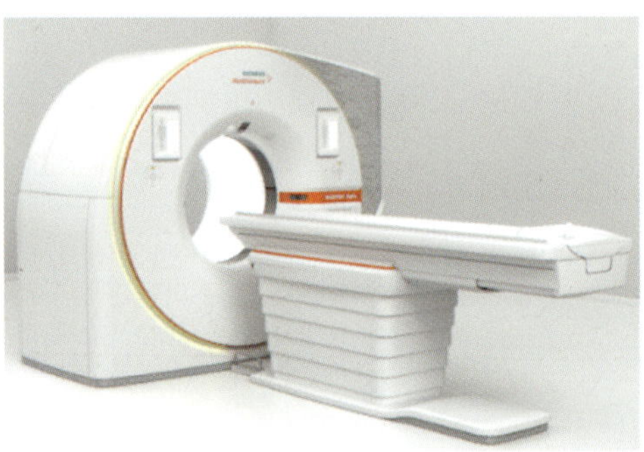

[E] 전산화단층촬영장치

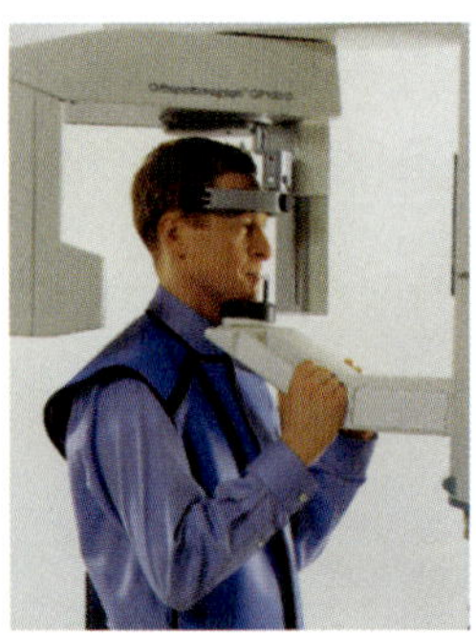

[F] 치과용촬영장치

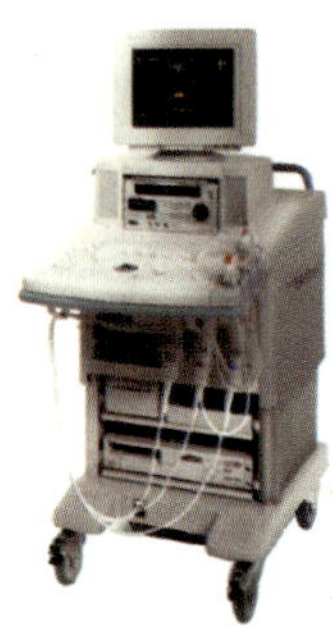

[G] 초음파검사장치

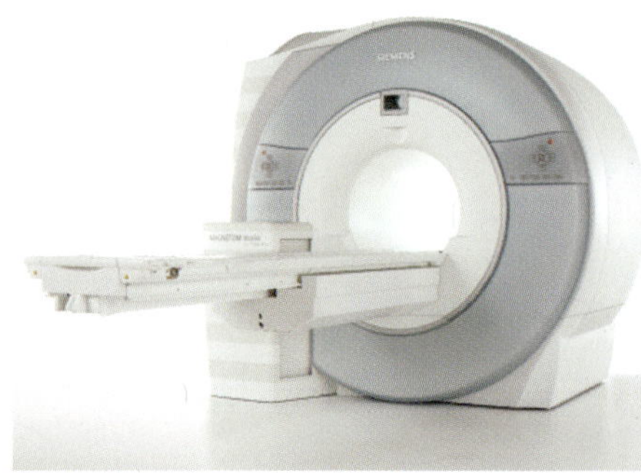

[H] 자기공명영상장치

● 그림 6-3 **각종 의료영상장치**

X선촬영장치의 종류에는 일반 X선촬영장치, 투시조영촬영장치, 간접촬영장치, 단층촬영장치, 유방촬영장치, 혈관촬영장치, 전산화단층촬영장치 등이 있으며 X선을 이용하지 않는 의료영상장치에는 초음파검사장치, 자기공명영상장치 등이 있다(그림 6-3).

4) X선촬영 관련 용품

(1) 필름

① 필름의 구조(structure of the film emulsion)

필름은 영상을 기록하는 데 사용하는 감광성을 띤 유제층(emulsion), 지지체(base), 하도층, 보호막 등으로 구성되어 있다(그림 6-4).

유제층은 빛에 반응하는 부분으로 의료영상을 직접적으로 나타내는 층이며, 할로겐화은과 젤라틴으로 구성되어 있다. 의료용 X선 필름에서는 할로겐 원소그룹과 은이 반응하여 만들어지는 금속성 결정체인 할로겐화 원소를 사용한다.

할로겐 원소는 다섯 개이지만, 이 중 세 개만이 은과 결합하여 필름 유제로 사용된다.

할로겐 원소의 종류에는 브롬화은(silver bromide, AgBr), 요오드화은(silver iodide, AgI), 염화은(silver chloride, AgCl)이 사용되며 최근에는 감광성이 가장 높은 요오드브롬화은(AgBrI)을 사용하고 있다.

② 감색성

감색성은 할로겐화 원소가 가시광선에 반응하는 전자파 스펙트럼의 파장범위를 나타내며, 유제가 잠상으로 기록되는 전자파 파장의 범위로 사용되기도 한다. 필름유제의 감색성은 청색 파장(blue-sensitive)에 반응하는 유제단색성 유제(monochromatic emulsions), 녹색 파장(green-sensitive)에 반응하는 정색성 유제(orthochromatic emulsions), 적색파장(rad-sensitive)에 반응하는 전정색성 유제(범정색성 유제; panchromatic emulsions)로 분류한다.

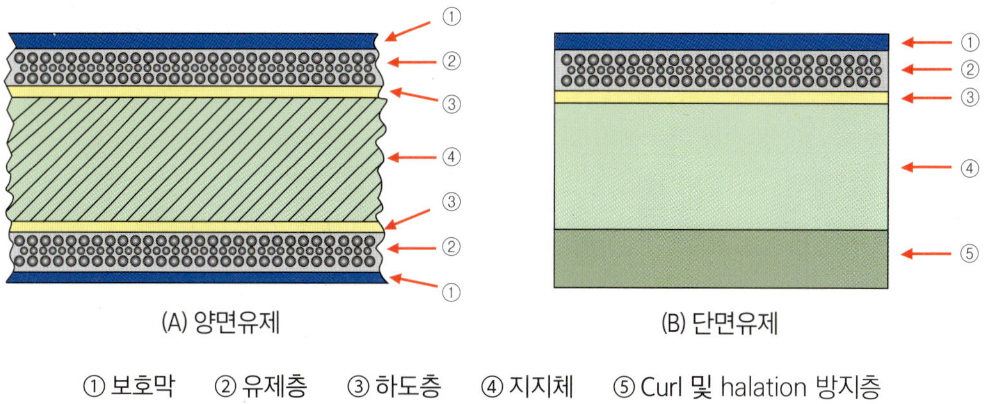

그림 6-4 **X선 필름의 구조(직촬용)**

③ 유제의 도포에 따른 분류

필름은 유제가 지지체의 양면에 있는 양면유제필름(duplicated emulsion film)과 한 면에만 있는 단면유제필름(single emulsion film)으로 분류할 수 있다.

양면유제필름은 직접 촬영검사에 사용이 되며, 머리, 팔, 다리, 허리, 흉부검사 등에 사용이 되며, 단면유제필름은 유방검사, 필름복사, 간접촬영검사에 사용된다.

(2) 증감지

X선에 대한 필름의 반응정도는 매우 낮기 때문에 필름에 영상형성이 효율적이지 못하다. 따라서 고에너지의 X선을 무수히 많은 저에너지 광자로 변환시켜 필름에 영상을 기록하는 증감지가 사용되었다. 증감지를 사용하면 X선 노출시간(exposure time)을 줄일 수 있고, 그에 따라 인체에 대한 X선 조사선량(exposure dose)을 줄일 수 있으며 영상의 화질을 개선시킬 수 있다.

1970년대 초반까지는 텅스텐산칼슘(calcium tungstate, $CaWO_4$) 증감지가 널리 사용되었으나 그 후 희토류 형광체(rare earth phosphors)가 개발되어 현재는 희토류형광체가 널리 사용되고 있다.

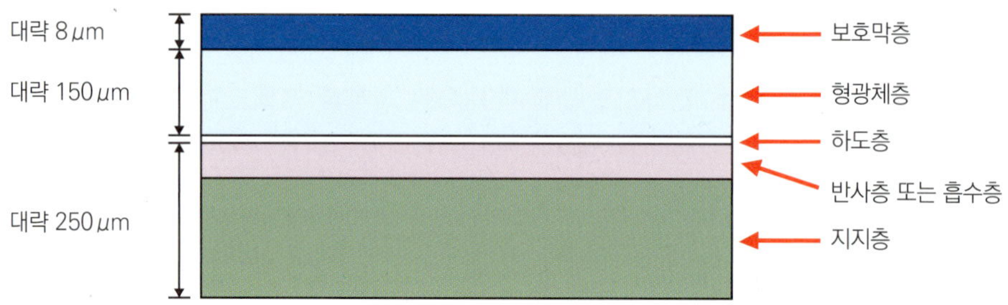

그림 6-5 **증감지의 횡단면**

(3) 격자

X선은 환자를 투과하거나 흡수되어 필름에 X선 영상을 형성한다. 관전압(kVp)이 높거나 환자 두께가 두꺼우면 산란선이 많이 발생하게 되며 이러한 산란선은 영상의 질을 떨어뜨린다. 산란선은 필름에 포그를 형성하여 영상의 질을 저하시키는 원하지 않는 X선이다.

① 격자

격자는 필름 카세트에 도달하는 산란선의 양을 감소시키기 위하여 환자와 필름 카세트 사이에 위치시켜 산란선을 흡수하는 기구이다. 산란선을 제거하면 산란선에 의한 화질저하를 줄일 수 있다. 촬영부위가 얇은 부위는 산란선 발생이 적어 격자를 사용하지 않지만, 두꺼운 부위는 격자를 사용해야 한다.

② 구조

격자는 X선 흡수가 큰 얇은 납판(연박) 사이에 X선 흡수가 작은 알루미늄, 베이크라이트, 나무, 탄소섬유 같은 중간물질을 배열한 구조를 가지고 있다. 연박의 배열형태에 따라 평행격자, 집속격자, 십자형격자 등이 있다.

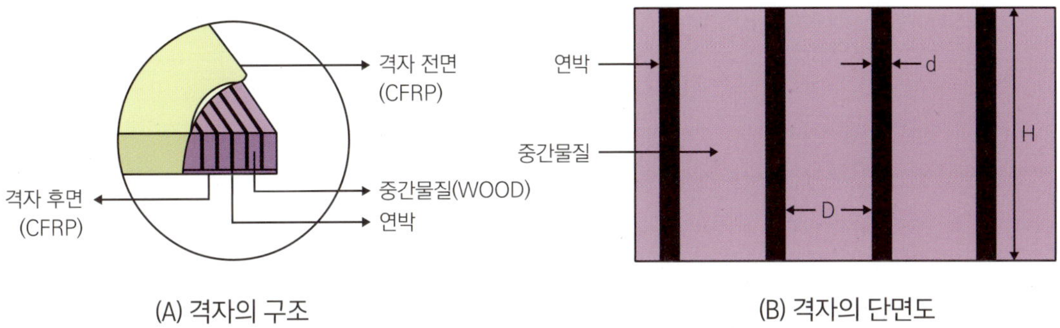

● 그림 6-6 **격자의 구조 및 단면도**

③ 격자의 성능

격자의 성능을 나타내는 데는 격자 비(grid ratio)가 많이 사용된다. 격자비는 연박과 연박 사이의 거리(중간물질의 두께)와 연박의 높이의 비율을 말한다. 격자비가 높으면 산란선 제거에 효과적이지만 영상을 형성하는 방사선도 흡수가 되어 검사조건을 높여야 하는데 이는 방사선 피폭선량도 함께 증가하기 때문에 적절한 격자비로 검사를 하여야 한다. 그 밖에 격자밀도, 격자계수(bucky factor), 대조도 상승계수(K)로 격자의 성능을 나타낸다.

④ Cut off 현상

Cut-off 현상은 격자에서 산란선이 흡수될 때 1차선도 같이 흡수되는 현상을 말하며, Cut-off가 심하게 발생하면 필름에 노출 부족 현상이 발생한다. Cut-off 현상이 일어나는 경우는 집속격자의 전·후면이 바뀐 경우, X-선속 중심과 집속 격자의 중심선이 일치하지 않을 경우, 집속거리와 촬영거리가 맞지 않는 경우, 격자가 기울어진 경우, 이들이 복합적으로 발생한 경우에 발생한다.

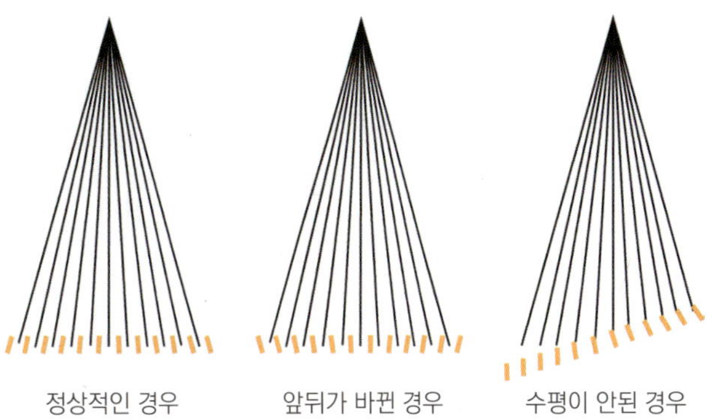

● 그림 6-7 **Grid cut off의 예**

5) 현상처리

(1) 현상(Development)

현상은 필름에 생성된 보이지 않는 잠상(latent image)을 눈으로 볼 수 있는 가시영상(visual image)으로 전환시키는 것을 말한다. 즉 X선 등이 필름에 조사되어 형성된 영상은 현상과정을 통해 금속은(metallic silver)으로 전환된다. 변화된 금속은은 사람의 시각으로 관찰할 때 흑백의 명암차이를 표현하여 영상으로 보이게 한다.

자동현상처리는 네 개의 주요 단계의 과정을 거치게 되는데 현상(development), 정착(fixing), 수세(washing), 건조(drying)이며, 수동현상처리는 현상과 정착사이에 중간수세가 추가된다.

(2) 자동현상기

X선 필름의 수동현상처리는 10분 이상 암실작업을 통하여 영상을 얻는 방법으로 매우 비효율적인 현상처리방법이다. 따라서 자동현상기(automatic processor)를 이용한 방법이 발전하게 되었는데 자동현상처리는 전체 현상처리 시간이 45초까지 가능하게 되었다.

6) 일반촬영 개요

X선촬영은 1895년 뢴트겐이 X선을 발견한 후 부인 베르타의 손을 촬영한 것이 최초일 것이다. 그 후 인체 각 부위의 진료를 위해 의료에 본격적으로 이용되었다.

처음에는 골격계촬영으로부터 흉부, 복부, 혈관계 등 인체 각 부위 촬영에 이용되었으며 이제는 인체 각 부위 진단에 필수적인 진료수단이 되었다.

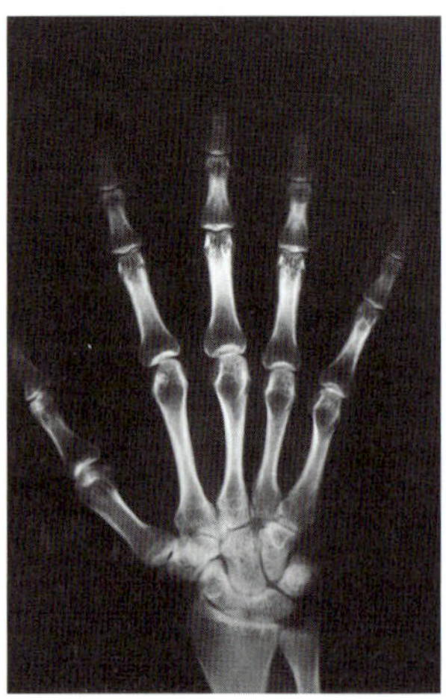

(a) 손의 후·전방향 영상

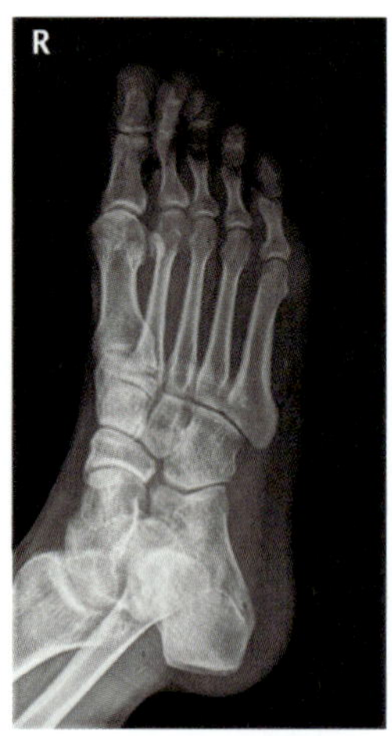

(b) 발가락 사방향 영상

그림 6-8 **일반촬영**

상·하지는 모두 뼈와 관절로 되어 있고, 원자번호와 밀도가 높으므로 단순 X선촬영만으로도 진단에 적정한 영상을 얻을 수 있다. 그러나 뼈와 연부조직을 효과적으로 식별할 수 있도록 하기 위해서는 방사선 조사조건 선정에 유의해야 한다.

일반촬영 등 모든 X선촬영에 있어서는 인체해부학에 대한 깊은 이해가 우선되어야 하며 촬영을 위해 해부학적인 기준선과 면, 환자의 자세와 위치잡이에 대한 이해도 필요하다.

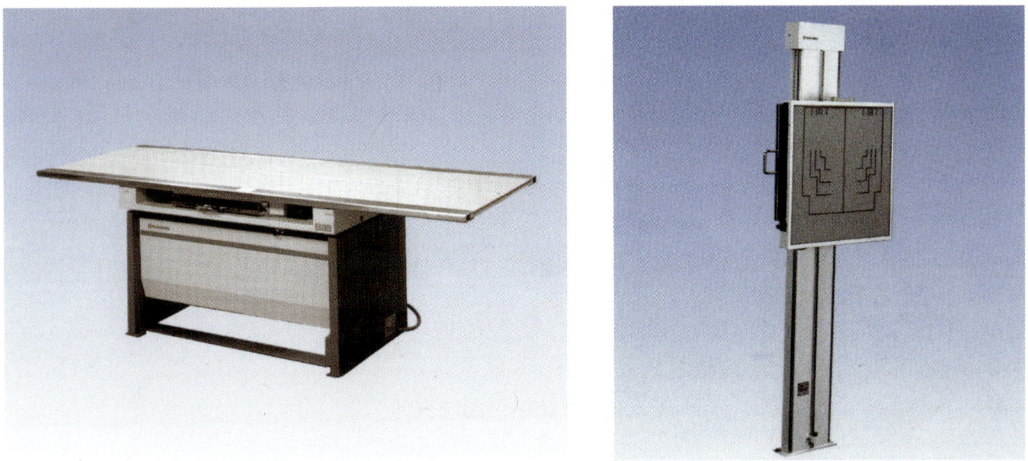

● 그림 6-9 **Bucky grid**

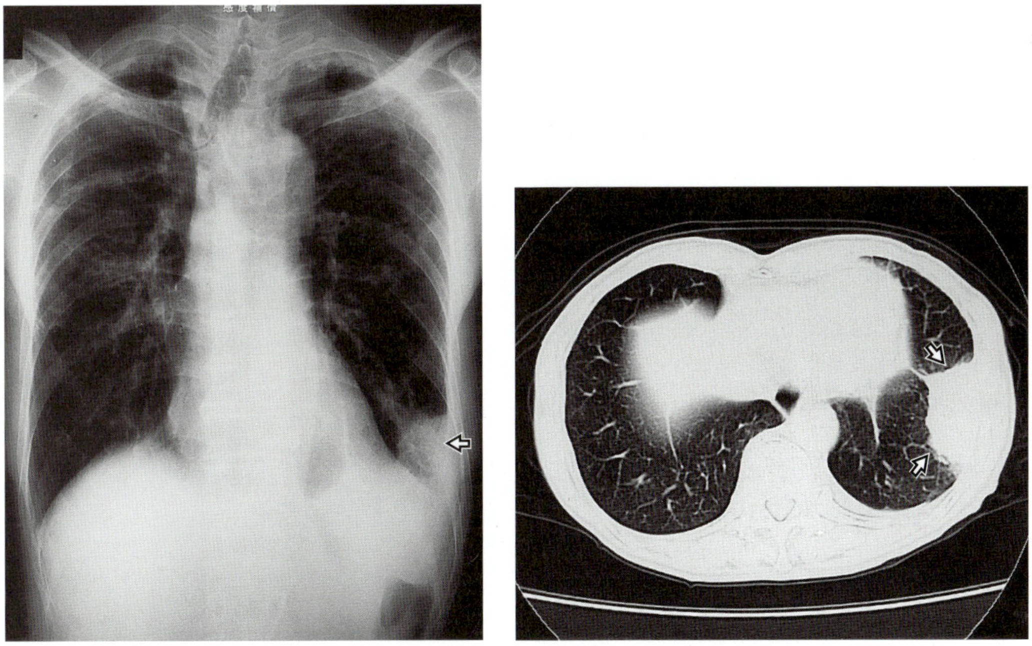

(a) 정면 X선 영상
하폐야에 종양음영이 보임(⇨)

(b) CT영상
불규칙한 종양(⇨)

● 그림 6-10 **흉부영상**

일반촬영영상에서 뼈대영상 판독상 주의할 점은 ① 뼈대의 형태 및 크기, ② 뼈대의 위치, ③ 뼈 음영의 증강 및 감약, ④ 뼈막 및 새로운 뼈, ⑤ 뼈대구조, 속질과 겉질, ⑥ 관절강, ⑦ 연부조직 등이다.

의료영상이 디지털화되면서 필름의 사용은 현저하게 줄어들고 있으나 아직도 필름을 사용하는 의료기관에서는 촬영 시 다음과 같은 점에 유의해야 한다.

① 필름 크기의 적정 ② 촬영목적 부위의 포함정도 ③ 촬영 조건 ④ fog ⑤ 필름 마크의 위치와 방향 ⑥ 카세트의 누광 등 진단에 적정한 영상을 얻을 수 있도록 제반 사항들을 잘 살펴야 한다.

일반촬영에서도 특히 특수한 촬영기법이 요구되는 경우는 그에 대한 충분한 이해를 통하여 진단에 적정한 영상을 얻을 수 있도록 하여야 한다.

흉부촬영에서 흉부 정면 단순촬영상은 흉부 방사선 진단의 기초라고 할 수 있다. 세로칸(종격), 허파(폐), 심장은 흉부의 주요기관이며 이를 여러 뼈대로 둘러싸여 있다. 폐렴, 흉수 및 각종 종양은 모양이나 전이 부위, 균일성, 주변 음영 등을 통하여 진단한다.

흉부 촬영조건은 매우 중요하며 진단영역을 확대할 목적으로 고관전압촬영을 하거나 CT, MRI 검사 등을 이용한다.

인체에서 가장 복잡한 해부학적 부위는 머리일 것이다. 머리뼈는 타원형으로 봉합에 의해 많은 뼈가 유합되어 있으며 머리뼈의 두께도 일정치 않다. 또한 혈관구나 코곁굴, 벌집, 오목(와), 틈새(열)나 구멍(공) 등 존재하는 복잡한 구조로 되어 있다. 단순촬영 사진상으로는 이들이 복잡한 구조로 중복되어 촬영된다.

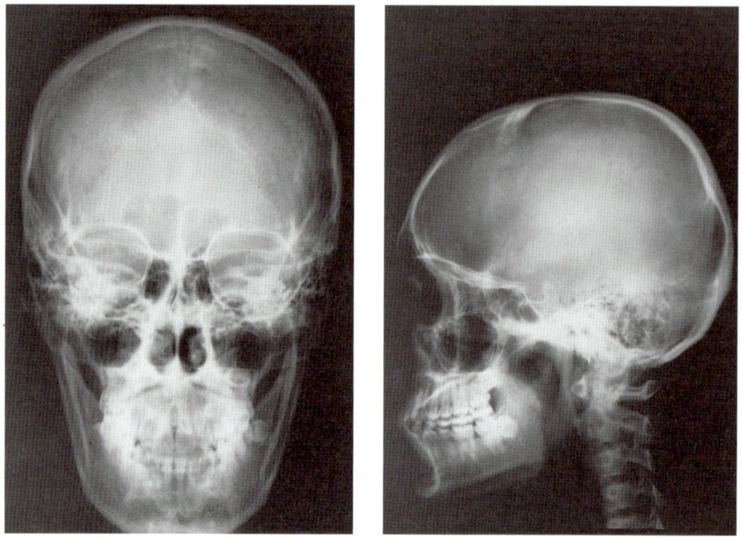

(a) 전후방향 (b) 측방향

그림 6-11 **두개골영상**

머리부 단순촬영상에서는 골절, 종양 및 머리 속 석회화상이 관찰된다. 그 외에 머리뼈 속 병변에 의해 나타나는 머리뼈의 2차적 변화를 관찰할 수 있다. 머리 단순촬영은 2방향 또는 축방향 촬영으로 질환의 형태와 구조를 잘 관찰할 수 있다.

7) 유방 촬영 개요

1913년 독일 외과의사 Albert Salomon에 의해 방사선이 유방암 검사법으로 이용되었고, 그후로 1930년대 Warren은 유방촬영의 유용성을 보고하였다.

1940년대 초 Pendergrass는 유방촬영과 함께 외과적 시술을 하게 되었고 1950년대 초 Dr. R. Leborgne은 유방의 미세질환 관찰을 위하여 선량, 대조도, 압박 등 촬영기술향상의 중요성을 언급하였다. 1960년대 초에는 부가필터나 타겟물질에 대한 연구가 진행되었고 Eagan은 세미나 등을 통해 기술과 지식을 교육하였으며 후반기에는 John N. Wolf에 의해 Xeroradiography가 소개되었다.

1970년대는 Kodak사의 screen-film촬영 system이 개발되었고 Dupont사도 screen-film에 희토류계 증감지, 고감도 필름, 단면도포기술 등 촬영기술 및 감광재료의 발전이 급격하게 진행되었다.

유방촬영은 일반적으로 screen-film 방식이 이용되어져 왔으나 2000년대 이후 full-field digital mammography가 등장하여 다양한 장점과 함께 대부분의 병원에서 사용되고 있다. 최근에는 단층영상합성법(tomosynthesis; TOMO)의 개발로 3D영상의 영상정보를 얻을 수 있어 진단에 좀 더 다양한 정보를 얻게 되었다.

이러한 장치의 발전은 유방촬영에 중요한 타겟물이나 방식, 튜브, 영상 수용체, 압박기술의 발달과 중재적 시술 또는 유방촬영에 조영제를 이용하는 기법까지 계속적으로 진단 및 치료에 큰 영향을 미치게 될 것이다. 피폭선량을 감소시키면서 영상의 질을 높여 유방암을 조기에 진단하는 목적에 도달할 수 있으리라 기대된다.

일반적으로 유방촬영(mammography) 방법은 상하방향촬영법과 내외사방향촬영법을 기본으로 실시하고 추가검사가 필요할 경우 그에 맞는 다양한 유방 추가촬영과 초음파검사를 하게 된다. 조직을 적출한다거나 조직검사를 통한 확진이 필요할 경우 유방촬영을 이용한 중재적 시술도 많이 이용되고 있다.

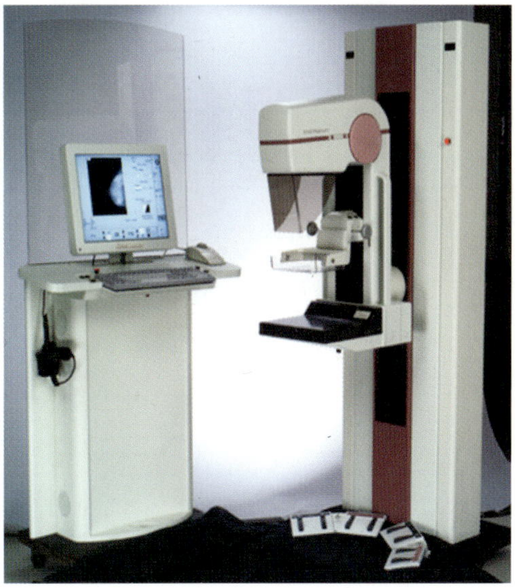

● 그림 6-12 **DR시스템 유방촬영장치**

또한 유방암으로 진단받은 경우에 수술의 적절성, 전이여부, 다발성 병소 등 수술계획을 위한 검사 방법으로 CT, MRI, 초음파, 핵의학 등의 검사를 시행하고, 이와같이 급증하고 있는 유방암을 조기에 발견하기 위한 다양한 검사와 기술들이 개발되어 이용되고 있다.

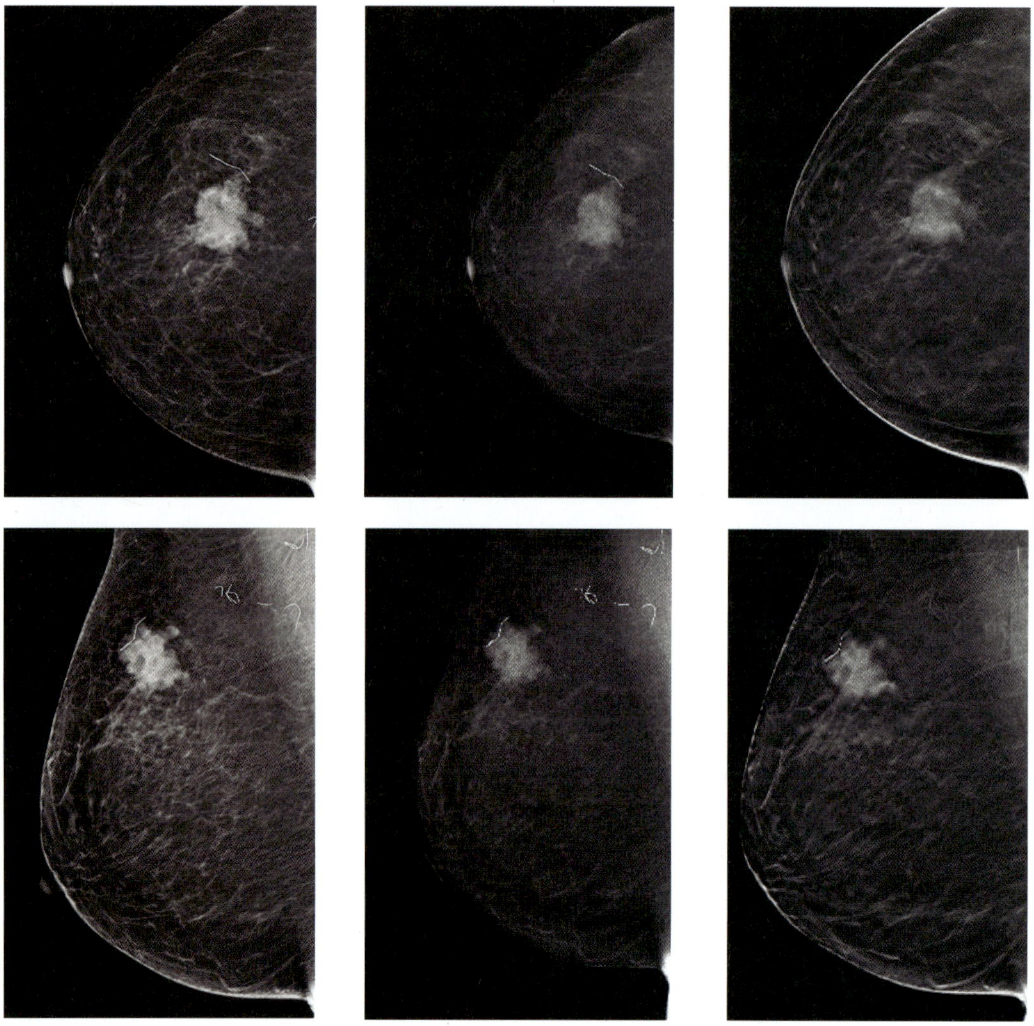

2D 3D Recon

그림 6-13 유방 tomosynthesis 영상

8) 골밀도 측정법

Cameron과 Sorenson에 의해 1963년도에 처음으로 시도된 골밀도 측정법은 척추골을 포함한 전체 골격의 골밀도 측정을 가능하게 하였다. 측정기기에 따라 피질골(cortical bone) 과 소주골(trabecular bone)을 분리 측정할 수 있게 되면서부터 뼛속 무기질과 주로 칼슘이 감소하여 뼈가 약해져 쉽게 골절되는 골다공증의 진단과 치료효과의 판정은 물론 골절의 위험성을 사전에 진단하고 뼈에 영향을 미치는 대사성질환의 경과 판정에도 활용되고 있다.

골밀도 검사법에는 정상인과 골다공증환자의 뼈를 비교하는 단순엑스선촬영법, 이중에너지 정량전산화단층법(dual energy quantitative computed tomography, DEQ CT), 정량적초음파검사법(Quantitative ultra sound, QUS), 단광자에 의한 노뼈(요골)의 골밀도 정량법인 단일광자흡수측정법(single photon absorptiometry, SPA), 이중에너지방사선측정법(dual enery x-ray absorptiometry, DEXA)이 있는데 이러한 방법 중 정확도가 높고 피폭이 적으며 척추뼈, 넙다리뼈, 전신에 이용이 다양한 DEXA법이 재현성이 높아 임상에서 가장 많이 이용되고 있다.

골밀도(bone mineral density; BMD)는 뼈대상태의 중요한 임상적 지표로 골밀도 값을 선택된 부위에 대하여 g/cm^2의 국소적 농도를 나타낸 것이다.

세계보건기구(WHO)가 제시한 골밀도 수치는 ① 정상(-1.0 이상), ② 골감소증(-1.0~-2.5), ③ 골다공증(-2.5 미만), ④ 심한 골다공증(-2.5 미만이면서 골절이 있는 경우)이다.

(1) 골밀도 측정

골밀도 측정은 정확도가 높으며 검사 시간이 짧고 방사선 노출이 적은 이중에너지 방사선 골밀도 측정기(Dual energy X-ray absprptiometry, DEXA ; Lunar Radiation corp. Madison, Wisconsin. U.S.A)를 이용하여 주로 측정하고 있으며

제2번 허리뼈에서 제4번 허리뼈까지의 골밀도 측정은 바로 누워 엉덩 관절과 무릎 관절을 구부린 자세에서 허리뼈를 전 후면으로 측정하고, 넙다리뼈 목 부위(근위부)의 골밀도는 바로 누워 다리를 편 후 왼발을 안쪽으로 약간 돌린 자세에서 넙다리뼈 목 부위를 측정한다.

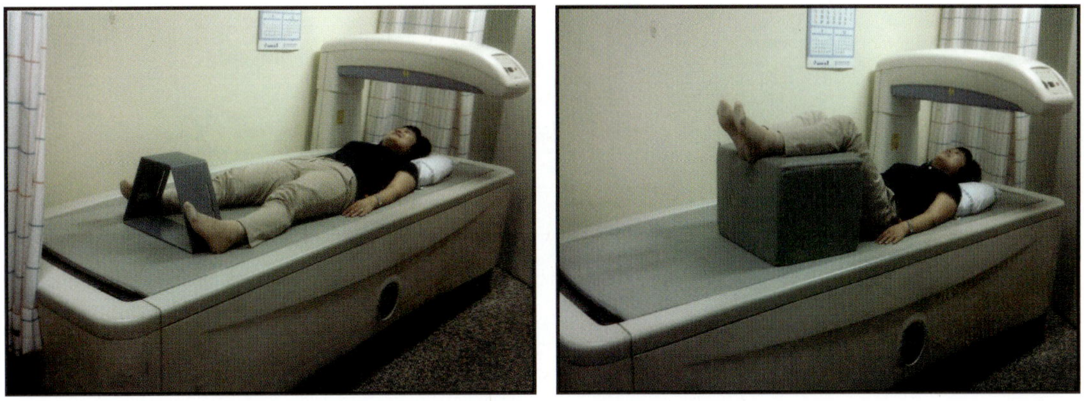

● 그림 6-14 **DEXA법을 이용하여 요추와 넙다리뼈 골밀도 검사 (장비: Lunar prodigy, GE, USA)**

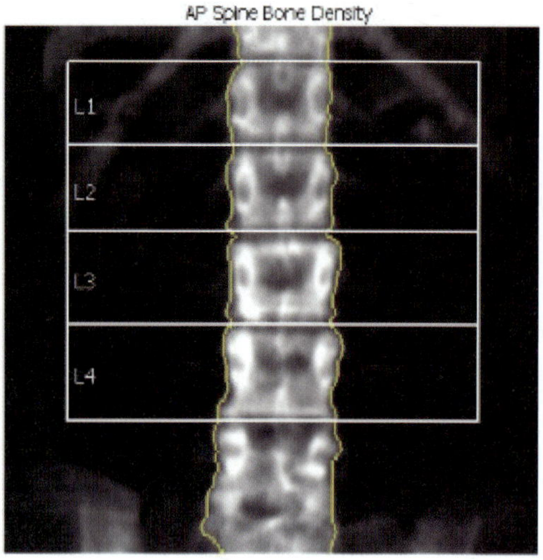

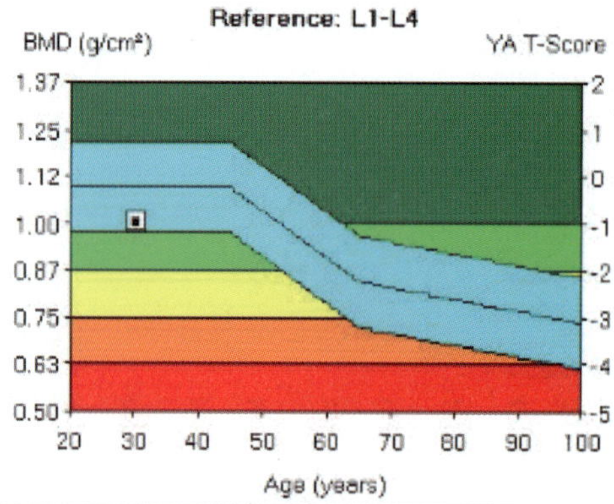

Region	BMD[1] (g/cm^2)	Young-Adult[2] (%)	Young-Adult T-Score	Age-Matched[3] (%)	Age-Matched Z-Score
L1	0.886	83	-1.5	85	-1.3
L2	0.939	83	-1.6	85	-1.3
L3	1.084	96	-0.4	98	-0.2
L4	1.070	95	-0.5	97	-0.3
L1-L2	0.914	83	-1.5	85	-1.3
L1-L3	0.976	88	-1.1	90	-0.9
L1-L4	1.003	90	-1.0	92	-0.7
L2-L3	1.016	90	-0.9	92	-0.7
L2-L4	1.036	92	-0.8	94	-0.5
L3-L4	1.077	95	-0.5	98	-0.2

그림 6-15 L1-L4 골밀도 검사(Lunar prodigy, GE, USA)

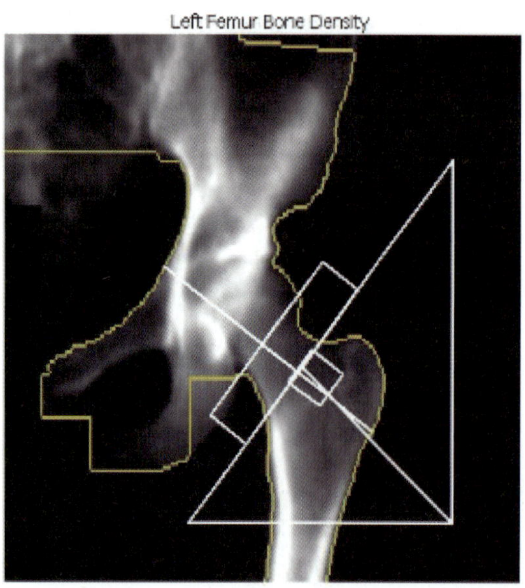

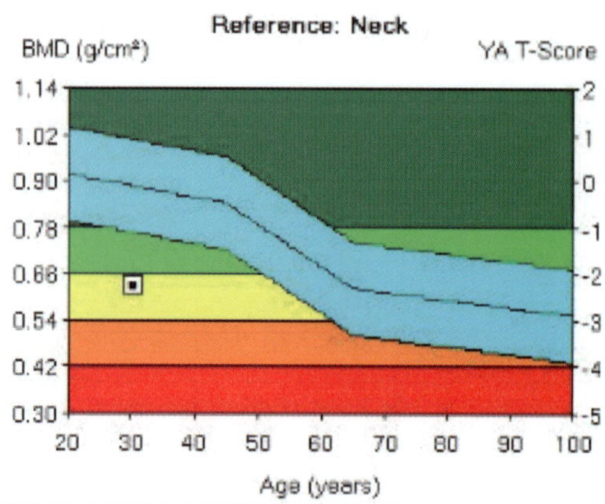

Region	BMD[1] (g/cm^2)	Young-Adult[2] (%)	Young-Adult T-Score	Age-Matched[3] (%)	Age-Matched Z-Score
Neck	0.632	70	-2.2	71	-2.1
Wards	0.469	53	-3.2	54	-3.0
Troch	0.488	65	-2.4	66	-2.3
Shaft	0.829	-	-	-	-
Total	0.709	76	-1.9	77	-1.8

그림 6-16 Femur 골밀도 검사(Lunar prodigy, GE, USA)

2 투시조영촬영의 개요

인체 조직 가운데 1/60-1초 이내에 X선을 조사시키는 일반촬영으로 진단이 충분한 경우도 있지만 수 초이상 X선을 조사시키면서 진단을 해야 하는 경우도 있다. 투시촬영은 이처럼 수 초동안 X선을 인체에 조사시키면서 진단 또는 치료하는 것을 말한다. 그러나 투시촬영은 대부분 조직 사이의 대조도 차이가 작아 대조도를 높이는 조영제를 투여하여 검사하게 된다. 그래서 보통 투시조영촬영이라고 부른다(표 6-1, 2, 3).

투시조영촬영은 피사체(환자)를 투과한 X선이 형광판의 형광물질을 자극하여 장파장의 가시광선으로 변환된 후 영상증배관(image intensifier tube)에서 증폭되어 TV모니터를 통해 영상을 관찰하거나 필름에 기록된다. 투시조영촬영의 목적은 인체장기의 운동상태 관찰, 이물위치 측정, 골절 관찰 등에 있다.

1) 투시조영촬영의 역사

투시조영촬영은 1902년 방광에 공기를 넣어 촬영하면서 처음 시작한 것으로 보인다. 또한 소화기계 조영촬영도 1910년대에 이미 시작된 것으로 보인다. 소화관 조영은 1960년대까지 황산바륨을 사용한 조영법이 사용되다가 1961년부터 공기를 혼합하여 바륨과 공기에 의한 이중조영검사를 시행하기 시작하였다.

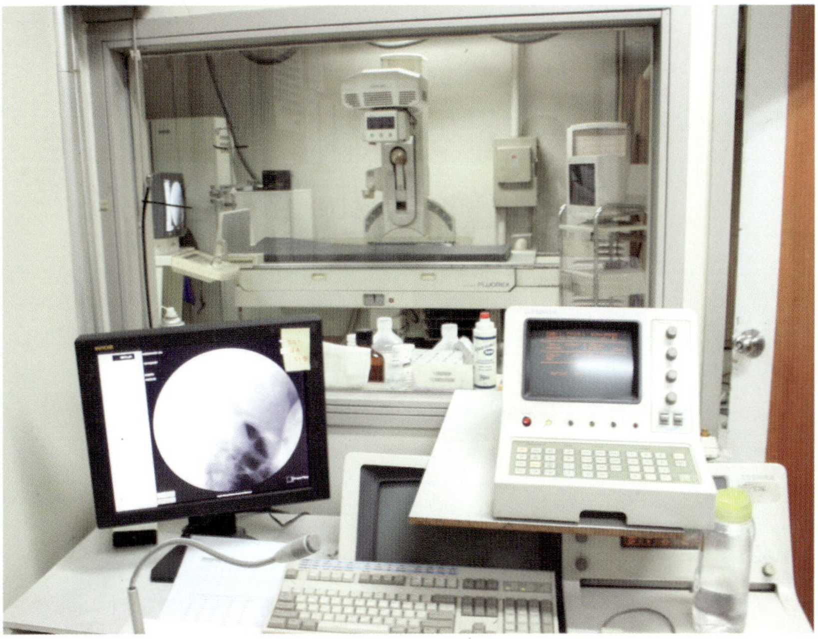

그림 6-17 **투시조영촬영장치**

2) 투시조영촬영장치

투시조영촬영장치는 X선관과 촬영대, X선관 지지대외에 형광판, 영상증배관, TV촬상관, TV모니터, 기타 방어용 부속품 등으로 구성되어 있다.

그리고 투시조영촬영장치는 촬영대를 기준으로 X선관이 촬영대 위에 위치하는 over table tube 방식과 촬영대 아래에 위치하는 under table tube 방식이 있어 각각 장단점을 지니고 있다(그림 6-17).

3) 투시조영촬영의 적용

투시조영촬영은 소화기계(식도, 위, 샘창자, 작은 창자, 큰 창자 등)촬영에 비교적 많이 이용하며 간, 쓸개관계 및 비뇨기계, 생식기계, 호흡기계, 관절계 및 눈물주머니(누낭), 침샘, 샛길(누공) 등의 검사에도 이용한다(그림 6-18~23). 최근에는 투시 하에 조직의 폐색된 부분에 통로를 만들어 주거나 샛길 등을 막아서 치료하는 중재적 시술이 널리 행해지고 있다.

투시조영촬영은 일반촬영으로 구분이 되지 않는 인체 내부의 조직이나 장기를 검사할 때 실행하며 이 때 조영제(contrast media)를 사용한다.

① 소화기계통별 조영술

표 6-1 **소화기계통별 조영검사의 종류**

소화기계	검사 종류
상부소화계통 (upper gastrointestinal system)	식도조영검사(esophagography) 상부위장관 조영검사(upper gastrointestinal series) 저긴장성 십이지장 조영검사(hypotonic duodenography)
하부소화계통 (lower gastrointestinal system)	소장조영검사(small bowel series) 대장조영검사(colon study) 배변조영검사(defecography) 대장정복술 (reduction of large bowel or ntussusception reduction) Wangensteen rice projection 대장통과시간측정검사(colonic transit time study, CTTS)

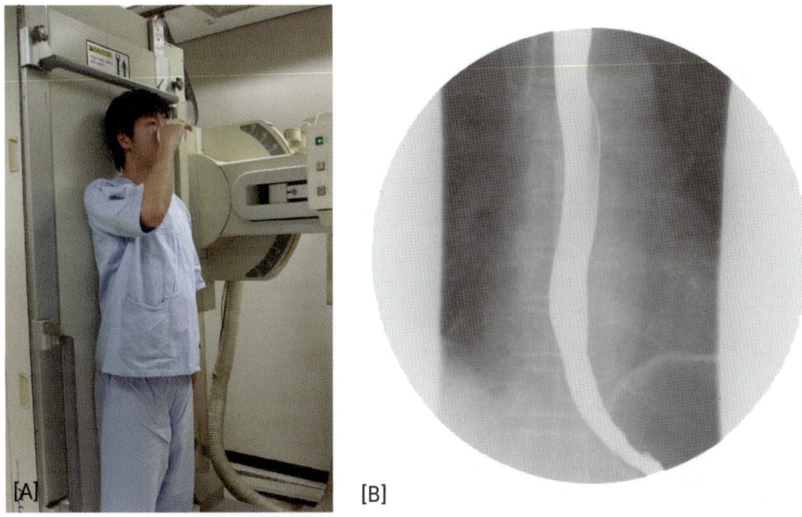

(a) 식도조영검사의 자세(erect AP)[A]와 정면통과영상[B]

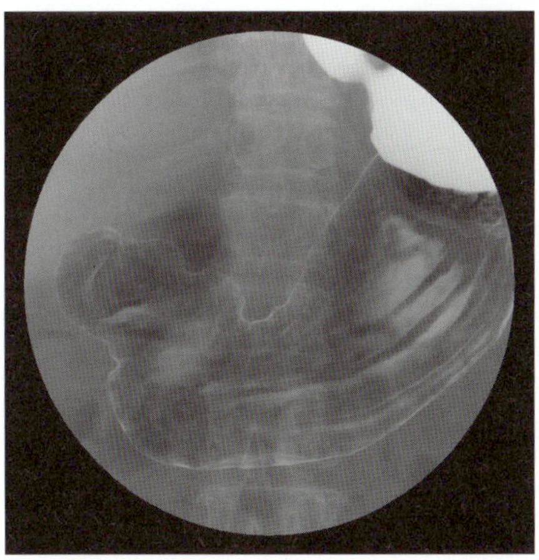

(b) 위장조영검사 영상

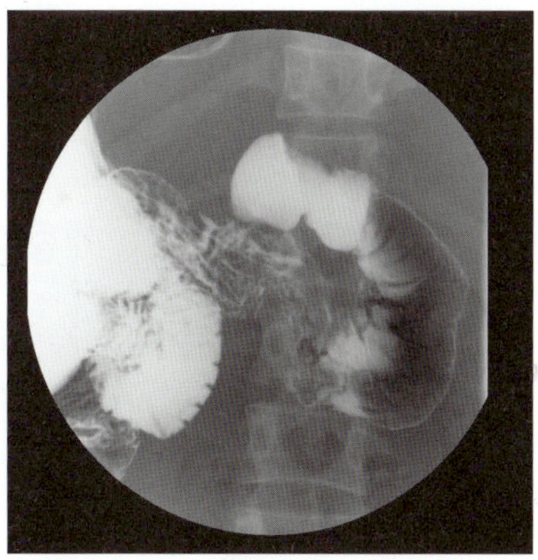

(c) 십이지장창자조영검사 영상

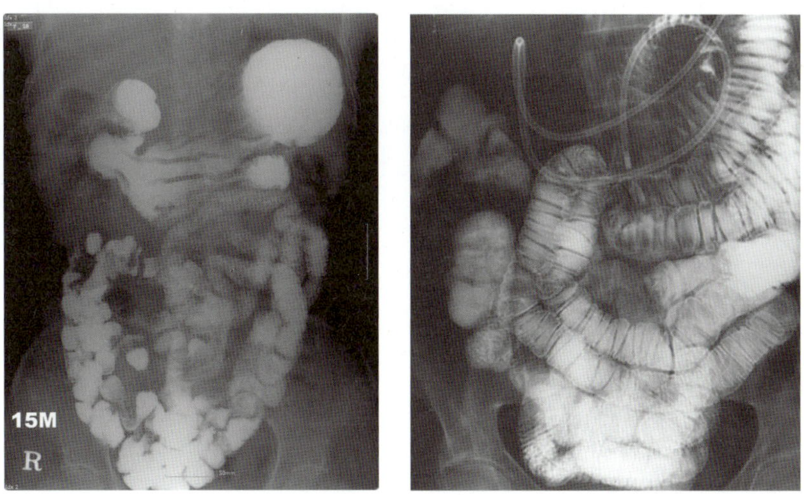

(d) 소장조영검사 영상

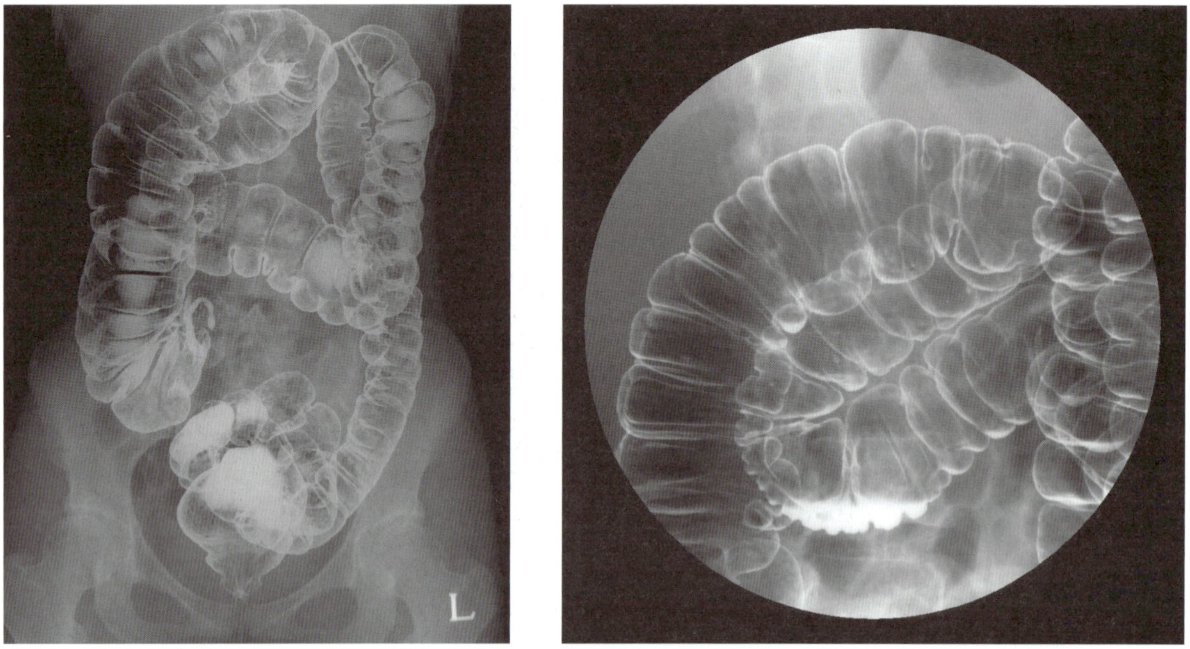

(e) 대장조영검사 영상

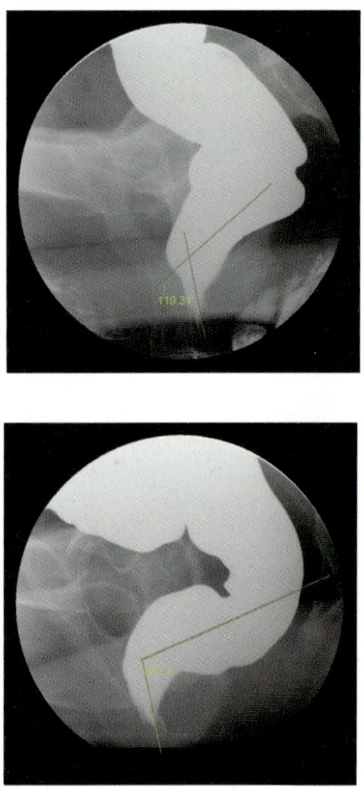

(f) 배변조영검사 영상

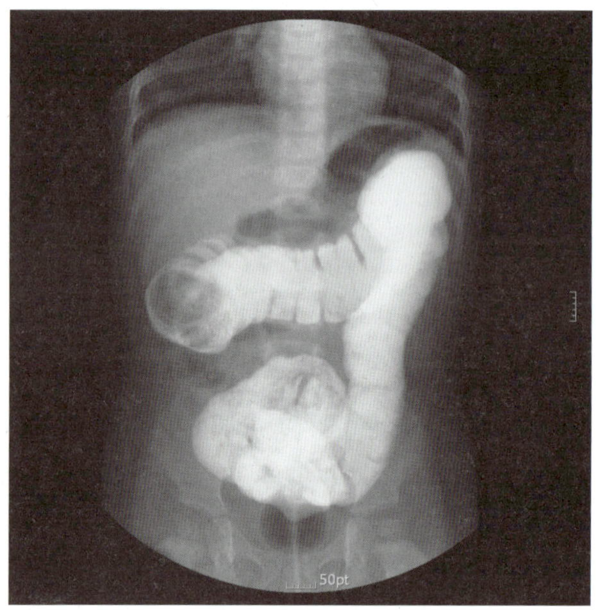

(g) 대장정복술 영상

그림 6-18 **소화기계통검사 영상**

② 간·담관계통 조영술

간(Liver)은 혈액의 화학적 조성을 여러가지 방법으로 조절하는 기능을 가지며 쓸개즙을 생산하고 분비하는 장기이다. 간은 생체내 최대의 장기일 뿐만 아니라 당대사나 단백질대사 등의 많은 기능을 가지고 있다. 간의 주위 또는 연관된 장기는 쓸개(gall bladder), 이자(pancreas) 등이 있어서 간과 관련한 질환 또한 대단히 많고 다양하다.

간 및 쓸개관계 검사도 다양하며, 질병의 진단 및 치료에 많은 도움을 주고 있다(표 6-2), (그림 6-19, 20).

표 6-2 **간·담관계통 조영검사의 종류**

주입방법	검사종류
1) 구강내(oral)	경구담낭조영술(Oral cholecystography ; Oral G.B)
2) 정맥내 (intra venous)	경정맥성 담도조영술(Intra venous cholangiography ; I.V.C)
	점적주입 담도조영술(Drip infusion cholangiography ; D.I.C)
3) 직접(direct)	경피경간 담도조영술(Percutaneous transhepatic cholangiography ; P.T.C) 경피경간 담즙배액술(Percutaneous transhepatic biliary drainage ; P.T.B.D) 내시경적 역행성담도·췌관조영술(Endoscopic retrograde cholangiopancreatography ; E.R.C.P) 내시경적 역행성 담즙배액술(Endoscopic retrograde biliary drainage ; E.R.B.D) 내시경적 경비적 담즙배액술(Endoscopic nasobiliary drainage ; E.N.B.D) 수술 중 담도조영술(Operative cholangiography ; O.P.C) 수술 후 담도조영술(Post-operative cholangiography ; Post O.P.C)

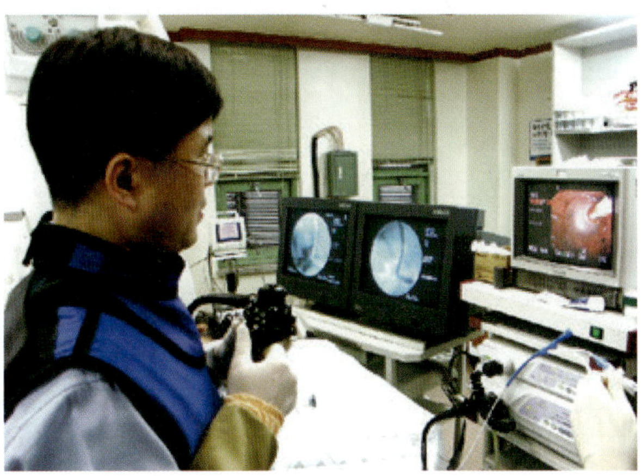

그림 6-19 **ERCP 검사**

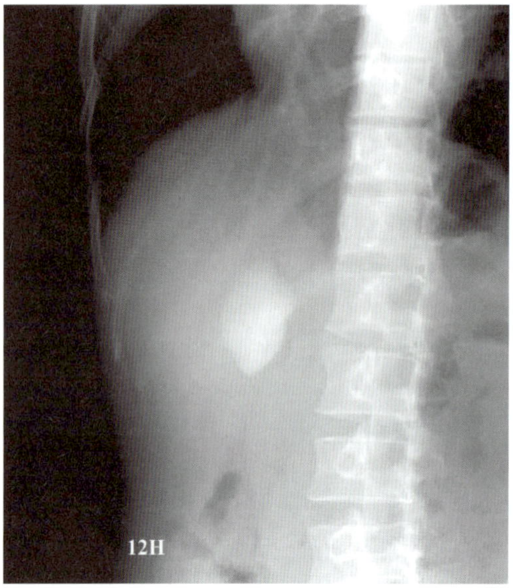

(a) 담낭조영검사 영상

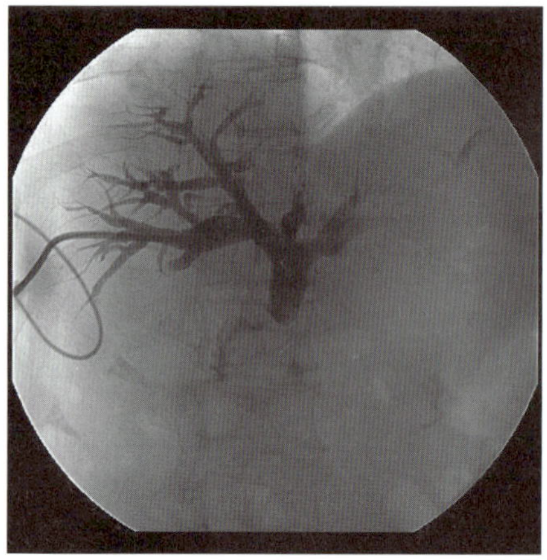

(b) 경피경간 담즙배액검사 영상

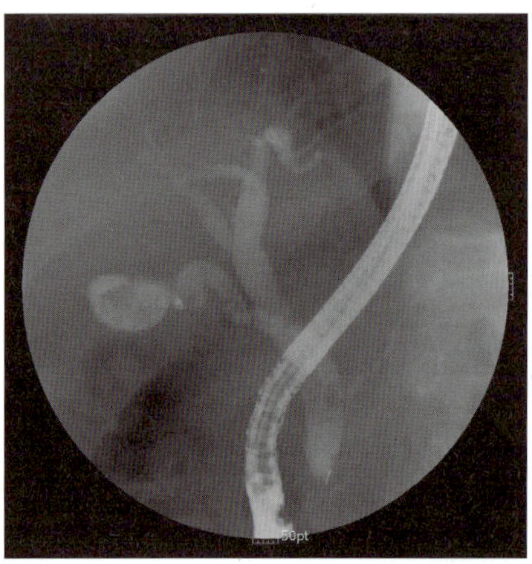

(c) 내시경적 역행성 담도 이자검사 영상

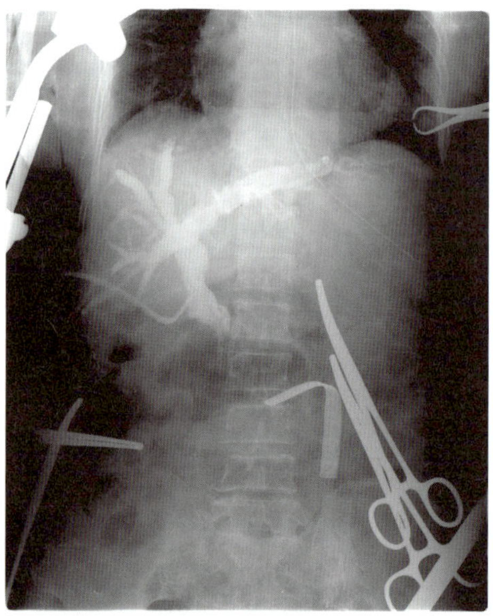

(d) 수술 중 담도조영검사 영상

그림 6-20 **간·담관계통검사 영상**

③ 비뇨계통 조영술

비뇨계통은 신장, 요관 및 방광에 이르는 구조로 되어 있고, 소변 형성과정에서 혈당과 간질액을 조절하고 있다. 혈장량과 전해질 및 pH를 조절하는 인체의 중요한 비뇨계통의 질병진단을 위해 촬영되는 조영검사를 실시한다(표 6-3, 그림 6-21, 22).

● 표 6-3 **비뇨계통의 X선 조영검사의 분류**

주입방법	조영제 주입방법		검사 종류
단순촬영	Scout 영상		복부단순 X선촬영(Kidney, Ureter, Bladder : KUB)
조영술	하행성	정맥내 (배설성)	경정맥 신우조영술(Intravenous pyelography : IVP) 또는 경정맥 요로조영술(Intravenous urography : IVU) 신속 정맥신우조영술(Rapid sequence pyelography : RSP) 점적주입 신우조영술(Drip infusion pyelography : DIP)
		직접천자	하행성 신우조영술(Antegrade pyelography : AGP) 경피적 신루설치술(Percutaneous nephrostomy : PCN)
	역행성		역행성 신우조영술(Retrograde pyelography : RGP) 방광조영술(Cystography) 역행성 요도조영술(Retrograde urethrography : RGU) 배뇨중 방광요도조영술(Voiding cystourethrography : VCUG) 금속사슬 방광요도조영술(Metallic chain cystourethrography : CCU)

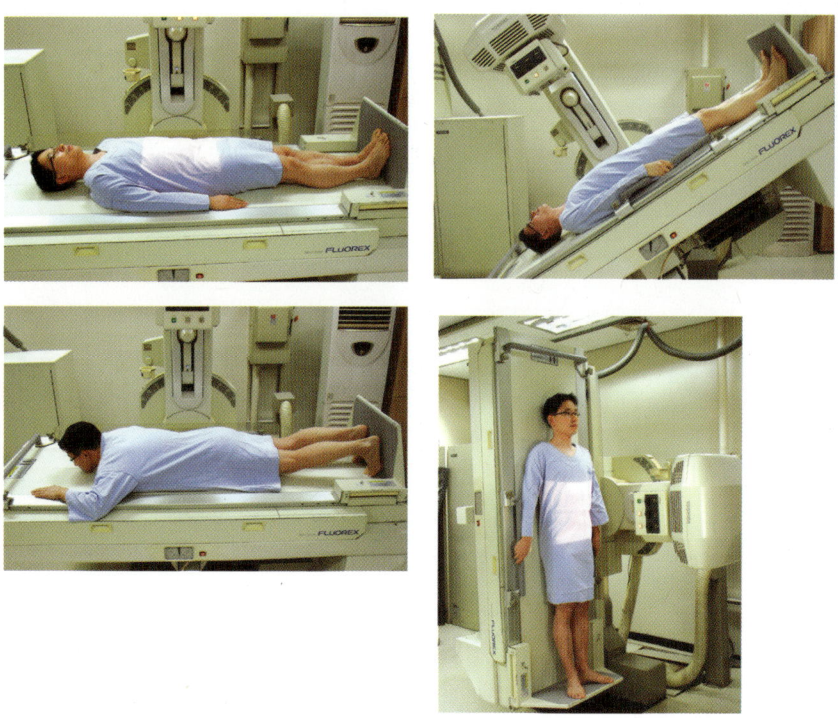

● 그림 6-21 **비뇨계통 조영술 자세**

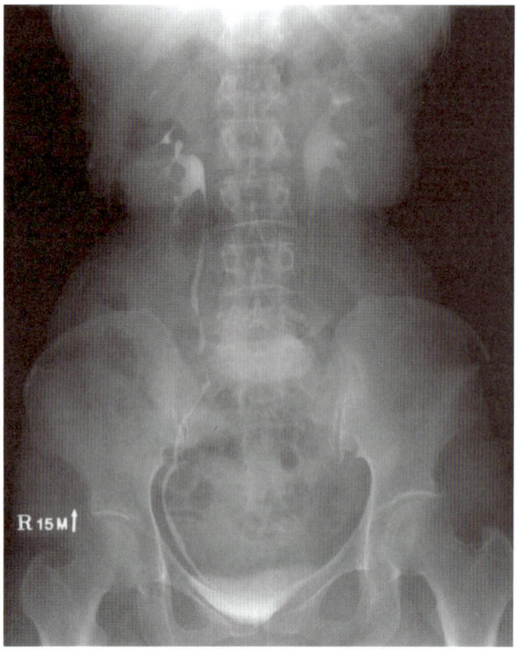

(a) 경정맥 요로조영검사 영상

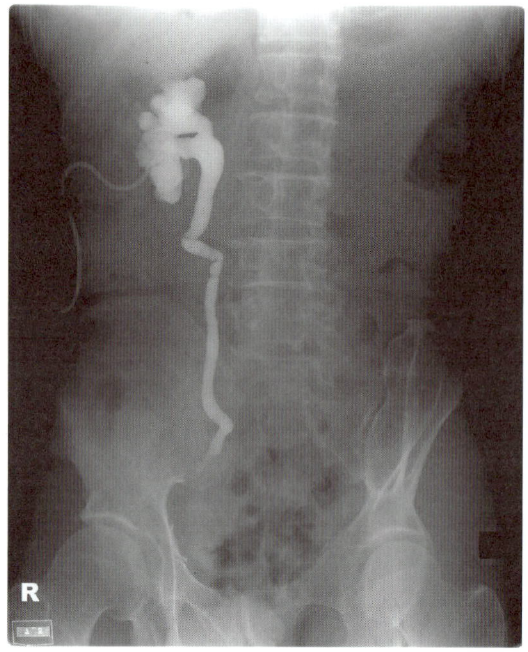

(b) 하행성 신우조영검사 영상

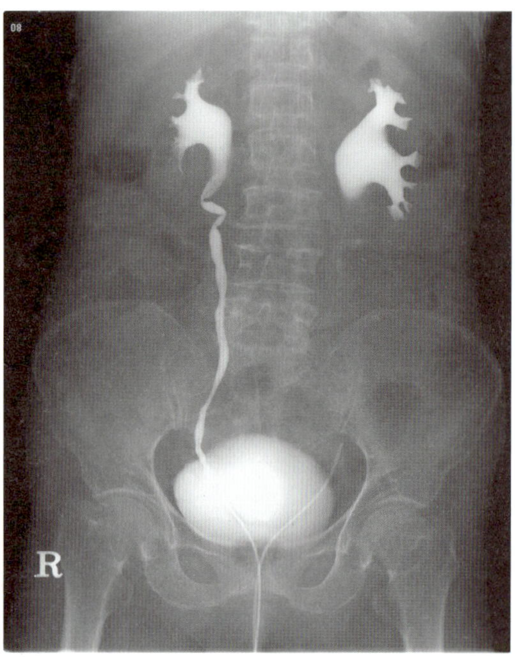

(c) 역행성 신우조영검사 영상

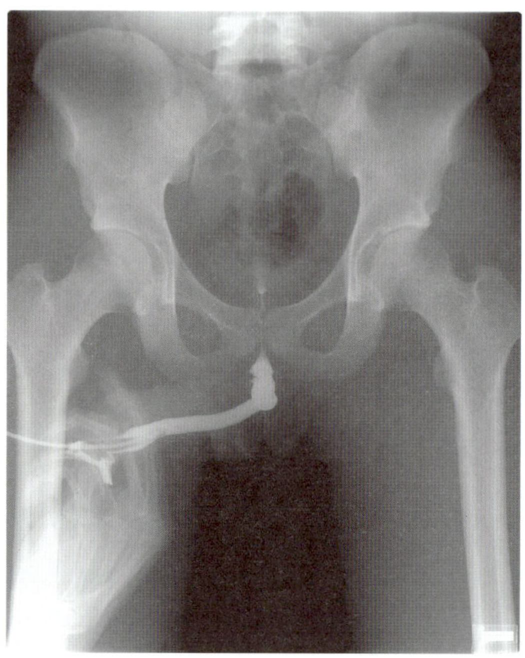

(d) 역행성 요도조영검사 영상

그림 6-22 **비뇨계통검사 영상**

④ 기타 투시조영술

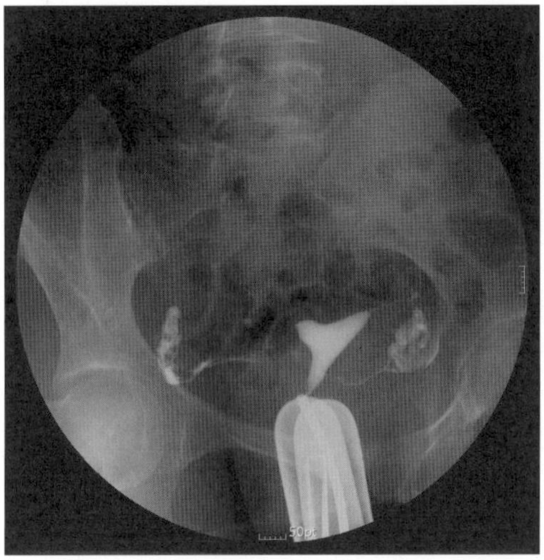

(a) 자궁난관조영검사 영상

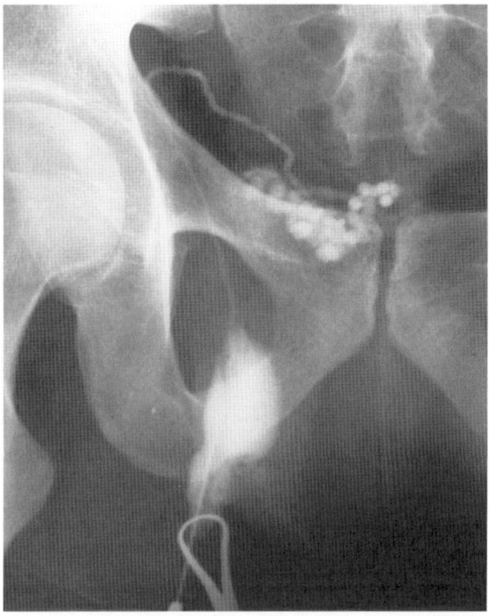

(b) 정낭조영검사 영상

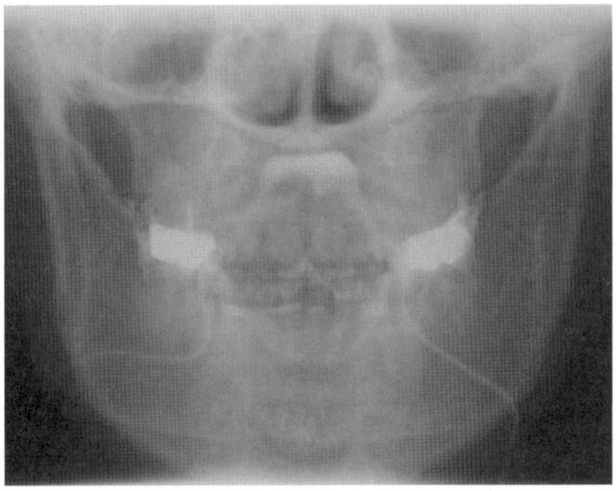

(c) 침샘조영검사 영상

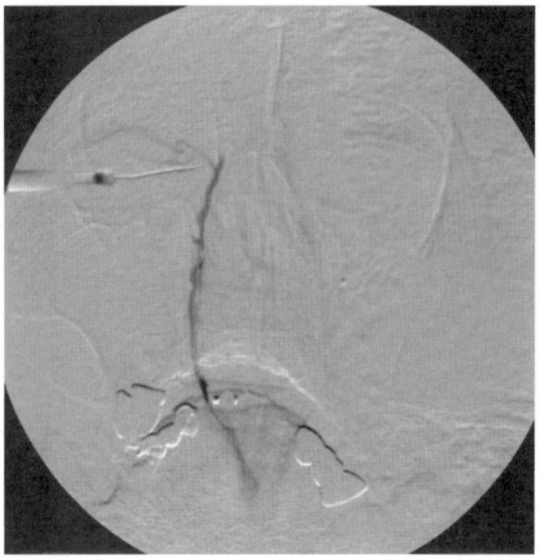

(d) 누낭(눈물주머니)검사 영상

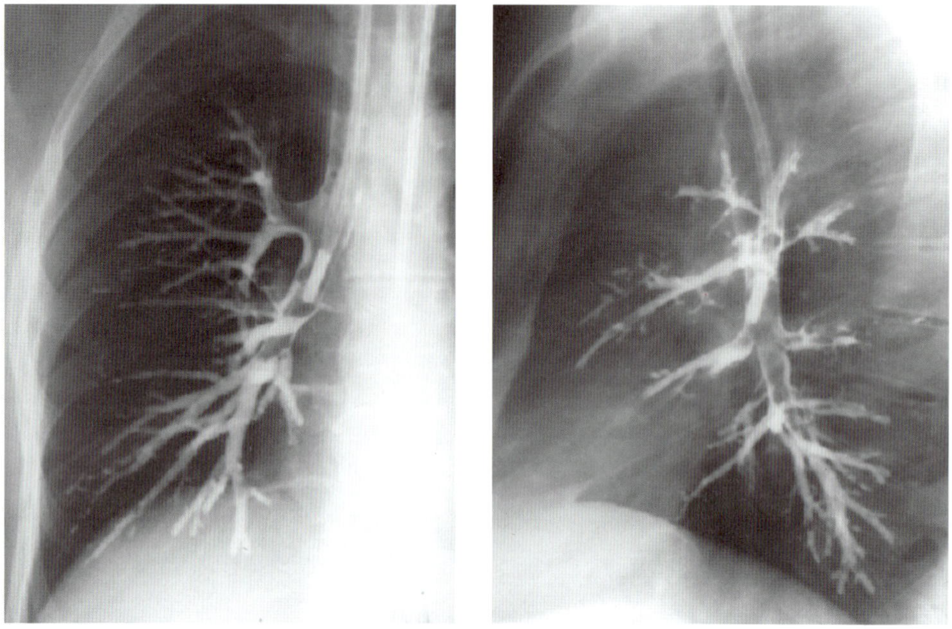

(e) 기관지조영 영상

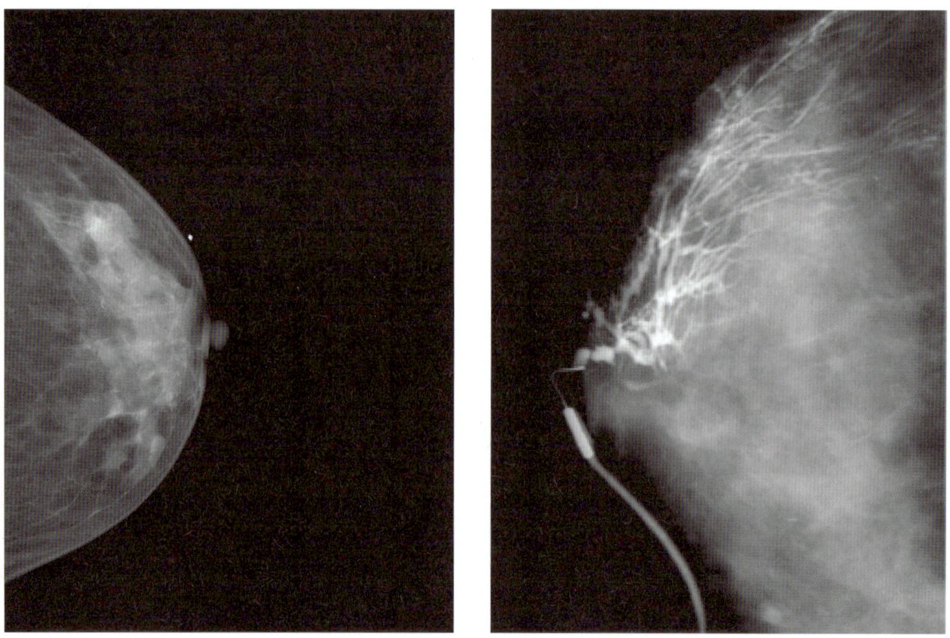

(f) 유방조영 영상

그림 6-23 **기타 조영검사 영상**

3 혈관조영술(Angiography)

1) 혈관조영술의 정의

방사선은 몸의 단단한 부분은 잘 투과하지 못하며 일반 촬영에서 부드러운 부분은 검게, 골조직은 하얗게 보이게 된다. 몸에 방사선이 투과되지 않은 물질을 넣으면 방사선 투시 하에 눈에 보이게 되므로 혈액과 섞일 수 있는 조영제를 혈관 안에 주입하게 되면 조영제는 흐르는 혈류에 섞여 혈관을 따라 동맥, 모세혈관, 정맥 순으로 몸을 순환하게 된다. 이런한 원리를 이용하여 영상의학과에서 체외에서 개복이나 절개없이 허벅다리부위인 샅고랑(서혜부)의 혈관이나 팔의 위팔동맥에 피부를 통하여 카테터(catheter)라는 가는 관(2 mm 내외)을 환자의 혈관으로 넣고 조영제를 주입하여 조영제가 혈관을 타고 흐르는 동안 혈관조영장비를 이용하여 투시 모니터상에서 혈관을 직접 관찰하며 혈관으로 인한 병명이나 병변의 위치, 진행 정도를 확인하는 검사이다.

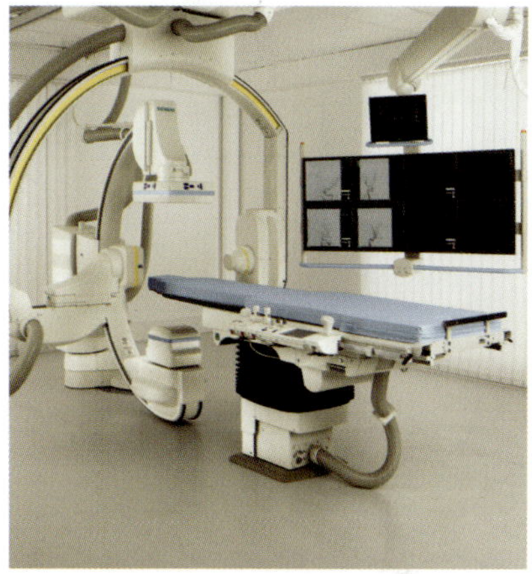

그림 6-24 **혈관촬영장치**

2) 혈관조영술의 적용

혈관조영술을 하는 가장 흔한 이유는 혈관의 폐쇄, 출혈 등 혈관질환이며 때에 따라 종양의 진단과 치료를 위한 경우도 있다. 하지의 혈관이 막히면 걸을 때 통증을 유발하고 신장의 혈관이 막히면 고혈압을, 또한 뇌혈관이 막히면 뇌경색, 뇌혈관이 터지면 뇌출혈과 같은 뇌졸중 증상을 유발한다. 혈관조영술은 어떤 혈관이 어느 곳에서 얼마만큼, 왜 막혔는지를 검사하는 기술이다.

혈관폐쇄의 가장 흔한 원인은 혈전과 동맥경화이며 그 외 혈관의 일부가 풍선처럼 부풀어올라 파열되는 동맥류의 검사에도 혈관조영술이 필수이다.

혈관조영술은 그 자체로도 치료에 이용될 수 있으며 또한 수술 전 검사로 수술의 방법과 수술부위를 결정하는 검사법이다.

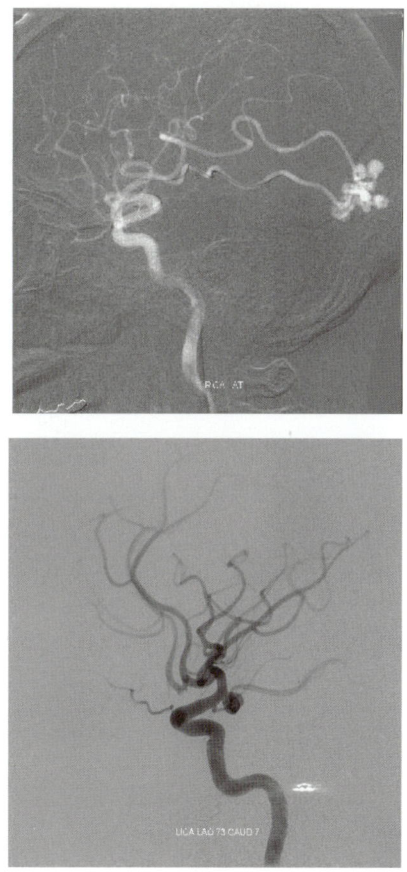

그림 6-25 **뇌혈관조영술**

(3) 혈관조영술 시술 방법

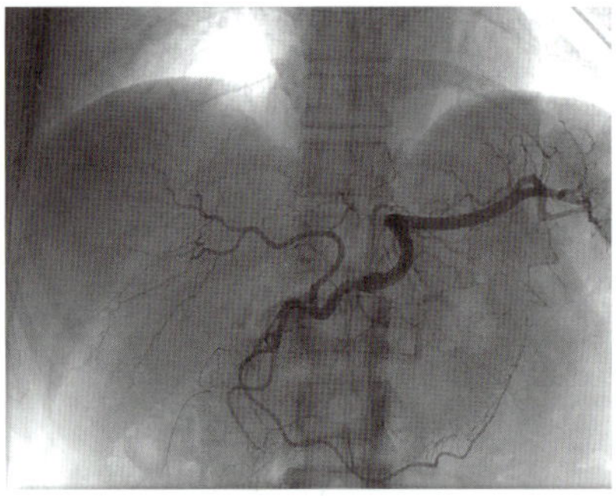

● 그림 6-26 **복강동맥조영술**

다리의 윗 부분이나 팔의 윗 부분이 천자 부위이며 이 부위를 소독 후 국소마취 한 후, 마취 부위를 2~3mm의 절개한 뒤, 위팔동맥이나 넙다리동맥으로 카테터(catheter)를 넣는다. 혈관촬영장치의 투시 모니터 화면을 보며 검사하고자 하는 혈관으로 접근시켜 시술하는 검사법으로 카테터가 제 위치에 놓이면 조영제를 주입하며 혈액 흐름을 따라 실시간 영상으로 검사하게 된다. 이때 환자는 약간의 동통과 작열감을 느끼나 정도는 심하지 않고 수 초간만 지속되고 바로 정상화가 된다. 검사 중에는 환자의 상태를 계속 확인하며 시술하고 검사시간은 보통 1시간 정도가 통상적이며 상황에 따라 좀더 많은 시간이 소요될 수 있다.

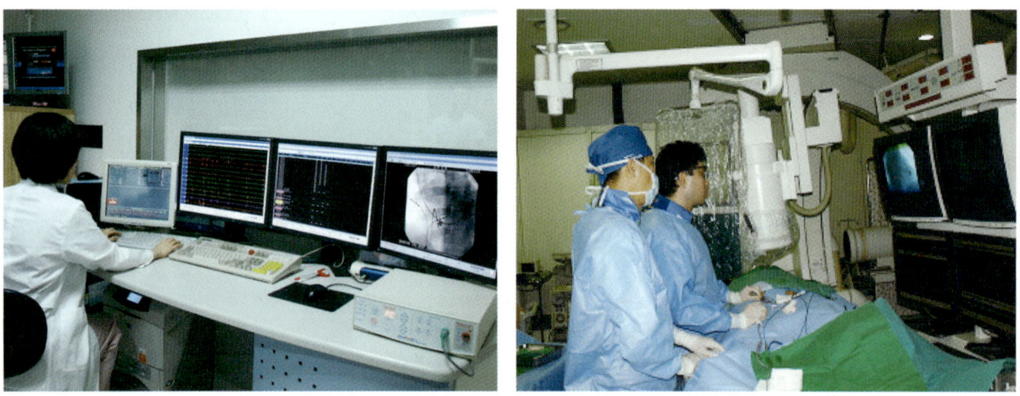

● 그림 6-27 **혈관조영술 시술**

(4) 혈관조영술을 위해 환자의 준비할 사항

자정 이후는 금식해야 하며 당뇨로 인슐린(insulin)을 투여하고 있는 환자는 주치의와 상담이 필요하다. 혈전 용해제를 복용하는 환자는 담당의사에게 사전에 알려야 한다. 혈관 조영제에 과민반응이 있었던 환자도 미리 알려야 한다. 흡연환자는 검사 1-2일 전부터 금연하는 것이 좋다.

(5) 혈관조영술 후 주의 사항

혈관조영술을 시행한 후 동맥 천자부위를 지혈하고 출혈을 방지하기 위하여 모래주머니나 지혈도구를 이용하여 천자부위에 올려놓고 고정한 후 침상에서 8시간은 움직이지 않아야 한다. 특히 천자부의를 구부리거나 무리한 힘이 가해지지 않도록 해야 하며 간혹 혈관조영술 후 4~6시간의 관찰 후 퇴원하는 경우 24시간 동안은 가급적 누워서 안정을 취하도록하고 흡연, 운전 등은 삼가하여야 한다. 그리고 되도록 많은 수분을 섭취하는 것이 좋다.

검사부위의 거즈는 하루 정도 붙여 놓고 적어도 12시간 동안 목욕은 금지하는 것이 좋다. 만약 시술부위에 출혈이 있으면 가능한 누워서 출혈부위를 세게 압박하여 준다. 시술부위에 멍이 들거나 붓는 경우가 있으나 수일에서 수주내에 자연 치유된다. 부작용으로 조영제로 인한 알레르기 등의 부작용이 있을 수 있으며, 카테터로 인해 혈관에 손상을 줄 수 있지만 심한 경우는 흔하지 않다.

(6) 중재적 시술의 개요

진단방사선 영역에는 많은 분야가 있는데 이 중 하나가 방사선학적 중재시술이다. 중재란 말 그대로 어떤 일이나, 사건에 개입하여 그 일이나 사건을 원만히 해결될 수 있도록 함을 뜻하는 것으로 이를 의료에 적용하면 영상의학과 의사는 병원을 찾은 환자의 치료를 중재한다는 의미이다. 처음에는 영상을 통해 질병을 찾아내고 임상 의사들이 찾고자 하는 장기나 조직의 위치 및 상태를 알려주던 영상의학과 의사가 자신들의 영상에 대한 지식과 입체적인 해부학적 지식을 이용하여 환자의 치료에 직접 참여함으로써 임상의사와 환자에 도움을 주게 되었고, 이를 통한 점진적 발전이 지금의 중재적 방사선시술로 발전한 것이다.

실제로 의료기관에서는 많은 종류의 방사선학적 중재적시술이 시행되고 있는데 객혈이나 내장출혈과 같은 각종 출혈의 지혈, 동맥경화증 등의 원인으로 인한 폐쇄성 혈관질환의 혈관 재개통, 출혈의 원인이 되는 동맥류의 폐쇄, 혈관기형의 치료를 담당하고 있는 혈관계 중재적 시술이 있고 인체내 각종 농양의 배액, 폐쇄성 황달의 치료, 요로 폐쇄의 치료, 환자상태의 개선을 위한 각종 카테터 삽입술, 담관, 신장 결석증과 같은 결석의 치료 등 많은 종류의 비혈관계 중재적 시술이 시행되고 있다.

이와 같은 많은 시술들은 이전에는 외과적인 방법으로 치료를 할 수 밖에 없었으나, 많은 방법이 중재적 시술의 영역으로 이전되고 있고 또한 많은 치료법이 개발되고 있다. 중재적 시술은 내과계와 외과계를 서로 연결시키는 중계시술이며, 비교적 간단한 방사선학적 방법을 통해 대규모의 수술을 대치할 수 있는 중간적인 방법이므로 중재적 시술이라 명칭하게 된 것이다.

중재적 시술의 장점은 외과적인 수술보다 비침습적이다. 즉 환자에게 주는 정신적, 육체적인 고통이 적으며, 수술과 비슷한 정도의 효과를 얻을 수 있다. 시술에 사용되는 도구는 대부분이 직경 2mm 정도의 카테터를 이용하거나, 주사침을 이용하여 치료하므로 환부의 절개를 2-3mm만 시행하게 되어 부분마취만 시행하여 시술이 이루어진다. 시술 후 회복기간이 짧고, 입원기간을 줄일 수 있으며, 인체내부를 절개하거나 해부학적 구조를 크게 변형시키지 않으므로 시술을 반복하여 시행할 수 있다. 즉 수술을 통해 환자를 치료할 경우 재발하거나 합병증이 발생한 경우 재수술의 시행이 어려운 경우가 많으나 중재적 시술은 치료 목표장기 외에는 해부학적인 변형을 가하지 않으므로 여러 번의 반복 시술이 가능하다.

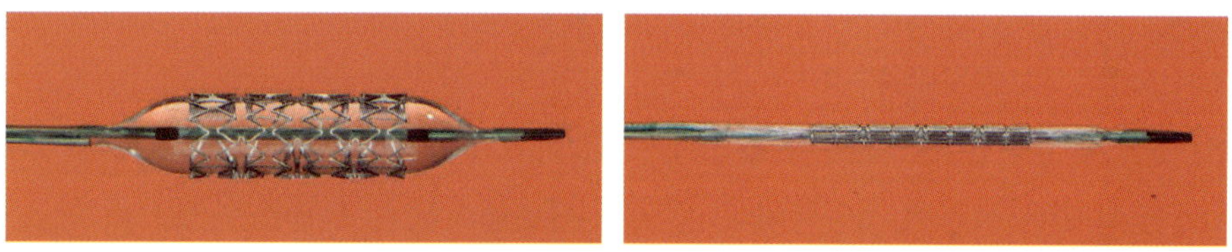

그림 6-28 **혈관 확장용 금속성 스텐트(stent) 및 색전용 폐색성코일(coil)**

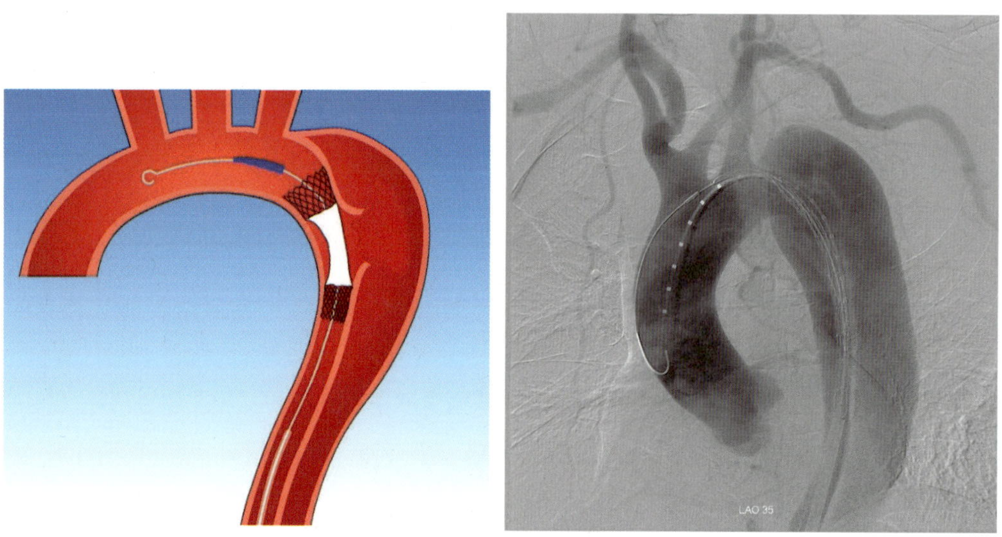

그림 6-29 **경피적 관상동맥 스텐트삽입술**(PTCS, percutaneous transluminal coronary stent insurtion)**의 한장면**

07

영상의학 II

1 초음파검사
2 전산화단층영상검사
3 자기공명영상학

영상의학 II

1 초음파검사

1) 초음파검사의 개요

(1) 초음파(ultrasonic wave)

음파(sound)란 매질 내에서 압력파에 의해 전송되는 기계적인 에너지를 의미한다. 음파는 주파수 범위가 약 20~20,000 Hz 범위에 해당하는 인간의 가청음역(audible sound limit)과 20,000 Hz 이상인 초음파(ultrasonic wave)로 구분할 수 있다. 초음파는 물질을 투과(transmission)하면서 반사(reflection), 산란(scattering), 굴절(refraction), 감쇠(attenuation)되기 때문에 초음파 주사(scan) 부위나 용도에 따라 주파수를 적절하게 조절해야 한다. 보통 사용되고 있는 진단 주파수(frequency)는 복부 검사에서 3.5~7.5 MHz, 갑상선, 유방, 고환 등과 같은 표재성 장기(superficial organ) 검사에서는 7.5 MHz 이상을 이용하며, 정형외과영역에서는 5~10 MHz가 많이 이용되고 있다. 그 밖에 검사 부위나 목적 용도에 따라서 여러 가지 주파수(1~30 MHz)를 사용한다.

초음파검사의 장점으로는 무해한 음파를 이용하므로 인체의 피해가 적어 비파괴적, 비침습적이며 신체장해가 없어, 장시간 검사가 가능하다. 검사자가 다양한 각도에서 검사할 수 있으며, 고정자세를 취하기 어려운 환자의 경우에도 대부분 검사가 가능하다는 것이다. 도플러 초음파검사를 함께 시행하면, 혈관 등의 모양과 혈관 내 혈액의 흐름에 대한 이상 병변과 심장판막 등 움직이는 장기의 정보를 얻을 수 있어 진단에 큰 도움을 받을 수 있다. 최근에는 장비의 소형화로 병실로 이동할 수 있도록 하고 있다.

초음파의 특성을 정리하면 다음과 같다.

① 기체에서 잘 전파되지 않는다.
② 액체, 고체에서 잘 전파된다.
③ 고체라 하더라도 뼈, 석회화 물질의 표면에서 강하게 반사한다.
④ 직진, 반사, 굴절, 산란 등 빛과 유사한 성질을 가지고 있다.
⑤ 주파수가 높을수록 인체 내에서 흡수가 잘된다.
⑥ MHz 단위의 주파수는 쉽게 집속할 수 있고 연부조직에서 적당한 거리로 전파된다.

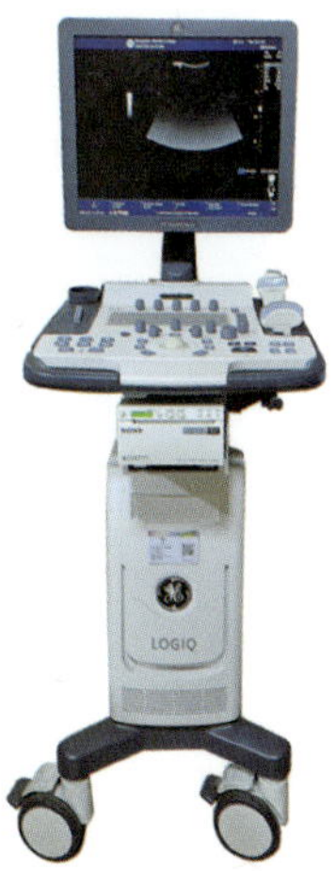

그림 7-1 최신 초음파 장치

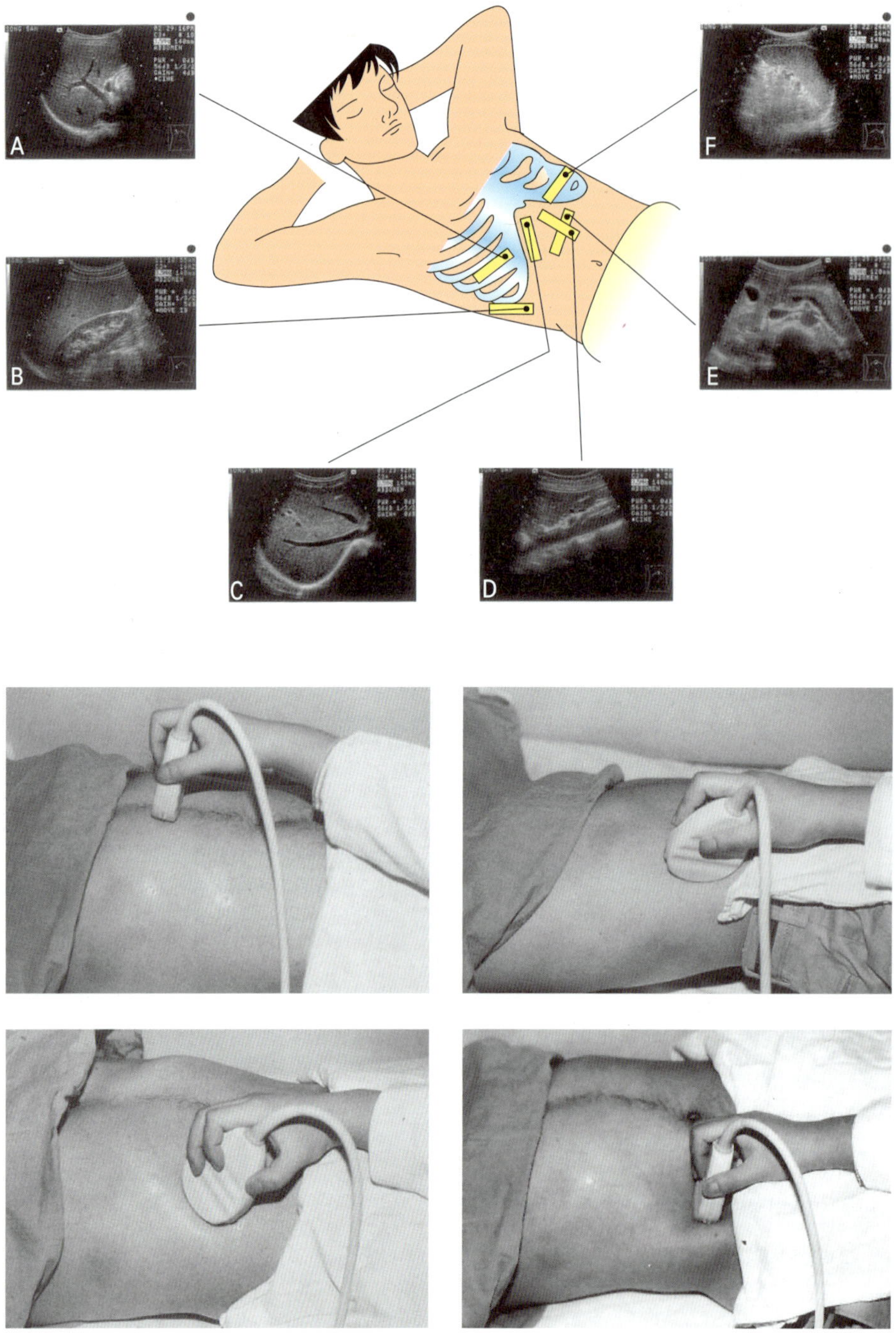

● 그림 7-2 상복부 초음파검사의 영상과 기본 주사방법

(2) 초음파의 물리적 특성

가. 주파수(frequency, f)

주파수(f)는 1초 동안 파(wave)가 반복되는 횟수를 의미하며, 단위는 Hz(hertz)를 사용한다. 또한 파(wave)가 1회 반복될 때까지의 시간을 주기(T)라고 말하며 (millisecond, ms)의 단위를 사용한다. 따라서 주파수의 역수는 주기가 된다. 주파수와 주기의 관계를 일반식으로 표시하면 다음과 같게 된다.

$$f = 1/T$$

f = 주파수

T = 주기

예를 들어, 1,000 Hz의 경우 주기는 1/1,000초, 즉 0.001초 = 1 ms이며, 파(wave) 1회 분에 소요되는 시간은 1 ms라고 말하게 된다.

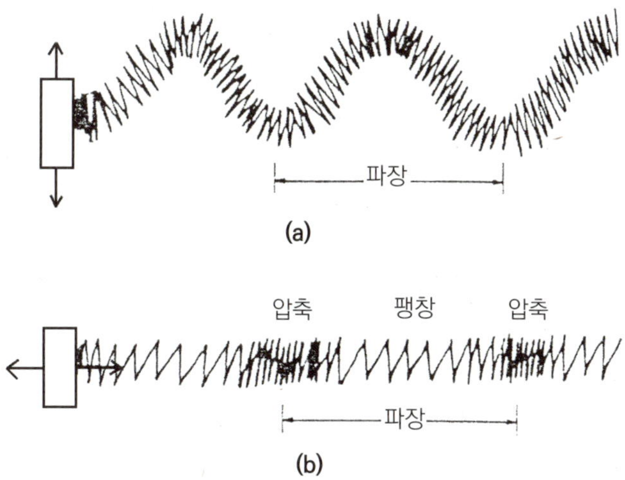

그림 7-3 **횡파(a)와 종파(b)**

나. 음파의 종류(type of sound wave)

음파의 종류는 횡파(transverse wave)와 종파(longitudinal wave)로 구분할 수 있다(그림 7-3).

종파는 에너지의 전달이 장구를 치면 장구 표면의 울림에 의해 공기의 주기적인 압축과 팽창의 반복으로 음파가 형성되는 것처럼, 입자의 운동과 파의 진행 방향과 같은 방향으로 전달하는 형태를 말한다. 즉 매질 속에서 분자가 앞뒤로 진동하여 매질의 분자 운동방향과 초음파의 진행방향이 평행한 것을 말한다.

횡파란 거문고 줄을 튕기면 줄은 좌우로 움직이고, 음파는 거문고 줄과 수직인 방향으로 줄을 따라 진행하게 되는 것처럼(진행방향에 수직으로 매질분자가 상하 진동하는 파동) 입자의 운동이 파의 진행방향과 수직인 방향으로 진동하는 형태를 말한다.

다. 음파의 속도(velocity, v(m/s))

음파의 전파 속도에 영향을 주는 인자를 음향변수라 한다. 음향변수에는 밀도(density, ρ), 온도(temperature), 강성도(압력, 분자 간 거리, 분자 운동) 등이 관여한다. 강성도(stiffiness, B)란 체적탄성률(bulk modulus)이라고도 하며, 등방성 압축력을 받는 물체의 저항하는 정도를 뜻한다.

강성도 : 공기(air)<지방(fat)<연부 조직(soft tissue)<근육(muscle)<뼈(bone)

$$v(m/s) = \sqrt{\frac{B}{\rho}}$$

일반적으로 매질의 온도가 높고, 밀도가 높을수록 음파의 전파속도가 빨라진다(표 7-1). 따라서 우주(진공)에서는 음파가 전달되지 않는다. 음향변수는 매질의 상태에 따라 변한다.

표 7-1 초음파의 전파속도와 음향 저항(impedance)

매질	전파속도(m/s)	음향 저항(impedance) ($1,000^2$ kg/m^2/sec)
공기 중에서	331	0.0004
물(25℃)	1,498	1.48
연조직(평균)	1,540	1.63
지방	1,450	1.38
뇌	1,541	1.58
신장	1,156	1.62
간장	1,549	1.65
혈액	1,570	1.61
수정체	1,620	1.84
근육	1,585	1.70
뼈(골)	4,080	7.80

(3) 초음파의 상호작용

가. 반사(reflection)

초음파는 서로 다른 매질의 경계면에서 반사한다. 에너지의 반사량은 각 조직의 음향 임피던스 차, 입사각에 따라 결정되며, 두 조직의 밀도와 음파의 전파속도가 같으면 초음파는 경계면을 완전히 통과하지만 음향 임피던스가 서로 다르면 경계면에서 초음파 에너지가 반사하게 된다.

나. 굴절(refraction)

초음파가 한 조직을 일정한 속도로 진행하다가 다른 조직의 경계면에 도달하면 음파의 진행 방향이 굽어지는 현상으로 수직입사 하거나 또는 두 매질의 전파속도가 같으면 발생하지 않는다. 따라서 굴절은 매질 중의 전파속도와 밀접한 관계가 있다.

다. 산란(scattering)

초음파 빔의 파장보다 불규칙하거나 작은 면을 가진 반사체에 부딪칠 때 초음파 빔이 여러 방향으로 흩어지는 것을 말한다. 인체에서 가장 중요한 에코(echo) 발생원이며, 산란에 의한 에코는 그 크기가 작지만 장기 내부를 표현하는 반점의 발생원이다. 빔의 일부가 초음파 영상 형성에 도움을 준다. 스캔된 조직이나 장기의 윤곽은 반사에 의해 결정되고 내부 에코 패턴(internal echo pattern)은 산란에 의해서 중점적으로 결정된다.

(4) 초음파 탐촉자의 종류(probe type)

가. 선형 프로브(linear probe)

탐촉소자(진동자)를 선상으로 배열한 형태(lineal switch array)로써 보통 256~512개의 소자를 여러 그룹으로 나누어 위상차에 의해 순차적으로 가전시키면 구면파가 합성되고 소자로부터의 먼 거리에서 평면파가 된다(그림 7-4).

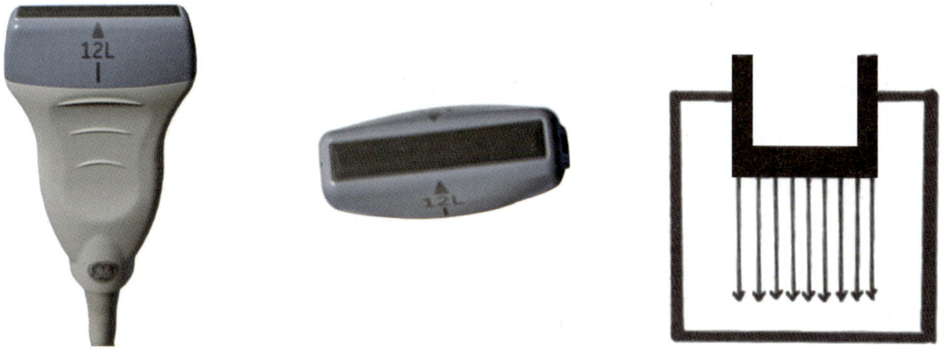

● 그림 7-4 **선형 프로브**

선형전자주사형 프로브는 섹터형 프로브에 비해 근거리의 시야가 넓으나 갈비뼈 아래 또는 갈비뼈 사이 주사에는 부적합하다. 따라서 상복부보다 하복부검사에 이용하고 7.5 MHz의 고주파 선형프로브는 크기가 작아 갑상선 및 유방 초음파검사에 활용한다.

나. 부채꼴형 프로브(sector type probe)

선형으로 배열된 탐촉소자에 각각 시간차를 주어 초음파 선속의 방향을 변화(deflection)시켜 부채꼴 형태의 선속을 방사하는 프로브이다(그림 7-5). 보통 탐촉소자는 32~96개를 사용하며 섹터 각(음속의 각)은 45°~100° 정도이다. 음속이 퍼져나가므로 피부 접촉면 가까운 부분에서의 검사가 곤란하고 원거리에서 넓은 영역을 관찰할 수 있으나 섹터 각이 너무 크면 원거리의 분해능이 저하되는 단점이 있다. 부채꼴형 프로브는 주로 심장검사에 사용하고 복부검사 시 갈비뼈 사이 주사에 응용할 수 있다.

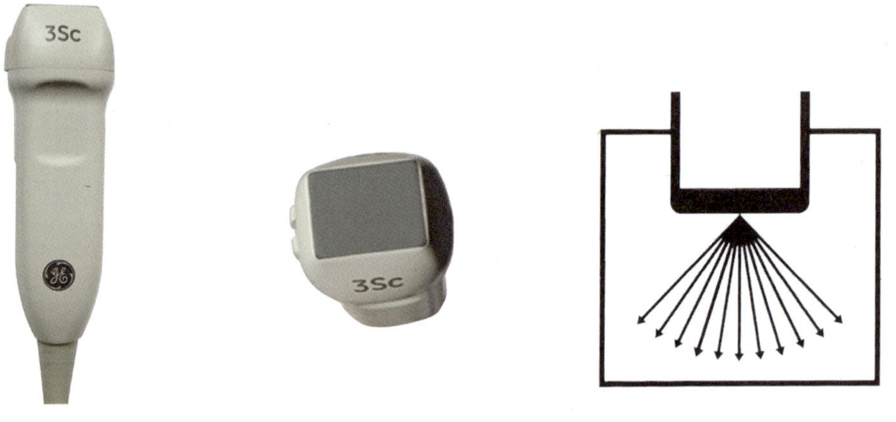

● 그림 7-5 **부채꼴형 프로브**

다. 볼록형 프로브(convex type probe)

볼록형 프로브는 선형 프로브과 선형 프로브의 단점을 보완한 절충형이다. 탐촉소자의 배열은 70°~100°의 원호형으로 볼록하게 하여 선속의 방향이 원호형으로 방사되도록 고안하였으며 위상차 배열 방식은 선형 프로브와 동일하다(그림 7-6). 이 프로브는 주로 복부 초음파검사에 이용하며, 특히 갈비뼈 아래 주사와 갈비뼈 사이 검사가 용이하다.

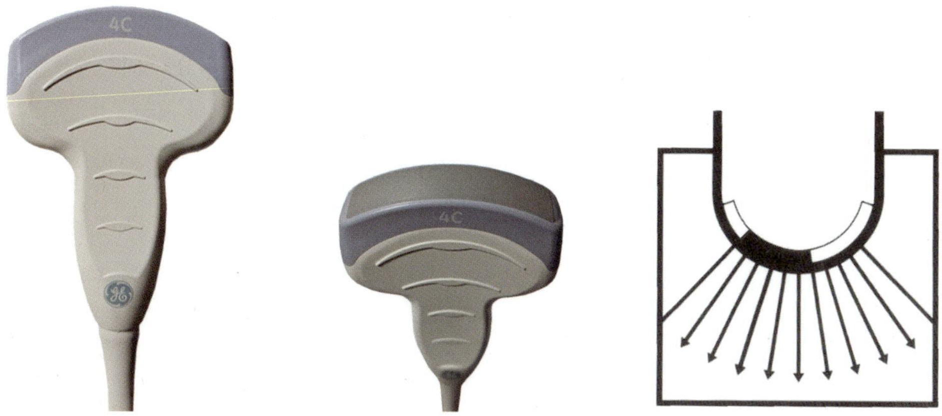

● 그림 7-6 **볼록형 프로브**

라. 경질용 프로브(transvaginal type probe)

탐촉소자가 볼록 형태로 선단 부분이 작고, 120°~200°의 원호형으로 7.5 MHz 정도의 고주파를 사용하기 때문에 투과거리가 짧지만, 분해능의 개선 효과를 기대할 수 있다. 체내에 삽입할 수 있도록 프로브가 얇고 길게 구성되어 있으며 산부인과 관련 검사에 주로 사용한다.

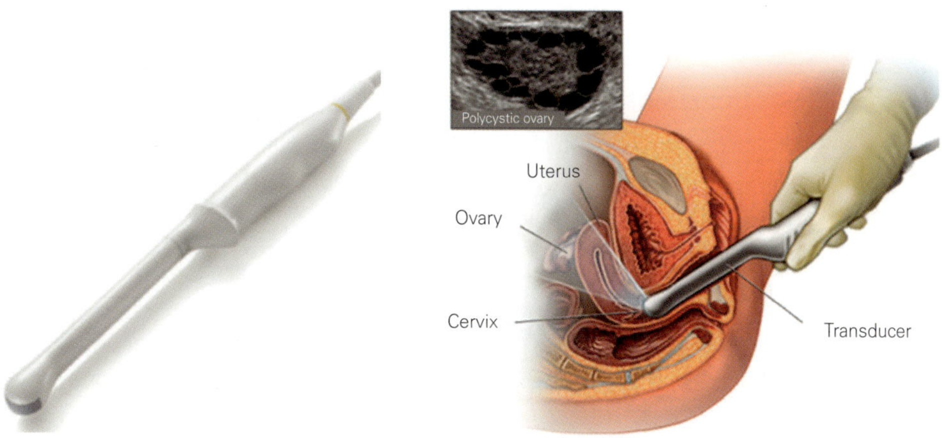

● 그림 7-7 **경질용 프로브**

(5) 초음파 교육

우리나라에서의 초음파 교육은 검사자의 검사능력에 따라 초음파검사의 질을 좌우하기 때문에 정규대학 방사선(학)과 교육과정 이외 대한방사선사협회 중앙연수원의 교육과정과 전공심화과정, 대학원과정 등을 통해서 심화교육을 실시하고 있다. 국외의 경우에는 1975년 설립된 미국진단초음파협회(The American Registry for Diagnostic Medical Sonography, ARDMS)를 통해 초음파 진단 분야의 시험 및 인증 자격을 관리하고 있다. 이 단체는 독립된 국제적 비영리조직이기 때문에 여러 의료 초음파 관련 자격증 중에서 국제적으로 가장 공신력 있는 자격증으로 평가받고 있다.

① ARDMS 인증 자격증

ARDMS에서는 의사 직군과 보건의료인 직군이 응시할 수 있는 인증 자격증이 분리되어 있으며 이 중 보건의료인 직군은 아래와 같이 4개의 종류가 있고 그 안에 11개의 Specialty로 분류되어 있다.

가. RDMS (Registered Diagnostic Medical Sonographer, 진단초음파사)
- * Abdomen (AB, 복부)
- * Breast (BR, 유방)
- * Fetal Echocardiography (FE, 태아)
- * Obstetrics and Gynecology (OB/GYN, 산부인과)
- * Pediatric Sonography (PS, 소아)

나. RDCS (Registered Diagnostic Cardiac Sonographer, 심장초음파사)
- * Adult Echocardiography (AE, 성인)
- * Fetal Echocardiography (FE, 태아)
- * Pediatric Echocardiography (PE, 소아)
- * 이 중 FE는 시험 선택에 따라 RDMS 또는 RDCS에 속할 수 있음

다. RVT (Registered Vascular Technologist, 심혈관 초음파사)
- * Vascular Technology (VT)

라. RMSKS (Registered in Musculoskeletal Sonographer, 근골격초음파사)
- * Musculoskeletal Sonography (MSKS)

② ARDMS 인증 자격시험 및 응시 자격

ARDMS 인증 자격시험 지원자는 서류심사를 통해 응시자격을 평가한다. 서류심사는 국내 방사선(학)과 졸업생일 때 환자와 직접적으로 관련이 있는 교육과정의 이수 여부를 심사하며 특히, 환자 간호(Patient Care) 교과목 이수를 중요하게 판단한다. 그리고 주 5일 동안 하루에 8시간에 해당하는 종일 근무(Full Time)로 12개월 이상 병원에서 정식으로 근무하거나 반일

근무(Part Time)로 2년 이상을 병원에서 정식으로 근무하면서 800 Case/year 이상 검사한 경력이 요구된다.

서류심사가 통과된 자는 그림 7-8과 같이 1차와 2차 시험을 응시하게 되며, 1차 시험은 기본 초음파 물리 및 계측 지식을 테스트하는 Sonography Principles and Instrumentation (SPI) 시험이고, 2차 시험은 본격적인 전문 임상 영역에 관한 시험이다. 보건의료인 직군이 응시할 수 있는 모든 분야에서 SPI는 공통적으로 응시해야 하는 1차 시험이다. SPI는 취득 후 5년간 유효하며 이때 다른 종류의 인증 자격 응시할 때 1차 시험을 면제 받을 수 있다.

SPI 시험 응시 자격은 일반대학 또는 의대, 보건대학에서 84학점 이상을 이수하고 이 중 대학물리, 의학물리, 초음파물리 등 물리학 관련 과목을 C학점 이상 이수하거나 ARDMS에서 인정하는 보수교육(continuing medical education, CME)을 12학점 이상 받은 자이다. CME는 ARDMS에서 실시하는 온라인 수강 또는 ARDMS의 인증을 받은 한국의료초음파연수원에서 실시하는 Seminar CME를 수강하면 12학점을 인정받을 수 있다.

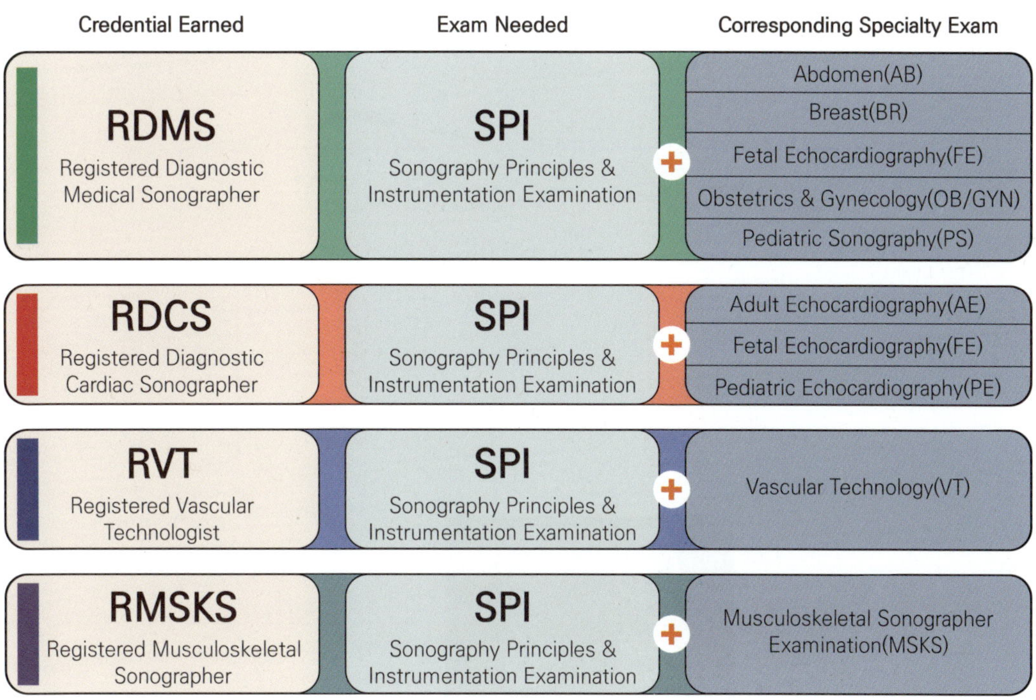

● 그림 7-8 **ARDMS에서 인증하는 초음파 자격시험 종류**

2 전산화단층영상검사

1) CT의 정의

전산화단층영상검사(computed tomography; CT)란 기존의 X선 영상법과 컴퓨터를 결합시킨 것으로 인체 각 조직의 감약계수 차이를 이용하여 영상화 하는 검사이다. 즉, X선관이 인체주변을 360° 회전하면서 X선 beam을 조사하고 인체를 투과한 감약 X선 신호를 검출하여 빛과 전기신호로 변환한다. 이 후 컴퓨터의 수학적 처리과정을 거쳐 횡단면 영상을 장치 모니터에 구현하거나 저장하여 의료영상정보를 제공하는 장치이다(그림 7-9).

특히, CT는 획득한 횡단면 영상을 이용하여 다방면의 2차원 또는 3차원 재구성영상으로 후처리가 가능하기 때문에 임상에서 다양한 병변진단에 많이 활용되고 있다.

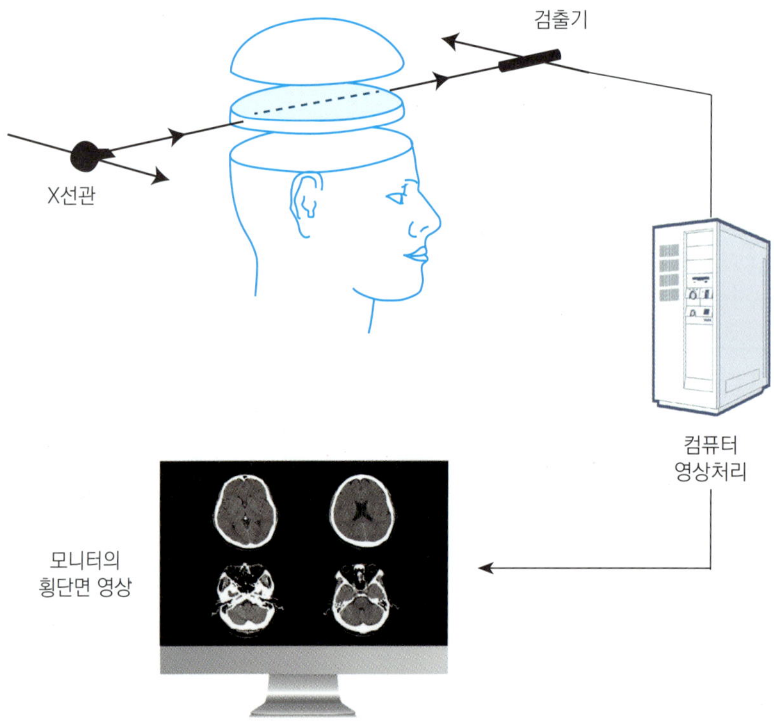

그림 7-9 **CT 영상화 흐름도**

2) CT의 역사

1972년 영국의 EMI(Electro-Musical Industries)사의 수석연구관이며 물리학자인 GN. Hounsfield에 의해 최초의 두부전용 CT장치인 EMI사의 Mark I이 개발되었다. 그리고 1974년에는 전신용 CT장치가 개발되었다. 이러한 공로로 1979년 영국의 GN. Hounsfield와 미국의 Allan Cormack이 노벨 의학상을 수상하였다.

1980년에는 Boyd에 의해 전자선빔 CT(electron beam CT; EBCT)가 개발되어 심장동맥(coronary artery)을 비롯한 순환계의 CT 영상화가 가능하게 되었다.

1991년에는 고압케이블을 통한 전원공급이 아닌 slip ring 기술을 적용한 나선형 CT(single detector helical 또는 spiral CT)가 개발되었다. 그 후 1992년 Elscint사에서 dual detector 나선형 CT를 개발하였으나 널리 호응을 얻지는 못했다. 1998년에는 8개 또는 12개의 검출기 열(detector array)을 가진 나선형 CT(4 슬라이스 MDCT)가 개발되어 한 번의 노출로 최대 4 slice의 단면 영상획득이 가능하였고, 1회 조영제 주입으로 온몸 혈관의 CT 영상 구현이 가능해졌다.

2002년 후반기에는 24개 또는 40개의 검출기 열을 가진 나선형 CT가 개발되어 한번 노출로 최대 64 또는, 128 slice의 단면영상 획득이 가능해졌다. 최근에는 하나의 gantry 안에 X선관 2개와 2개의 검출기가 1회전을 하면서 영상을 획득하는 DSCT(dual source computed tomography)가 개발되어 보급되었다.

우리나라에는 1977년 경희의료원에 머리전용 CT장치가 최초로 설치되어 가동되기 시작하였으며, 1993년 초에는 서울대학교병원에 single detector 나선형 CT가 최초로 도입되었다. 1995년 이후 경북대학교병원 등에 2대의 전자선빔 CT가 도입되어 가동되었으며, 2002년 말에 한 번의 노출로 최대 16 slice의 단면 영상획득이 가능한 장치가 도입되어 대형병원에서 주로 사용되었다. 1996년 이후 건강보험급여가 적용되면서 CT장치의 보급률이 급증하여 2022년에는 약 2,300 여대가 설치*되어 가동 중이며 매년 증가추세에 있다.

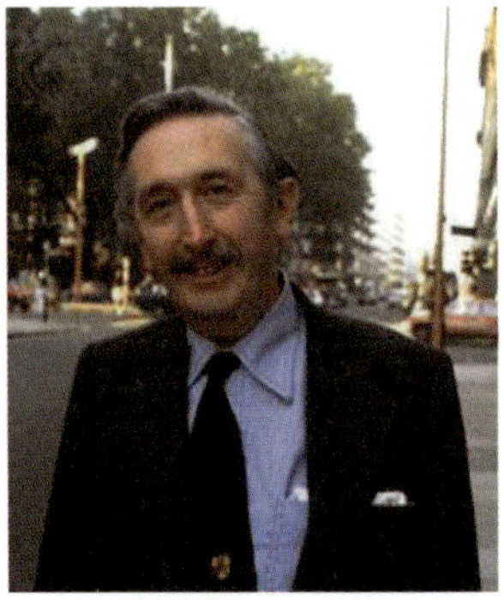

[A] Godfrey Newbold Hounsfield(1919~2004)

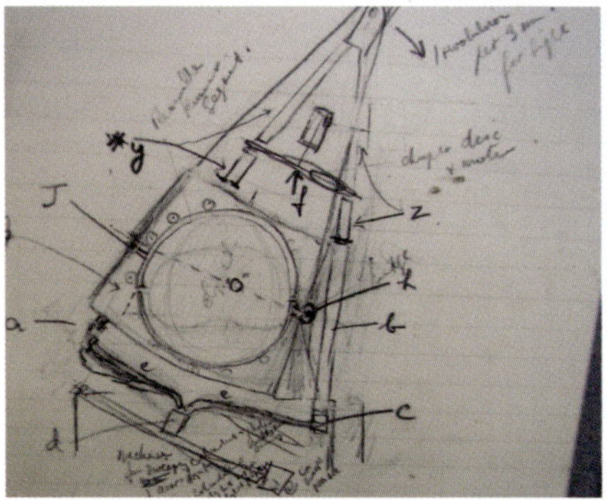

[B] Hounsfield's sketch

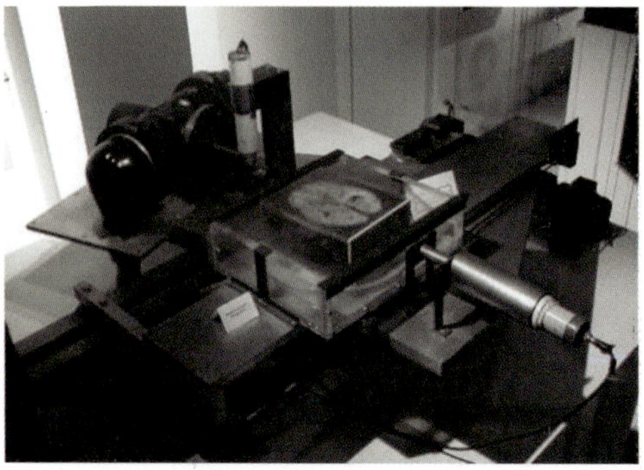

[C] Hounsfield가 실험용으로 사용한 scanner

● 그림 7-10 **CT의 개발**

* 참고 : 건강보험심사평가원 보건의료빅데이터 개방시스템_전체 의료기관의 장비보유 상세 현황(https://opendata.hira.or.kr)

3) 명칭

CT의 명칭은 여러 가지가 사용되고 있으나 국내에서는 전산화단층영상(computed tomography; CT)으로 불리고 있으며, 전산화단층촬영 또는 컴퓨터단층촬영이라고도 한다. 외국에서는 computerized tomography(CT), computer aided tomography(CAT), computer assisted tomography(CAT), computerized axial tomography(CAT), computed transmission tomography(CTT)라는 명칭도 사용하고 있다.

4) CT장치의 분류

Scanning geometry란 X선을 발생시켜 인체에 투영시키는 원리와 감약된 X선 에너지를 검출기에서 획득하는 기하학적 원리 즉, 스캔하여 감약신호를 획득하는 방식을 일컫는 용어이다. 이는 CT의 발달과정과 밀접한 관계를 가지고 있어 세대(generation)를 구분하는 기준으로 활용된다.

따라서, CT장치는 scanning geometry, X선관과 검출기의 운동방식 그리고 검출기의 수를 기준으로 발달과정과 세대를 분류하고 있다.

(1) 1세대 장치

Parallel beam geometry는 서로 평행하게 배열되어 검출기로 향하는 X선이 피사체를 투영하여 projection profile을 획득하는 방법이다. 1세대의 머리전용 CT장치에서 사용되었으며 갠트리 내에는 1~2개의 검출기가 내경이 좁은 실린더 콘(cone)에 부착된 X선관과 마주보고 위치하고 있다.

X선관과 검출기가 직선 운동에 X선을 노출하고 직선운동이 끝난 후 다음 노출을 위해 1° 정도 회전한다. 이러한 운동을 환자 주위로 180°까지 반복하여 각 방향에서의 감약 데이터를 획득한다. 이러한 스캔 방법을 rectilinear pencil beam scanning이라고 하며 한 슬라이스를 얻기 위해 약 5분의 시간이 소모되었다(그림 7-11[A]).

(2) 2세대 장치

1세대 장치의 결점을 보완하기 위해 개발된 2세대 CT장치는 좁은 부채형 선속(narrow fan beam)을 사용하고 수십 개의 검출소자를 사용하였다. 1세대의 장치와 마찬가지로 직선운동과 회전운동을 하지만 1세대의 1°정도 회전에 비해 10°정도로 넓게 하여 180°까지 반복하여 스캔한다.

부채형 선속의 사용으로 1세대에 비해 영상의 질적 향상과 더불어 스캔시간이 많이 단축되었다. 그러나 한 슬라이스를 얻기 위해서는 약 1분의 스캔시간이 필요하였고, 부채형 선속 사

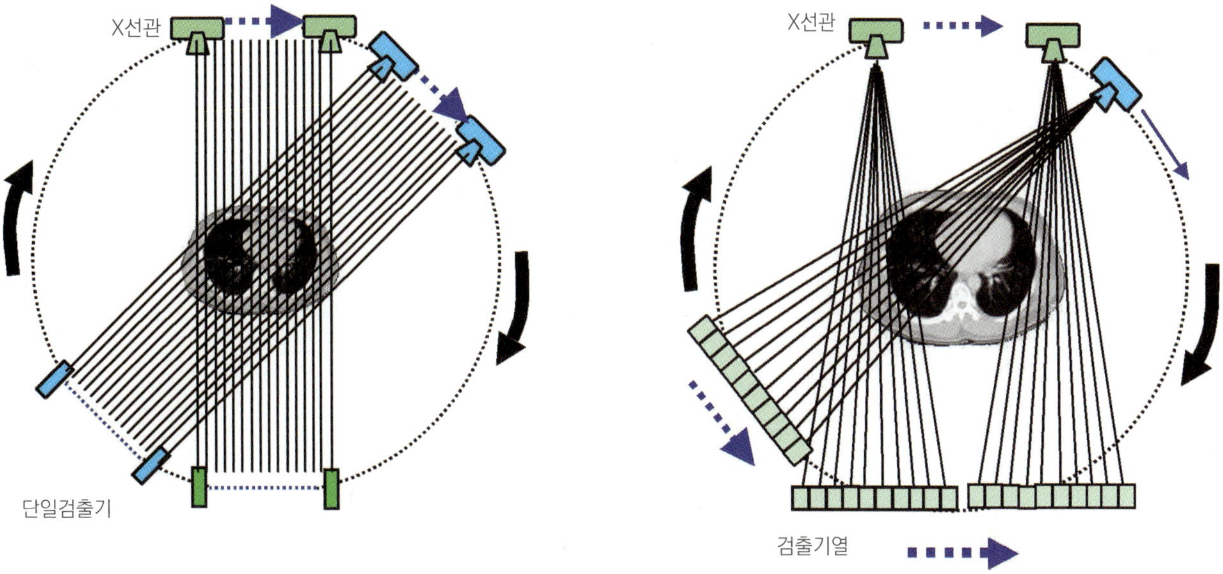

[A] 1세대 CT장치　　　[B] 2세대 CT장치

● 그림 7-11 **CT장치의 세대별 기하학적 운동방식**

용으로 산란선이 증가되어 이를 줄이기 위해 나비넥타이형 필터(bowtie filter)가 사용되기 시작하였다(그림 7-11[B]).

(3) 3세대 장치

X선관과 검출기가 마주보며 360° 회전하며 스캔하는 방식이다. 즉, 직선운동과 회전운동을 같이 하는 1, 2세대와 달리 회전운동만 하는 것이 특징이다. 200~900개의 검출소자가 사용되어 영상의 분해능이 향상되었으며, 한 영상을 얻기 위한 스캔 시간이 1~10초로 단축되어 움직임이나 호흡에 의한 인공물과 피폭선량이 현저히 줄었다.

넓은 부채꼴 선속(40°~50°)을 사용하였고, 고압케이블로 전원을 공급하여 회전 시 감기는 것을 방지하기 위해 한 번은 시계회전방향, 한 번은 반대방향으로 회전하며 영상을 획득한 것이 특징이다(그림 7-12[A]).

(4) 4세대 장치

4세대 CT장치의 X선속은 고정되어 있는 원형의 검출기 내에 X선관이 위치하며, 데이터 획득 시 X선관만 회전운동을 한다. 넓은 부채형선속을 가지며 1,000~5,000개의 검출기를 갖는다. 4세대 장치에서는 360°의 스캔시 검출소자의 수가 view의 수를 결정한다.

4세대 CT장치는 5,000개 이상의 검출소자를 갖고 있으며 X선관의 부하를 줄이기 위해 3세대 장치보다 넓은 경사도의 fan beam을 사용한다(그림 7-12[B]).

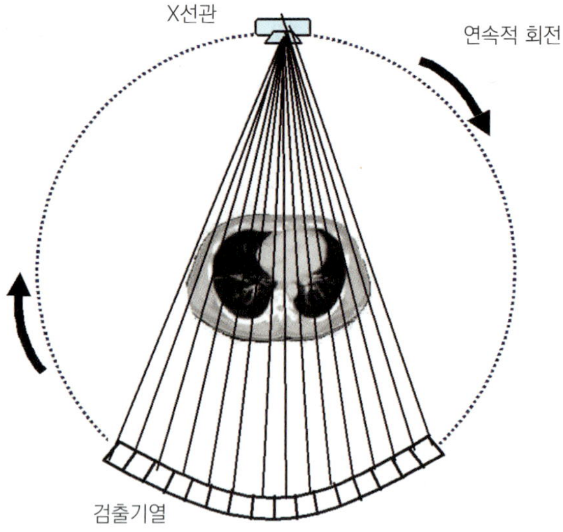

[A] 3세대 CT장치

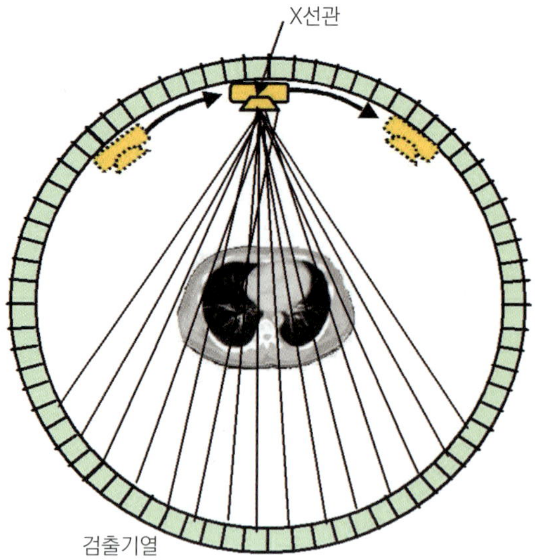

[B] 4세대 CT장치

그림 7-12 **CT장치의 세대별 기하학적 운동방식**

(5) 나선형 스캔장치

가장 최근에 개발된 CT 데이터 획득방법이며 현재 CT장치 대부분이 나선형 스캔 방식을 적용하고 있다. helical 또는 spiral scanning geometry라고 하며 고압 케이블이 달린 tube와 검출기의 회전 제한과 스캔 시간 단축의 한계점을 극복하기 위한 방법으로서 slip ring 기술을 이용하는 방식이다. 즉, slip ring과 brush를 통해 동력 및 데이터를 전달하는 방식을 이용하고, 외부의 고압 케이블을 제거함으로써, 높은 열용량의 X선 tube가 나선형으로 연속적인 회전을 하면서 X선을 조사하는 동안, 환자의 테이블도 동시에 일정한 속도로 움직이는 상태에서 연속적인 볼륨 데이터를 얻는다.

단축된 스캔시간으로 복부나 흉부 등 움직임이 많은 부위와 스캔 범위가 넓은 부위에서 이용할 수 있다. 또한 조영제를 사용하면서 짧은 시간 동안에 스캔이 시행되는 혈관조영 CT검사에서도 유용하다(그림 7-13).

(6) Dual Sourse CT

두 개의 X선관에서 발생되는 X선 에너지를 동시에 이용하여 2개의 검출기에서 감약 X선을 획득하는 획기적인 CT장치이다. 검사시간이 매우 짧아(1회전에 0.33초) 환자의 심장박동이 불규칙하거나 호흡이 짧은 상태와는 무관하게 심장영상의 획득이 가능하다. 기존의 CT검사에 비하여 2배 이상 환자의 피폭선량이 감소하는 장점도 있다(그림 7-14).

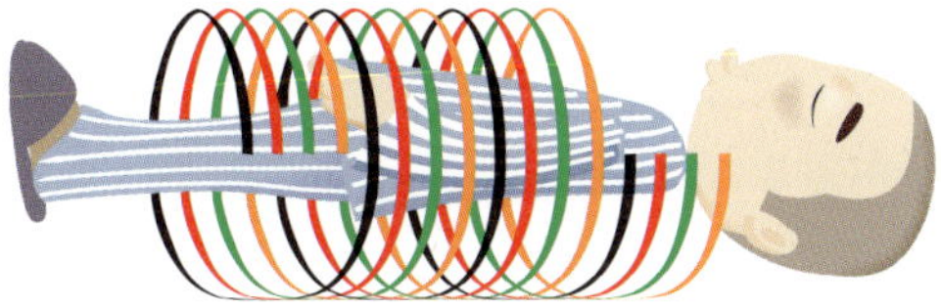

● 그림 7-13 **나선형 스캔 CT**

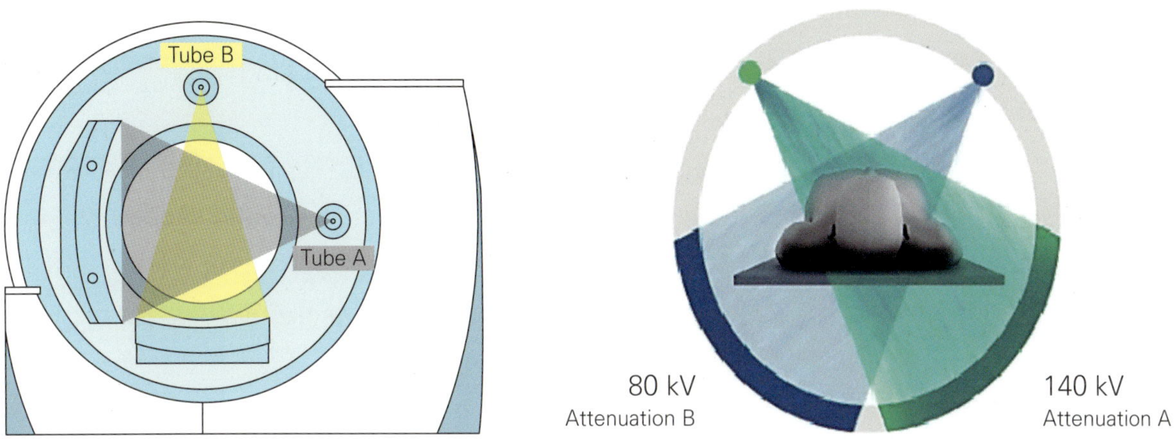

● 그림 7-14 **Dual sourse CT**

5) 전산화단층영상의 적용

(1) 특징

CT영상은 우수한 분해능과 조직의 감약계수 분해능을 바탕으로 해부학적 정보를 제공한다. 얇은 슬라이스의 단면영상을 얻음으로써 조직의 중복 정보를 감소시킬 수 있으며, 검출 시스템과 영상처리기능이 우수하기 때문이다. 최근 전자기술과 컴퓨터기술의 발달에 따라 소프트웨어의 향상으로 해부학적인 정보 외에도 기능적인 정보의 제공이 가능하며 호흡이나 움직임에 의한 인공물이 최소화된 영상의 획득이 가능하다. 분해능의 향상으로 3차원 영상화 소프트웨어를 통한 입체적인 영상을 재구성할 수 있다.

이러한 기술적인 향상으로 CT검사는 종래의 신경외과적 검사에서 벗어나 흉부와 복부 진단검사의 주축이 되고 있으며 혈관계통의 진단에도 많이 활용되고 있다.

(2) 제한점

① 기타 영상의학 검사에 비해 방사선 피폭이 많다.
② 장치가 고가이며 검사비용이 상대적으로 높다.
③ 요오드계 조영제 사용으로 부작용 발생 가능성이 있다.
④ 다양한 물리적, 기하학적 원인으로 인공물이 발생할 수 있다.

6) X선 감약과 CT번호

(1) 감약(attenuation)

감약이란 X선이 물질을 투과하는 과정에서 흡수되거나 산란되어 X선속의 강도가 약해지는 것을 의미한다.

CT는 X선이 조직에서 이루어지는 흡수, 산란, 투과에 의해 검출되는 감약된 X선 신호 정보를 컴퓨터에서 재구성 후 단면 영상으로 구현되는 것이며, 이 과정은 복잡하여 물리와 수학 그리고 컴퓨터 과학을 적용하여 진행된다.

CT에서 감약에 영향을 미치는 요소는 사용된 X선 광자에너지, 조직의 밀도, 조직의 원자번호, 물질의 단위무게당 전자의 수 등이다.

(2) CT 번호(CT number)

컴퓨터로 재구성된 영상에서 각 화소 값(pixel value)은 CT 번호로 부여된다. CT 번호는 영상 단면을 구성하는 해부학적 구조의 선감약계수와 관련되며, 구현된 해부학적 구조의 상대적인 선감약계수를 물을 기준으로 산술된 수치이다. 물의 선감약계수를 기준으로 산술 시 물의 CT 번호는 0이고, 뼈와 공기는 각각 약 +1,000과 -1,000이다(그림 7-15).

7) CT 영상의 표현

디지털 형태로 컴퓨터의 하드디스크에 저장되어 있는 CT영상을 눈으로 관찰하고 질병을 진단하기 위해서는 아날로그 신호를 그레이 스케일(gray scale) 형태인 디지털 신호의 영상으로 변환되어야 한다. 이러한 변환을 위해서 감약 X선 신호를 검출하는 검출기 뒤에 위치한 DAS(data aquisition system)내 아날로그 디지털 변환기(ADC)가 필요하다.

(1) Gray level

Gray level이란 디지털화 된 각 픽셀이 갖는 흑백의 명암값(gray value)을 의미한다. 두 개의 그레이 레벨을 갖는 영상은 단지 흑색과 백색으로 나타난다.

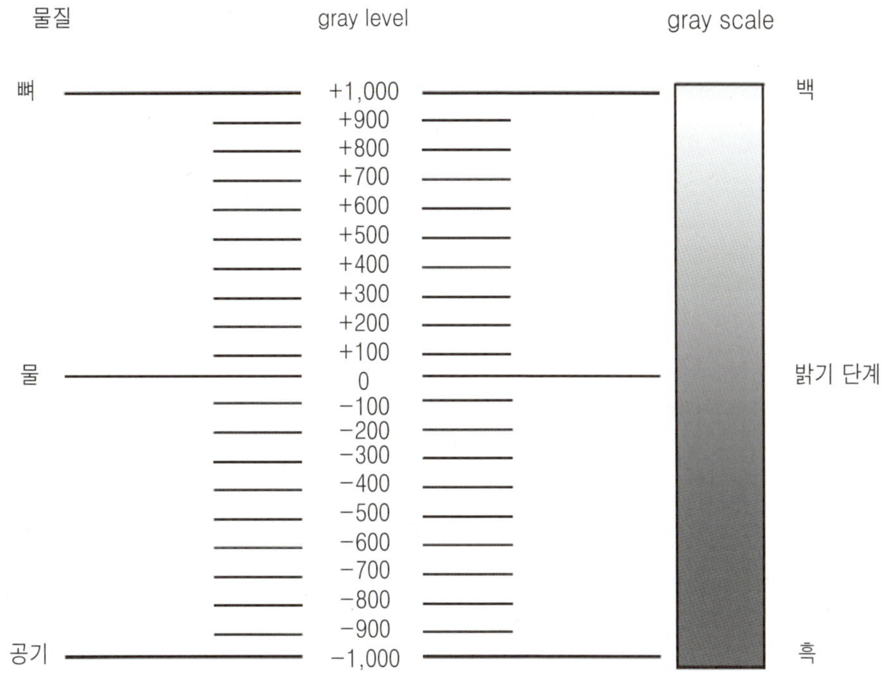

● 그림 7-15 **Hounsfield scale에서의 CT number와 gray scale의 관계**

CT 영상에서는 window level이란 용어가 유사한 개념으로 쓰이며, 설정한 CT 번호의 위치 또는 단계의 개념이다. 따라서 어떤 조직의 밀도가 높아 CT 번호가 높으면 X선이 많이 흡수되어 밝게 나타나고, CT 번호가 낮으면 X선이 많이 투과되어 어둡게 나타난다.

(2) Gray scale

Gray scale이란 흑백의 명암도(gray level)를 통해 얻어내는 단계적인 회색을 의미하며, 획득한 단면영상에 구현된 전체 gray level의 범위를 의미한다. 또한, CT영상에서 window width의 개념과 유사하다. 따라서 gray scale(window width)이 넓으면 구현된 단면영상의 모든 화소들이 표현되며, 반대로 좁으면 흑과 백에 해당하는 화소들만 구현된 단조로운 영상으로 나타난다. 그리고 window width의 변화는 CT영상의 대조도와 관용도에 영향을 미친다. 각 픽셀의 그레이 스케일 값의 범위는 비트(bit) 수로 표현되며, 12비트이면 4,096단계(-1,000 ~ +3,095)를 가진다.

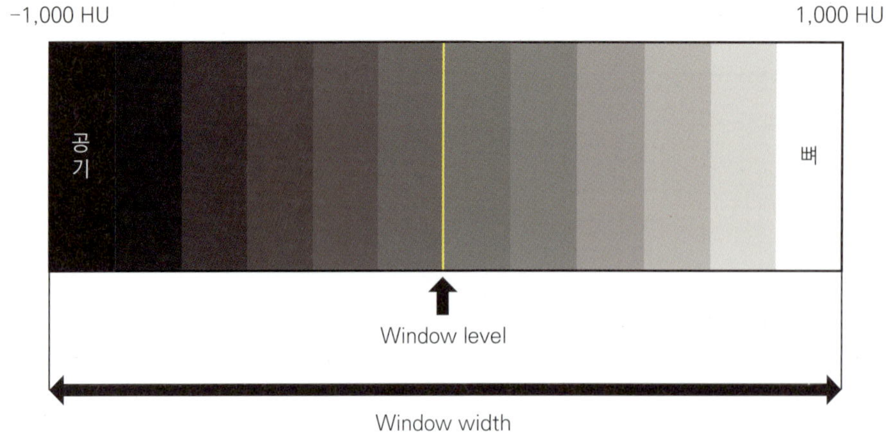

● 그림 7-16 **Window width와 level 값의 개념**

(3) Window Width & Level

Window width란 흑백의 여러 단계인 그레이 스케일로 표현할 수 있는 CT number들의 범위로 width의 변화 적용은 CT 영상의 대조도와 관용도에 영향을 미친다. Window level은 그레이 스케일의 중앙값이며 보고자하는 해부학적 구조의 CT 번호의 위치로 이해해도 된다(그림 7-16).

8) CT 검사와 영상

(1) 검사 전 준비사항

검사 중 고장으로 인한 검사의 실패를 방지하기 위한 장치의 준비는 철저히 되어야 한다. 또한 조영제 주입기, 보조저장장치, 응급처치기구 등이 정상적으로 가동되어야 한다.

(2) 검사 전 사전 설명 및 동의

검사를 시행하기 전에 환자에게 검사에 대한 충분한 설명과 동의가 필요하며 검사 전 설명할 내용은 검사시간의 소요시간, 검사과정, 조영제 주입과 발생할 수 있는 부작용, 검사의 주의사항 등이다. 또한, 조영제 사용 시에는 반드시 사용목적과 발생가능한 부작용 등에 대하여 자세히 설명하고 조영제 사용 동의서를 확인하거나 미비 시 받아야 한다(그림 7-17).

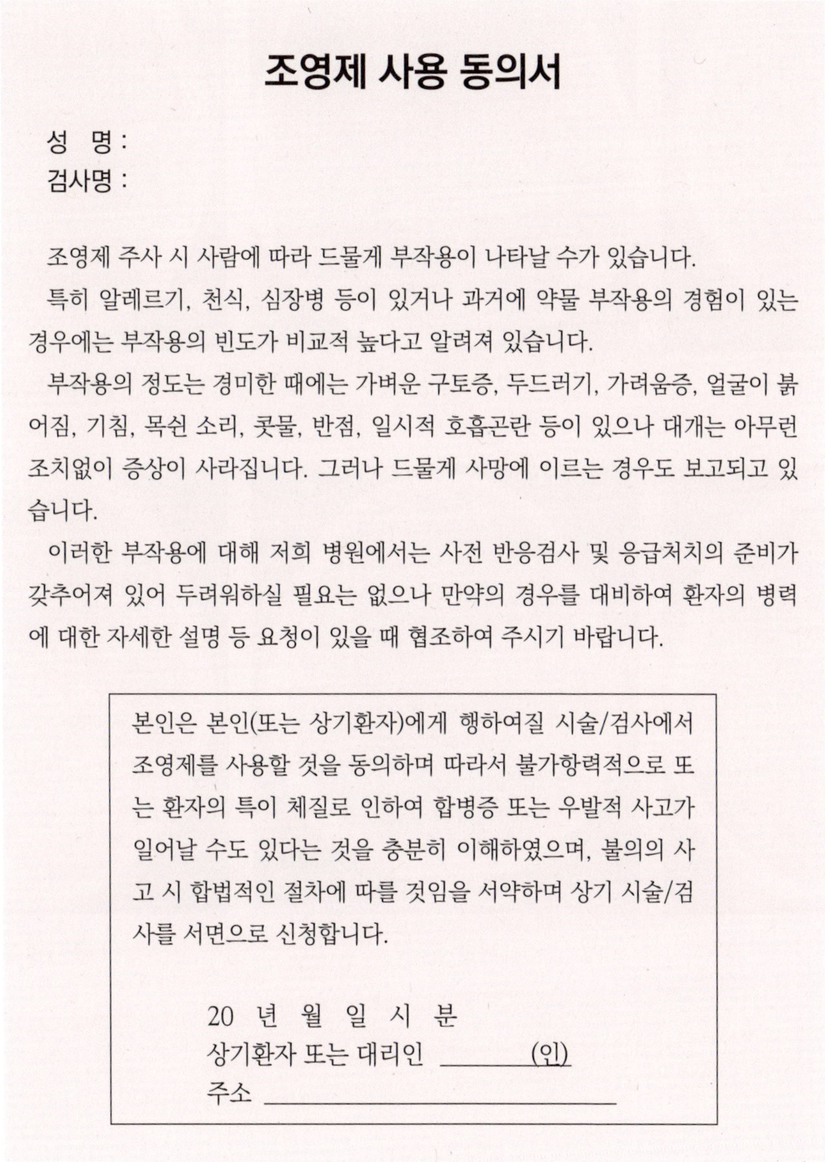

조영제 사용 동의서

성 명 :
검사명 :

조영제 주사 시 사람에 따라 드물게 부작용이 나타날 수가 있습니다.

특히 알레르기, 천식, 심장병 등이 있거나 과거에 약물 부작용의 경험이 있는 경우에는 부작용의 빈도가 비교적 높다고 알려져 있습니다.

부작용의 정도는 경미한 때에는 가벼운 구토증, 두드러기, 가려움증, 얼굴이 붉어짐, 기침, 목쉰 소리, 콧물, 반점, 일시적 호흡곤란 등이 있으나 대개는 아무런 조치없이 증상이 사라집니다. 그러나 드물게 사망에 이르는 경우도 보고되고 있습니다.

이러한 부작용에 대해 저희 병원에서는 사전 반응검사 및 응급처치의 준비가 갖추어져 있어 두려워하실 필요는 없으나 만약의 경우를 대비하여 환자의 병력에 대한 자세한 설명 등 요청이 있을 때 협조하여 주시기 바랍니다.

본인은 본인(또는 상기환자)에게 행하여질 시술/검사에서 조영제를 사용할 것을 동의하며 따라서 불가항력적으로 또는 환자의 특이 체질로 인하여 합병증 또는 우발적 사고가 일어날 수도 있다는 것을 충분히 이해하였으며, 불의의 사고 시 합법적인 절차에 따를 것임을 서약하며 상기 시술/검사를 서면으로 신청합니다.

20 년 월 일 시 분
상기환자 또는 대리인 ________ (인)
주소 ______________________________

그림 7-17 **조영제 사용동의서의 예**

(3) 머리 CT검사

머리 CT검사는 각 연부조직의 X선 흡수계수를 계산하여 영상화하는 것으로 머리 뼈와 뇌척수액, 백질, 회백질 등을 명확히 구분해 주기 때문에 머리뼈 골절, 뇌출혈, 뇌경색, 뇌종양 등의 질환에 가장 보편적으로 이용되고 있다(그림 7-18).

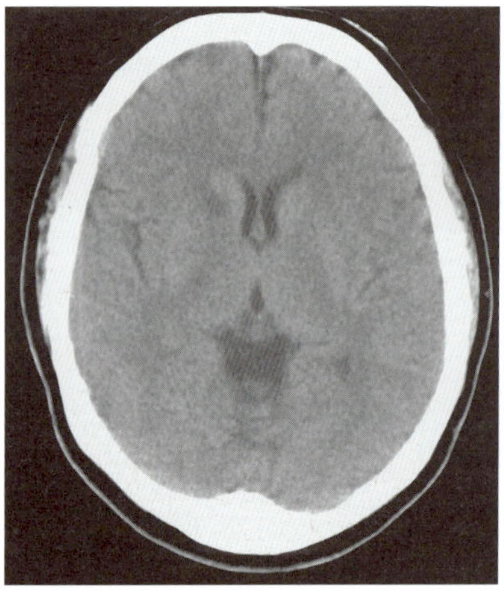

[A] 정상 환자

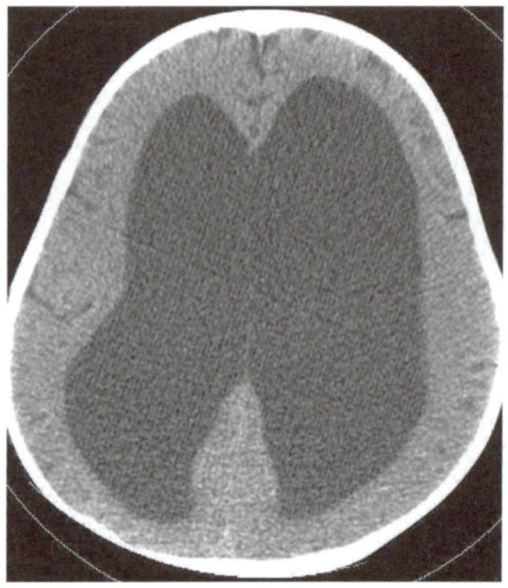

[B] 폐색성 물뇌증

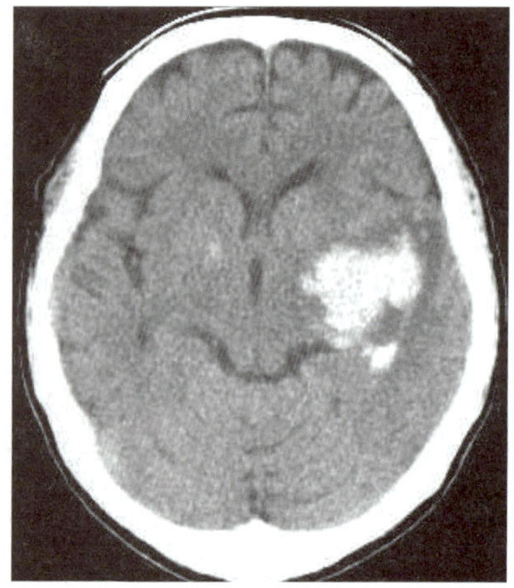

[C] 급성 뇌실질내 출혈

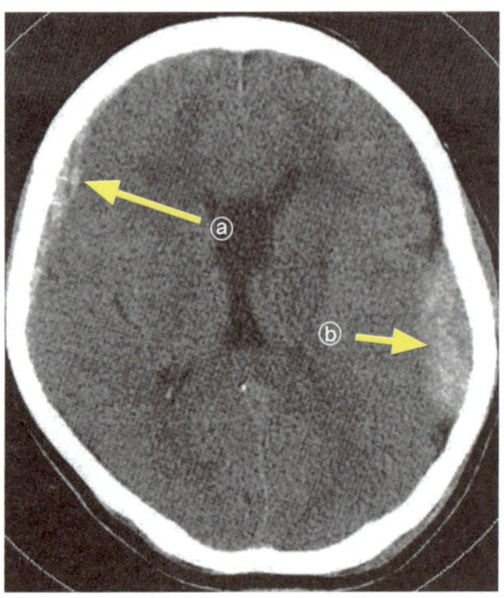

[D] 경질막밑 출혈(ⓐ)과 경질막밖 출혈(ⓑ)

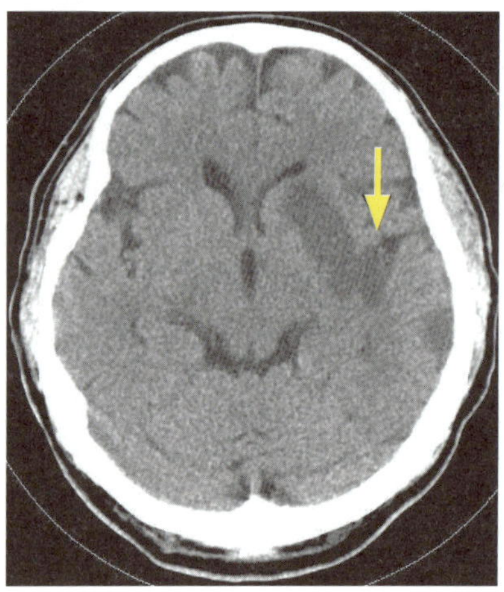

[E] 뇌경색(화살표)

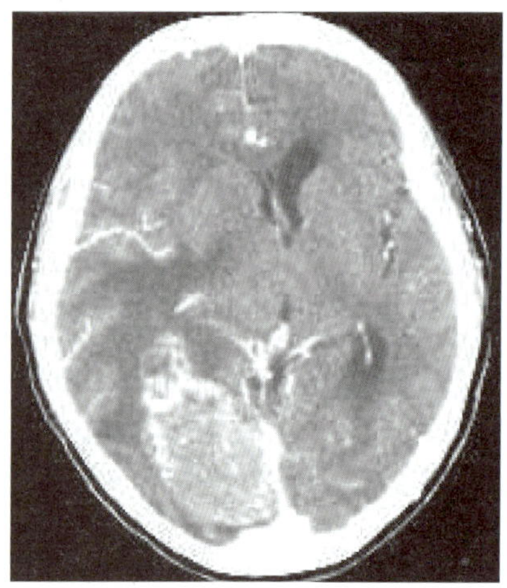

[F] 전이성 샘암종

그림 7-18 Brain CT 영상

(4) 목 CT검사

목 부위의 일반적 검사이며, 종양 및 염증성질환, 병소 범위 등의 확인이 목적이고, 그림 7-19는 목 CT검사 Scout 영상이며 검사 범위와 영상시야 등을 결정 시 활용한다(그림 7-19). 그림 7-20은 신경세포암(neurofibroma) 환자의 영상으로 우측 인두(pharynx) 주변과 귀밑샘(parotid gland)을 포함하는 다수의 종양이 관찰된다.

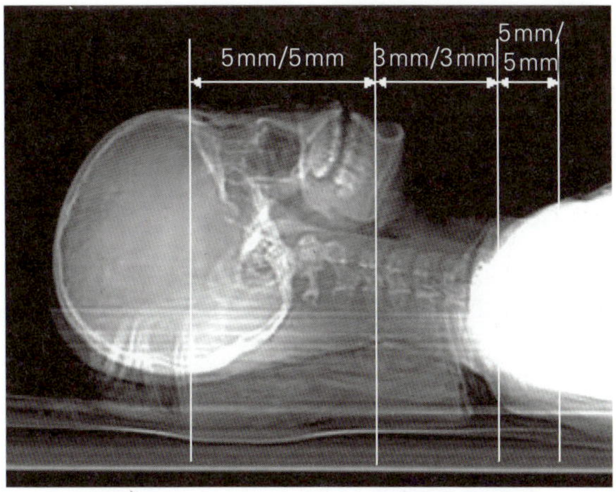

그림 7-19 Neck CT scout 영상

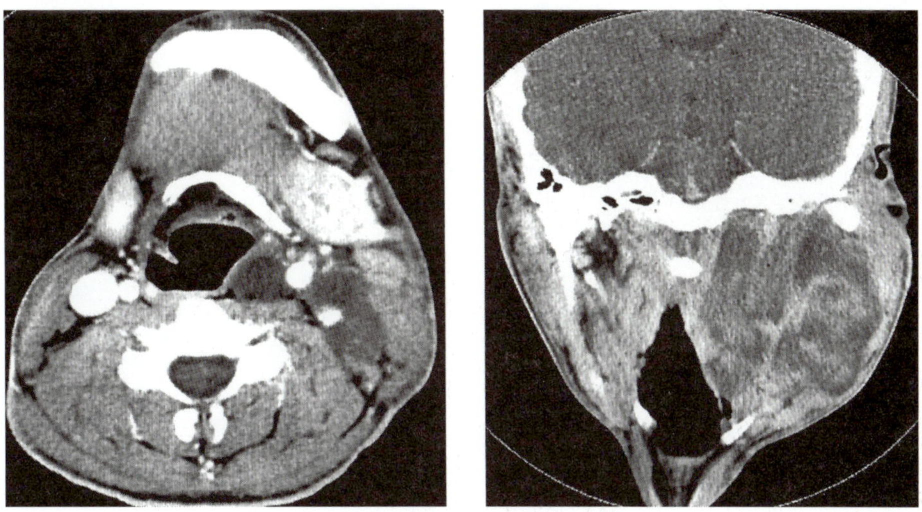

그림 7-20 Neck CT 영상

(5) 흉부 CT검사

흉부 CT검사는 기타 영상의학검사보다 분해능이 우수하며 단면영상 구현이 가능하여 폐질환의 발견과 진단에 지대한 공헌을 하였다. 특히 하드웨어의 발전으로 단면두께를 0.5 mm 이하로 구현할 수 있어 작은 결점까지 발견할 수 있으며, 등방성 분해능이 우수하여 병기의 결정에 필수 요소가 되고 있다(그림 7-21~23).

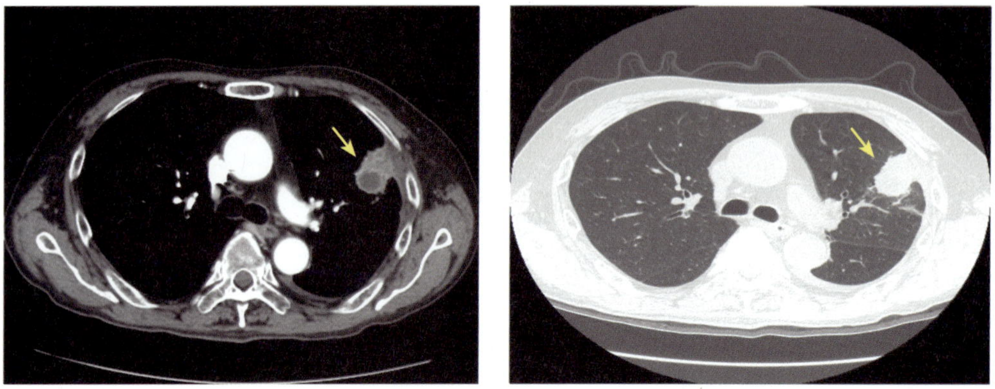

● 그림 7-21 **가슴막 종양(화살표)의 mediastinal(좌)및 lung(우) window setting 영상**

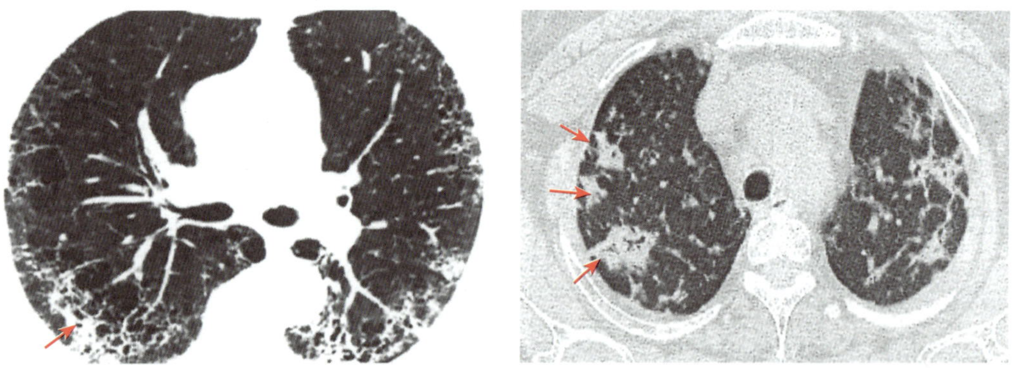

● 그림 7-22 **폐 섬유화증(좌, 화살표)과 폐포성 경화증(우, 화살표) 환자의 lung HRCT 영상**

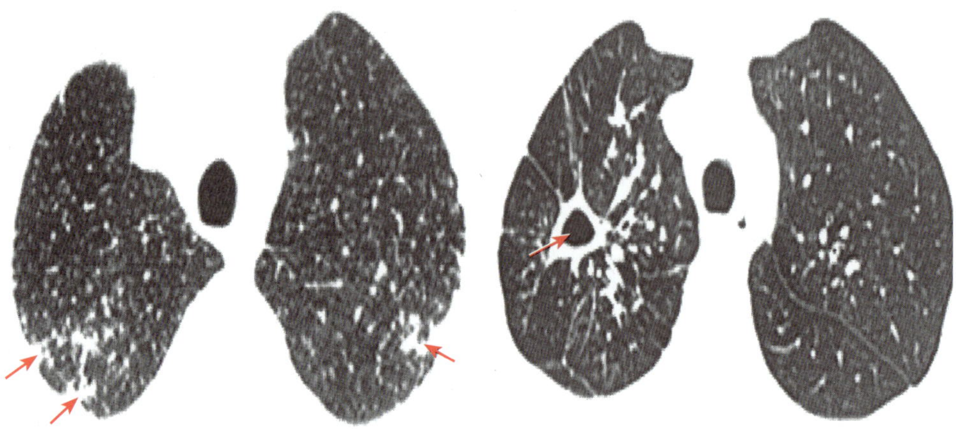

● 그림 7-23 **폐결핵(좌, 화살표)과 공동(cavity)(우, 화살표) 환자의 lung HRCT 영상**

(6) 간 CT검사

간의 실질성 및 종괴성 병변, 혈관 병변, 폐색성 황달 등의 질환 진단을 위해 시행한다(그림 7-24).

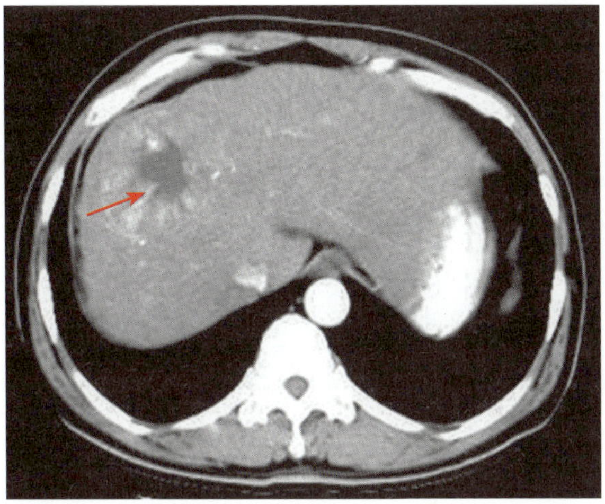

[A] 간세포암(화살표)의 동맥상

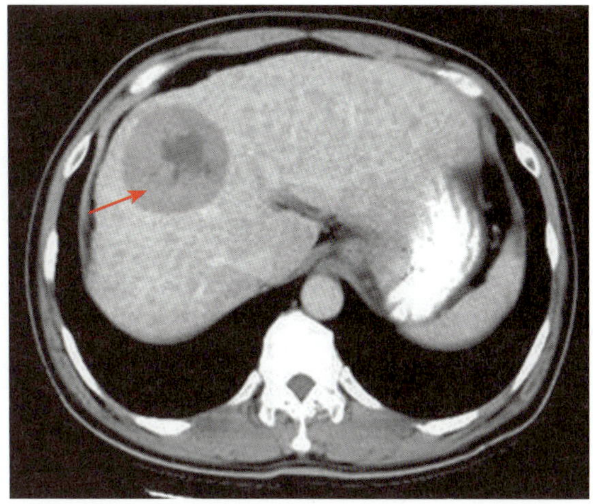

[B] 간세포암의 지연상

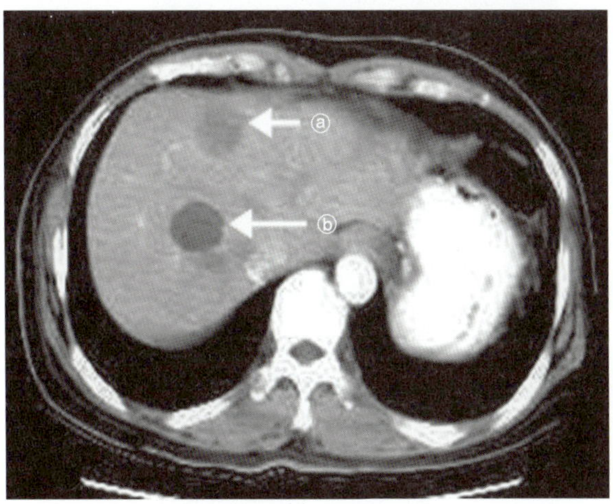

[C] 종양의 전이(ⓐ),
단순 간낭종(ⓑ)

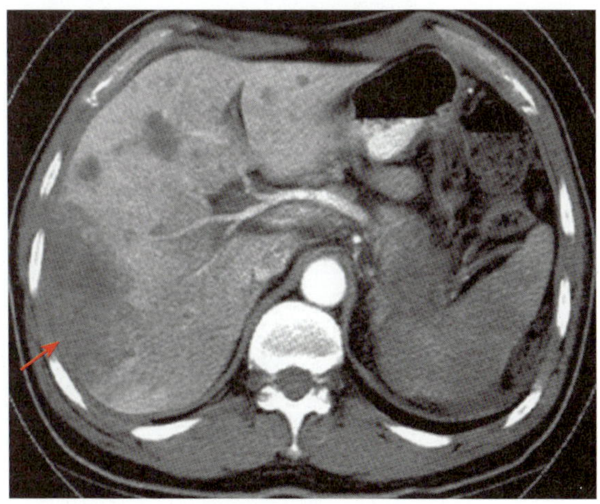

[D] 이자안의 간 전이 영상

● 그림 7-24 Liver CT 영상

(7) 척추 CT검사

외상으로 인한 골절 및 탈구, 척추사이 원반 탈출증, 협착증, 종양 등의 진단을 위해 시행한다(그림 7-25, 26).

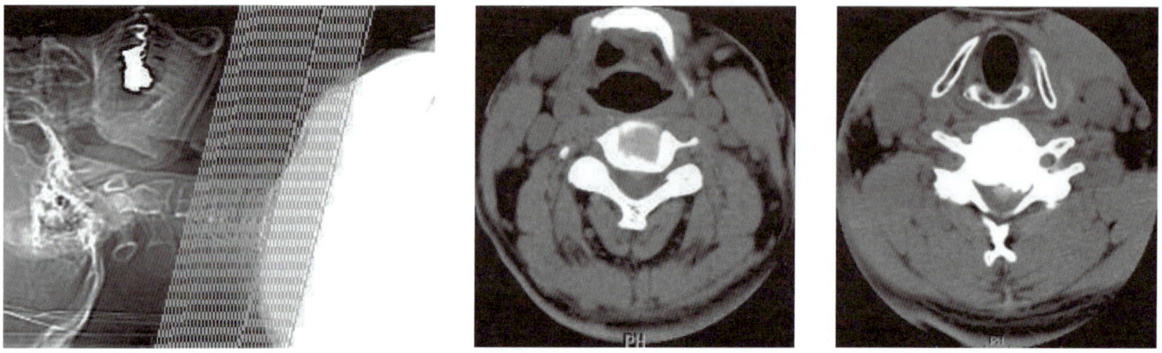

그림 7-25 C-Spine CT 영상

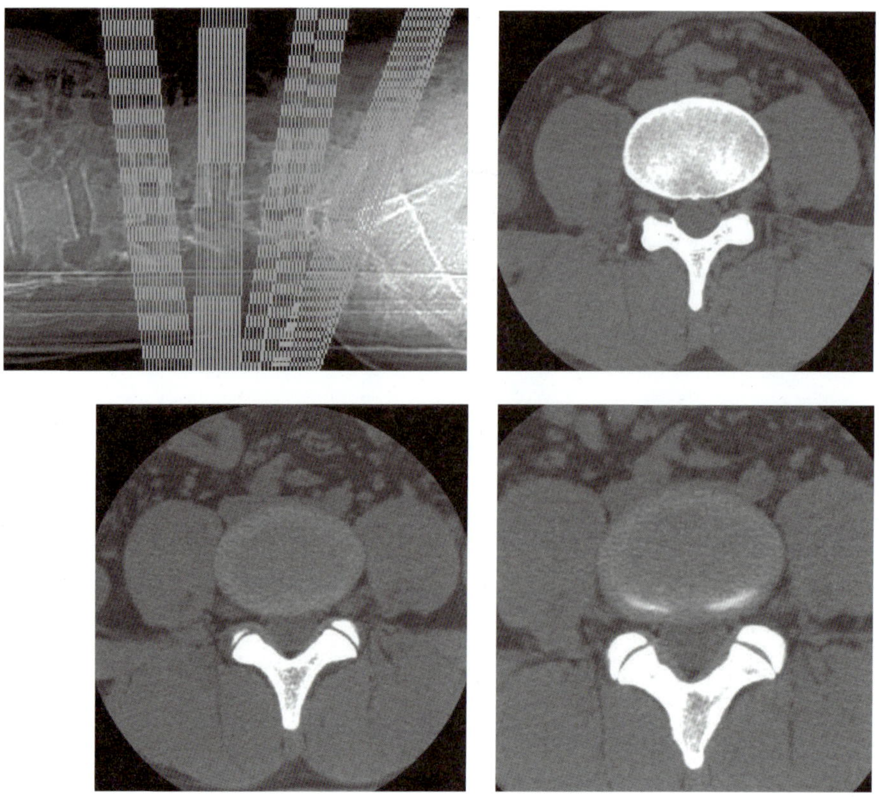

그림 7-26 L-spine CT 영상

(8) 3차원 영상 재구성 및 혈관조영 CT검사

CT검사 후 획득한 2D 단면 영상의 raw data를 3D 전용 소프트웨어에 입력하여 다양한 3D 재구성 영상으로 구현 가능하다.

3D영상은 입체 영상으로 해부학적구조를 다양한 방향에서 구현할 수 있어 실제 해부학적 구조와 유사하게 표현할 수 있다(그림 7-27).

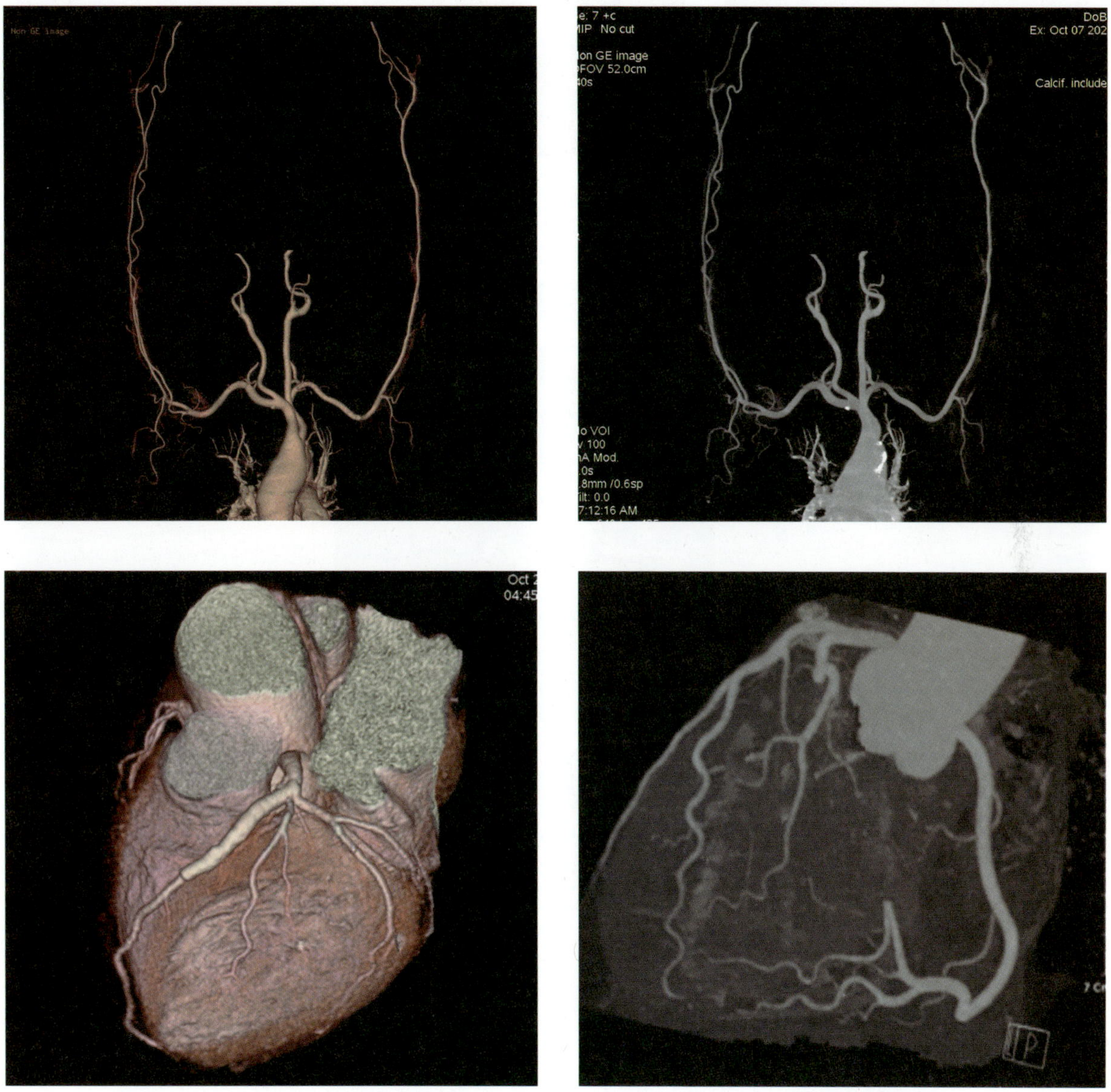

● 그림 7-27 **위팔혈관(위)과 심장혈관(아래) CT_Angiography 3D 영상**

혈관조영검사는 혈관구조 및 인접 장기와의 관계, 혈관기형의 진단, 협착 여부, 폐색 등을 확인하기 위해 주로 시행한다(그림 7-28~31).

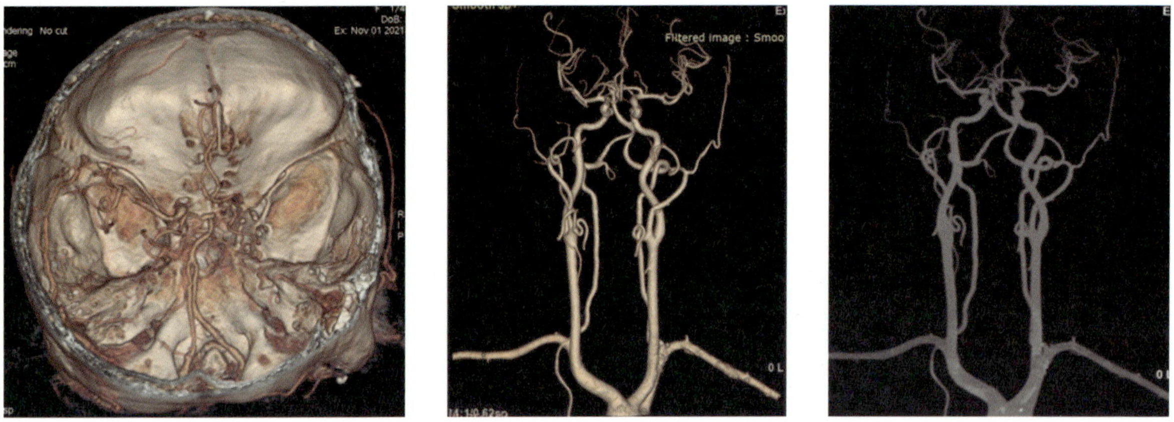

● 그림 7-28 **머리와 목의 주요혈관 CT 3D 영상**

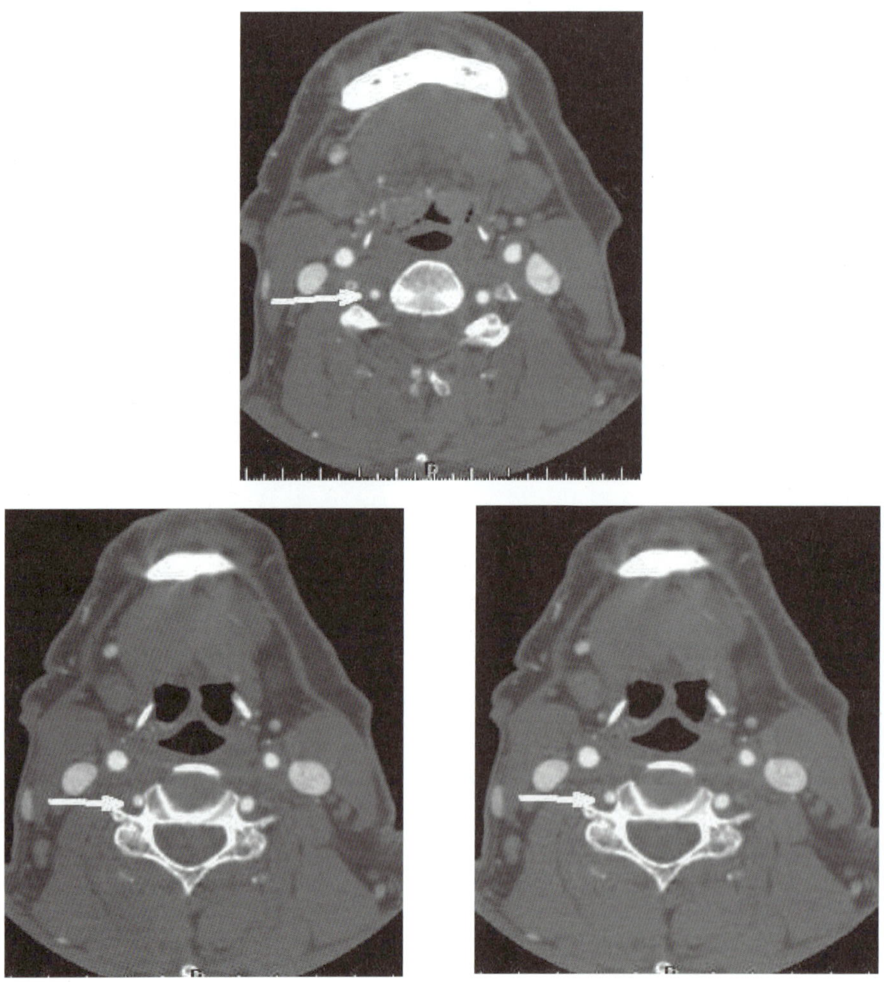

● 그림 7-29 **척추 동맥(화살표)의 CT angiograpy 가로면 영상**

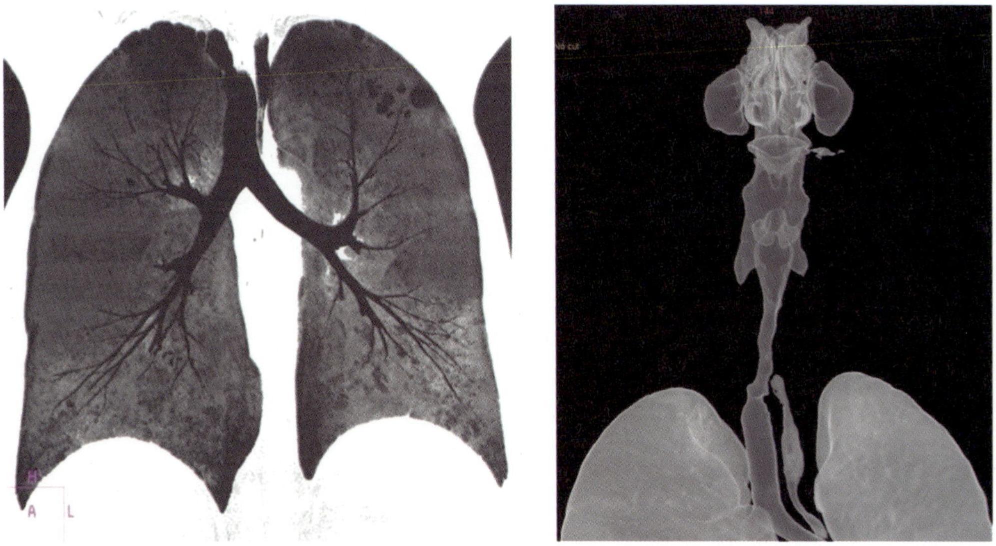

● 그림 7-30 기관 및 기관지 부위의 CT 3D 영상

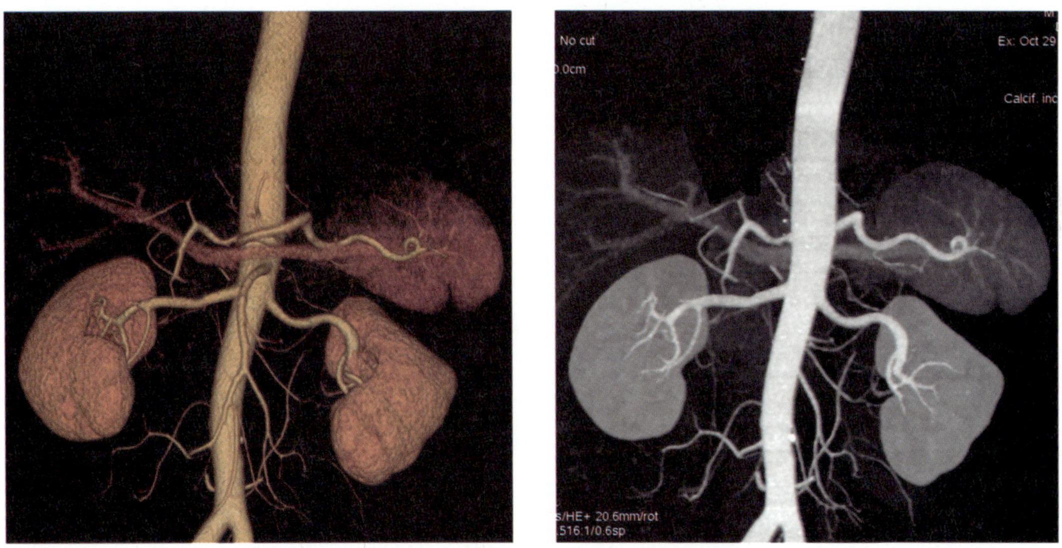

● 그림 7-31 복부동맥의 CT 3D 영상

3 자기공명영상학

1) 개요

MRI는 인체를 구성하는 물질의 자기적 성질을 측정하여 컴퓨터를 통하여 다시 재구성, 영상화하는 기술이다. 즉 인체에 해가 없는 자장(magnetic field)과 비전리 방사선인 라디오파(radio frequency; RF)를 이용하여 체내의 원자핵에 핵자기공명현상을 일으켜 원자핵의 밀도 및 물리학적 특성을 영상화하는 것이다(그림 7-32).

자기공명영상의 3대 요소는
① 자기장(magnetic field)
② 스핀(spin)=양성자(proton)
③ 라디오 주파수(radio frequency; RF)=고주파이다.

(1) 명칭

자기공명영상은 N-nuclear(핵), M-magnetic(자기), R-resonance(공명), I-imaging(영상화)의 의미로 핵자기공명영상(NMRI)으로 불리웠으나 핵이라는 용어가 방사능을 일반인에게 연상시킨다하여 현재는 자기공명영상(magnetic resonace imaging; MRI)으로 불리게 되었다.

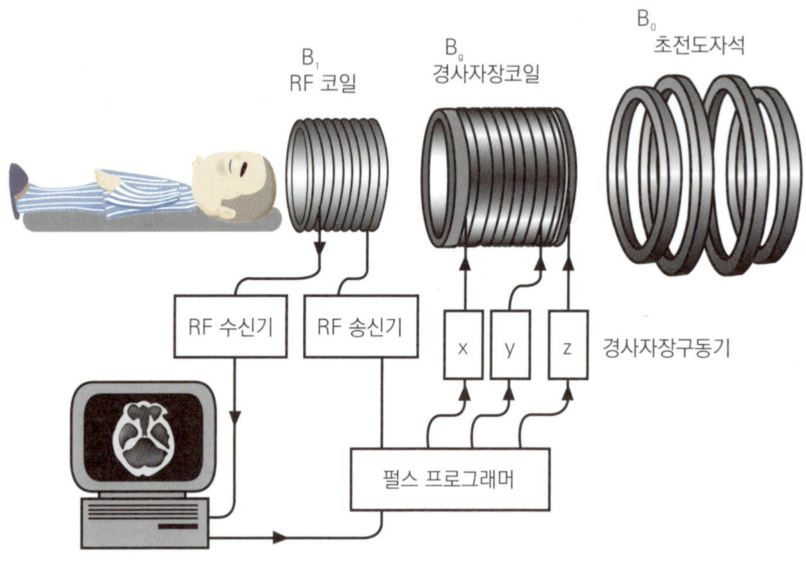

● 그림 7-32 **자기공명영상장치의 구성**

(2) 역사

핵자기공명현상이라는 표현은 1913년 볼프강 파울리(Wolfgang Pauli)에 의해서 처음 불리어졌으며, 같은 해 이지도어 라비(Isidor Isaac Rabi)는 핵자기공명실험장치의 고안을 시도하였다.

핵자기공명현상의 발전 계기는 1945년 미국 스탠포드대학 교수 펠릭스 블로흐(Felix Bloch)와 1946년 하버드대학 교수 에드워드 퍼셀(Edward Purcell)에 의해서 순수한 물질로 채워진 시험관에 자기장을 인가하고 라디오파를 주었을 때 신호가 검출되어 분광분석의 형태로 기록되는 것을 발견한 것이었다.

1974년에 레이몬드 다마디안(Raymond Damadian)은 쥐 종양의 MRI영상을 만들었다. 그리고는 1976년에 최초로 인체 영상을 만들어 냈는데, 이 영상을 만드는데 경사자장을 전자식으로 회전시켜 CT처럼 투영 재구성법을 써서 영상을 만들었으며 이에 4시간이 소요되었다. 폴 로터버(Paul Lauterbur)도 같은 시기에 거의 같은 일을 했으며 이들이 MRI의 시조라 하겠다.

① 1945. Felix Bloch. NMR발견-Liquid에서 처음으로 spectrum을 얻어냄.
② 1946. Edward Purcell-Solid에서 처음으로 spectrum을 얻어냄.
③ 1973. Paul Lauterber. 레몬과 후추를 이용한 영상화. 경사자장시스템 고안.
④ 1974. Raymond Damadian. 동물(쥐)에서 처음으로 영상화.
⑤ 1975. Ernest. Fourier imaging.-주파수와 위상부호화 기법 제안.

(3) 특징

가. 장점

① 전리방사선에 의한 피폭이 없다.
② 연부조직의 대조도 분해능이 우수하다.
③ 다양한 단면의 영상을 만들 수 있다
④ 중추신경계 등의 검사에 유용하다.
⑤ 비침습성 검사가 가능하다.
⑥ 물질의 분석, 정량분석, 분자구조 모형파악이 가능하다.
⑦ 자기공명혈관조영술(MRA) 검사 및 기능적 자기공명영상(fMRI) 검사가 가능하다.
⑧ 다양한 영상 pulse sequence와 인자(고유, 부가)를 가지고 있다.

나. 단점

① 움직임이 있는 소화기계통의 장기의 검사가 어렵다.
② 협심증, 폐소공포증(claustrophobia)이 있는 환자는 검사가 어렵다.
③ 인공심장박동기(cardiac pacemaker) 부착환자는 검사가 어렵다.
④ 검사비용이 높다.

⑤ 영상잡음 빈도가 높다.
⑥ 검사시간이 길다.
⑦ 환자의 출입에 교육이 필요하다.

2) 원리

자기공명영상은 원자핵은 평소에는 회전운동을 하고 있으나 일단 강한 자기장에 놓이면 세차운동이 일어난다. 이 세차운동의 속도는 자기장의 세기와 밀접한 관계가 있어 자기장이 셀수록 빨라진다. 이렇게 자화되어 있는 원자핵에 고주파를 가하면 고에너지 상태가 되었다가 고주파를 끊으면 다시 원래의 상태로 돌아간다. 이때 방출되는 에너지는 가했던 고주파와 똑같은 형태의 고주파를 방출한다. 이렇게 원자핵이 고유하게 방출되는 고주파를 예민한 검출기로 모아서 컴퓨터로 영상화한다(그림 7-33).

3) 영상

원자핵이 자기장내에서 특정주파수(RF)의 전자기파를 공명 흡수한 후 이를 방출하는 현상이다. 의료분야에서는 수소원자핵(양성자, proton)이 주로 이용되며, 외부자기장 내에서 양성자의 자화(magnetization)에서 부터 영상획득과정은 시작된다.

자기공명영상의 획득과정은
① 환자를 자석 내에 눕힌다(자화).
② 라디오 주파수의 전자기파를 보낸다(공명).
③ 라디오 주파수의 전자기파를 끊는다(이완).
④ 환자는 신호를 방출한다(신호).
⑤ 신호는 컴퓨터에서 수학적 연산을 통하여 영상화를 한다(영상).

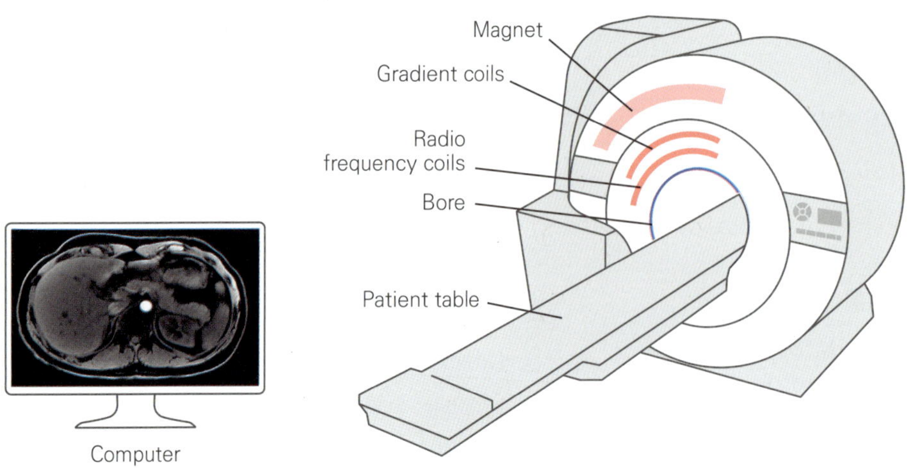

그림 7-33 **자기공명영상 검사**

(1) 자화(magnetization)

외부자기장이 없을 때 인체 내 양성자는 각각의 방향을 나타내며 자화벡터는 서로 상쇄된다. 그러나 외부자기장이 인가되면 두 종류의 외부자장과 같은 방향 또는 반대 방향으로 정렬하게 되는 상태를 자화라 한다. 외부자기장에 놓여 있는 spin들은 벡터(vector)이므로 각양성자(spin)들의 백터 합을 구하면 총괄적인 하나의 벡터성분을 얻을 수 있는데 이를 순자화(net magnetization)라 한다. 외부자기장과 같은 방향을 Mz축(longitudinal) 또는 종축이라 하며, 종축과 수직인 면을 Mxy축(transverse) 또는 횡축이라 한다(그림 7-34).

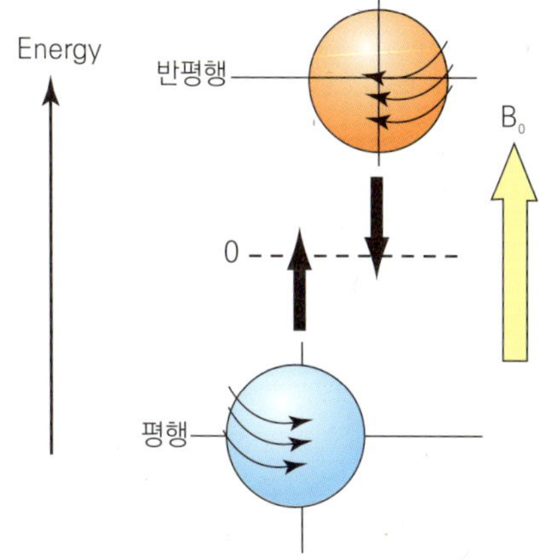

● 그림 7-34 **외부자장(B_0)내에서 핵스핀의 에너지 상태**

(2) 공명(resonance)

에너지를 흡수하여 서로 맞아 떨어진 두 주파수로 인하여 진동을 일으키는 것을 말한다. 전파가 어떠한 특정주파수로 맞춰서 어떤 물체의 고유주파수와 맞아 떨어질 때 그 물체는 에너지를 흡수하여 진동하게 된다. 즉, 특정 진동수(주파수)에 큰 진폭으로 진동하는 현상을 말한다.

공명(resonance, 껴울림)은 물체는 고유한 진동수(주파수)를 가지고 있어, 특정 진동수에서 뚜렷하게 진폭이 증가하여 진동하는 현상으로 이러한 공명 주파수는 작은 힘의 작용에도 큰 진폭 및 에너지를 전달할 수 있다. 생활속에서는 그림 7-36과 같이 소리굽쇠가 대표적인 공명현상이다.

즉, 공명은 물체의 고유진동수와 동일한 진동수를 갖는 강제적 진동이 가해질 때 에너지가 전달되는 현상을 말한다(그림 7-35).

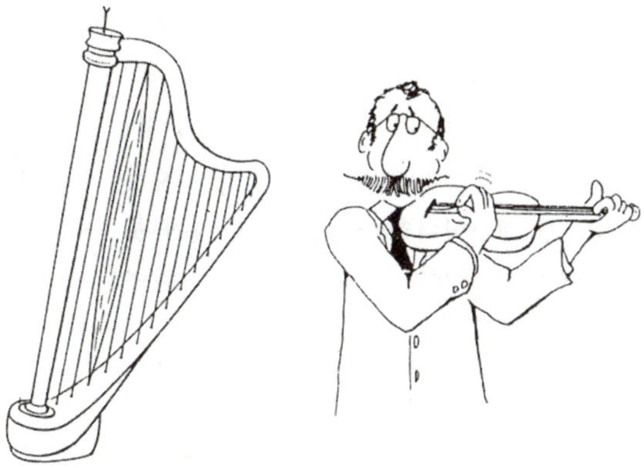

● 그림 7-35 **기타의 G현을 켜면 인근에 있는 하프의 G현만이 진동한다.**

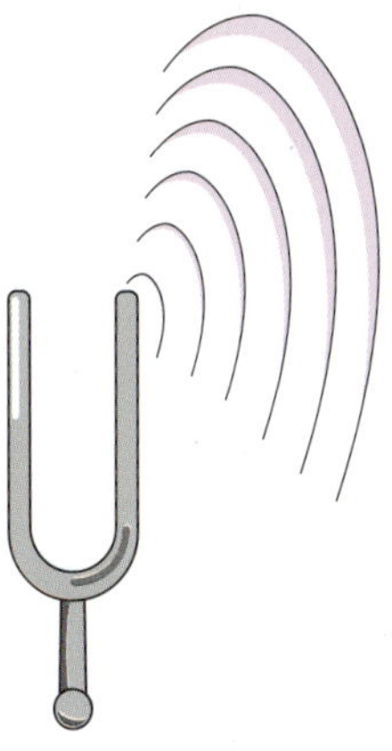

● 그림 7-36 **소리굽쇠의 공명**

07 영상의학 II

(3) 이완(relaxation)

정렬되어 있는 원자핵에 RF pulse(고주파)를 가하여 공명되어 있는 상태에서 고주파 펄스를 끊게 되면 순자화가 원래의 평형상태로 되돌아가는데, 이를 이완(relaxation)이라 한다. 이때 종축자화가 원래의 상태로 회복되는 과정을 T1 이완(T1 relaxation) 또는 종축이완(longitudinal relaxation)이라 하고, 횡축자화에서 스핀들간의 상호작용에 의하여 신호가 감소되면서 사라지는 현상을 T2 이완(T2 relaxation) 또는 횡축이완(transverse relaxation)이라 한다. T2 이완과 T1 이완은 동시에 일어나지만 서로 별개의 과정이다.

(4) 신호(signal)

신호는 RF pulse를 차단하면 시간이 흐름에 따라 여기상태에서 평형상태로 돌아가면서 전자파를 방출하는 이완과정을 거쳐 형성된다. 이 전자파는 외부자기장에 비례하는 Larmor 주파수를 가지는데 MRI는 이 신호를 검출하여 영상화한 것이다.

4) 자기공명영상

고주파로 인하여 에너지를 받은 양성자들은 안정된 상태로 즉, 평형상태로 되돌아가는 것을 이완이라 하며 각각 그 자신의 이완시간을 가지는 두 단계로 진행하고 있다.

종축단면에서는 자화(magnetization)의 회복(recovery)을, 횡축단면에서는 자화의 붕괴(decay)를 가져온다.

(1) T1 강조영상(T1 weighted image)

기저상태에 있던 양성자(spin)가 고주파(RF)의 에너지를 흡수하여 여기상태로 되었다가 RF를 차단하게 되면 흡수하였던 RF의 에너지를 주변조직 또는 격자(lattice)에 방출하면서 기저상태로 회복하면서 이완이 빠른 조직은 빨리 회복, 이완이 느린 조직은 늦게 회복하면서 종이완의 속도차로 조직간의 대조도를 영상으로 나타낸다.

T1강조영상은 해부학적 관찰이 용이하며, 신호가 강한 것부터의 순서는 지방>백질>회백질>근육>뇌척수액>물이다(그림 7-37).

(2) T2 강조영상(T2 Weighted Image)

여기상태의 횡축성분이 시간이 지나면 동위상의 양성자(spin)들은 인접한 양성자간의 국소 자기장(local magnetic field)의 비균질성과 장치의 자기장 균질도(magnetic homogeneity)의 비균일성에 의해 횡축면에서 흩어지면서 신호가 감소하는 현상을 말한다. 횡자화가 빨리 소멸하는 조직은 약한 신호를 발생하고, 횡자화의 소멸이 느린 조직은 강한 신호를 냄으로 조직간의 대조도를 영상으로 나타낸다.

T2강조영상은 세포 병리학적 병변 발견이 용이하며, 신호가 강한 것부터의 순서는 물>뇌척수액>회백질>백질>지방>근육이다(그림 7-38).

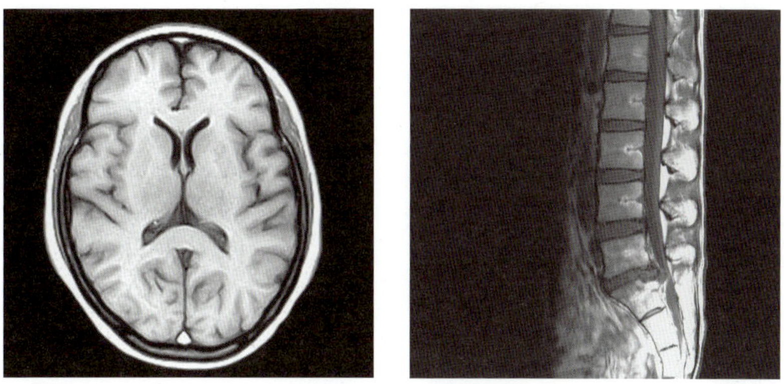

● 그림 7-37 **T1 강조영상**

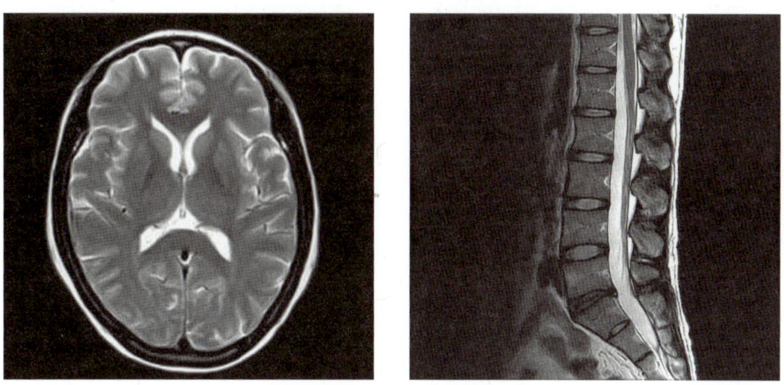

● 그림 7-38 **T2 강조영상**

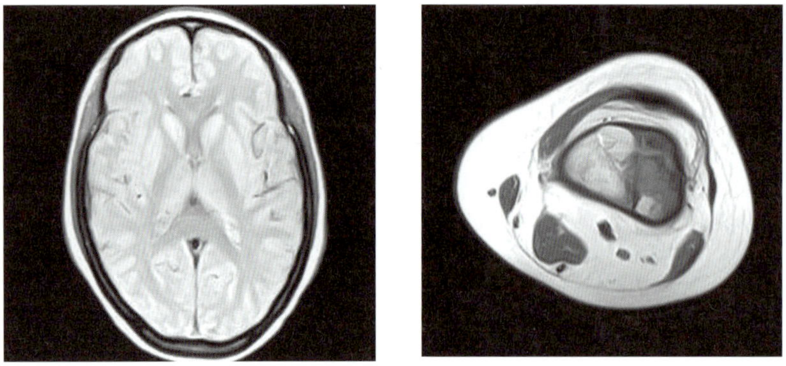

● 그림 7-39 **양성자밀도 강조영상**

(3) 양성자밀도 강조영상(proton density weighted image)

수소핵의 갯수에 따라 NMR신호 비례하며, 결합상태와 조직내의 수소농도에 따라 신호강도는 결정된다.

근육=100, 백질=100, 지방=98, 뇌척수액=96, 혈액=90, 폐=1~5, 공기=<1로 표현되는 상대적 스핀밀도 영상표현이다(그림 7-39).

5) MR의 특수기법

(1) MR angiography

인체에 흐르는 혈류의 양성자는 주변조직의 정지된 양성자와는 다른 신호를 나타내며 검사방법에 따라 주변조직보다 신호가 증가하여 밝게 나타나거나 신호가 감소하여 주변조직 보다 어둡게 나타나기도 한다. 조영제를 사용하지 않아도 혈관이 밝게 나타난다. 움직이는 혈류의 신호가 움직임이 없는 주변조직보다 강하게 나타나는 유속신호증강효과를 이용한 혈관영상법인 TOF(time of flight)기법과 스핀이 경사자장에 의해 생기는 위상이동(phase shift) 현상을 이용한 PC(phase contrast)기법이 있다(그림 7-40).

최근에는 조영제를 정맥주입하여 매우 짧은 검사시간에 T1강조영상을 획득하는 조영증강 자기공명 혈관조영술(contrast enhanced MR angiography)도 이용된다.

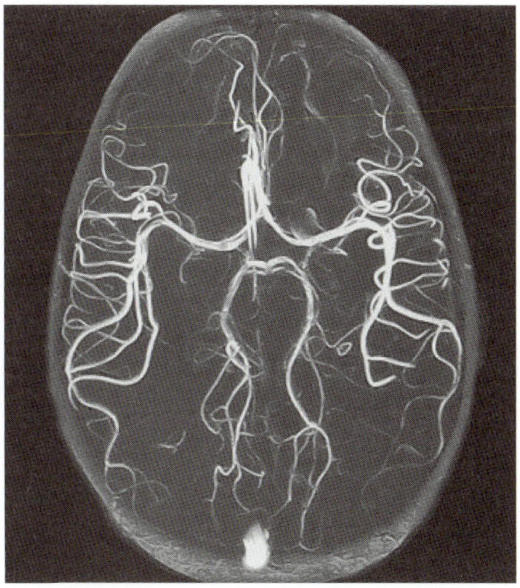

[A] TOF MRA

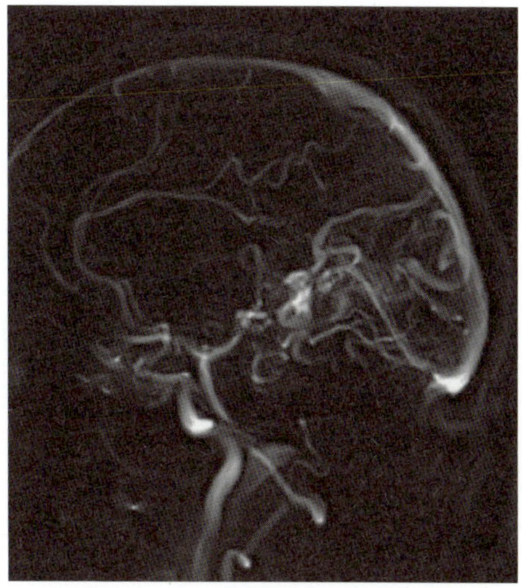

[B] PC MRA

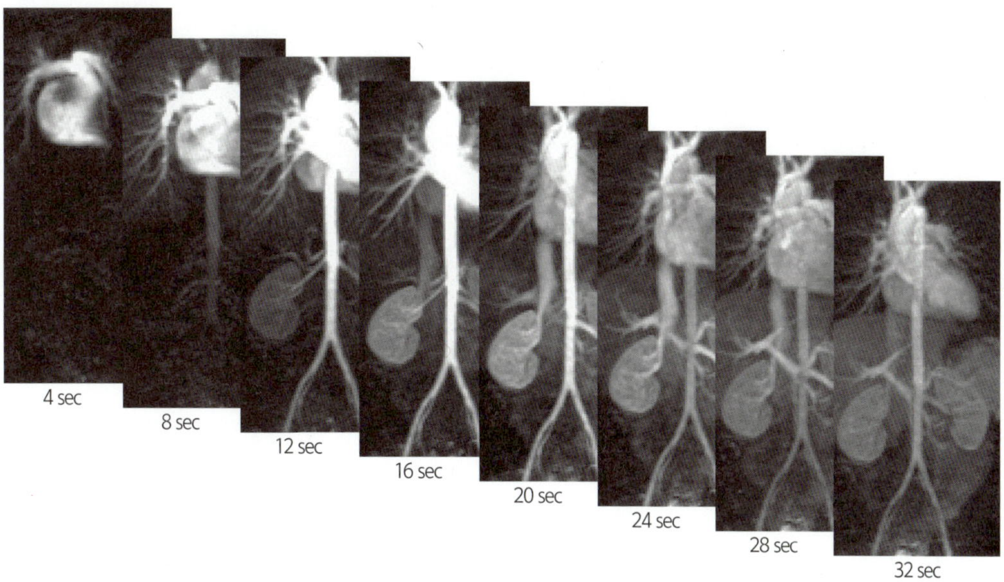

[C] CE MRA

● 그림 7-40 MR 혈관조영술

(2) 자기공명분광법(magnetic resonance spectroscopy; MRS)

MRS는 MRI와 동일한 원리를 바탕으로 대상 조직에 수소원자의 분포도와 조직의 특성에 따라 해부학적, 형태학적 정보를 영상화하는 것이며, MRS는 대상 조직의 구조, 성분, 상태 등을 정량적으로 분석하여 스펙트럼으로 나타내는 방법이다(그림 7-41).

세포 내에 분자단위의 신진대사에 관여하는 물질들을 분석하고, 인체 생리적 변화를 생화학적 변화와 연관시켜 연구하고 있으며, 세포기능의 병리학적으로 구조적인 변화 즉, 병변의 해부학적 변화 이전에 발견하고 예방하는데 이용된다.

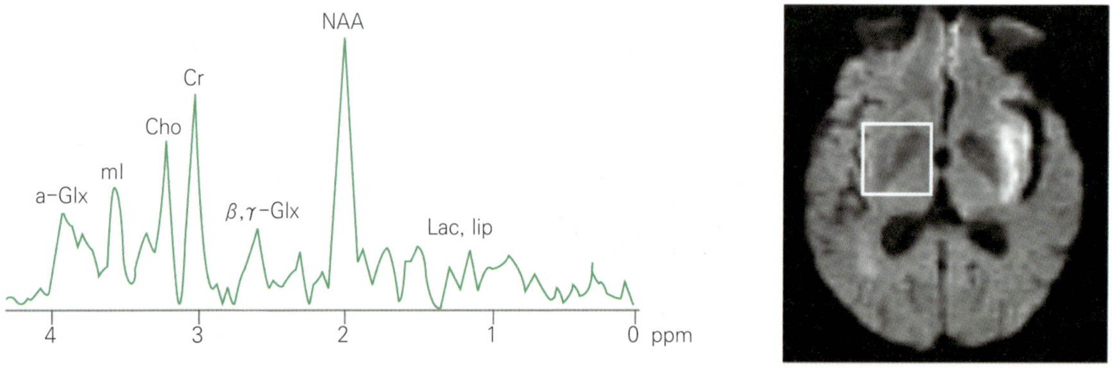

[A] 정상측

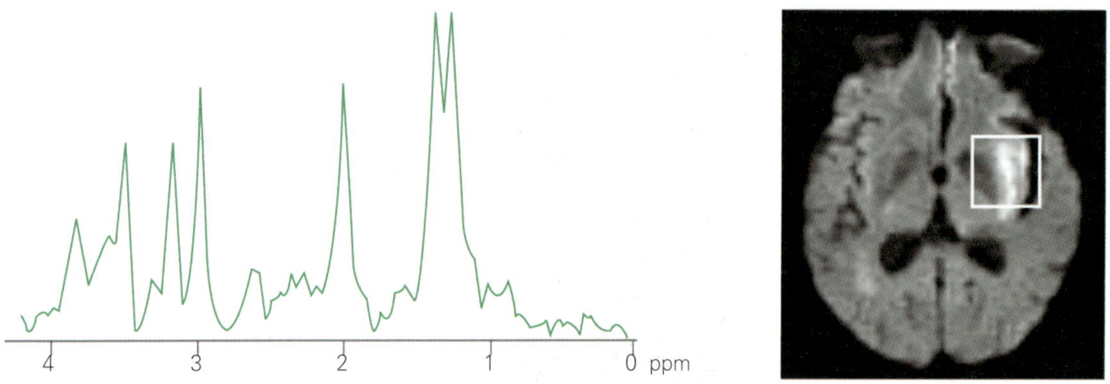

[B] 뇌경색 부위

● 그림 7-41 **자기공명분광법(MRS)**

(3) 관류강조영상(perfusion weighted image)

관류는 모세혈관 내 혈류의 미소순환에 의해 발생하는데, 여기에 조영제를 주입한후 동태적 검사(dynamic scan)를 시행하면 조영제가 들어있는 혈관 부위는 자화율 차이를 유도하고 여기에 따라 T2 이완이 짧아지면 신호강도가 국소 불균일자기장이 생겨 심한 저신호강도를 나타낸다. 이를 이용하여 국소혈류량을 영상으로 나타내는 기법이다. 국소뇌혈류와 순환시간 측정 등의 기능적 정보를 얻으며 핵의학적 검사영상과 같은 관류강조영상 얻을 수 있다(그림 7-42).

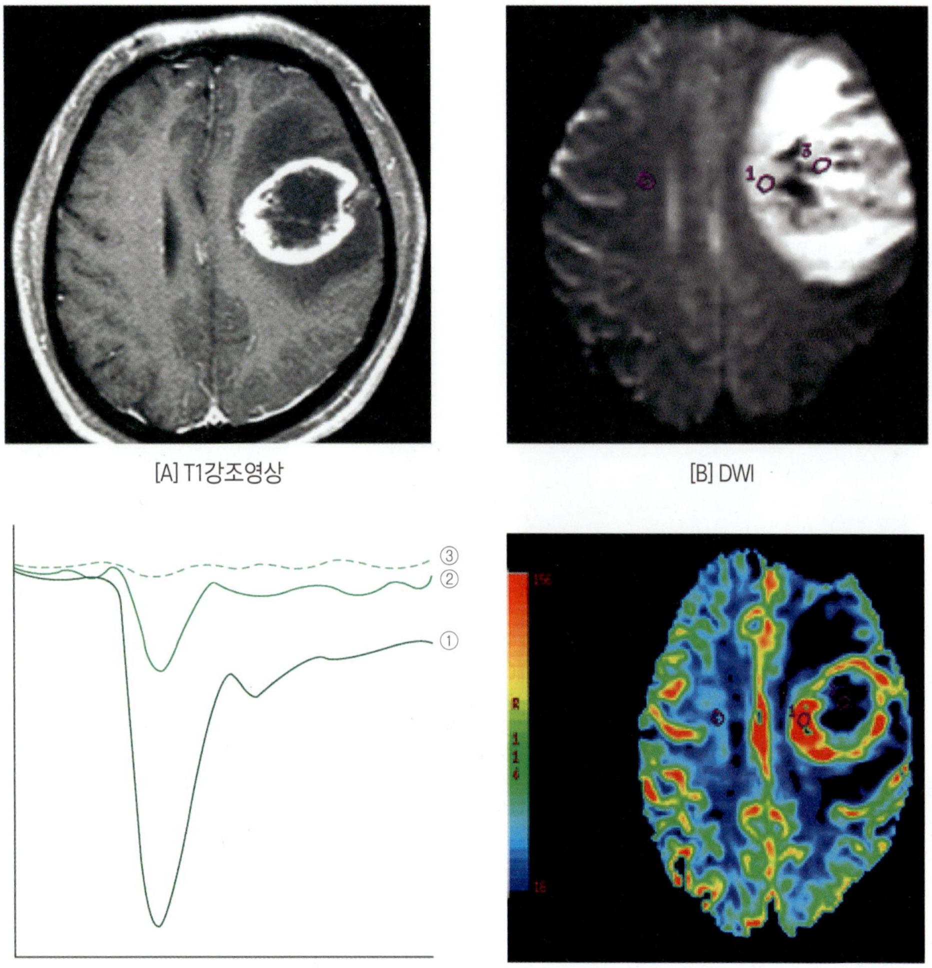

[A] T1강조영상

[B] DWI

[C] time-intensity curve

[D] rCBV

● 그림 7-42 **MR 관류강조영상**

[A] T1강조영상에서 조영제가 종양 주위에 고신호강도로 보이고 있다.
[B] 확산강조영상에서는 더 넓은 부위의 병변을 보이고 있다. 1번은 종양의 solid 경계부, 2번은 정상측 백질부, 3번은 종양의 괴사부에 ROI를 설정하였다.
[C] 시간-농도 곡선에서 1번은 관류가 잘 이루어지고 3번은 전혀 관류가 없음을 알 수 있다.
[D] rCBV영상에서 더욱 명확한 관류 상태를 색깔로 알 수 있다.

(4) 확산강조영상(diffusion weighted image)

확산현상이란 분자농도가 높은 쪽에서 낮은 쪽으로 물질분자가 이동되어 가는 것을 말한다.

확산영상은 조직의 생체 내 확산정도를 파악할 수 있는 영상진단방법으로 움직임에 예민한 움직임에 의한 영상(motion artifact)을 초래할 수 있는 단점이 있다.

급성뇌경색이 발생하면 세포내액이 확장되어 세포외액의 물분자가 움직이는(이동하는)운동은 제한적이고 이러한 움직임을 보기 위해서는 검사시간이 매우 짧아야 한다.

정상적인 부위(확산이 잘되는 부위)는 저신호(검게)를 나타내며, 비정상적인 부위(확산이 안 되는 경색 부위)는 고신호(밝게)로 나타난다. 즉 비정상부위에서는 조직의 활동을 하지 못하므로 확산이 일어나지 않아 신호가 강하게 나타난다(그림 7-43).

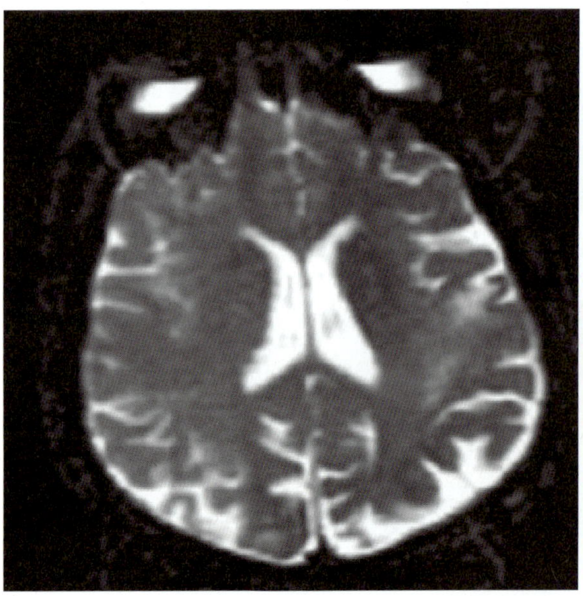

[A] T2강조영상

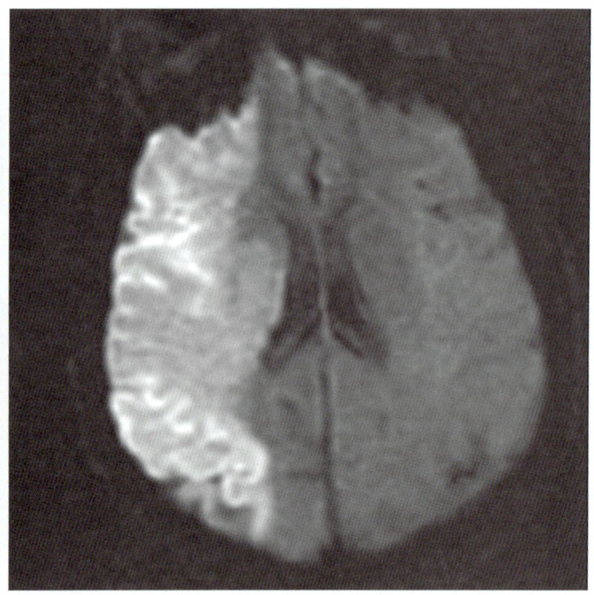

[B] 확산강조영상

그림 7-43 **확산강조영상**

(5) 기능영상(functional MR; fMR)

뇌의 활성화를 시각적인 신호로 나타내는 방법으로 각각의 대뇌피질의 고유한 기능 변화를 산소농도를 이용하여 영상으로 표현한다. 뇌의 활성에 따른 국소적 혈류증가에 관련되는 휴지기와 활성기 때의 일어나는 해당 기능을 담당하는 뇌의 위치를 찾는 방법이다. 뇌수술시 뇌기능의 위치를 사전에 파악할 수 있어 절제부위 결정하는데 이용되고 있으며, 향후에는 인간의 본성과 의식에 이르기까지 그 활용범위는 증가될 것으로 예상된다(그림 7-44).

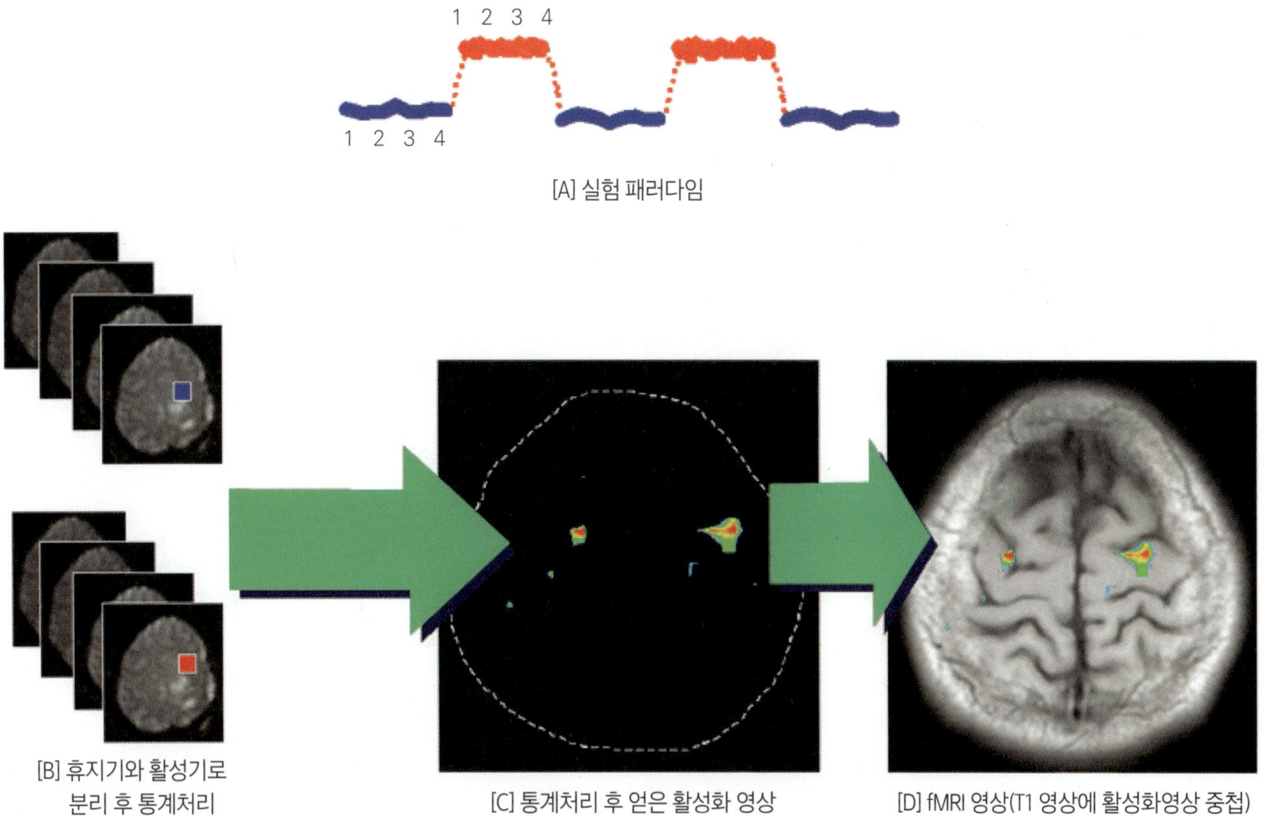

● 그림 7-44 **fMR image 획득 원리**

[A] 휴지기와 활성기로 된 실험 패러다임에 따라 영상을 얻는다.
[B] 얻어진 영상을 휴지기와 활성기로 나누고, 두 기간동안 평균적으로 신호차이가 큰 영역이 어디인지 통계적으로 찾는다.
[C] 통계적으로 차이가 있는 영역을 신호강도에 따라 색깔로 나타내준다.
[D] 해부학적인 T1영상과 [C] 영상을 중첩시켜 최종적인 fMR image를 얻는다.

6) 자기공명영상검사와 영상

(1) 두부검사

검사 시 뇌(brain) 전체를 포함하여 T1, T2영상을 획득하여 조직 간의 대조도 분해능과 조직·병소간 대조도 분해능이 우수한 장점을 가지고 있으며, 단층면을 자유롭게 선택하며 조영증강영상에서 뚜렷한 조영효과가 나타나는 것이 특징이다(그림 7-45~50).

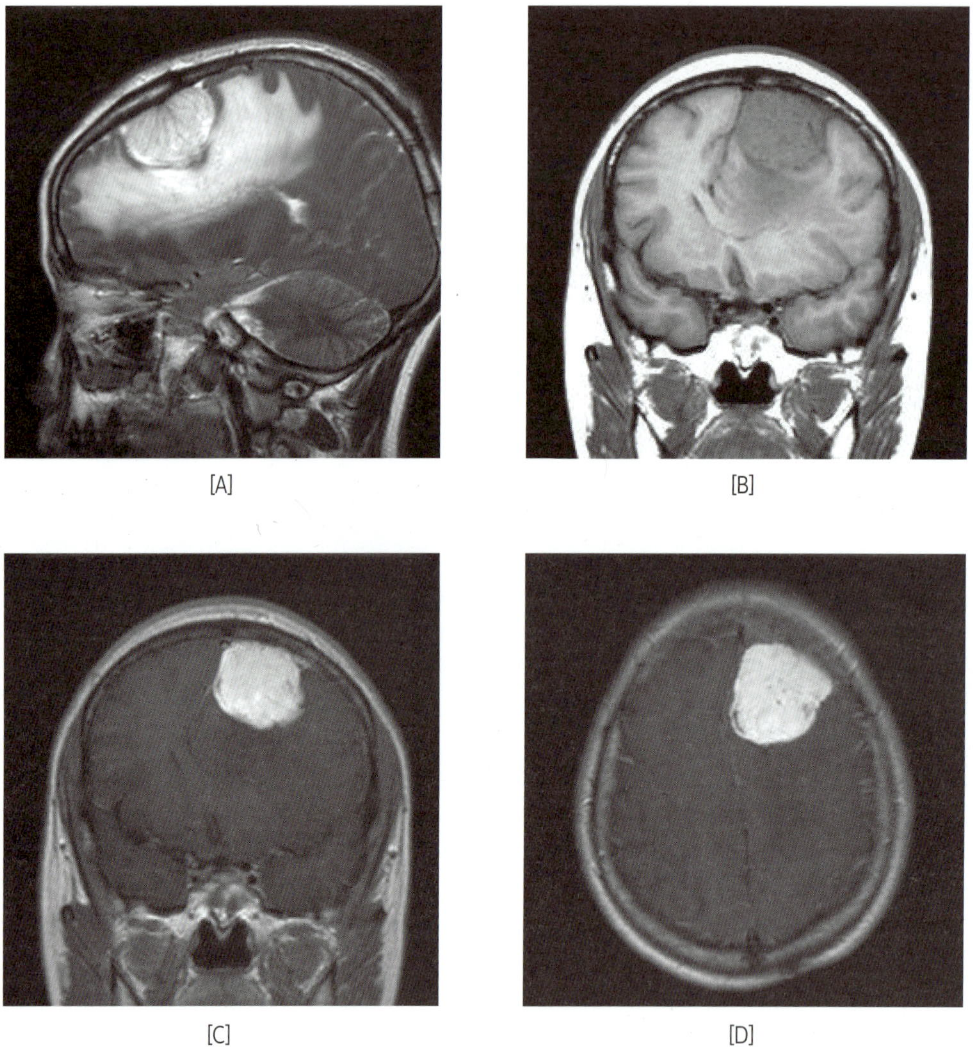

● 그림 7-45 **수막종의 MRI 영상**

[A] T2강조영상으로 반달 모양의 종양이 고신호로 보이고, 그 주변으로는 부종이 종양과 비슷한 신호로 보이고 있다.
[B] 뇌의 관상면 영상으로 뇌 종양과 뇌실질 보다 저 신호로 보이는 T1강조영상이다.
[C] 조영제를 주입 후 얻은 영상으로 수막종이 균일하게 조영되어 고 신호로 보인다.
[D] 뇌의 횡단 영상으로 BBB(blood brain barrier) 파괴로 인해 조영이 잘 된 고신호의 종양이 보인다.

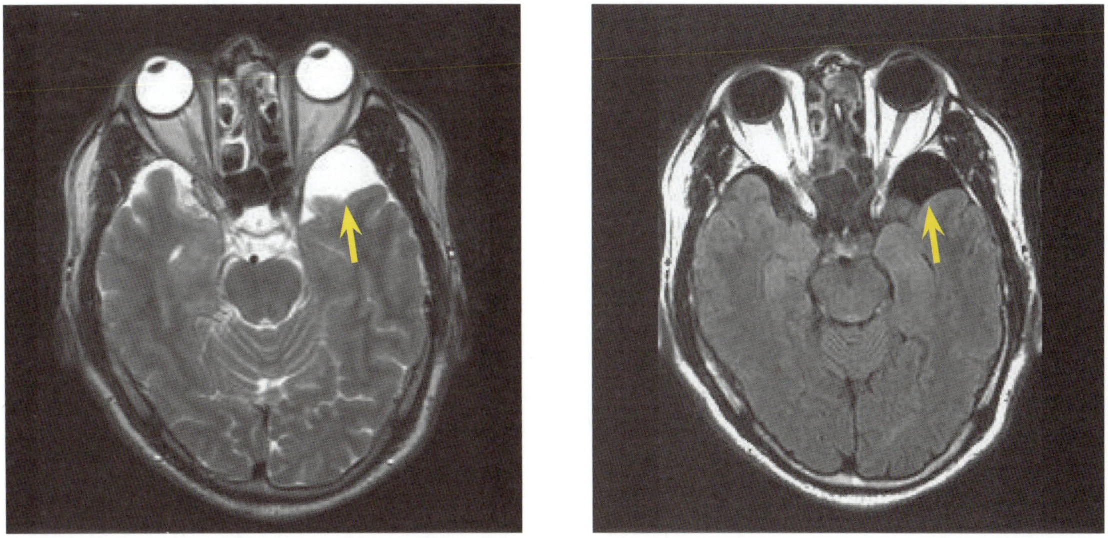

[A] [B]

● 그림 7-46 **거미막주머니의 영상**

[A] T2강조영상으로 왼쪽 측두엽에 안구의 신호와 같이 고신호의 종양이 보인다.
[B] FLAIR영상으로 뇌의 횡단면 영상이다. 뇌척수액과 같이 저신호로 보인다.

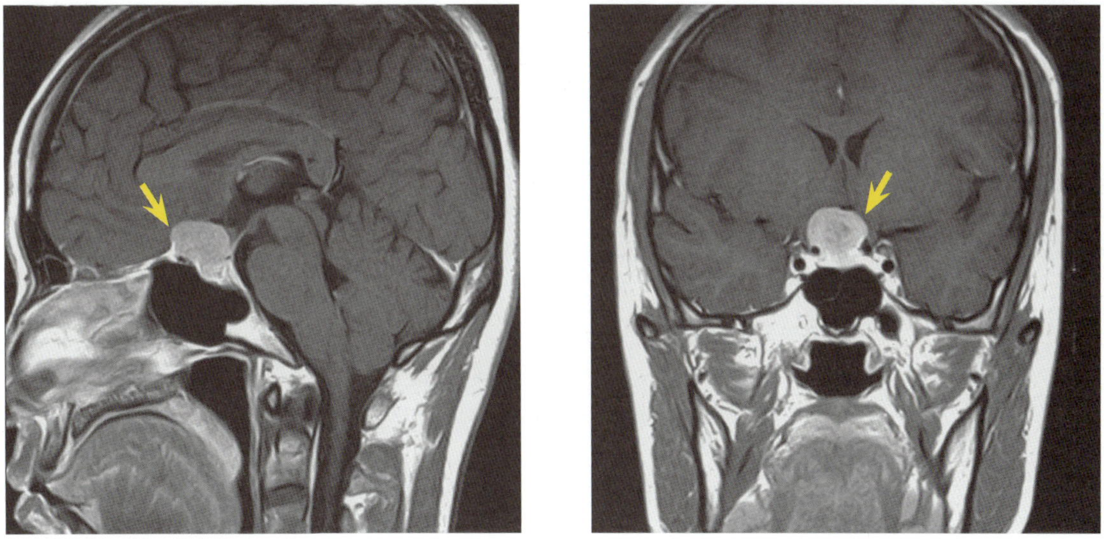

[A] [B]

● 그림 7-47 **뇌하수체 선종 영상**

[A] 시상면 뇌하수체 T1강조영상으로 조영증강되어 보인다.
[B] 관상면 뇌하수체 T1강조영상으로 조영증강되어 보인다.

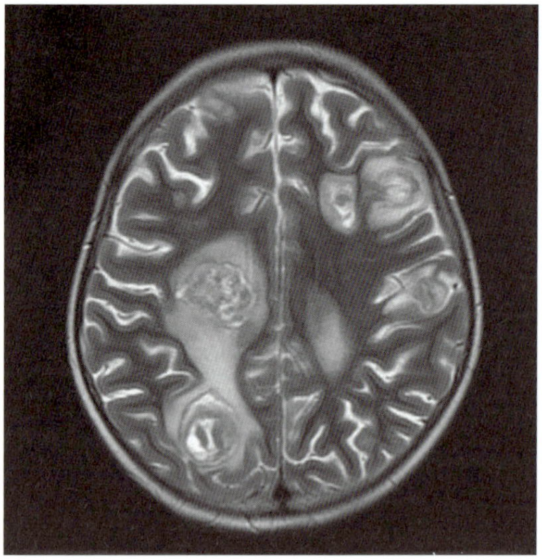

[A]

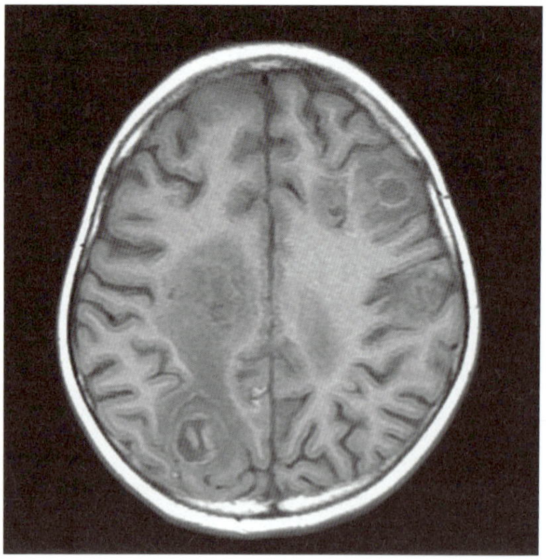

[B]

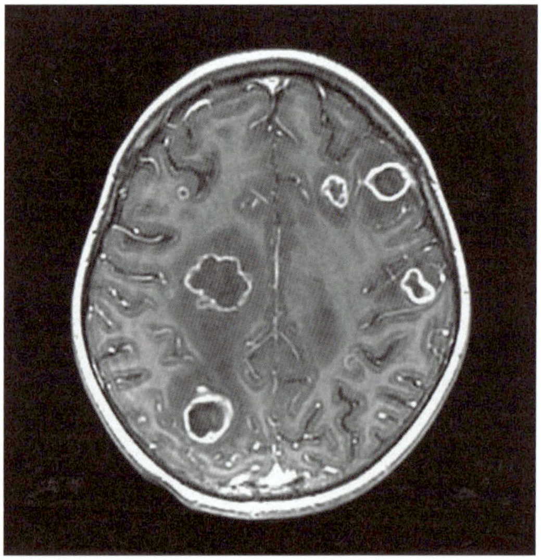

[C]

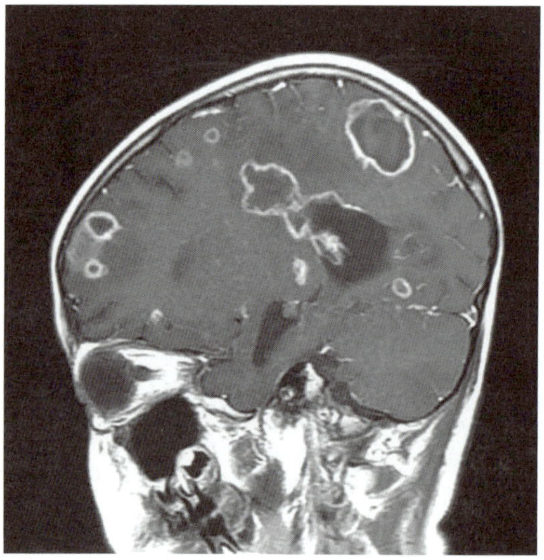

[D]

● 그림 7-48 **뇌 전이암 영상**

[A] T2강조영상으로 뇌척수액이 고신호로 보이고, 좌 우측에 고신호의 병변들이 보이고 있다.
[B] 조영제 주입 전 T1강조영상이다.
[C] 조영제 주입 후 T1강조영상이다. 여러 개의 병변들이 조영증강이 되어 보이고 있다.
[D] 조영제 주입 후 뇌의 시상면 T1강조 영상이다. 여러 개의 병변들이 조영증강이 되어 보이고 있다.

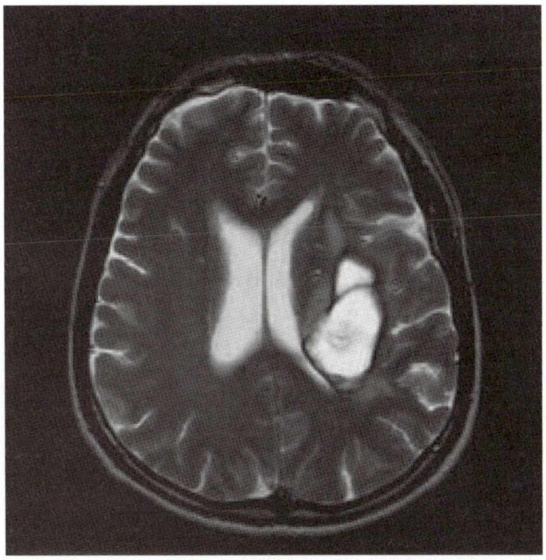

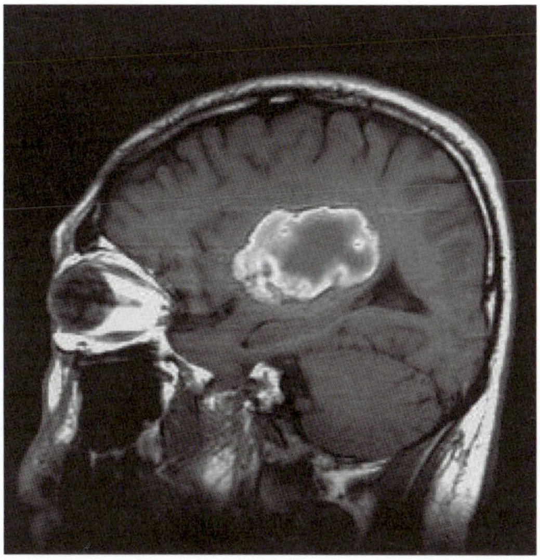

[A] [B]

● 그림 7-49 **뇌 출혈 영상**

[A] 뇌의 횡단면 T2강조 영상으로 좌측 뇌에 출혈성 병변이 고신호로 보이고 있다.
[B] 뇌의 시상면 T1강조 영상으로 출혈 병변이 부분적으로 T2강조 영상과 비슷한 신호로 보이고 있다.

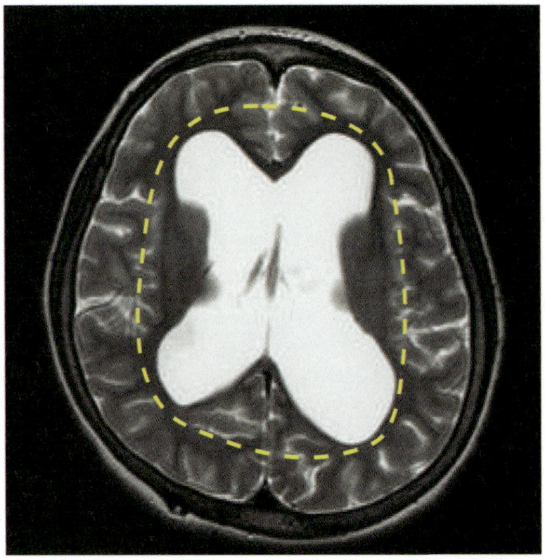

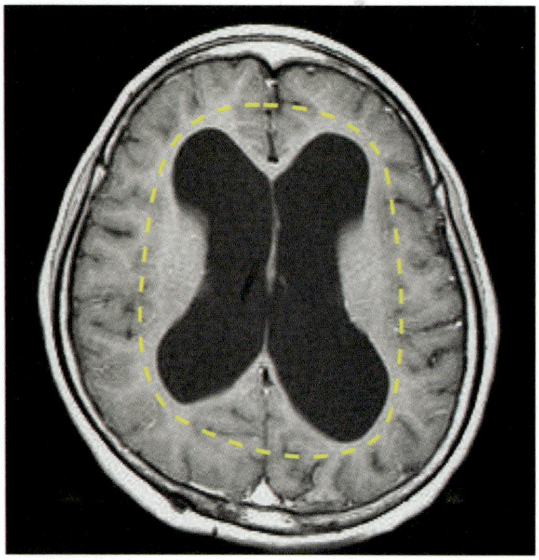

[A] [B]

● 그림 7-50 **뇌 수두증 영상**

[A] T2강조영상으로 측뇌실이 정상보다 확장되어 있다.
[B] T1강조영상으로 측뇌실이 정상보다 확장되어 있다.

(2) 척추검사

척수에 생기는 질환을 위치에 따라 검사하는데 뇌와 함께 자기공명영상에서 중요한 영역으로 많은 검사와 병변의 진단이 우수한 영상으로 나타난다.

대조도 분해능이 우수하기 때문에 전산화단층영상(CT)으로는 구별이 곤란한 척수와 수액의 구별이 우수하고 척수내 병변이 직접 나타난다. 골격에 의한 영상잡음 즉, 인공물이 없다(그림 7-51~54).

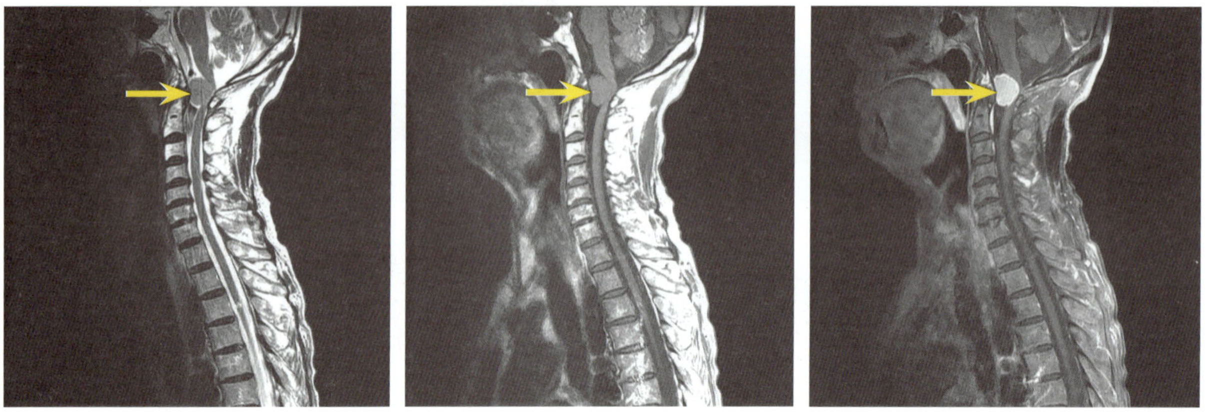

[A] [B] [C]

● 그림 7-51 **척추 종양 영상**

[A] 시상면 T2강조영상으로 연수 위치에 원형의 종양이 척수와 동등한 신호강도로 보이고 있다.
[B] 시상면 T1강조영상으로 종양이 저신호로 보이고 있다.
[C] 시상면 지방소거 T1강조영상으로 조영제 주입 후 영상으로 종양이 조영되어 고신호로 보이고 있다.

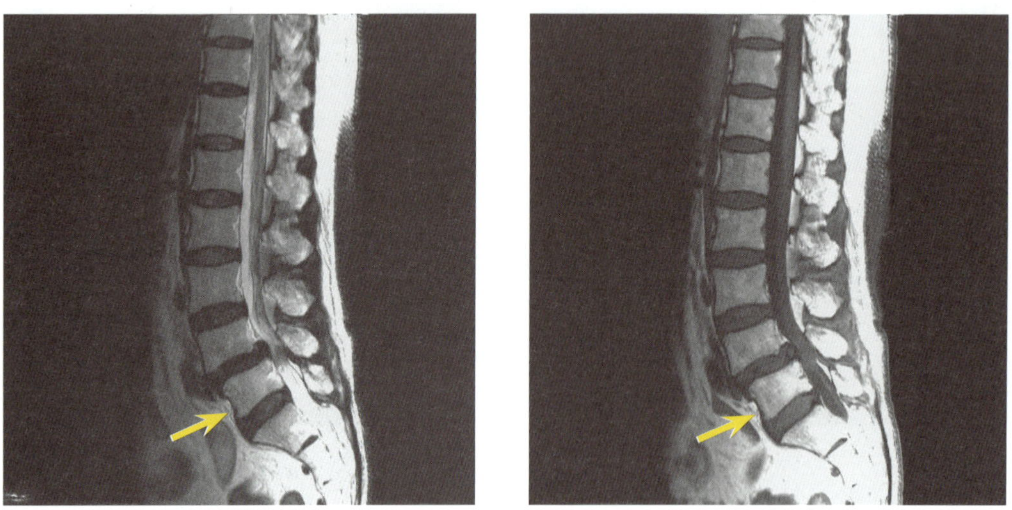

[A] [B]

● 그림 7-52 **척추분리증 영상**

[A] 시상면 T2강조한 영상으로 요추 5번째가 뒤로 전위되어 있다.
[B] 시상면 T1강조영상으로 요추 5번째가 뒤로 전위되어 있다.

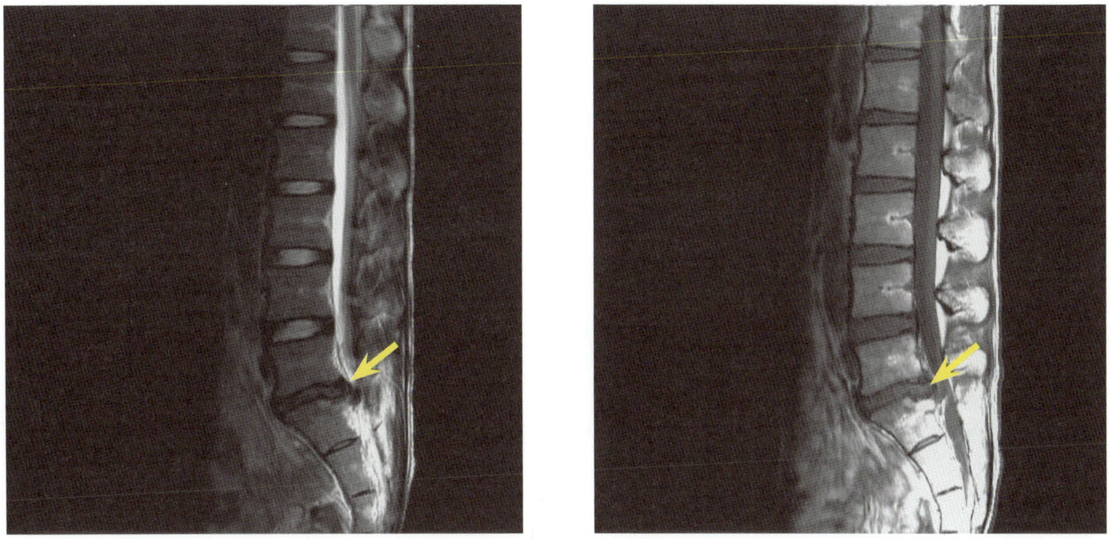

[A] [B]

● 그림 7-53 **허리뼈 척추사이원반탈출증 영상**

[A] 시상면 T2강조영상으로 요추 5번과 S1 사이의 추간판에 이상소견이 보인다.
[B] 시상면 T1강조영상으로 요추 5번과 S1 사이의 추간판에 이상소견이 보인다.

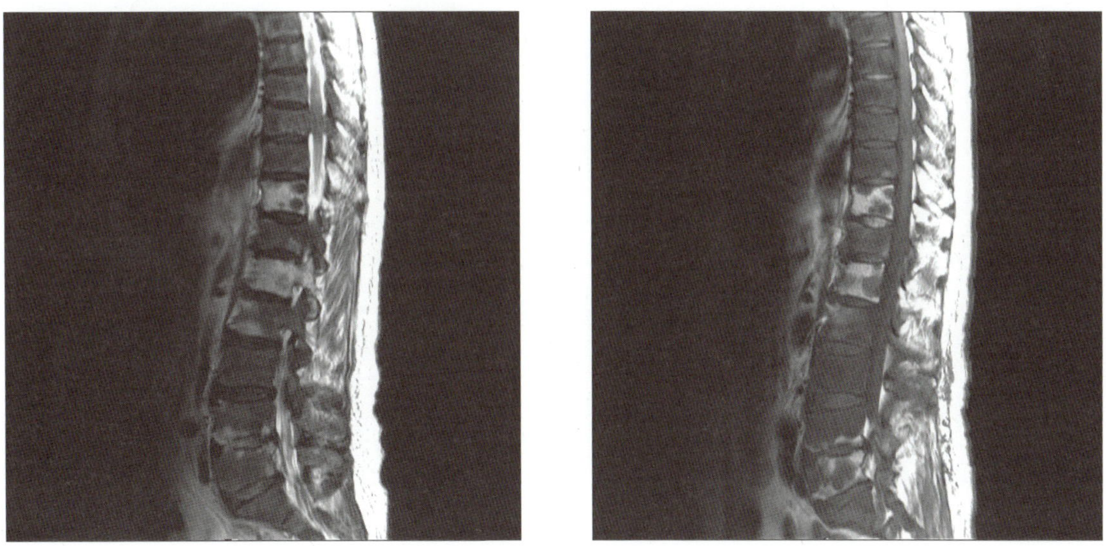

[A] [B]

● 그림 7-54 **척추 전이암 영상**

[A] TR, TE를 길게하여 얻은 T2강조영상으로 병변부위가 여러 곳에서 보이고 있다.
[B] [A] 영상과 동일환자의 T1강조영상으로 병변부위가 여러 곳에서 보이고 있다.

(3) 가슴(흉부)검사

폐나 심장의 혈관에 종양의 침범 여부, 종양의 성분, 주변조직과의 관계를 잘 표현하고 있어 임상적으로 많이 이용되고 있다. 검사 시 심장의 움직임에 의한 인공물을 예방하면서 검사하거나 호흡정지기법을 이용하여야 한다(그림 7-55, 56).

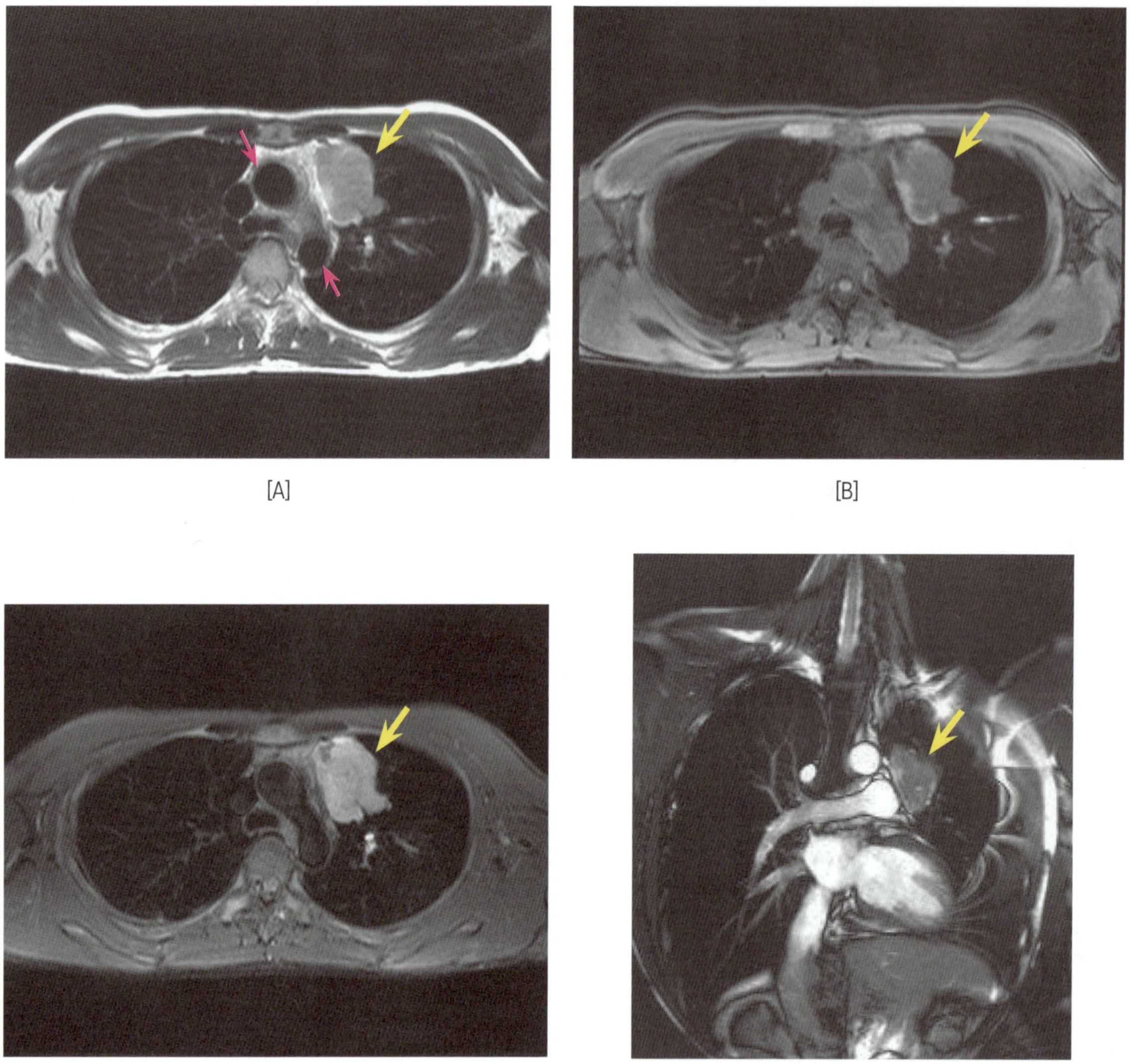

[A] [B] [C] [D]

그림 7-55 **폐 종양 영상**

[A] 횡단면 T2강조영상으로 대동맥 주변에 종양이 선명하게 보이고 있다.
[B] T1강조영상으로 대동맥 주변에 종양이 선명하게 보이고 있다.
[C] 조영제 주입 후 T1강조영상이다.
[D] 관상면 T2강조영상으로 종양이 혈관을 침범했는지를 확인한 영상이다.

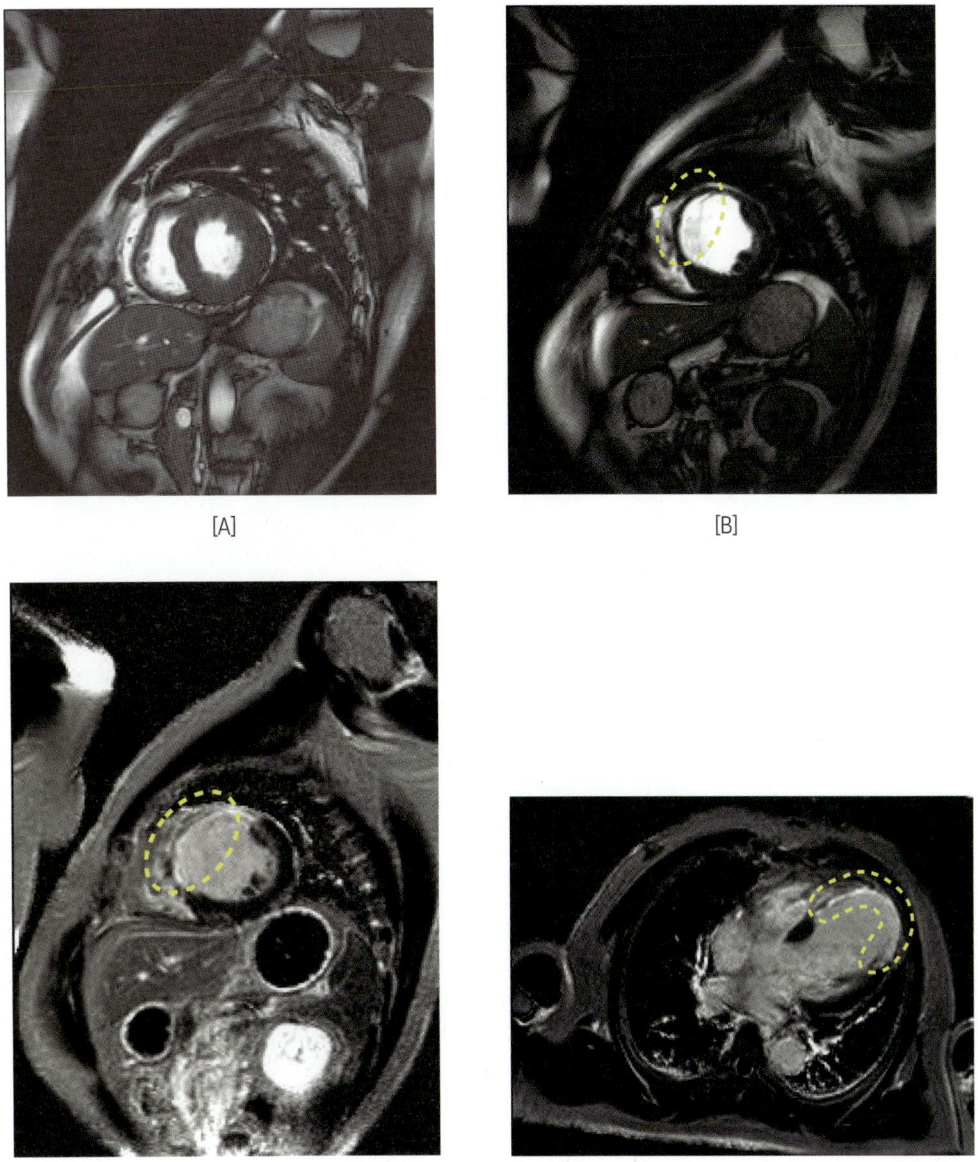

[A] [B] [C] [D]

● 그림 7-56 **심근경색 영상**

[A] 정상적인 심근이 낮은 신호로 원형을 나타내고 있다.
[B] 정상적인 심근과 경색의 심근이 합쳐져 원형을 이루고 있다.
[C] 조영제 주입 후 얻은 영상으로 심근 경색으로 보이는 부분이 고신호로 보이고, 정상 심근은 저신호로 보이고 있다.
[D] 조영제 주입후 4 chamber 영상으로 좌심실의 심근경색이 고신호로 보이고 있다.

(4) 복부검사

움직임에 의한 인공물이 많이 발생하는 단점으로 전산화단층영상(CT)이 많이 이용되는 추세이지만, 종양의 침범 여부, 종양의 성분, 주변조직과의 관계를 잘 표현하고 있어 임상적으로 많이 이용되고 있다(그림 7-57, 58).

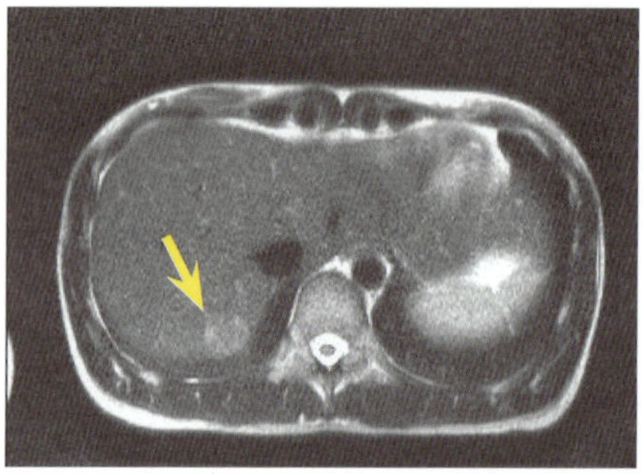

[A]

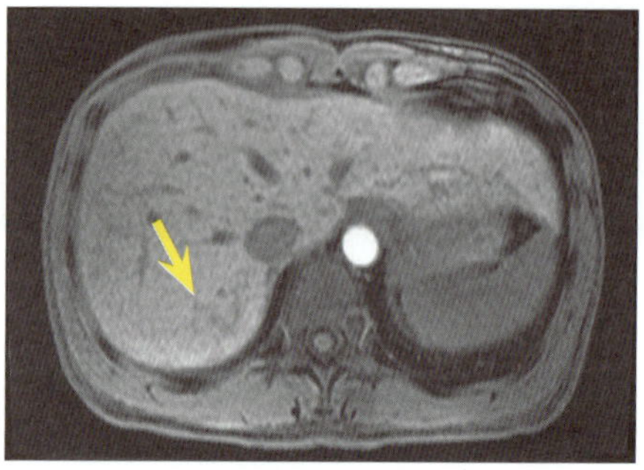

[B]

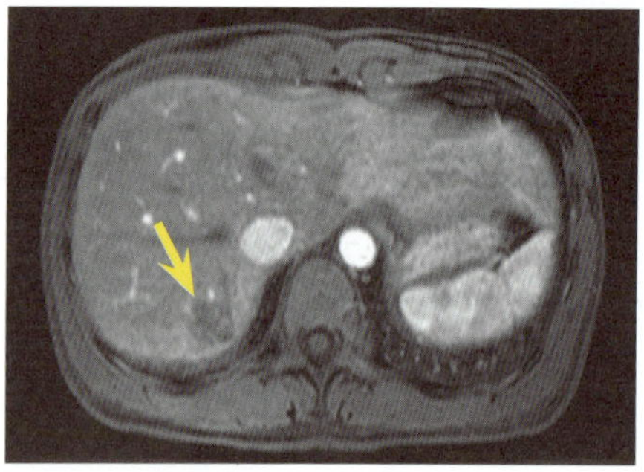

[C]

● 그림 7-57 **간 종양 영상**

[A] T2강조영상으로 척수의 뇌척수액이 고신호로 보이며, 오른쪽 뒷부분에 고신호의 원형 종양이 보이고 있다.
[B] T1강조영상으로 조영제가 도달하기 전 영상이다.
[C] 조영제 주입과 동시에 얻은 동맥기 영상으로 종양이 구분되어 보이기 시작한다.

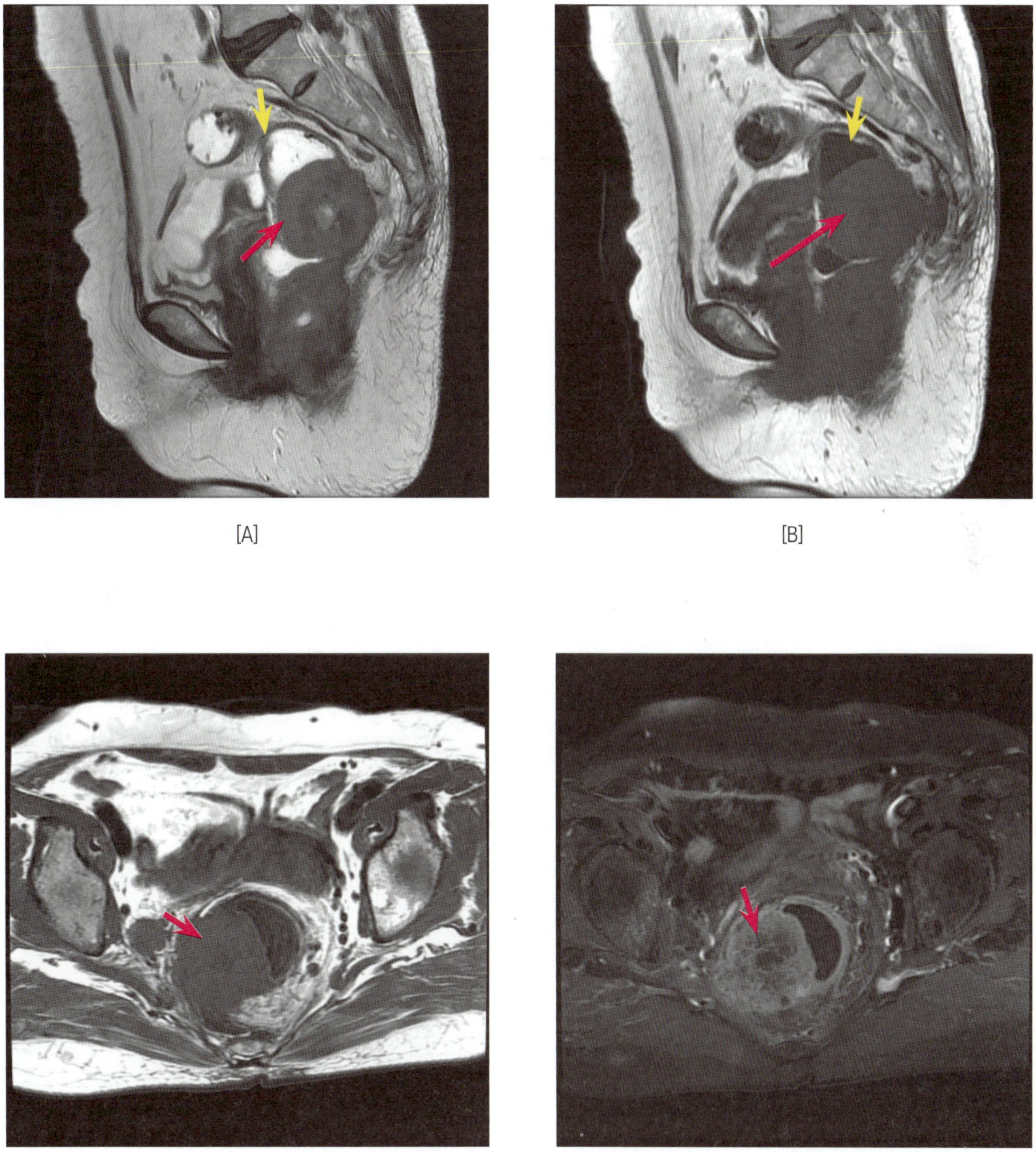

[A] [B] [C] [D]

● 그림 7-58 **큰창자종양 영상**

[A] 시상면 T2강조영상으로 내부의 초음파 젤이 고신호로 보이면서 종양은 저신호로 보이고 있다.
[B] 시상면 T1강조영상으로 젤과 종양이 저신호로 보이고 있다.
[C] 조영제 주입 전 횡단면 T1강조영상으로 종양이 저신호로 보이고 있다.
[D] 조영제 주입 후 T1강조 영상에 지방소거법을 병용해 얻은 영상으로 종양은 조영증강을 보이고 있다.

(5) 골반부검사

골반영역에서는 자기공명영상의 결점으로 지적되고 있는 호흡성 인공물이 거의 없으며, 우수한 조직간의 대조도를 지닌 다단면의 영상의 검사가 가능하기 때문에 그 유용성이 강조되고 있다. 아울러 방사선에 대한 피폭이 없다는 장점으로 어린 여성이나 양성질환이 많은 산부인과 영역에서의 검사법으로써 그 임상적 의의가 크다고 할 수 있다(그림 7-59~61).

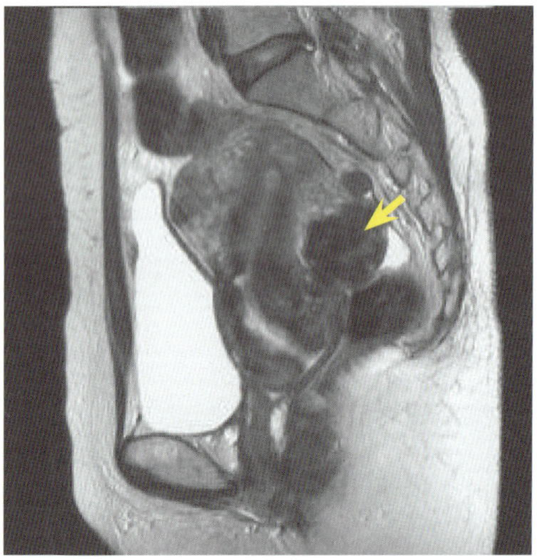

[A]

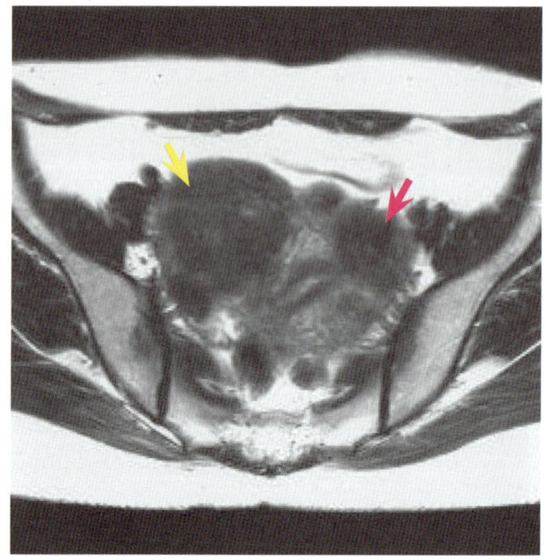

[B]

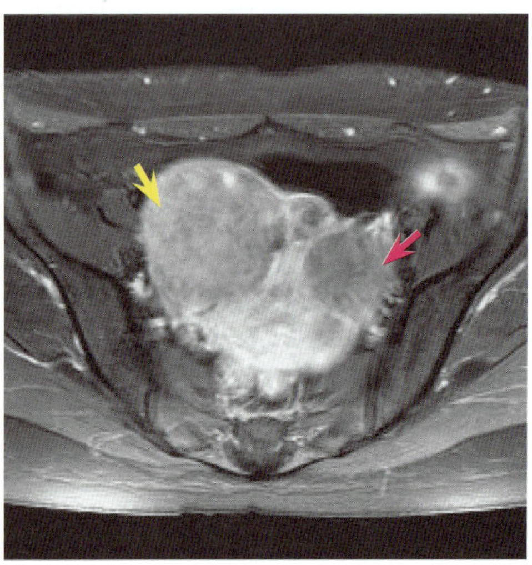

[C]

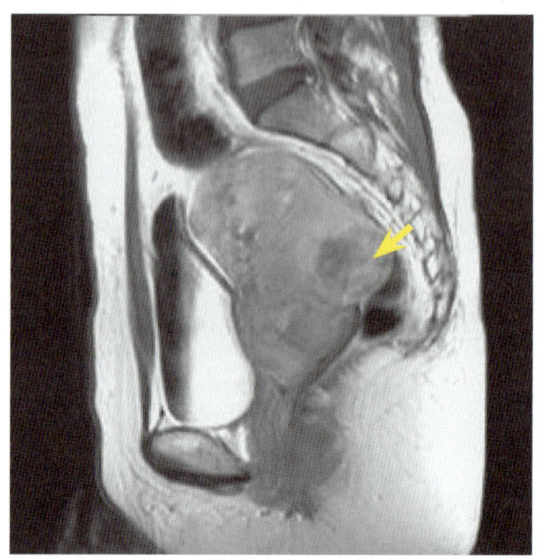

[D]

그림 7-59 **자궁근종 영상**

[A] T2강조 영상으로 자궁내막 뒤쪽으로 저 신호로 보이는 병소가 여러 개 있다.
[B] 횡단면을 T2강조해 얻은 영상으로 자궁 좌우측에 저 신호의 병소가 보이고 있다.
[C] 조영제 주입과 지방소거법을 병용해 얻은 T1강조영상이다.
[D] 조영제 주입 후 시상면으로 얻은 T1강조영상이다.

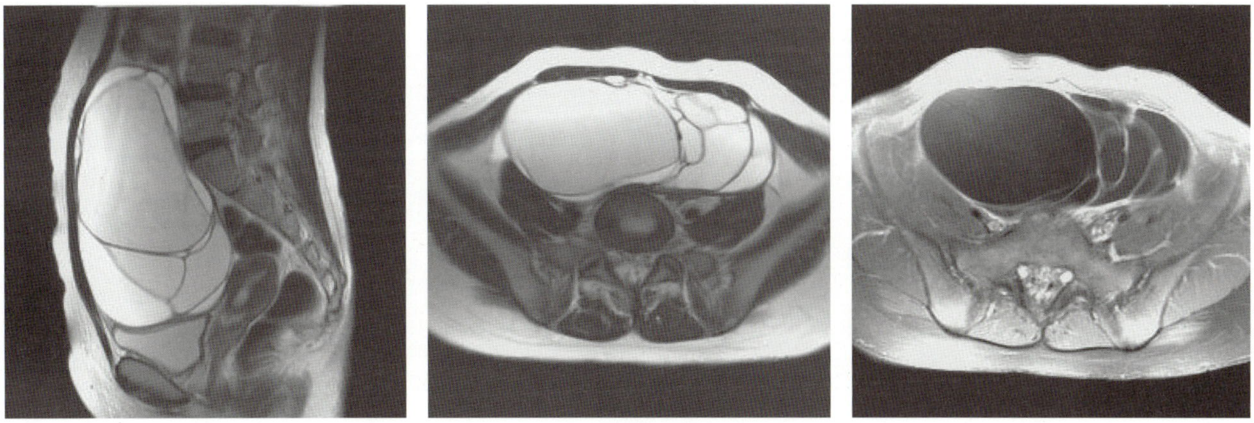

[A] [B] [C]

● 그림 7-60 **난소 종양 영상**

[A] T2강조영상으로 거대 종양이 고신호로 보이고 있다. 자궁이 위축되어 보이고 있다.
[B] 횡단면으로 난소 종양을 검사한 것이다.
[C] 조영제 주입 후 지방소거법을 병용해 얻은 T1강조영상으로 종양이 조영증강되지 않는다.

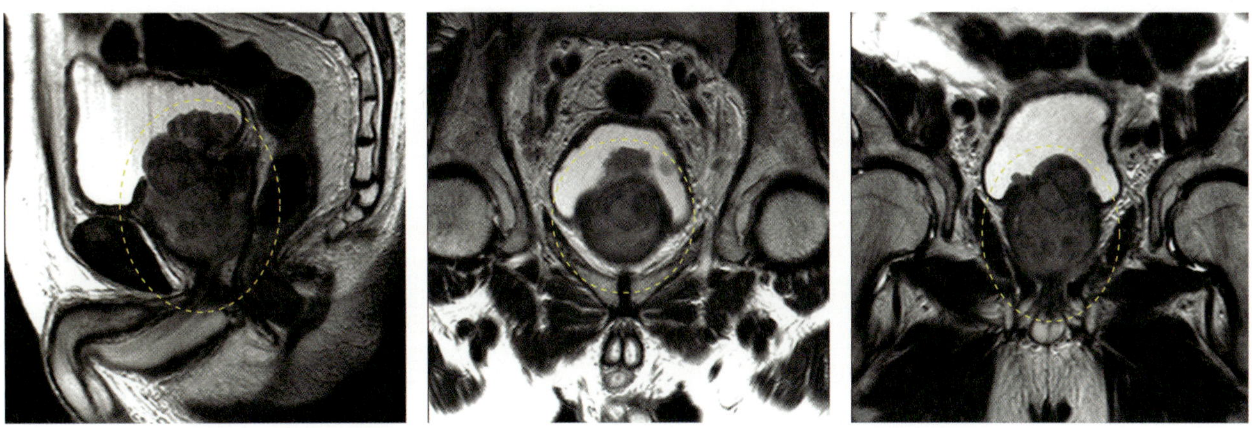

[A] [B] [C]

● 그림 7-61 **전립샘 종양 영상**

[A] Body array coil을 이용해 시상면으로 얻은 T2강조한 전립샘 영상이다.
[B] 관상면 T2강조영상이다.
[C] 전립샘에 대해 [B] 영상과 다른 각도의 관상면 T2강조영상이다.

08

방사선치료

방사선치료

1 방사선치료의 원리와 목적

1) 방사선치료의 원리

전리방사선을 인체에 조사하면 인체를 구성하는 분자 또는 원자의 여기, 전리를 일으켜 물리, 화학, 생물학적 작용에 의해 화합물의 조성에 변화가 생겨 세포는 기능장해, 증식저지, 사멸 등이 일어나며 나아가 조직이 파괴된다(그림 8-1).

2) 방사선치료의 목적

암조직과 정상조직과의 방사선 효과비를 최대한으로 함으로써 암을 사멸시켜 환자의 생명을 연장하고 삶의 질을 높이는 것이다. 즉 정상조직의 선량을 최소화하여 방사선에 의한 부작용을 줄이고 종양조직에 방사선이 집중되도록 하여 종양을 제거하는 것이 목적이다(그림 8-2).

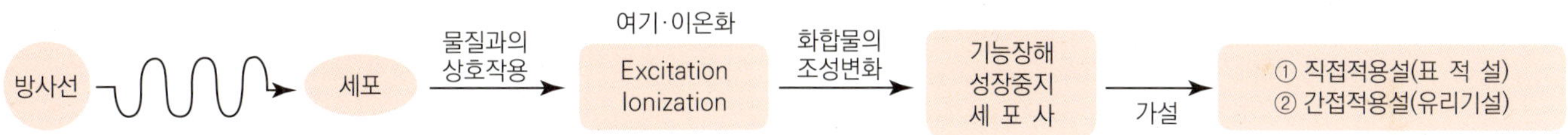

그림 8-1 **방사선치료의 원리**

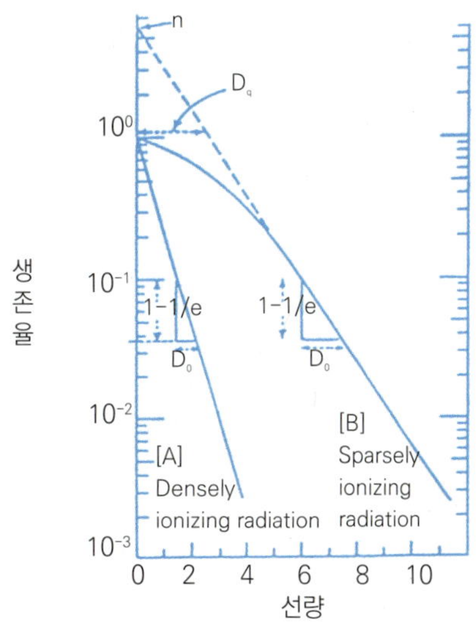

그림 8-2 **포유류 세포의 선량·생존율 곡선**

2 방사선치료의 역사

1895년 렌트겐이 X선을 발견한 이후 1896년 최초로 A. Voight에 의해 비인두암 환자에게 X선을 조사하여 통증을 완화시켰다는 보고가 있었으며, 그 후 1896년 G.T.Lyon에 의해서 결핵의 방사선 치료가 보고되었다. 1898년 피에르 큐리(Pierre Curie)에 의해 폴로늄(Polonium)과 라듐(Radium)을 발견하였으며, 또한 라듐을 운반하던 과정에서 라듐이 인체의 피부에 반응을 일으킨다는 사실을 실험을 통하여 알게 되었다.

1902년 Frieben에 의해 방사선의 발암작용이 인식되어졌으며, 1905년 Bergonie-Tribondeau에 의해서 방사선을 동물의 설치류에 실험하여 전리방사선이 인체의 세포에 미치는 감수성을 나타내는 결과를 발표하였다.

1905년 R. Abbe에 의해 라듐의 조직내 조사가 행하여지는 기초를 마련했으며, 1908년에는 Dessauer에 의해 심재성 암 치료를 위한 고관접압을 사용하여 여러 방향에서 조사를 행하였다는 보고를 하였다. 1913년 Coolidge tube을 이용하여 X선 심부치료를 시도하였으며, 1937년 400kV의 전압을 이용한 Coolidge tube을 사용하였다. 1939년 Paterson-Parker는 Ra을 이용하여 자궁경부암의 강내조사를 시도하였으며, 그 후 중성자선을 이용한 치료가 행해졌고, 베타트론이 개발되었다.

1941년 Ra를 이용한 Quimby법이 개발되었고, 1951년에는 ^{60}Co을 이용한 원격외조사가 시행되었다. 1952년 선형가속기(Linac, Linear accelerator)가 개발되었고 1956년에는 6 MV의 고에너지 선형가속기가 개발되어 치료에 이용하였다. 더욱이 1980년대부터 임상진단에 새로운 첨단 진단장치인 전산화단층촬영장치, 초음파장치, 자기공명장치의 이용이 보편화되면서 암 병소의 크기, 위치, 침윤범위 등 암의 형태학적 파악이 정확하게 되었다(그림 8-3).

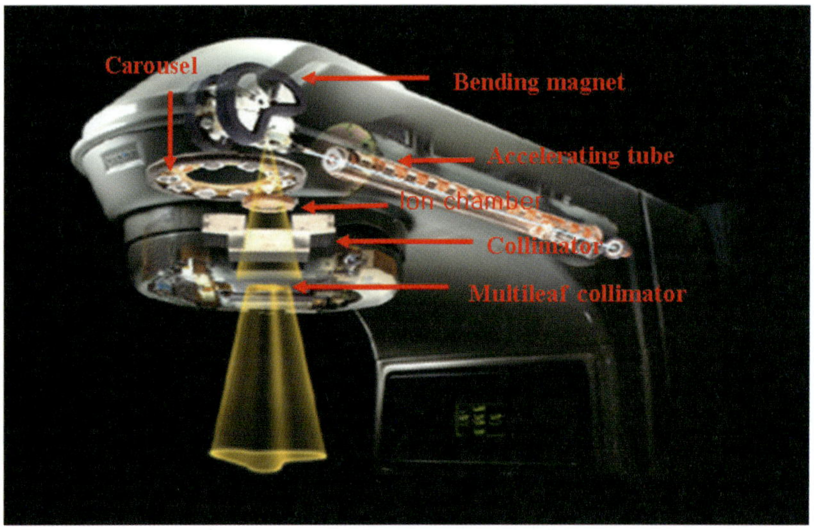

그림 8-3 **선형가속장치의 구성 및 외형**

컴퓨터를 이용한 3차원적 치료계획 장치와 각종 선량계측기가 발전되어 방사선치료시 표적부위(target volume) 오차 범위를 2~3 mm로 유지하는 첨단치료장치인 정위적방사선치료(SRS, streotactic radiosurgery), 입체조형치료(3D conformal therapy), 세기조절방사선치료(IMRT, intensity modulated radiation therapy) 등의 임상응용이 우리나라에서도 보편화 되어있다. 현재 방사선치료는 정상조직의 부작용을 최소화하고 종양에 선량을 집중 조사하고자 토모테라피(tomotherapy), 호흡연동방사선치료(respiratory gated radiation therapy), 영상유도방사선치료(IGRT, image guided radiation therapy) 등이 활발히 시행되고 있다.

3 방사선치료방법의 분류

1) 원격치료(EBRT, External Beam Radiation Therapy)

주로 선형가속기를 이용하여 만든 고에너지 X선이나 전자선이 외부에서 피부를 통과해 몸 내부의 종양을 사멸시키는 방법이다. 방사선원이 인체 외부에 존재하기 때문에 외치료 또는 원격치료(teletherapy)라 한다.

① 선형가속장치(linear accelerator, Linac)

선형가속장치는 직선가속장치라고도 하는데 이는 전자기 분야에서 에너지를 얻는 것처럼 직선형 가속관에서 하전입자(전자)들의 이동을 의미하는 것이다. 1930년대 W. Hansend과 D. Sloan은 선형과 원형 가속기에 대한 연구가 최초로 시작되었으며 그 후 점차적인 연구가 이루어졌으며 1952년 6월경 런던의 Hammersmith 병원에 설치되어 8MV 광자선 치료를 시작하였다. SAD(source-axis distance)가 100cm인 isocentric 선형 가속장치는 미국에서 1961년에 설치되어 지난 20여 년 동안 ^{60}Co 장치 치료시대에서 선형가속장치로 점차적인 교체가 이루어져 왔다(그림 8-4).

선형가속장치에서는 전자를 가속하는 전자가속장치와 양자가속장치로 구분된다. 양자가속장치는 물리학이나 원자력 응용 부분에서 주로 양자 등 무거운 입자를 가속하는데 이용하고, 의학용인 방사선 치료에는 X선과 전자선을 발생시키는 선형전자가속장치가 이용된다. 전자를 가속하는 선형전자가속장치는 전자를 40GeV까지 가속할 수 있으나 현재 의료부문에 이용되고 있는 linac의 에너지는 45MeV 이하가 사용되고 있다.

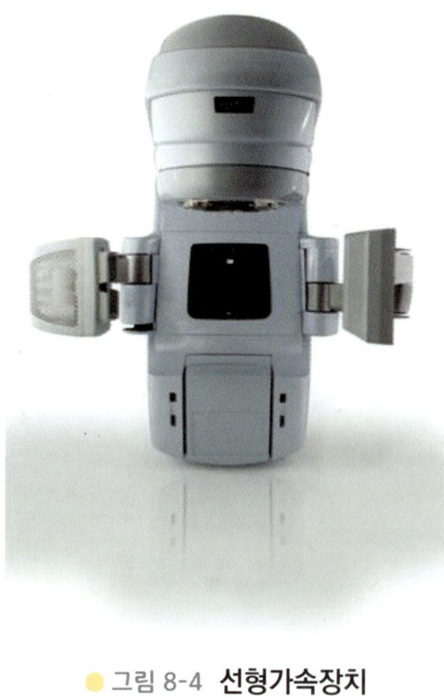

그림 8-4 **선형가속장치**

② 사이클로트론(Cyclotron)

Cyclotron의 가속원리는 1928년에 E.O. Lawrence와 M.S. Livingston에 의해서 고안되어 1932년에 실제 가속에 성공하였다. 이 장치는 비상대성이론의 영역에서 양자(proton)와 같은 무거운 입자를 원 운동시키면서 일정한 주기로 입자를 가속하는 장치이다. 방사선 치료에서는 양자를 가속하여 속중성자를 발생시켜 암 치료에 사용하고 있는 반면 ^{19}N, ^{15}O, ^{67}Ga, ^{201}Tl, ^{123}I 등과 같은 단수명 방사성 동위원소를 생산하는데도 이용되고 있다. Cyclotron은 고주파 주파수를 변조하지 않으므로 fixed-frequency(F.F) cyclotron이라고도 한다(그림 8-5).

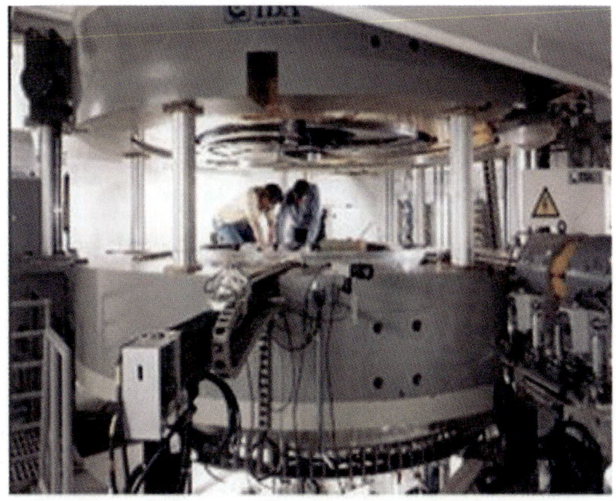

그림 8-5 사이클로트론

③ 싱크로사이클로트론(Synchrocyclotron)

cyclotron과 구조가 같으며, cyclotron은 에너지가 높아지면 입자의 질량이 증가하게 되며 이때 원형궤도를 회전하는 입자의 속도가 변화하게 되는데 이 속도에 따라서 주파수가 변조되면서 입자를 가속하는 장치를 synchrocyclotron이라고 하며 주파수를 변조하므로 FM cyclotron(frequency modulated) 이라고도 하고 양자나 중성자를 가속하여 속중성자선, 양자선을 얻는다.

또한 양자를 가속하여 흑연에 충돌시키면 π-중간자선을 발생시키게 된다. cyclotron과의 차이점은 출력전류가 pulse 형태이고 사이크로트론에 비해서 1/100값이다. 하전입자의 회전 위상이 안정적이며 가속전압이 높지 않으며 양자를 500~800 MeV까지의 높은 에너지로 가속이 가능하다.

④ 싱크로트론(Synchrotron)

최초 synchrotron은 1946년 영국의 Cauard 등이 전자를 가속시키는 것에 의해서 시도되었다. 전자 synchrotron과 양자 synchrotron이 있는데 기본적으로 원리는 같지만 질량이 크게 다르기 때문에 실제 장치에서는 차이가 생긴다.

synchrocyclotron은 에너지를 상당히 높게 올릴 수 있지만 자계가 필요로 하는 공간이 크기 때문에 더욱더 고 에너지로 할 경우에는 좁은 도넛형태인 진공 환상관 내를 일정반경으로 회전하고 있는 synchrotron이 자장 공간이 적어 경제적이다.

Synchrotron은 cyclotron이나 synchrocyclotron과는 달리 일정궤도로 가속을 행하고 있는 것이다. 따라서 양자 등 중하전입자는 가속 중에 속도가 대폭으로 변화한다. 그래서 입자궤도를 일정하게 유지하기 위해서는 입자의 에너지에 맞춰서 자장을 강하게 하는 동시에 가속주파수도 변화시키고 있다. 이처럼 synchrotron의 가속은 궤도반경을 일정하게 유지하기 위해서 betatron처럼 에너지의 증가에 따라 자장을 강하게 해주는 것을 제외하면 synchrocyclotron의 원리와 동일원리로 가속한다.

2) 근접치료

방사성동위원소를 인체의 조직내(Interstitial Tx.), 체관내(Intraluminal Tx.) 또는 강내(Intracavitary Tx.)에 관을 통해 직접 삽입하여 종양 근처에만 방사선이 투여되도록 하여 치료하는 방법이다.

① 원격 후 장전치료기(RALS; remote after loading system)

과거의 근접치료법은 선원용기를 환자 주위에 두고 카데터가 적절한 자리에 자리 잡았는지를 방사선 사진으로 확인한 후 방사성동위원소를 넣는 방법을 사용하였다. 전통적인 방법에서 후장전법은 선원의 준비와 이식을 하는 동안 방사성물질을 수동으로 조작하여야 했다. 비록 이러한 과정들이 적절하게 이루어지더라도, 시술자의 방사선 피폭에 따른 피해를 피할 수 없었다. 원격으로 조정되는 후 장전 장치들은 직접적으로 방사선 선원을 다룸으로써 나타날 수 있는 이러한 위험을 제거할 수 있다. 더구나 선원을 순식간에 이식하고 제거할 수 있어서, 환자와 종사자의 피폭을 줄일 수 있다.

원격 후 장전치료기는 고선량률(HDR)을 이용한 근접치료에 사용되고 있다. 고선량률 치료법은 안전 준수사항이 지켜지는 완벽히 차폐된 방에서 치료가 이루어진다. 예를 들어, 벽은 차단되고, 방에는 방사능물질이 빠져나가지 못하게 하는 내부 잠금쇠가 있는 문이 있어야 하며, 문이 열리거나 비상 버튼이 눌러질 경우, 설치된 방사능 모니터는 시각적, 청각적 비상 경고를 울려야 하

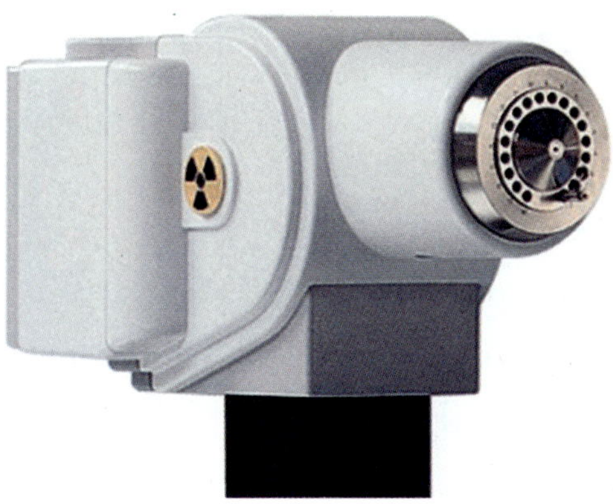

그림 8-6 **근접치료장치**

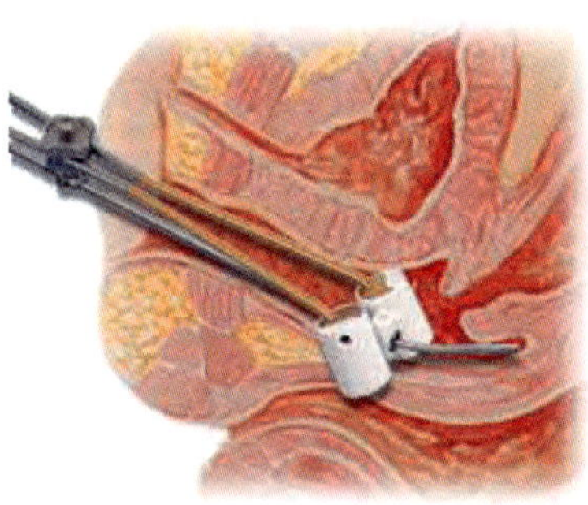

그림 8-7 **강내조사**

며, 환자는 원격 폐쇄회로 텔레비전 카메라와 상호 연락 장치로 감시를 받게 되고, 응급 절차는 통제실에 알려져야 한다. 실제로 고선량률 장치는 이미 있는 선형가속기 치료실에 종종 장착되어 사용된다(그림 8-6).

^{137}Cs이나 ^{60}Co 선원이 사용되기도 하지만, 일반적으로 ^{192}Ir이 원격 후 장전치료에 가장 많이 사용되는 방사성동위원소이다. 이 선원들은 사용되지 않을 때는 안전한 보관용기에 담겨있다. 선원의 수송과 안전 보관 용기에서 환자 내부에 있는 국소장치로의 이동을 위해 몇 개의 채널들이 있다. 방사선 선원의 이동에 가장 일반적인 방식은 선원이 결합된 금속 드라이브 케이블이다. 케이블은 모터에 의해 움직이며 마이크로프로세서에 의해 통제된다.

고선량률 원격 후 장전 치료기에 이용되는 방사성동위원소는 고강도(예를 들어 10 Ci)의 ^{192}Ir에 의해 이루어지며, 선원은 유연한 케이블의 끝 부분에 접합되어 있다. 이 선원은 이식된 어플리케이터의 어떤 지점에서 위치가 결정된다. 선원의 지정 위치와 지정 시간을 프로그래밍 함으로써, 원하는 등선량 분포를 얻을 수 있다. 이러한 고선량률 장치는 강내, 조직내, 관내 치료에 사용될 수 있다(그림 8-7~10).

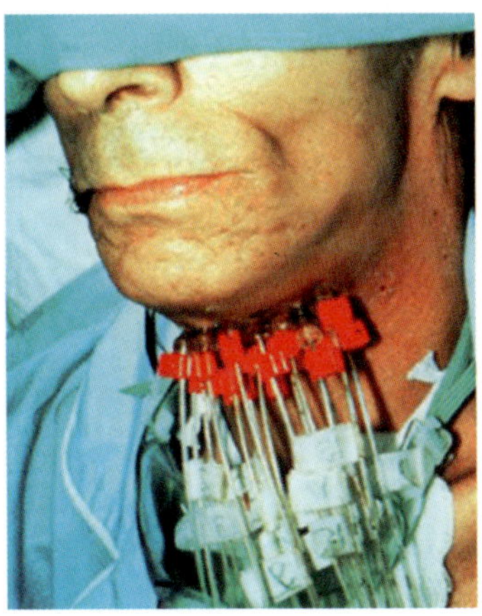

그림 8-8 **조직내조사**

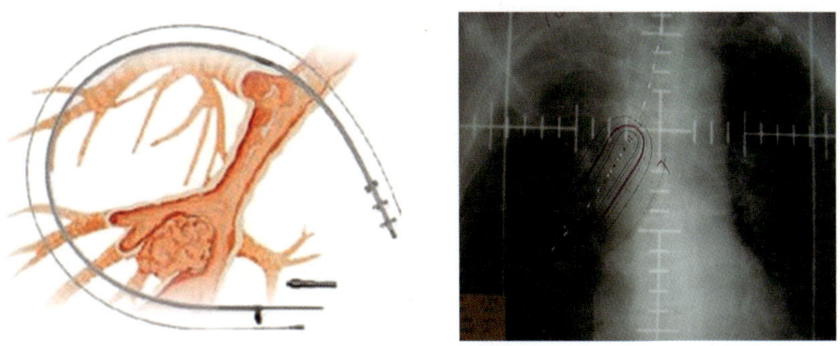

그림 8-9 **체관내조사**

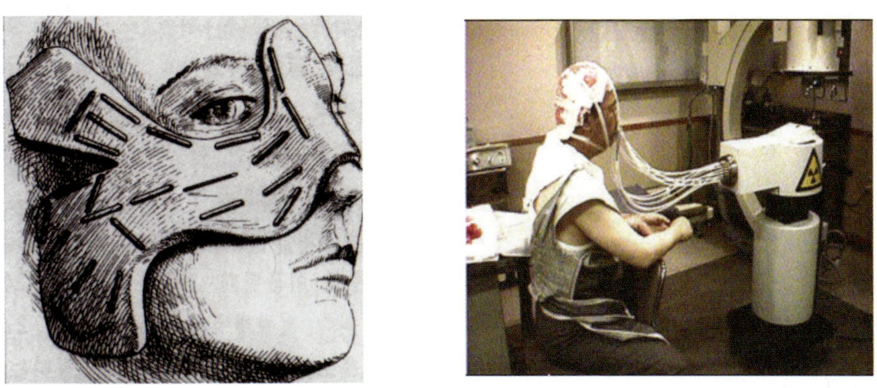

그림 8-10 mold therapy

4 방사선치료의 적용

방사선 치료에 관계되고 있는 여러 가지 사항들은 악성종양과 그 주변 정상조직의 방사선 감수성과 종양의 진전과정 및 속도, 환자의 영양 상태와 종양의 악성도 등에 따라 방사선 치료를 방사선종양학과 의사와 소속 해당과 의사와 공동으로 협력하여 집합적 요법으로 치료를 수행하는 것이 바람직하다.

1) 방사선치료성적 좌우인자

방사선 치료를 수행할 경우 종양의 방사선 감수성, 종양의 크기, 종양의 전이상태와 전이부위, 진전도에 따라 종양의 치료성적에 영향을 받는다. 또한 환자의 연령, 영양상태와 빈혈, 합병증 유무에 따라 치료에 영향을 준다.

2) 치료목적에 따른 분류

(1) 근치적 방사선치료

완치를 목적으로 시행되는 방사선치료를 말하며 장기간의 치료기간이 소요된다. 근치적 방사선치료가 완치를 위해 단독 또는 주된 치료방법으로 역할을 하는 경우는 종양이 비교적 국소적인 상태에 머물러 있으며 전이가 없거나, 전이가 있어도 원발 병소에 인접해 있을 때이다. 해부학적 위치나 기타의 이유로 수술요법으로 종양의 완전 절제가 불가능하거나 전이가 의심스러울 때는 수술 후에 방사선치료를 하기도 한다. 또한 다른 암 치료방법(수술, 항암화학요법 등)이 시행되기 전 또는 후에 보조적 치료로 사용되기도 한다.

(2) 고식(완화)적 방사선치료

암이 발견된 당시 상당히 진행되었거나 원격전이를 동반하여 완치의 가능성이 없는 경우가 있다. 이런 환자의 경우 병리적 골절, 뇌·척추·상대정맥 등의 주요기관의 압박·혈관폐쇄 등의 증상을 완화하여 환자의 고통을 감소시키고 일시적으로 생명을 연장하고자 하는 목적으로 방사선치료를 할 수 있다.

5 방사선치료계획과 시스템

1) 방사선치료의 흐름

그림 8-11은 일반적인 원격치료 방사선치료의 흐름도이다. 각 과정별로 담당 전문의, 방사선사, 의학물리사 등이 역할을 하게 되며, 정확한 방사선 치료를 위해서는 환자를 포함한 각 과정별로 치료에 관여하는 모든 사람들의 노력이 중요하다.

(1) 임상진단

방사선 치료의 목적 및 방법을 결정하기 위하여 종양의 종류, 진전도, 환자의 건강상태, 기타 종합적인 판정을 하는 단계로, 방사선치료의 목적, 병용요법의 유무, 치료선량, 분할법 등을 결정한다.

(2) 종양의 위치 결정

방사선 치료는 국소 치료이므로 치료시 종양의 위치가 정확히 결정되어야 한다. 표적용적은 원발 병소뿐만 아니라 전이된 국소림프절을 포함한 용적으로 결정된다. 표적용적의 위치 결정 과정은 방사선 치료계획에서 가장 중요한 부분 중의 하나로 체표윤곽도 내의 표적용적과 인접 주요장기를 결정하는 과정으로서 조사범위가 결정되면 환자의 자세, 인접한 주요장기, 방사선 치료에 적합한 방사선의 종류 및 에너지 등도 결정된다. 이때 환자 위치의 재현성을 높이기 위해서는 무엇보다도 치료에 적절한 환자의 자세가 중요하다.

(3) 모의치료(simulation)

기하학적으로 치료기와 동일한 조건을 갖춘 진단용 투시촬영장치인 시뮬레이터를 사용하여 인체내부의 표적용적에 조사범위를 조준한 후 피부에 투영된 조사면과 isocenter를 마킹한다. 진단용 X선을 사용하기 때문에 치료기에 비하여 체내의 표적용적의 위치를 명확하게 확인할 수 있다.

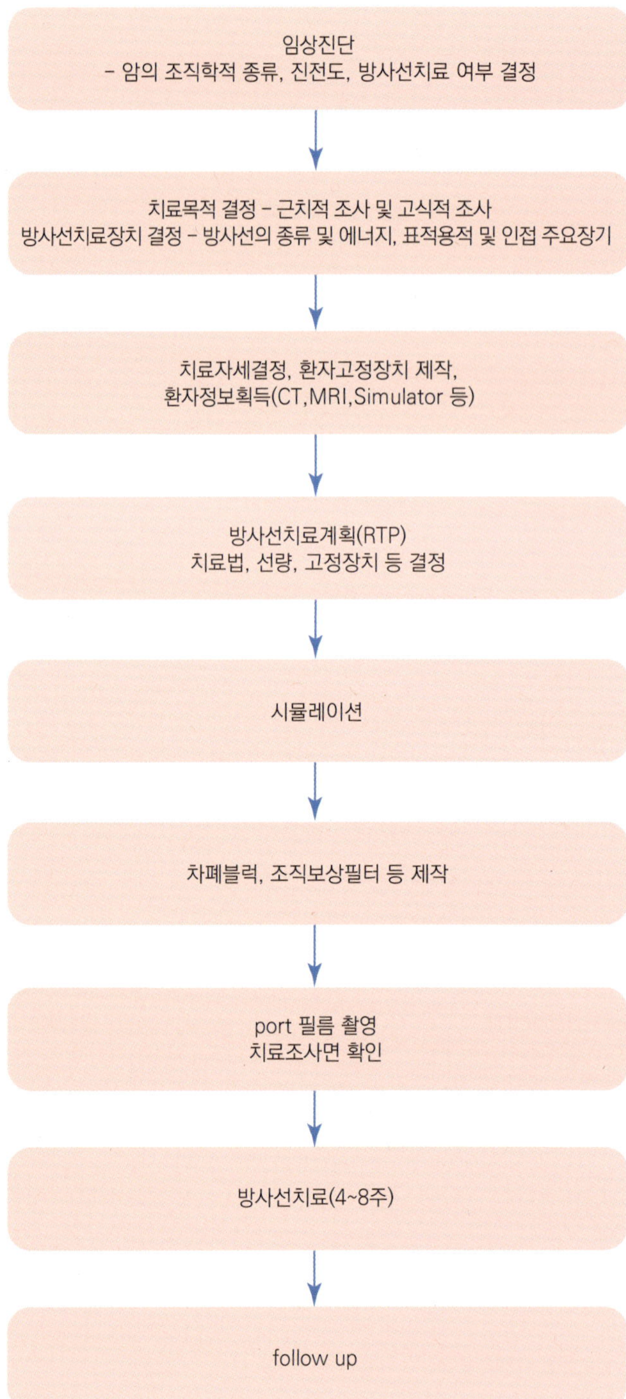

그림 8-11 **방사선치료의 흐름도**

(4) CT 영상

CT 영상은 인체의 횡단면 영상을 얻을 수 있으므로 내부 장기나 종양을 보다 더 정확하게 나타낼 수 있다. CT 영상은 좀 더 정확한 종양 위치에 대한 정보를 얻거나, 종양과 주변 장기의 위치를 명확히 관찰하기 위여 활용되며, CT 영상은 원격치료시 선속의 방향이나 조사면의 크기를 결정하는 데 중요한 역할을 한다.

(5) 선량분포도 작성

선량분포도는 방사선 치료시 컴퓨터를 이용하여 체내의 선량분포도를 미리 계산한 것으로서 이를 이용하여 치료의 적정성을 치료를 실시하기 전에 평가할 수 있다. 만약 계산 결과가 치료목적에 미흡한 경우, 방사선의 종류, 에너지, 조사면 크기, 선속방향 등 치료변수를 바꾸어 계산한 후 그 결과를 분석함으로써 최적화된 치료 계획을 할 수 있다.

(6) 치료장치에 의한 치료조사면 확인

시뮬레이션에 의해 방사선 치료위치를 결정하였지만 실질적으로 치료는 선형가속기나 원격코발트치료기에 의해 이루어지므로 치료시 실제 위치를 확인하여야 한다. 이를 목적으로 치료위치 확인 영상(linacgram, port film, verification film)을 획득한다. 치료부위가 확인된 후 본격적인 방사선 치료가 이루어진다. 치료를 종료한 환자에 대해서는 일정기간 동안 follow up을 하며 치료효과의 평가와 재발 여부를 관찰한다.

2) 모의치료(simulation)

시뮬레이션 과정은 결정된 표적용적에 대하여 계획된 조사면을 환자에 적용하는 과정으로서 SAD, 조사면크기, isocenter 등 기하학적 요소가 치료기와 일치하는 진단용 투시 장치인 시뮬레이터를 사용한다. 치료용 X선은 에너지가 높아서 인체를 투시하였을 때 인체 내에서 내부 장기가 명확히 보이지 않을 뿐만 아니라, 선량률이 높아서 조준시 정상조직의 피폭이 과다하게 된다. 따라서 저선량률, 저에너지 진단용 X선을 사용하여 표적용적을 조준한다. 그림 8-12는 시뮬레이터와 촬영된 시뮬레이션 필름이다. 시뮬레이터의 기하학적 조건은 치료기와 동일하며 isocenter를 중심으로 갠트리가 회전운동을 한다, 영상증배관(image intensifier tube)을 통하여 투시영상을 관찰할 수 있다. 시뮬레이션 필름은 표적용적을 조준한 후 촬영한 X선 사진으로 일반 X선 영상과 비교하면 스케일이 표시되어 방사선 조사면의 크기를 확인할 수 있으며, 빔의 입사 중심점을 확인할 수 있다. 전통적인 방사선치료에서는 시뮬레이션 필름에 정상조직을 보호하기 위하여 차폐부위를 표시한 후 적당한 차폐체를 제작한다.

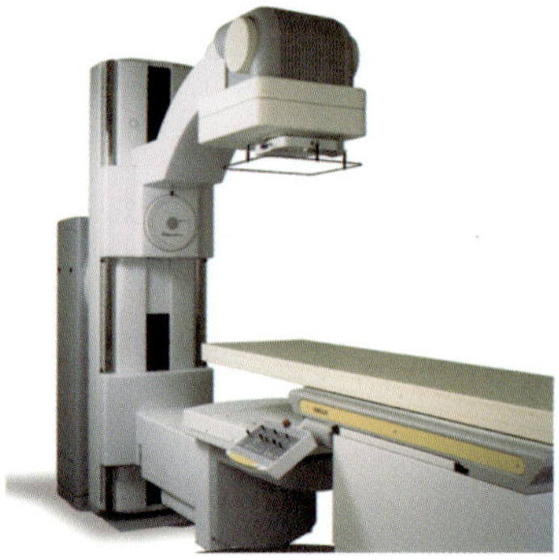

[A] 시뮬레이터

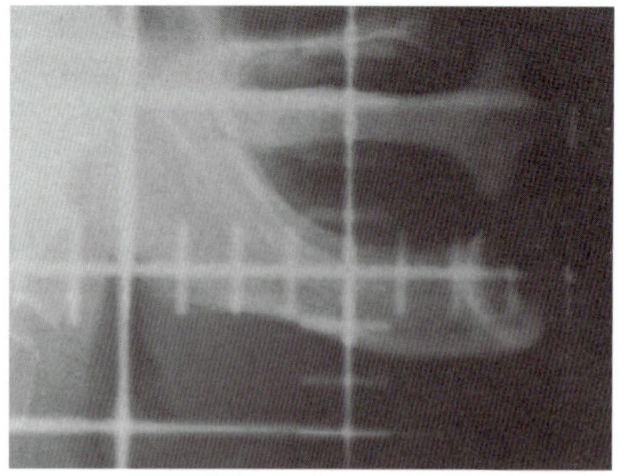

[B] 설암의 시뮬레이션 필름

그림 8-12 **시뮬레이터와 시뮬레이션 필름**

시뮬레이션을 시행하기 전 미리 방사선 치료에 적합한 자세가 결정되고, 방사선치료시 환자의 움직임에 따른 불확정도를 줄이기 위해 고정 장치를 사용한다. 이때 환자는 치료에 적합한 자세를 유지하면서 가능한 편안한 자세를 취하게 하며, 자세의 위치 재현이 쉬워야 한다. 또한 환자 고정 장치에 의해 방사선량 분포에 영향이 없어야 한다.

3) 체표윤곽도(body contour)

환자의 체표윤곽도를 얻기 위하여 여러 종류의 장비들이 개발되었다. 그림 8-14는 체표윤곽도를 얻는 여러 방법을 보여주고 있다. 가장 일반적이고 단순한 방법은 써모 플라스틱이나 납줄, 석고붕대 등을 인체에 붙여서 체표윤곽도를 얻는 방법이지만, 이 방법은 환자 피부로 부터 종이로 체표윤곽도를 옮길 때 변형이 잘 일어날 수 있으므로, 그 형태를 잘 유지하여야 하며, 전후 방향이나 좌우방향의 환자 두께를 캘리퍼를 이용하여 측정해 놓아야 한다.

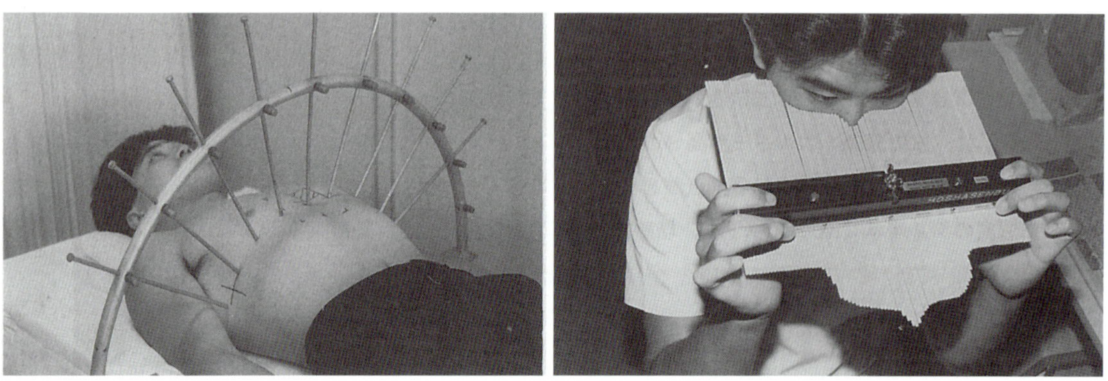

그림 8-13 **체표윤곽도를 얻는 여러 가지 방법들**

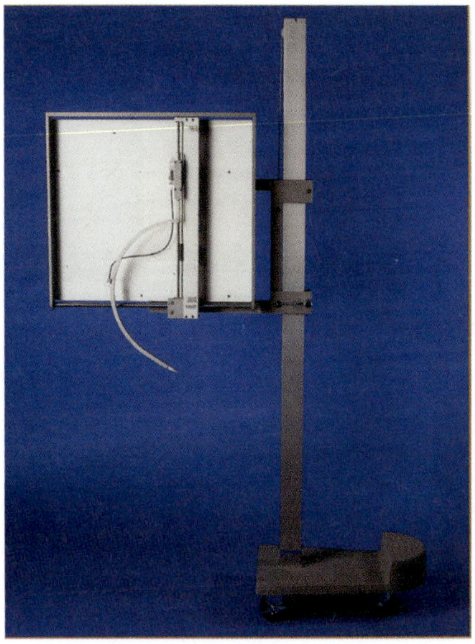

● 그림 8-14 **체표윤곽도 플러터**

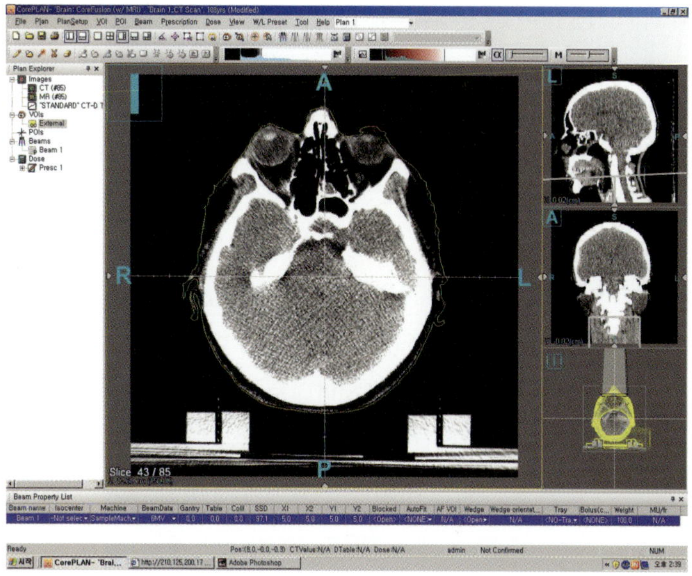

● 그림 8-15 **CT 영상을 이용한 체표윤곽도의 획득**

그림 8-14는 체표윤곽도 플로터이다. 플로터의 막대기 끝부분을 체표윤곽도를 얻고자 하는 환자의 피부에 접한 후 지시막대기를 피부를 따라서 움직이면, 체표윤곽도가 실제와 같은 크기로 종이에 옮겨진다.

또한 환자 몸 위를 움직이는 지시기의 움직임을 센서에 의해 전자적으로 측정하여 X-Y 레코드에서 그려지기도 한다. 이런 장비들은 환자의 체형 정보를 디지털 형태로 직접 얻어서 치료계획용 컴퓨터들로 보낼 수 있으며, 최근에는 광학장치 또는 초음파장치를 이용하여 체형정보를 얻기도 한다. 하지만 현재 CT를 이용하여 체표윤곽도를 얻는 방법을 가장 많이 사용하고 있다(그림 8-15). CT를 활용하면 체표윤곽도 뿐만 아니라 인체 내의 정상장기 및 표적용적의 위치까지 결정할 수 있기 때문이다.

이상에서 언급한 여러 가지 방법들은 주의 깊게 사용한다면 어느 방법을 사용하여도 충분히 정확한 결과를 얻을 수 있으며, 체표윤곽도를 얻을 때 특히 주의해야 할 사항들은 다음과 같다.

① 환자의 자세에 따라 체표윤곽도가 달라지므로 반드시 실제 치료하는 자세와 동일한 자세로 체표윤곽도를 얻어야 한다.

② 체표윤곽도에 isocenter를 지시하는 레이져 선들이 반드시 위치하여야 한다.

③ 가능하다면 체표윤곽도에 빔의 입사지점, 경계 등을 표시하여야 하다.

④ 치료과정동안 종양의 크기가 변하거나, 환자의 체중의 변화에 따라 체표윤곽도가 변하지 않았는지를 확인한다.

⑤ 만약 치료부위의 환자 두께가 확연하게 변하였다면, 치료계획을 다시 실시하여야 한다.

4) 방사선치료계획시스템 (RTP, radiation treatment planning system)

방사선치료의 목적은 정상조직의 부작용을 최소화하고, 암을 박멸하는 것으로 정상조직과 암조직의 방사선에 의한 장해의 차이를 극대화하는 것이 중요하다. 방사선에 의한 부작용은 피폭선량에 따라 다르지만 어느 정도의 잠복기를 거쳐 나타나게 되므로, 잘못된 방사선 치료에 의해 발생한 부작용은 돌이킬 수 없다. 이러한 문제를 해결하기 위하여 전산화 방사선치료계획(radiation therapy planning; RTP)을 실시하고 있다. 그림 8-16은 전형적인 RTP 시스템과 선량분포도이다. 1970년대부터 CT가 방사선치료에 활용이 되면서 손쉽게 치료부위의 횡단면을 얻을 수 있고 표적용적과 정상조직의 위치를 결정할 수 있어서 등선량 곡선을 이용한 등선량분포도를 작성하여 치료 결과를 미리 예측할 수 있다. 근래 들어 컴퓨터의 획기적인 발전과 더불어 2차원에서 3차원 선량분포도를 이용한 방사선 치료계획으로 발전하고 있으며, MRI나 PET 영상의 융합을 이용한 RTP 및 MRI RTP 등 다양한 방법들이 개발되어 보다 정확한 치료 결과를 예측하기 위하여 사용되고 있다. 또한 계산된 선량분포도를 보여주는 단순한 기능에서 용적선량을 평가하여 발생할 수 있는 부작용과 그 가능성 등을 예측하기도 한다.

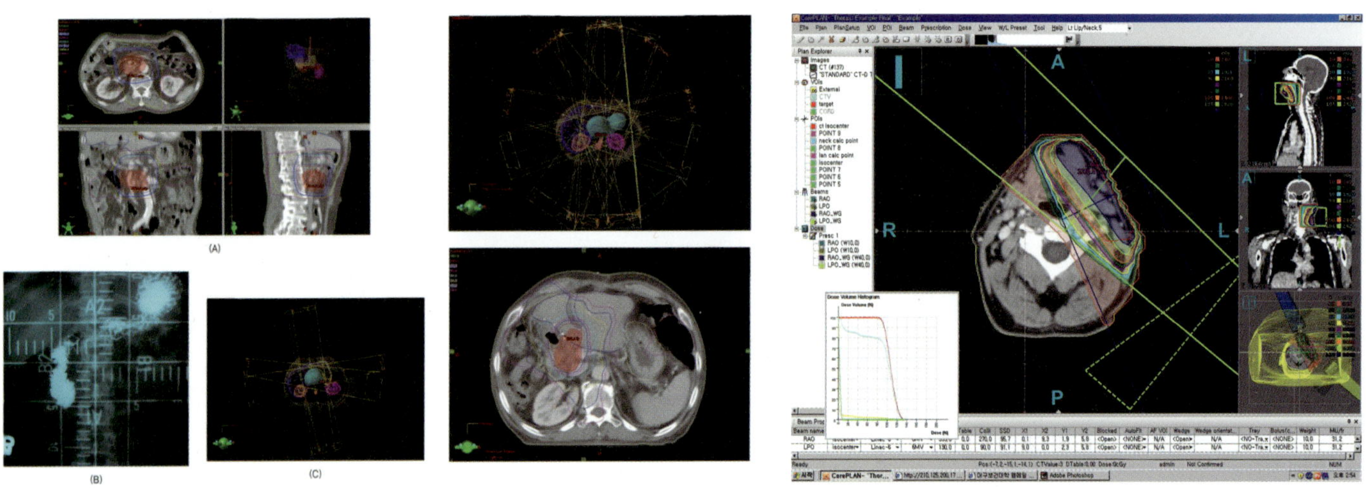

[A] RTP system [B] 결과

그림 8-16 **RTP 시스템과 결과**

5) 치료조사면 확인

시뮬레이션 과정을 거쳐 표적용적에 대한 빔의 조준이 완료되지만, 실질적으로 치료는 선형가속기에 의해 이루어지므로 시뮬레이터에 의해 조준된 부분이 정확하게 치료되고 있는지, 치료위치를 확인하여야 한다.

그림 8-17은 폐암에 대한 linac-gram으로서 저에너지 X선에 비하여 고에너지 X선은 컴프턴 산란이 주로 발생하므로 일반 진단용 X선 영상에 비하여 화질이 매우 떨어짐을 확인할 수 있다. 치료부위 확인 영상은 방사선 치료 조사면과 좀 더 확대된 조사면에 대한 2중 촬영에 의해서 만들어지며, 방사선 치료 직전 또는 직후 별도의 방사선 조사에 의해 영상이 얻어진다.

근래에는 EPID(elcetronic portal imaging device)를 사용하여 치료부위 확인 영상을 획득한다. EPID를 사용하여 치료부위 확인 영상을 획득할 경우, 방사선조사면을 모니터로 확인할 수 있으며, EPDI에서 얻어진 영상을 적절하게 영상처리를 함으로써 시뮬레이션 필름과 합성이 가능하고, 이 합성영상을 이용하면 더 손쉽게 정확히 치료조사면을 확인할 수 있다(그림 8-18).

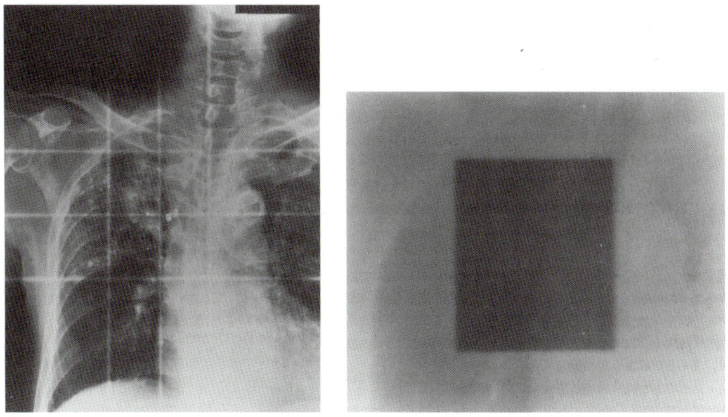

그림 8-17 **시뮬레이션 필름과 linacgram**

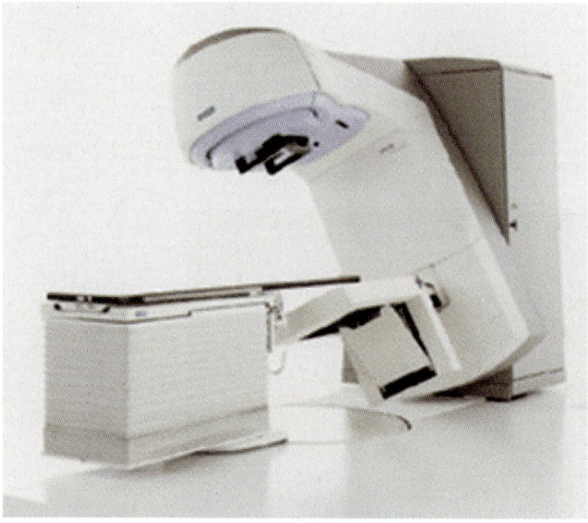

그림 8-18 **EPID 시스템**

6 방사선 특수치료

방사선이 발견된 이후 방사선치료는 치료 장비의 발전과 더불어 치료 기술이 나날이 발전하여 오늘날에 이르렀다. 뿐만 아니라 기계공학과 제어공학, 전자공학, 생명공학의 발달과 컴퓨터의 눈부신 발전에 힘입어 과거 불가능하게만 여겨지던 첨단 치료 방법이 가능하게 되었다. 예를 들어 과거에는 종양의 입체적인 형상을 고려하지 않고 2차원적인 단면을 가지고 치료를 시행하였지만 현재는 3차원 형상을 고려할 뿐만 아니라 환자의 장축을 치료 장비의 회전방향과 수직이 아닌 다른 각도가 되어도 환자의 형상을 컴퓨터가 재구성하고 선량의 분포를 계산하여 치료하는 3차원입체조형치료를 시행한다. 또한 정방형 또는 장방형의 조사면 내에 균등한 방사선이 분포하도록 하여 치료를 시행하던 과거 치료와는 달리 종양의 형상과 주변 정상조직의 피폭이 최소화될 수 있도록 조사면 내 선량 분포를 인위적으로 조절하여 치료하는 세기조절방사선치료가 각광을 받고 있다.

근래에는 종양의 3차원적인 형상뿐 아니라 치료가 시행되는 동안의 종양의 움직임을 파악하여 일정한 위치에서만 방사선이 조사되도록 하는 호흡연동방사선치료와 영상유도방사선치료 등이 행하여지고 있다.

방사선치료의 목적인 정상조직에 최대의 선량을, 그리고 정상조직에는 최소한의 선량을 주기 위해 개발된 다양한 형태의 치료 방법에 특수치료 방법은 다음과 같다.

1) 3차원입체조형치료 (3D-CRT, 3-dimensional conformal therapy)

과거에 시행해오던 치료도 마찬가지로 3차원치료이다. 다시 말해 방사선치료 장비에서 나오는 방사선의 분포는 3차원적이다. 하지만 종양의 입체적인 형상을 고려하지는 못하였다. 즉 치료계획 단계에서 종양의 3차원적인 형상을 고려하지 못하고 종양의 단면에 알맞은 치료계획을 세운 것이다. 이유는 전산화계획컴퓨터의 한계 때문에 빚어진 것으로서 환자의 장축이 치료 장비의 회전방향과 수직이 아니면 환자의 입체적인 형상을 재구성해내지 못하여 선량분포를 알 수 없게 된다. 하지만 근래에는 치료계획용 컴퓨터와 소프트웨어의 발달로 이러한 문제점을 극복하고 3차원입체조형치료가 가능하게 되었다. 3차원입체조형치료의 장점은 CT에서 얻은 영상을 치료계획용 소프트웨어를 이용하여 3차원으로 재구성하고, 암 조직과 정상조직의 방사선 분포 상태를 공간적으로 평가할 수 있게 되어 암 조직에는 방사선이 고르게 분포되도록 하고 주위 정상조직에 들어가는 방사선량은 최소화할 수 있다(그림 8-19).

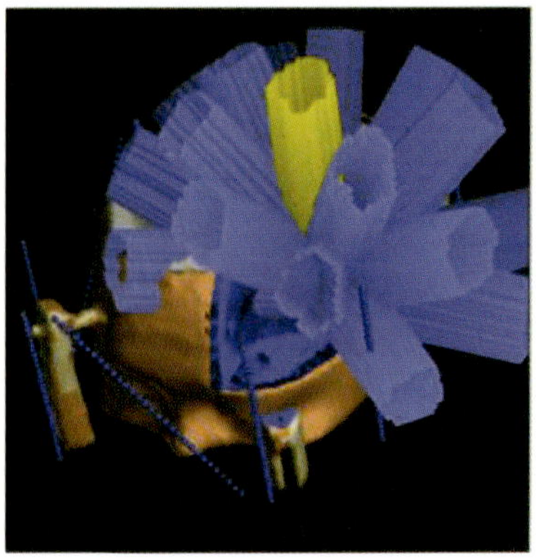

그림 8-19 **3차원입체조형치료의 치료계획 모습**

3차원입체조형치료의 치료계획은 방사선이 조사되는 각도, 조사면의 크기, 치료대(couch)의 각도, 쐐기필터(wedge filter)의 사용 여부 등을 결정하여 컴퓨터에 입력하는 순방향치료계획(forword planning system)과 종양조직이 최대한 포함되는 용적과 선량, 정상조직이 최소한 포함되는 용적과 선량을 입력하면 그 조건에 맞는 방사선이 조사되는 각도, 조사면의 크기, 치료대(couch)의 각도, MLC의 모양 및 이동 등을 제시해주는 역방향치료계획(inverse planning system)으로 구분한다. 근래 시행되는 특수방사선치료는 종양 전체에 균등하게 방사선을 부여하고 정상조직의 부작용을 최소화하기 위해 역방향치료계획을 많이 사용하고 있다.

3차원입체조형치료는 방사선 조사방향에 따라 동일 평면에만 방사선 조사방향이 존재하는 동일평면3차원입체조형치료(coplanar 3-dimensional conformal radiotherapy)와 방사선 장비의 회전축을 벗어난 다른 평면의 방사선 조사방향이 존재하는 비동일평면3차원입체조형치료(non-coplanar 3-dimensional conformal radiotherapy)로 구분할 수 있다.

(1) 정위적방사선수술(SRS, sterotactic radiosurgery)

정위적방사선수술은 전형적인 3차원입체조형치료의 하나이며 과거 전통적인 방사선치료와 비교하여 혁신적인 치료기술로서 많은 발전을 이루었다. 정위적방사선수술법은 환자의 머리를 고정하기 위하여 머리고정장치(head ring)를 나사를 이용 두개골에 완벽히 고정시키고(그림 8-20), 이미 기하학적 위치가 정해진 위치확인기구(localizer)를 머리에 씌워 CT나 MRI를 시행하여 사진상에 점 형태로 나타나게 한다(그림 8-21). 이를 토대로 종양의 3차원적인 위치를 알아내어 치료 장비의 중심(isocenter)과 일치시킨 후 종양에 선량을 집중하여 투여하는 방법으로서 주로 뇌의 병소(intra-cranial region)에 주어지는 선량을 계획하여 아주 가는 빔으로 치료하는 기술을 말한다. 그러나 근래에는 뇌뿐 아니라 인체의 각 장기(extra-cranial region)까지 그 영역이 확대되어가고 있다.

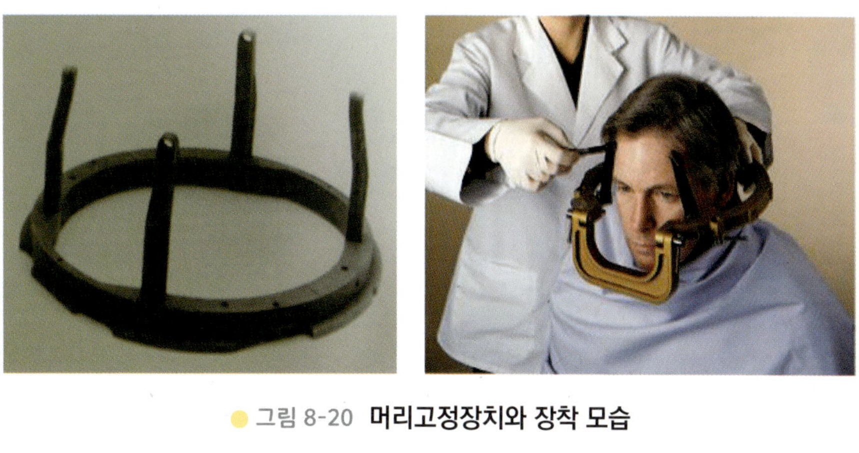

그림 8-20 **머리고정장치와 장착 모습**

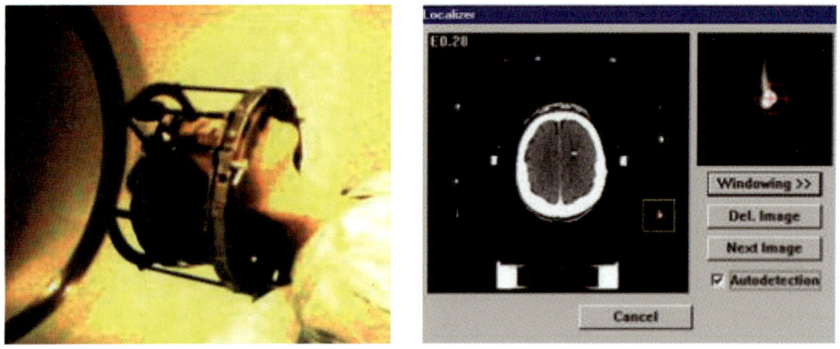

그림 8-21 **위치확인장치(localizer)와 영상에 나타난 모습**

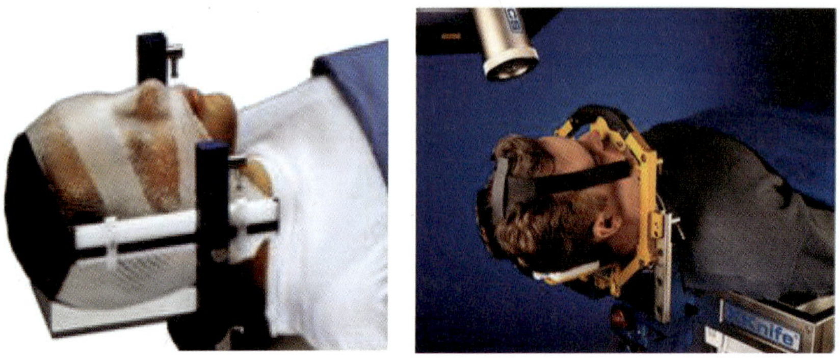

그림 8-22 **정위적방사선치료에 사용하는 머리고정기구**

(2) 정위적방사선치료 (FSRT, fractionated stereotactic radiation therapy)

정위적방사선치료는 정위적방사선수술을 시행하기 곤란할 때 생물학적인 효과를 얻기 위하여 시행하는 방법으로 종양의 크기가 작지만 주변에 중요 장기가 존재할 경우, 또는 4 cm 이상 크기의 양성 또는 악성 종양, 침윤 정도가 심하지 않은 신경교종(low grade infiltrative glioma) 등이 주요 치료 대상이다. 투여 선량은 질병에 따라 다르지만 대략 54 Gy/28-30회이다.

정위적방사선수술과 달리 여러 차례 치료를 나누어 시행하기 때문에 침습적인 머리고정장치를 사용할 수 없고 그림 8-22와 같이 비침습적인 방법으로 머리를 견고히 고정한다. 나머지 과정은 정위적방사선수술과 동일하다.

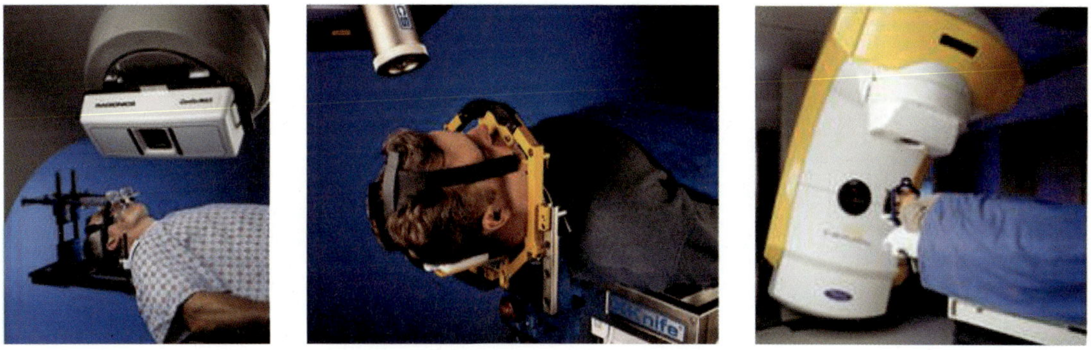

그림 8-23 **다양한 형태의 선형가속기 기반 정위적방사선수술**

(3) 정위적방사선수술의 종류

① 선형가속기를 기반으로 한 정위적방사선수술(X-knife)

선형가속기를 기반으로 하는 방사선수술은 전기적, 기계적으로 크게 문제를 일으키지 않는 선형가속기(standard isocentric linac)를 사용한다. 부정확한 조사면을 제한하기 위해 micro-MLC를 사용하거나 작은 조사면 형태가 가능하도록 고안된 직경이 작은 콜리메이터, 원격 조작이 가능한 치료대나 회전이 가능한 치료의자, 치료대 고정장치 또는 방사선 조사 동안 프레임을 고정할 수 있는 치료대로 구성되어 있다.

선형가속기를 기반으로 하는 방사선수술 기술은 현재 3가지 범주로 나뉜다.

- multiple non-coplanar converging arcs
- dynamic stereotactic radiosurgery
- conical rotation

각각의 기술은 선형가속기 겐트리의 회전과 조사시작과 후의 각도에 의해 나뉜 것이다. multiple noncoplar converging arcs 기술은 환자를 치료대나 의자에 고정시키고 겐트리가 회전하여 방사선이 조사된다. dynamic stereotactic radiosurgery은 선량 조사 중에 겐트리가 300°(30~330°), couch가 180°(+70~-70°) 회전한다. conical rotation은 방사선이 조사될 때 겐트리는 회전하지 않고 치료대가 회전하는 방식이다. 이 세 가지 방식 중 multiple non-coplanar converging arcs 기술이 주로 사용되고 그 다음이 dynamic rotation 방식이다.

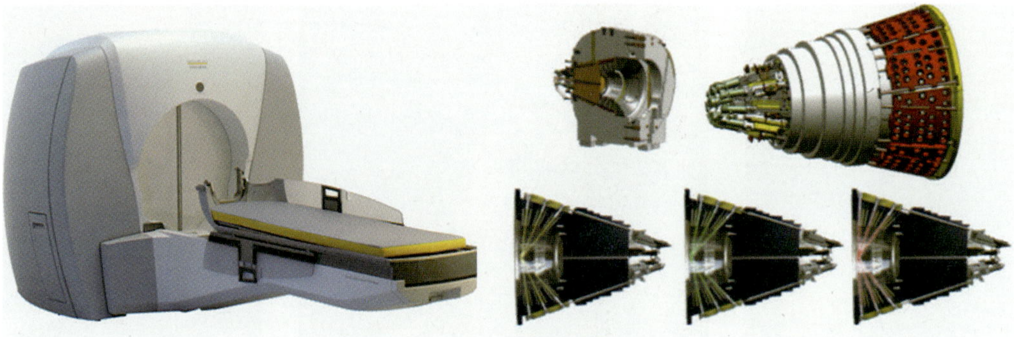

그림 8-24 **감마나이프 Perfexion**

② 감마나이프(r-knife)

감마 나이프(gamma knife)는 1960년대부터 지속적으로 방사선수술에 사용된 장치이다. 그 동안 비약적인 기술의 발전에도 불구하고 기초 디자인과 장치의 원리는 1960년대 Leksell이 소개한 원형과 크게 달라지지 않았다. 장치의 중심에 cobalt-60선원 201개를 장착한 것이다. 이 선원은 약 40cm 거리에서 201개에 콜리메이션이 된 방사선이 한 곳(single focal point)에 집중되어 조사된다. 감마 나이프는 반구모양의 차폐체가 있는 방사선 조사 장치, 가동 치료대, 직경이 4, 8, 14, 18mm인 헬멧 모양의 콜리메이터, control unit로 구성되어 있다. 2006년도에 개발된 감마나이프 퍼펙션(Gamma Knife Perfexion)은 Leksell G프레임을 사용하고 기존의 뇌종양에 국한되었던 치료범위를 두경부(Head & Neck)를 치료할 수 있도록 치료범위가 넓어졌고 기존의 감마나이프의 단점이었던 두정부(vertex)의 빔 전달이 가능하게 되었다. 또한 콜리메이터의 사이즈가 24개의 방사성동위원소가 8개의 이동 섹터들로 나누어져있어 192개의 동위원소 효과를 나타낸다. 최근 개발된 감마나이프 아이콘(Icon)은 퍼펙션 모델에서 기존의 정위고정틀(stereotactic frame) 또는 무고정틀(Frameless)을 사용할 수 있으며, 콘빔(cone beam) 영상유도기반(IGRT)의 자동위치보정(automatic positioning correction)이 가능하다.

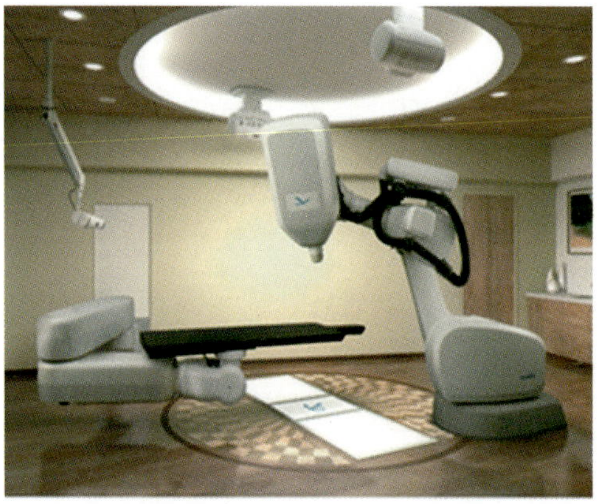

그림 8-25 **Cyber knife**

③ 사이버나이프(cyber knife)

사이버나이프(cyber knife) 방사선수술시스템은 고식적인 정위적방사선수술의 영역을 넓힌 첨단 방사선수술 방식이다. 사이버나이프 방사선수술시스템은 로봇 팔을 가진 선형가속기 축소모형을 기반으로 영상 유도 하에 방사선 조사를 하는 혁신적인 방식이다. 이 새로운 방식은 머리속 병소(intra-cranial region) 조사뿐만 아니라 머리 밖 병소(extra-cranial region) 조사도 가능하다. 프레임을 사용하지 않는다는 비침습적인 방식이라는 점 외에도 사이버 나이프는 기존의 정위적 방사선수술에 비해 더 효율적인 면이 있다.

2) 세기조절방사선치료 (IMRT, intensity-modulated radiotherapy)

세기조절방사선치료는 현재까지 개발된 방사선 치료방법 중 가장 발전된 치료법이다. 방사선 치료의 발전은 정상조직에 조사되는 방사선량을 최대한 줄이면서 종양에만 집중적으로 방사선을 조사하는 방향으로 끊임없는 발전을 거듭해 왔다. IMRT는 그간의 노력의 결과로 방사선 치료에선 꿈의 치료로 여겨질 만큼 첨단의 과학 이론이 적용되고 전자공학과 정밀제어공학 등이 조화를 이루어, 종양부위에 조사된 방사선의 방향을 공간을 이용하여 자유자재로 구상하고, 여기에 조사면의 형태와 조사시간을 전용 컴퓨터로 계획된 수십 가지의 조건으로 변화시키면서 조사면 내 방사선량을 자유롭게 조절하여 종양에만 방사선을 집중적으로 조사하는 방법이다. 다시 말해 세기조절방사선치료는 다엽콜리메이터(MLC)를 컴퓨터로 정밀하게 조절하여, 방사선 조사 범위를 수백 개의 조각으로 나누어 개별적으로 선량을 조사하는 방식의 최첨단 방사선 치료 방법이다. 이러한 방식으로 기존의 3차원 입체조형 치료보다 더욱 정밀한 방사선 치료가 가능하며, 정상 조직에 나타나는 부작용을 최소화할 수 있다.

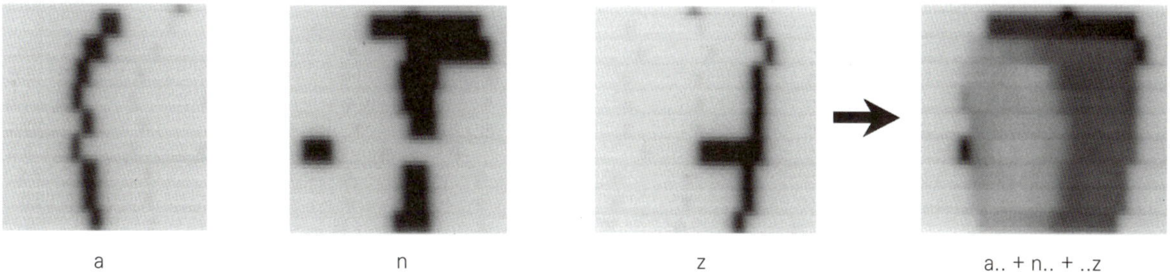

그림 8-26 **조사면 내 세기 조절의 예**

3) 3차원입체조형치료와 세기조절방사선치료의 비교

방사선치료의 목적은 종양에 최대선량을 정상조직에는 최소의 선량을 주는 것이다. 방사선의 발견 이래 방사선치료는 이 목적을 달성하기 위해 많은 발전을 이루었다. 최근 시행되고 있는 방사선치료 중 3차원입체조형치료와 세기조절방사선치료는 방사선치료 목적에 가장 부합되는 치료법이라 할 수 있다. 정위적방사선수술은 전용 치료 장비가 개발되었고 일반 선형가속기에 micro-MLC를 부착하여 시행하기도 한다. 즉 3차원입체조형치료와 세기조절방사선치료가 혼합된 형태로 방사선수술 또는 방사선치료가 시행되고 있다. 따라서 두 가지 치료를 비교한다는 것이 무리일 수 있지만 일반적으로 볼 때 3차원입체조형치료와 IMRT는 종양에 선량을 집중하여 투여할 수 있다는 공통점이 있지만 선량 투여 방식의 차이에 의해서 다른 점이 있다. 결론적으로 3차원입체조형치료에 비해 세기조절방사선치료는 종양의 입체적인 형태에 맞추어 선량 분포를 만들 수 있고 주변 정상조직에 투여되는 선량을 조절하기가 용이하다. 그림 8-27에서 보는 바와 같이 IMRT의 경우 뇌줄기(brain stem)에 선량이 투여되지 않으면서 종양에 선량이 고르게 분포하였고 3차원입체조형치료의 경우 종양에는 고르게 선량이 분포되었지만 뇌줄기에도 많은 선량이 투여되었다.

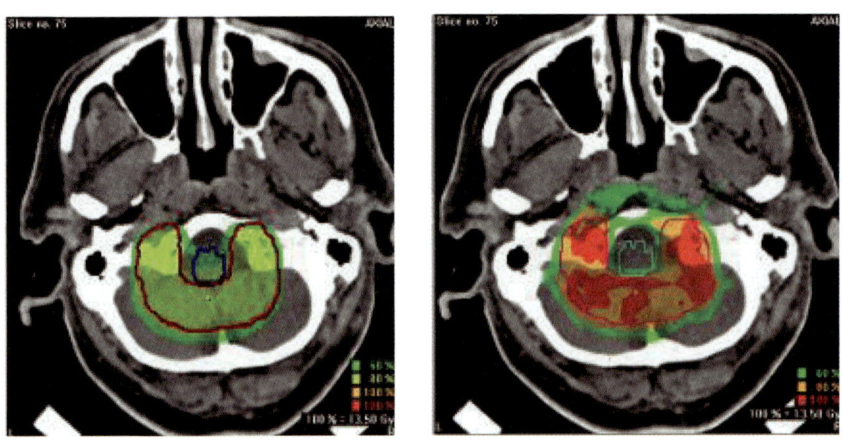

그림 8-27 **3차원입체조형치료와 IMRT의 선량분포 비교**

4) 영상유도방사선치료
(IGRT, Image Guided Radiation Therapy)

방사선치료는 종양 뿐 아니라 정상조직에도 방사선이 영향을 주기 때문에 1회에 대선량을 투여하지 못하고 생물학적인 효과를 이용, 여러 차례 분할하여 방사선을 투여한다. 따라서 최초 치료계획 단계에서의 환자의 자세와 치료 시 환자의 자세가 일치하여야 한다. 만약 일치하지 않은 상태에서 방사선이 투여된다면 정상조직에 부작용이 발생하고 종양에는 선량이 부족하여 종양을 완치시키지 못하는 결과가 초래된다. 이렇듯 치료 사이(inter fraction), 치료 전(before treatment), 치료 중(during the treatment) 치료 자세를 확인하는 일은 매우 중요하다. 따라서 모의치료 시와 동일한 자세로 환자가 위치하였는지를 영상을 통하여 확인하고 치료 중에도 위치를 확인하며 치료가 가능하다. 그림 8-28은 선형가속기에 장착되어 치료위치를 확인하는 시스템이다.

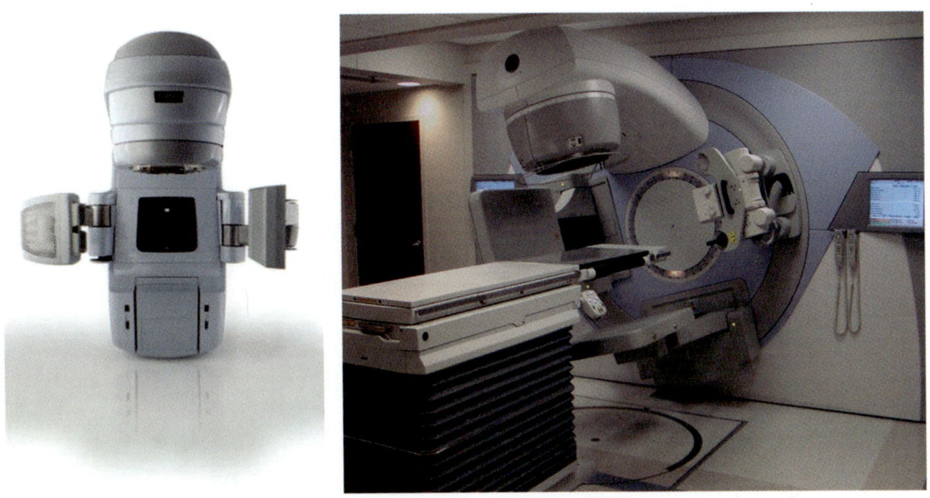

그림 8-28 **선형가속기에 장착되어 환자위치를 확인하는 시스템**

5) Tomotherapy

CT와 방사선치료를 병행하는 Tomotherapy의 개념은 1990년대 초반 Winsconsin 대학에서 소개하였다. Tomotherapy 시스템에서 IMRT는 환자 주위를 회전하는 겐트리를 가진 선형가속기(에너지: 4 MeV, 평균에너지: 1.36 MeV)로 행해진다.

빔 콜리메이션과 방사선 빔의 세기 조절은 컴퓨터로 제어되는 이진콜리메이터(binary collimator)를 사용한다. CT 스캔을 하듯 환자는 겐트리쪽으로 이동하며 결과적으로 방사선 빔은 나선형으로 환자 체내에 투여된다. Tomotherapy는 megavoltage CT 스캔을 이용하여 치료 시마다 환자의 위치와 종양의 위치를 확인하고 치료할 수 있어 치료의 오차를 최소화할 수 있으며, 기존 방사선 장비로 치료가 어려웠던 척추종양, 전신 원발성암, 전이암, 재발암 등 암이 여러 군데에 흩어져 있는 경우에도 한 번의 치료에 모든 부위를 포함시킬 수 있다.

또한 종양이 불규칙하거나 치료 부위가 넓은 경우에도 치료가 가능하고 치료 부위의 크기에 따라서 외과수술 없이 수술과 비슷한 효과를 얻을 수 있는 정위적방사선수술 등을 한꺼번에 수행할 수 있는 특수기능을 갖추고 있다.

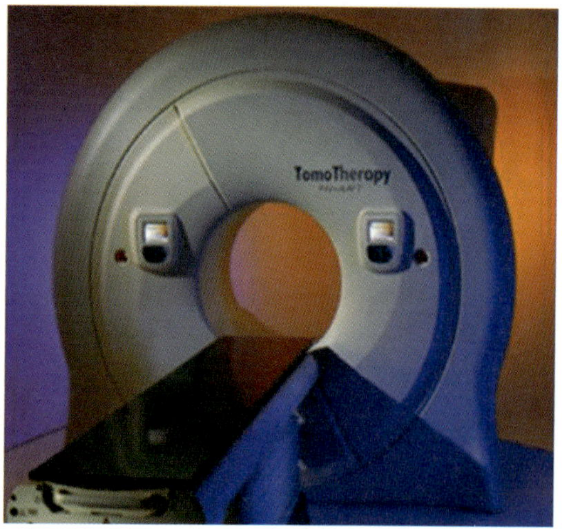

그림 8-29 Tomotherapy system

6) 호흡연동방사선치료(Respiratory Gated Radiation Therapy)

최근 방사선치료는 3차원입체조형치료와 세기조절방사선치료 등 매우 정밀하게 종양에 선량을 집중 투여할 수 있는 장비와 치료기술이 개발되었다. 하지만 환자는 생명체이기 때문에 본인의 의지와 관계없이 불수의적인 운동에 의해 장기가 필연적으로 움직일 수밖에 없다. 예를 들면 호흡과 심장박동에 의한 움직임 등이다. 물론 몸이 불편한 환자의 수의적인 움직임에 의해서도 종양의 위치는 달라질 수 있다. 정밀하게 치료계획을 세웠지만 종양의 위치가 변한다면 종양이 아닌 정상조직에 선량이 투여되어 오히려 환자에게 해가 될 수 있다. 따라서 치료 간(inter fraction), 치료 전(before treatment), 치료 중(during the treatment) 종양 위치를 확인하는 것은 매우 중요한 일이며, 환자의 호흡에 의한 종양의 움직임 패턴을 미리 확인하고 치료 장비와 연동하여 종양이 원하는 위치에 있을 때에만 방사선이 조사되도록 하는 시스템이 필요하게 되었다.

호흡연동방사선치료는 특히 흉부 또는 상복부에 종양이 있는 경우 매우 중요하다. 왜냐하면 호흡으로 인해 표적의 Margin을 더하게 되어 조사면이 넓어지고, 그로 인해 처방 선량이 증가되고 선량의 증가로 정상 조직에 부작용이 증가하기 때문이다. 따라서 종양의 제어를 향상시키고(TCP, Tumor Control Probability) 정상조직의 합병증(NTCP, Nominal Tissue Complication Probability)을 감소시키기 위해 조사면을 작게 하고 치료 중에 장기의 움직임에 따라 방사선 투여가 제어되도록 하여야 한다.

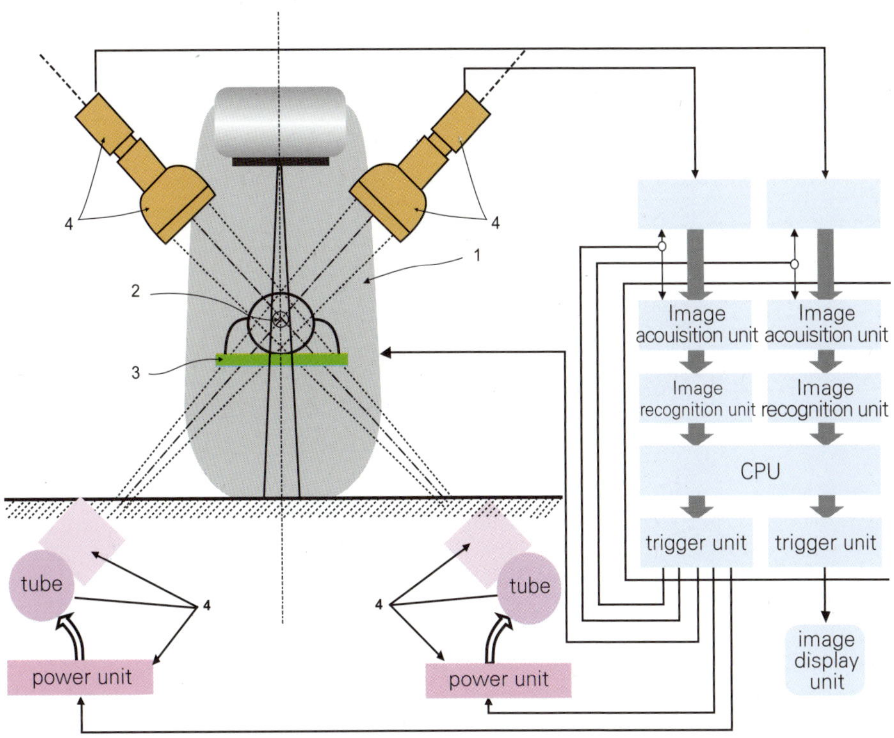

그림 8-30 Real time tumor tracking system

09

핵의학

핵의학

1 핵의학의 원리

1) 핵의학(Nuclear Medicine)의 개요

핵의학이란 안정된 방사성동위원소를 이용하여 환자에게 경구투여, 정맥주사, 피하주사, 검사부위에 직접 천자하여 일정시간 후 목적장기의 해부학적 또는 형태학적 이상 유무를 진단 및 치료하는 학문이다.

핵의학 분야는 방사성의약품을 체내에 투입하여 영상분석을 하는 체내검사(*in vivo*), 환자에게는 방사선 피폭이 없고 체액을 채취한 후 정량, 정성적으로 측정하여 분석하는 체외검사(*in vitro*), 방사성동위원소 개봉선원을 이용하는 치료(therapy)의 전문 의학 분야와 방사성의약품의 연구 및 개발, 방사성동위원소를 이용한 생물학적 분자영상학 등 기초연구분야가 있다.

2) 핵의학의 발달사

(1) 태동기(1959~1968)

1952년 부산 연합의과대학에서 방사성동위원소를 이용한 레노그람(renogram)이 처음 소개되었고, 1959년 갑상샘기능항진증(hyperthyroidism) 환자에게 투여하여 사용되었다.

1962년 한국원자력연구소에 TRIGA Mark Ⅱ가 가동되어 방사성동위원소를 국내에서 생산하기 시작하여 1964년부터 임상으로 확대되었다.

(2) 정착기(1969~1978)

1969년 Pho-gamma Ⅲ 카메라와 1971년 서울대학교병원에 scintillation gamma counter가 도입되면서 각 장기의 연속영상진단과 모든 호르몬, 종양표지자, 간염검사 등 임상핵의학이 발전되기 시작하였다.

(3) 발전기(1979~1988)

1979년 ^{99m}Tc-generator가 처음 수입되었고, 1980년대 감마카메라와 컴퓨터, 단일광전자방출단층촬영기(SPECT; single photo emission computed tomo-graphy), 싸이클로트론이 설치되면서 우리나라의 핵의학검사는 한 단계 발전을 꾀할 수 있게 되었다.

(4) 도약기(1989~1998)

1993년 "핵의학과"로 진료과목이 되고, 1995년 "핵의학전문의"제도가 신설되면서 세계화의 발판이 되었다. 1994년 양전자방출단층촬영기(PET)가 국내에 도입되면서 암의 조기발견이라는 슬로건으로 진료와 연구가 국제수준으로 도약하였다.

(5) 세계화기(1999~현재)

핵의학 전문의와 전공의를 배출하면서 각 병원에서는 핵의학 검사의 수요가 증대되었다. 2006년에는 제9차 세계핵의학회를 서울에서 유치하는 등 국내외적으로 학술활동이 활발하게 진행되면서 국제사회에서 대한민국의 핵의학 위상을 알리는 시기가 되었다.

2 방사성의약품

방사성의약품이라고 하는 것은 방사능을 가진 방사성동위원소를 무담체, 담체 상태로 환자 체내에 직접 투여하여 영상을 얻거나 체내에 투여하지 않고 혈액 또는 생체시료를 대상으로 질병의 진단 및 치료, 연구목적으로 사용하는 것이다.

방사성의약품은 일반의약품취급과 다르게 「원자력안전법」, 「의료법」, 「약사법」, 「방사성의약품 제조 및 품질관리기준」 등의 규제를 받기 때문에 취급 시 배기 및 배수 등 시설기준과 취급기준 규정에 따라야한다.

1) 방사성의약품의 조건

핵의학에서 사용하는 방사성의약품은 쉽게 구매할 수 있고, 가능한 환자에게 방사선피폭을 줄일 수 있는 것을 사용하고 있으며 지속적으로 신약개발을 하고 있다.

(1) 방사성의약품의 제조

① 원자로(reactor)

^{235}U의 핵분열 반응으로 다량의 중성자가 발생하기 때문에 원자로 내에 target을 삽입하면 다량의 중성자 충격에 의해 방사성 핵종이 생산된다.

예) Co (n, γ) → Co+n = γ+Co이므로 질량수는 1 증가하고, 원자번호는 변하지 않는다.
따라서 생산되는 핵종은 ^{32}P, ^{51}Cr, ^{60}Co, ^{197}Hg, ^{198}Au 등 이다.

② 싸이클로트론(cyclotron)

α입자, 양자, 중양자 등의 하전입자를 가속하는 입자 가속장치이다. 가속입자를 target의 특정물질에 충돌시키면 방사성핵종이 생산된다.

예) B(p, n)C → B+p = n+C이므로 질량수는 변하지 않고, 원자번호가 변하기 때문에 무담체 핵종을 얻을 수 있는 장점이 있다.
생산되는 핵종은 ^{11}C, ^{13}N, ^{15}O, ^{18}F, ^{67}Ga, ^{123}I, ^{201}Tl 등 이다.

③ 발생기(generator)

비교적 반감기가 긴 모핵종으로부터 반감기가 짧은 낭핵종을 용출하는 장치로서, Cow & milking system이라고 한다.

예) ^{99}Mo → ^{99m}Tc, ^{68}Ge → ^{68}Ga, ^{81}Rb → ^{81m}Kr, ^{113}Sn → ^{113m}In

09 핵의학

(2) ^{99m}Tc 표지방사성의약품

① 신경계(nervous system)

- 뇌혈류영상용 : 뇌 영상을 위해선 ^{99m}Tc 표지방사성의약품은 전하를 띠거나 콜로이드를 형성하거나 colloidal, 분자량이 커서는 안 된다. ^{99m}Tc 표지화합물이 뇌혈류 영상을 위한 방사성의약품으로 이상적이다. (^{99m}Tc-PnAO(propylene amine oxime), ^{99m}Tc-HMPAO(ceretec), ^{99m}Tc-ECD(neurolite) 등이 있다.)
- 신경수용체 영상용 : 특정 신경수용체에 선택적으로 결합하는 방사성리간드들이 개발됨에 따라 도파민, 세로토닌, 아세틸콜린, 벤조디아제핀 등과 같은 신경수용체와 모노아민 운반체의 체내영상이 가능하다.
  (tropane 유도체인 TRODAT-1, tropane 구조인 Technepine이 있다.)
- 뇌종양 영상용 : ^{99m}Tc-MIBI는 리간드로 사용한 이소니트릴기(isonitrile)의 탄소가 직접 ^{99m}Tc와 결합한 구조이다. 자체가 갖는 지용성 양이온 복합체 성격이 종양혈류와 종양에 의해 형성된 막전위차, 종양의 미토콘드리아 밀도에 의한 막전위에 의존하여 수동확산에 의해 섭취되는 것으로 알려져 있다.

② 심혈관계(cardiovascular system)

- 심혈관촬영술 : 과테크네슘산($^{99m}TcO_4$), ^{99m}Tc-colloid, ^{99m}Tc-DTPA(diethylene triamine penta acetic acid)
- 심장박출량 측정 : ^{99m}Tc-RBC, ^{99m}Tc-HSA(human serum albumin)
- 심근 영상용 : ^{99m}Tc-MIBI(2-methoxy isobutyl isonitile 6), ^{99m}Tc-tetrofosmin

③ 근골격계(musculoskeletal system)

- 뼈 영상용 : ^{99m}Tc-MDP(methylene diphoshonic acid), ^{99m}Tc-HMDP(hydroxy methylene diphosphonic acid)

④ 소화기계(digestive system)

- 혈관주입 시 사용되는 의약품 : ^{99m}Tc-sulfor colloid, ^{99m}Tc-tin colloid, ^{99m}Tc-phytate
- 간담도의 영상용 : ^{99m}Tc-IDA(imino diacetic acid)
- 간 기능 영상용 : ^{99m}Tc-NGA(galactosyl-neoglycoalbumin), ^{99m}Tc-GSA(galactosyl human serum albumin)

⑤ 비뇨기계(urinary system)

- 사구체여과 영상용 : ^{99m}Tc-DTPA(diethylene triamine penta acetic acid)
- 신장 겉질 영상용 : ^{99m}Tc-DMSA(diamercaptosuccinic acid)
- 신장 세뇨관 배설 영상용 : ^{99m}Tc-MAG_3(mercaptoacetylglycylglycylglycine)

(3) 방사성의약품의 이상적인 조건

- 쉽게 이용이 가능하여야 한다.
- 화학적인 독성이 없어야 한다.
- 유효반감기가 검사소요 시간보다 길어야 한다.
- 가능하면 물리적반감기는 짧아야 한다.
- 가격이 저렴해야 한다.
- 감마선에너지(50~400 keV) 검출이 용이해야 한다(보편적으로 사용하는 에너지 범위는 100~200 keV이다).
- 환자에게 주는 방사선량이 낮아야 한다.
- 안정된 화학적 결합능력을 가져야 한다.

(4) 방사성의약품의 품질관리

방사성의약품은 인체에 투여하는 의약품의 하나로, 품질관리에 있어 신중해야 한다. 방사성의약품의 품질관리에는 다음과 같은 사항이 있다.

① 방사성핵종의 순도
② 방사능에너지 순도
③ 방사화학적 순도
④ 화학적순도
⑤ 멸균
⑥ 발열성
⑦ 입자의 크기

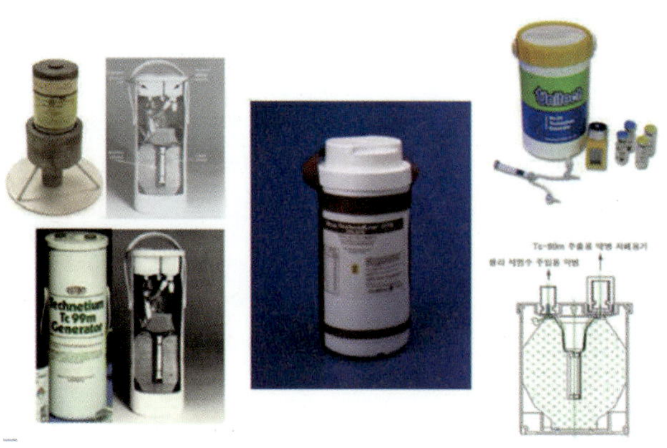

● 그림 9-1 **발생기의 종류(건식과 습식)**

● 표 9-1 **방사성동위원소의 핵종과 에너지**

핵 종	반 감 기	주된 γ선 에너지(keV)
^{99m}Tc	6시간	140
^{131}I	8일	364
^{125}I	60일	36
^{123}I	13시간	160
^{67}Ga	78시간	93, 185
^{201}Tl	73시간	167
^{11}C	20분	511
^{13}N	10분	511
^{15}O	2분	511
^{18}F	110분	511

3 핵의학 장치

1) 검량기(dose calibrator)

검량기는 환자에게 투여하기 전 방사성의약품의 방사능을 측정하는 일종의 전리조영역의 기체전리조로 Curi meter라고도 한다.

구조는 우물형계수기(well type ionization chamber)의 형태로 측정효율은 거의 100%를 유지하고, 측정치의 단위는 Ci 또는 Bq로 나타낸다(그림 9-2).

2) 시료 측정기 (sample measuring instrument)

주로 체외검사에 사용하는 것으로 혈액, 소변, 변 등의 시료에 함유되어있는 미량의 방사성의약품을 측정하는 장치로 γ선을 측정하는 우물형섬광계수기(well type scintillation counter)와 저 에너지 β선을 측정하는 액체섬광계수기(liquiid scintillation counter)가 있다.

3) 섭취율 측정기 (uptake measuring instrument)

섭취율 측정장치는 환자에게 섭취된 방사능을 계수하는데 이용되는 것으로, 검출부는 조준기가 장착되어있고, 두께가 2.5 cm 가량의 NaI(Tl)로 되어 있다.

주로 갑상샘 섭취율 검사에 사용되고, 소량의 방사능을 계수하는데도 사용된다(그림 9-4).

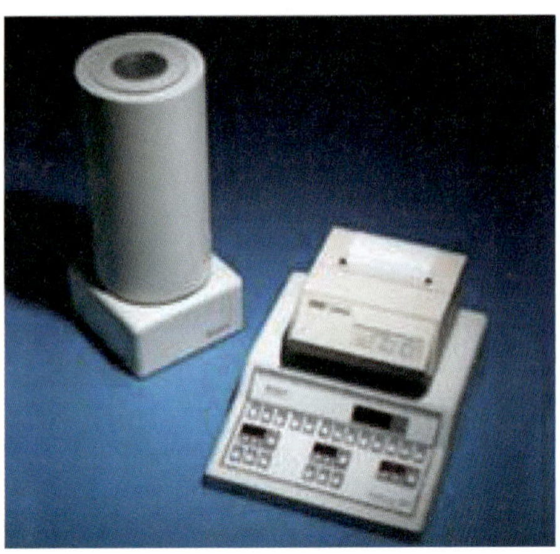

그림 9-2 검량기

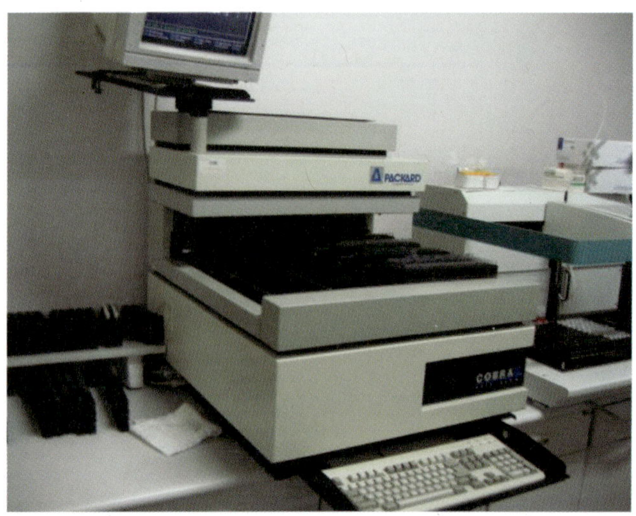

그림 9-3 체외검사에서 사용하는 감마 카운터

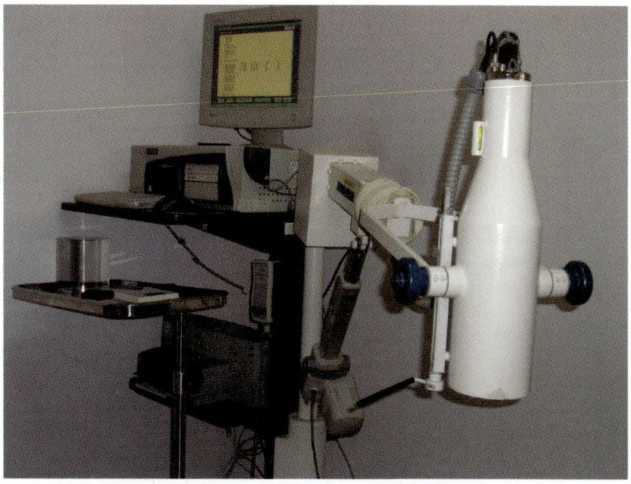

● 그림 9-4 **갑상샘 섭취율 측정기**

4) 방출 전산화단층장치 (emission computed tomography)

초기의 섬광카메라는 단순한 2차원적인 영상을 얻는데 반하여 체내의 방사성의약품 분포를 컴퓨터에 의한 화상재구성으로 3차원적인 단층영상으로 볼 수 있는 것으로 해상도와 대조도가 우수한 기기이다.

단일광전자를 방출하는 방사성동위원소를 이용하여 검사하는 것이 SPECT(single photon emission computed tomography)라 하고, 조기 암 검사를 위하여 급속하게 증가하고 있는 양전자를 방출하는 방사성동위원소를 이용하여 검사하는 것을 PET(positron emission computed tomography)이라 한다.

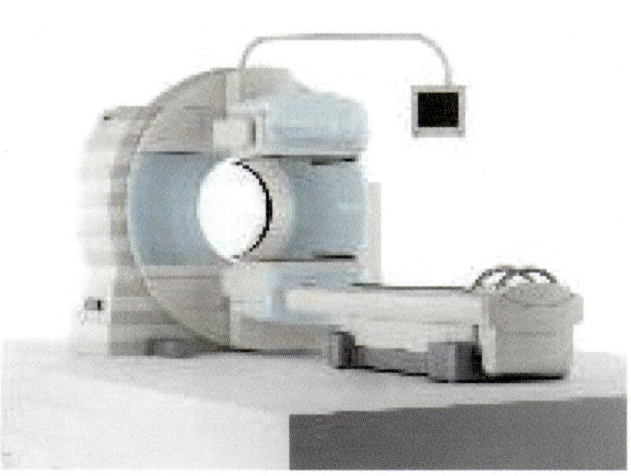

[A] SPECT-CT

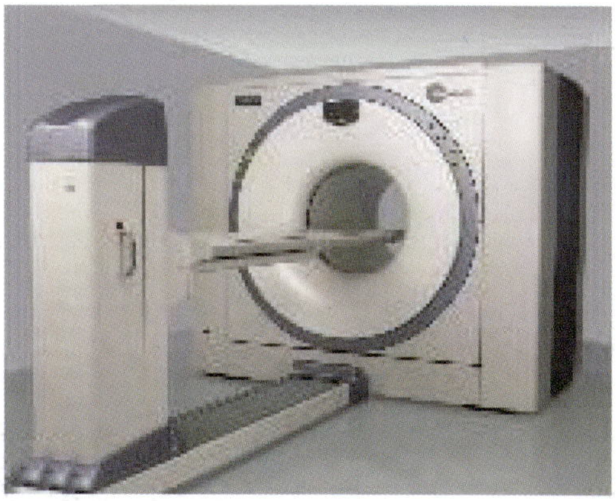

[B] PET-CT

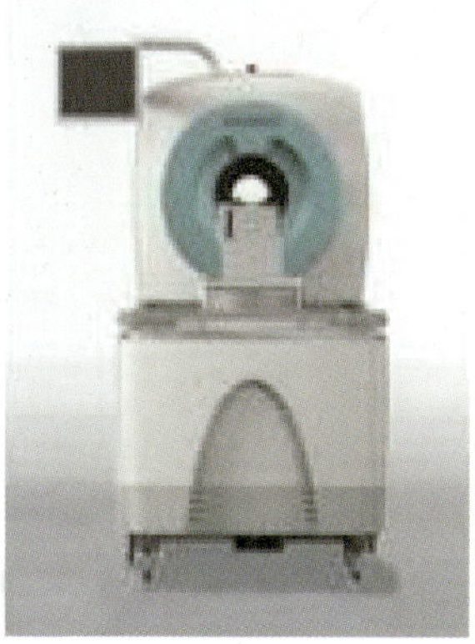

[C] micro PET-CT

● 그림 9-5 **방출 전산화단층장치**

최근 SPECT, PET의 CT가 접목된 SPECT-CT, PET-CT로 검사하면 병변의 정확한 해부학적 위치와 검사시간을 단축할 수 있는 장비가 전국적으로 분포되어 있다(그림 9-5, 6).

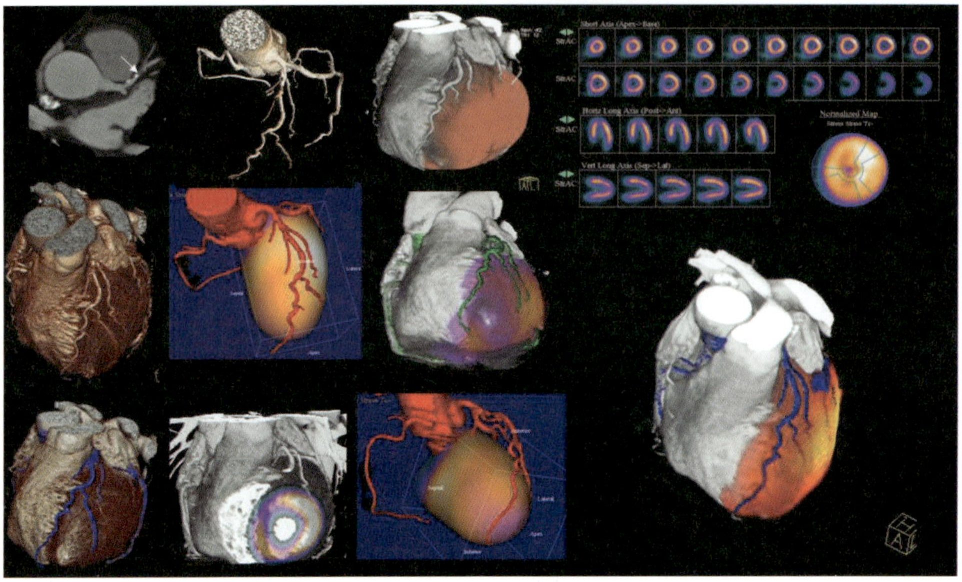

[A] SPECT-CT영상

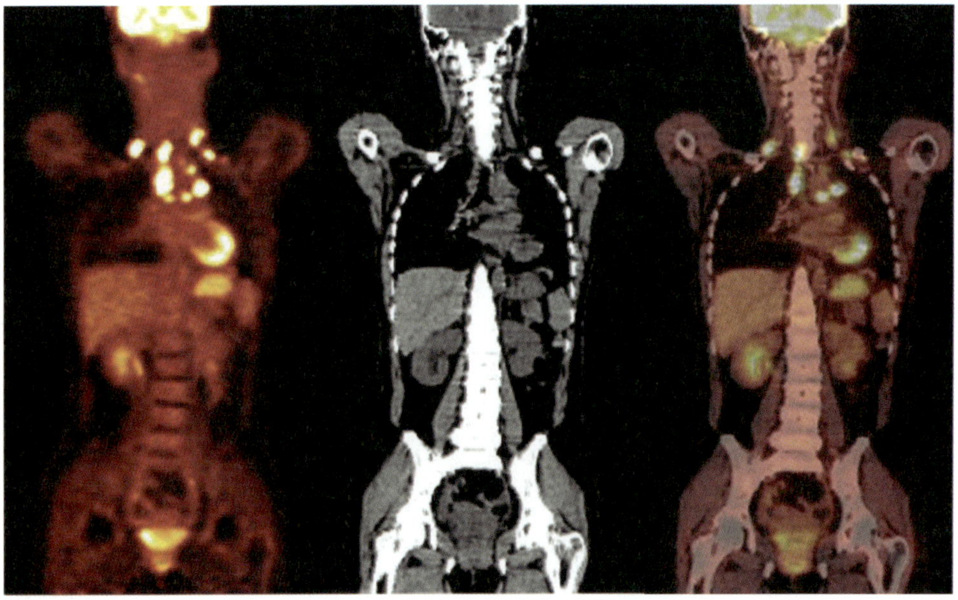

[B] PET-CT의 전신영상

● 그림 9-6 **심근혈류**

5) 섬광 카메라(scintillation camera)

1950년 후반 Hal Anger에 의해 개발되어 현재까지 여러 가지 형태로 변화하여 사용되고 있다. 섬광카메라의 기본적인 구성은 조준기, 형광체, 광전자증배관, 증폭기, 파고분석기, 영상기록장치, 컴퓨터시스템 등으로 이루어져 있다. 주로 단순한 2차원적인 영상을 얻는 정적, 동적 검사에 유용한 장비이다(그림 9-7).

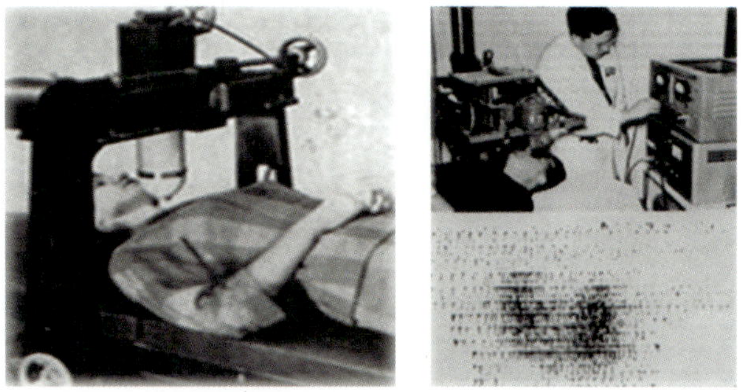

[A] 신틸레이션 카메라(scintillation camera)
: rectilinear scanner(1951 Cassen)

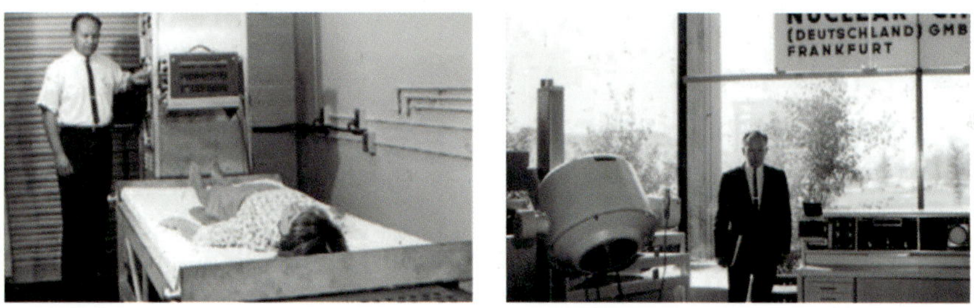

[B] 1958 Hal Anger - 감마카메라

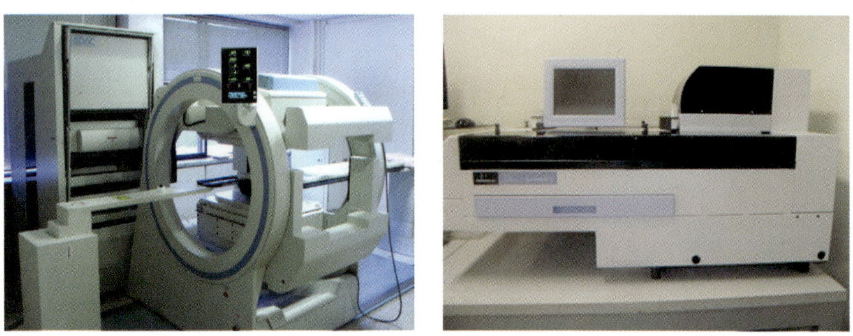

[C] 감마카메라 및 감마카운터

● 그림 9-7 **섬광 카메라**

(1) 조준기(collimator)

방사성핵종으로부터 방출되는 감마선 중에서 인체의 정보를 가지고 있지 않은 1차선과 산란선은 차단하고 정확한 정보를 가지고 있는 감마선을 통과시켜 섬광체에 전달하는 기능을 수행한다. 조준기는 납으로 제작된 격자와 격자사이의 작은 홀(구멍)을 가진 판형의 구조물이다.

그 종류는

- 평행다공형 콜리메이터(parallel multi hole collimator): 홀의 방향이 평행
- 집속형 콜리메이터(converging collimator): 검출기 앞쪽에서 홀의 초점이 형성되는 조준기
- 확산형 콜리메이터(diverging collimator): 피사체가 검출기의 장시야보다 큰 조준기
- 핀홀 콜리메이터(phin hole collimator): 작은 부위 검사에 분해능이 우수한 조준기
- 팬빔 콜리메이터(fan beam collimator): 격자의 방향은 X, Y 축의 방향을 다르게 구성한 조준기
- 경사형 콜리메이터(slant hole collimator): 격자의 두께와 각도를 변형한 조준기

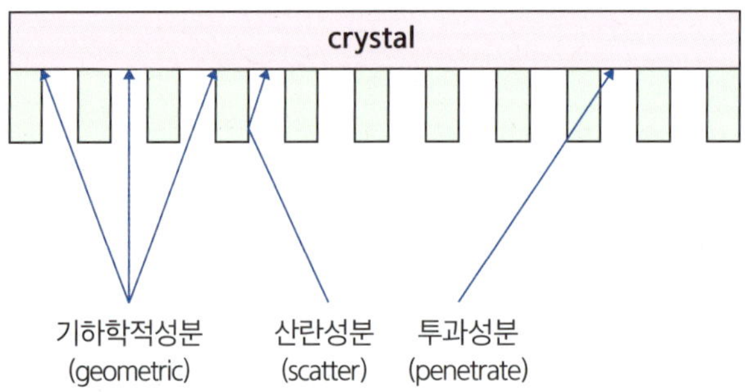

그림 9-8 **조준기(collimator)와 검출성분**

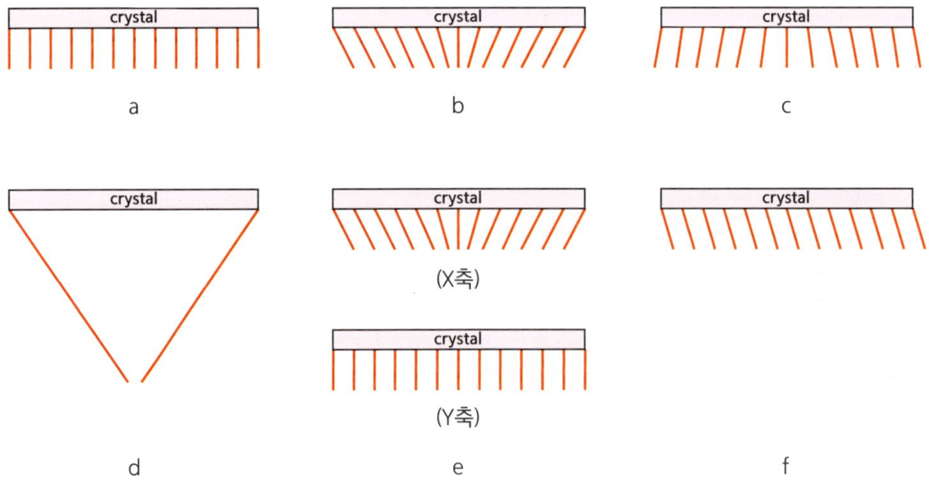

그림 9-9 **조준기의 종류**

a(평행다공형), b(집속형), c(확산형), d(핀홀형), e(팬빔형), f(경사형)

(2) 섬광체(scintillator)

조준기의 홀을 통과한 감마선은 섬광체와 반응하여 섬광의 형태로 변환시킨다. 입사된 감마선은 1회 이상 상호작용을 일으키게 되므로 거의 모든 에너지는 빛, 즉 가시광선으로 변환된다. 섬광체의 종류는 무기질과 유기질로 구분한다. 무기질 섬광체는 결정구조의 특성에 따른 섬광을 생성하며, 원자번호와 밀도가 높은 고체형으로 에너지가 높은 감마선 검출에 사용된다. 유기질 섬광체는 고유한 분자의 특성에 따라 섬광을 생성하며, 무기섬광체에 비해 원자번호와 밀도가 비교적 낮아 베타선이나 저에너지 감마선 검출에 이용하며 액체나 고체, 기체 형태로 제작한다.

● 표 9-2 **섬광체의 물리적 특성**

섬광체	유효원자번호	밀도 (g/cm^3)	섬광붕괴시간 (ns)	섬광변환효율 (keV^{-1})	섬광의 파장 (nm)
NaI(Tl)	51	3.67	230	38	410
CsI(Tl)	54	4.54	700	52	540
BGO	74	7.13	300	8	480
LSO(Ce)	66	7.4	40	25	420
GSO(Ce)	59	6.7	60	13	430

(3) 광전증배관(PMT; photo multiplier tube)

섬광체에서 발생한 빛은 광전증배관에서 전자로 변환된다. 전자들은 증폭과정을 거치고 펄스신호로 출력된다. 광전증배관은 광전음극(photoelectron cathode), 6~10개의 다이노드(dynode), 양극(anode)으로 구성한다. 생성된 광전자는 양전위 상태의 다이노드 사이를 이동하는 동안 가속되어 증폭된다. 첫 번째 다이노드는 광전음극과 약 +300 V의 전위차를 가지고 있으며 광전음극과 유사한 재질의 금속으로 도금된 전극이다. 광전자가 다이노드에 충돌하면 여러개의 2차 전자가 방출되며, 2차 전자들은 1차 다이노드와 100 V 정도의 전위차를 가진 2차 다이노드로 향하여 가속되면서 충돌한 후 더 많은 2차 전자를 생성한다. 일반적으로 한 개의 광전자는 약 10^6개의 전자로 증폭된다.

(4) 파고분석기(PHA; pulse height analyzer)

에너지창을 조정함으로써 필요한 에너지의 펄스를 선택할 수 있다. 이러한 신호처리 논리회로를 반동시회로라고 하며 파고분석기에서 에너지를 분석하는 원리 중 하나이다.

에너지창을 설정하는 방법은 에너지창을 원하는 범위를 정한 후 에너지 피크 중심으로 설정하거나, 상·하단선별기의 문턱치를 설정할 수 있다. 선별기의 출력신호의 크기와 모양은 일정하며 입력신호의 크기와는 관련이 없고 유효한 감마선의 펄스를 얻으려면 일정한 에너지의 범위를 정하여 문턱치를 통과하도록 한다.

4 임상핵의학

1) 체내검사

임상핵의학은 방사성동위원소를 인체에 투여하여 각 부위별 검사를 진행할 수 있다. 검사부위를 계통별로 열거해보면 중추신경계(central nervous system), 혈액 및 순환기계(blood & circulatory system), 림프계(lymphatic system), 내분비계(endocrine system), 소화기계(digestive system), 비뇨생식기계(genitourinary system), 골격계(skeletal system) 등으로 분류할 수 있다.

계통별 진단뿐만 아니라 방사성의약품의 집적기전을 이용하여 해부학적인 형태의 변화가 생기기 전에 기능적 생화학적인 변화를 진단할 수 있다.

(1) 중추 신경계(central nervous system)

- 뇌단층검사(brain SPECT)

※ 검사 목적

- 뇌혈관 질환 : 뇌경색, 뇌졸중 등의 평가
- 정신질환 : 간질, 발작의 평가
- 알츠하이머병과 치매의 진단
- 뇌종양, 두통, 염증성 질환의 평가

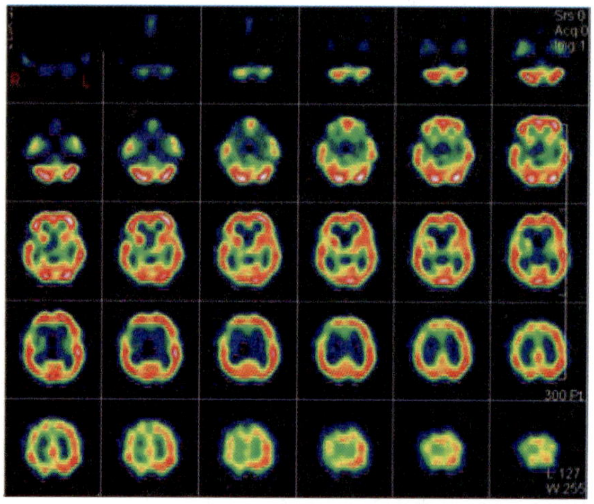

● 그림 9-10 **뇌단층검사의 횡단면상**

- 뇌조검사(cisternography)

※ 검사 목적

- 수두증(hydrocephalus)의 평가
- 단락기능의 평가

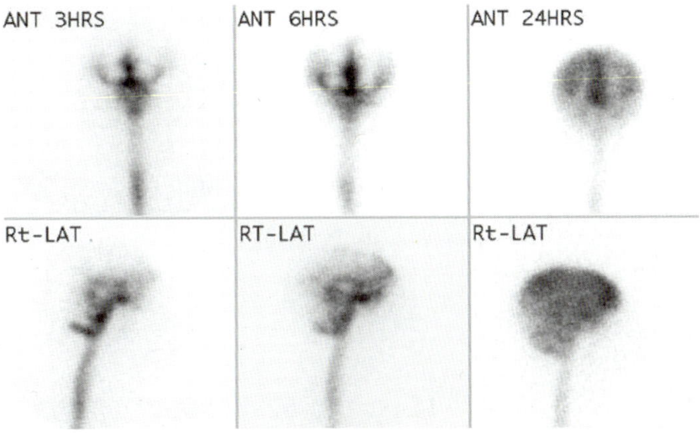

● 그림 9-11 **뇌조검사의 정상영상**

(2) 소화기계(digestive system)

- 위 배출시간 검사(gastric emptying time)

※ 검사 목적

- 위장에서의 액체, 고체상의 음식물 제거시간 측정

- 위 점막검사(Meckel's scan)

※ 검사 목적

이소성 위점막(ectopic gastric mucosa)의 존재를 이용한 소아 위장관 출혈의 진단

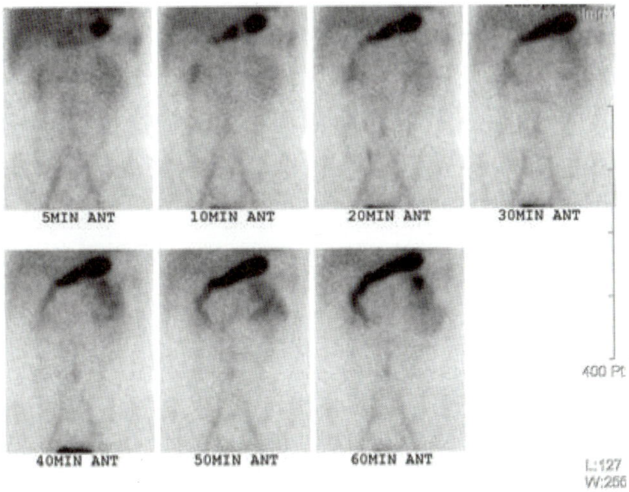

● 그림 9-12 **위점막 영상**

09 핵의학

- 간담도 검사(hepatobiliary scan)

※ 검사 목적

- 담도계의 폐쇄여부 확인
- 담낭의 기능과 담낭관의 폐쇄여부 확인
- 간담도계 수술 후 평가
- 선천성 간담도 질환의 진단

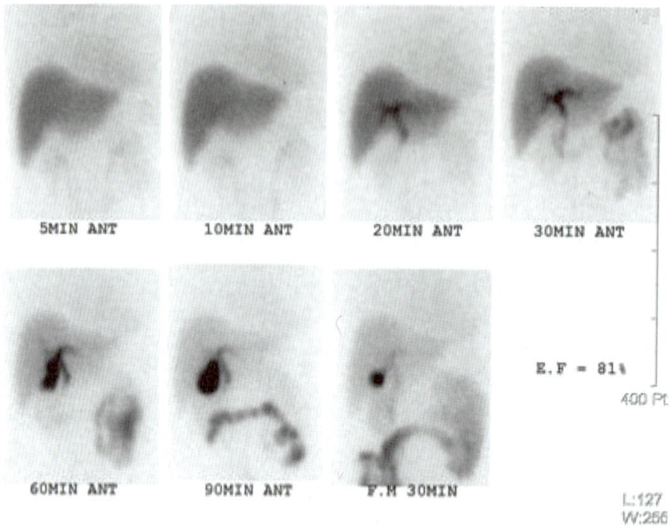

● 그림 9-13 **간담도의 영상**

(3) 골격계(skeletal system)

- 뼈 검사(bone scan)

※ 검사 목적

- 뼈의 골절 및 외상 진단
- 골격의 염증성질환 판별
- 악성종양의 골전이 여부 평가
- 방사선 치료의 예후 평가 및 관찰

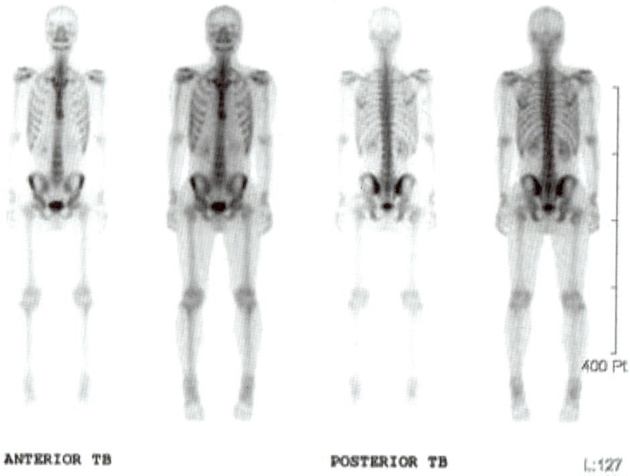

● 그림 9-14 **뼈검사의 정상 전신영상**

(4) 비뇨생식기계(genitourinary system)

- 신장 동적 검사(renography, kidney MAG_3 scan)

※ 검사 목적

- 신관류 기능에 따른 감별진단(신동맥 협착, 신혈관성 고혈압)
- 사구체여과, 세뇨관 분비 및 배설
- 요로폐쇄
- 급성, 만성 신부전 및 신결석

(5) 혈액 및 순환기계(blood & circulatory system)

- 심근 단층 검사(myocardial SPECT)

※ 검사 목적

- 협심증환자에서의 관상동백 질환의 진단
- 관상동맥 질환의 치료에 대한 치료 효과 평가
- 심근허혈의 영역과 원인혈관 평가
- 심장이외 수술의 진행을 위한 수술위험도 평가

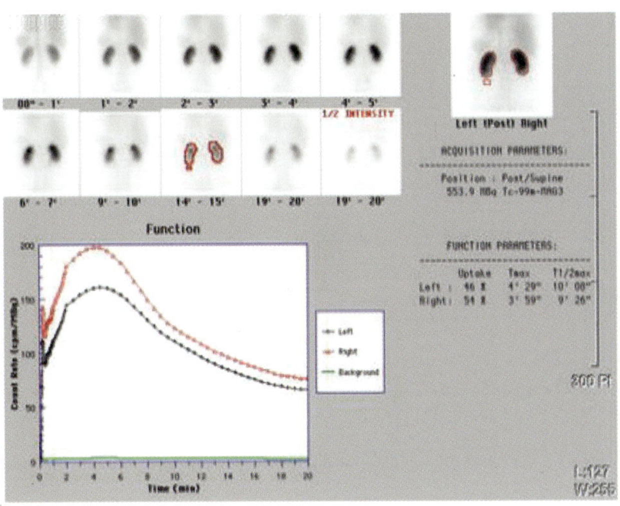

● 그림 9-15 **신장의 동적영상**

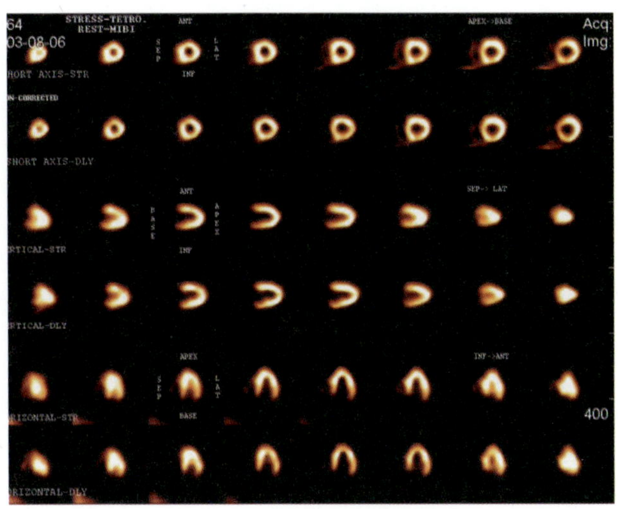

● 그림 9-16 **심근 단층영상**

- 정맥검사(venography)

※ 검사 목적

- 심부정맥 혈전증의 발견 및 치료 평가
- 폐색전증 환자의 평가
- 혈관 기형

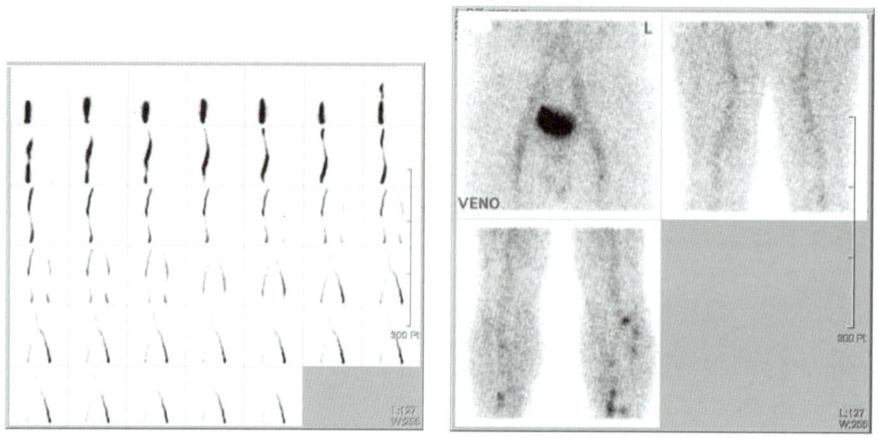

[A] 동적영상 [B] 정적영상

● 그림 9-17 **하지정맥영상**

(6) 내분비계(endocrine system)

- 갑상샘 검사(thyroid scan)

※ 검사 목적

- 갑상샘의 위치, 크기, 기능평가 및 결절 염증 진단

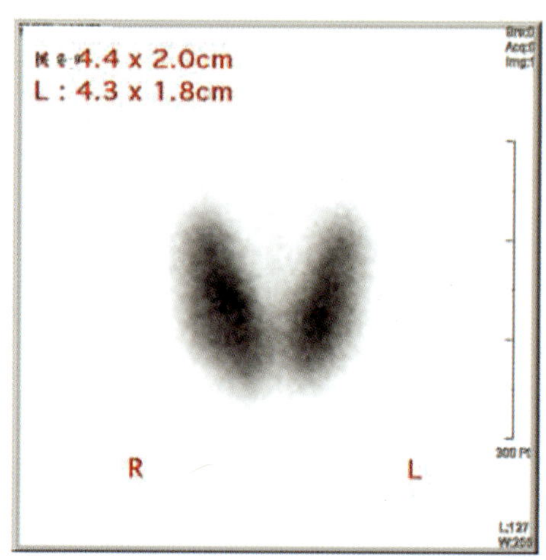

● 그림 9-18 **갑상샘 영상**

(7) 종양 검사(tumor scan)

- Ga scan

※ 검사 목적

- 복부, 뼈, 폐 염증 병소의 진단
- 신장의 염증성 질환 진단
- 악성종양의 진단

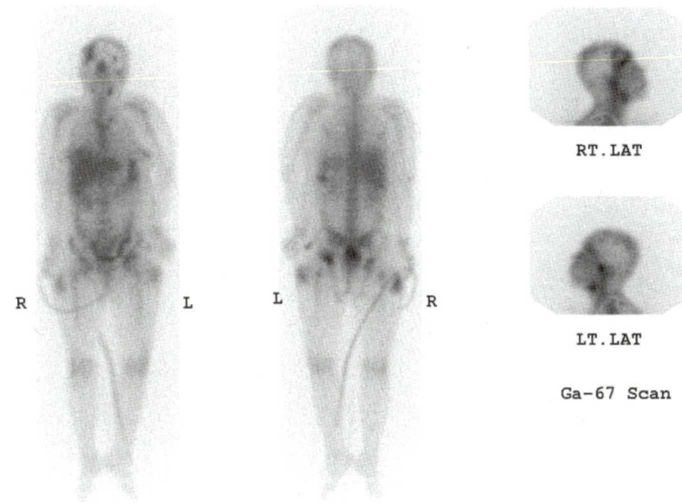

● 그림 9-19 ^{64}Ga 종양영상

- ^{131}I 전신검사(^{131}I whole body scan)

※ 검사 목적

- 갑상샘 종양의 절제 수술 후 잔존한 종양 조직이나 전이 되어 있는 종양의 유무 및 위치 확인

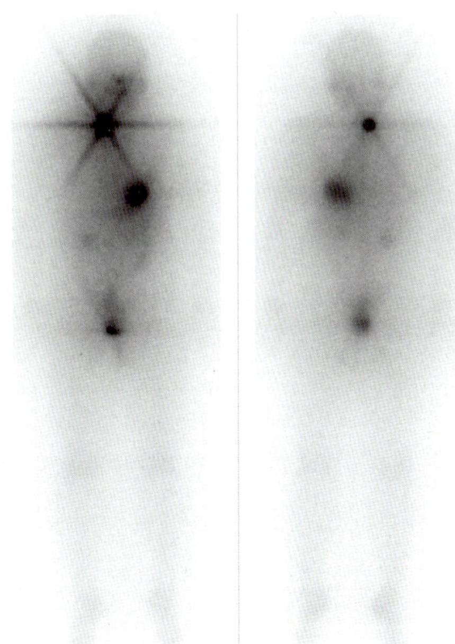

● 그림 9-20 ^{131}I 전신영상

(8) 림프절계(lymphatic system)

- 림프절검사(lymphoscintigraphy)

※ 검사 목적

- 림프관, 림프절의 형태 및 기능 평가

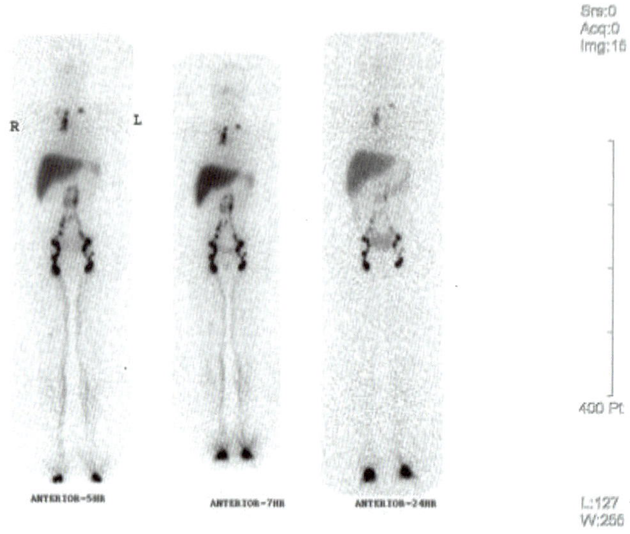

● 그림 9-21 **림프절의 영상**

2) 방사성동위원소를 이용한 체내치료

다량의 방사성동위원소를 체내에 투여하여 치료를 하는 것으로 임상에서 대표적으로 사용하는 것은 다음과 같다.

(1) 갑상샘 암 치료 : ^{131}I

(2) 간암, 류마티스성관절염 : ^{166}Ho

(3) 갈색세포종, 신경아세포종 : ^{131}I-MIBG, ^{123}I-MIBG

(4) 방사성교질의 악성 삼출치료 : ^{32}P-colloid, ^{90}Y-colloid, ^{198}Au-colloid

(5) 뼈 전이, 골육종 : ^{89}Sr, ^{153}Sm

3) 방사면역측정(radioimmunoassay)

① 경합반응을 이용한 측정법

- 방사면역측정법(RIA; radioimmunoassay)
- 방사수용체측정법(RRA; radioreceptor assay)

② 비경합반응을 이용한 측정법

- 면역방사계수측정법(IRMA; immunoradiometric assay)
- 방사성알레르겐흡수 검사(RAST; radioallergosotbent test)

10

의료정보시스템

1 처방전달시스템
2 병원정보시스템
3 전자의무기록시스템
4 의료영상저장전송시스템
5 의료영상표준

의료정보시스템

현대사회를 정보화라는 개념을 넘어서 유비쿼터스(ubiquitous)사회라는 용어를 사용하고 있다. 정보는 우리 인간 생활 곳곳에 영향을 미치면서 가치창조의 중요한 요소가 되고 있으며, 이런 사회의 중심요소에는 IT(information technology)관련의 컴퓨터가 가장 기본적인 매체가 되고 있는 것이 사실이다.

의료정보시스템도 의료 IT의 정보시스템들이 통합되는 방향으로 급변하게 진화해가고 있으며, 앞으로도 그 가속도는 더 할 전망이다. 의료 분야에 정보통신기술들이 활용됨에 따라 디지털 병원(digital hospital)이라는 통칭의 급속한 변화가 나타나고 있다. 의료정보화는 병원 내에서 발생하는 많은 정보를 데이터베이스화하여 활용하는 것 이상으로 의료 전반의 정보시스템에 많은 변화를 가져오고 있다. 진료를 실제 받지 않고 컴퓨터를 활용한 3D 솔루션과 원격진료를 이용한 의료서비스 등이 그러한 예이다. 특히 최근의 유비쿼터스 환경의 무선통신 발달로 인한 실시간으로 환자의 곁에서 진료정보의 조회 및 업데이트가 가능하다. 이는 현재의 사회환경에서의 병원의 의료정보의 개념을 변하게 하는 계기이며, 미래의 병원서비스 개선으로 유비쿼터스 환경을 접목한 여러 시스템이 개발될 것이다.

의료정보시스템이란 환자의 진료, 의학연구, 의학 교육 및 의료경영에 필요한 각종의 정보를 수집, 가공하여 효율적으로 관리하는 의료업무자동화의 정보시스템을 의미한다. 의료정보시스템은 편리함과 경제성을 추구하며, 병원에서 편리함이란 의료서비스 제공자, 즉 의사, 간호사, 기타 의료지원부서, 행정부서 직원이 환자의 자료를 기입하거나 확인 할 때 쉽게 이해할 수 있고, 활용할 수 있어야 한다. 경제성이란 의료정보시스템을 도입한 병원의 수익률증가를 의미한다.

의료정보시스템은 전자건강기록(Electronic Health Record, EHR)이라고도 불리며, 환자의 의료 기록을 전자적으로 저장하고 관리하는 시스템이다. 이 시스템은 의료진들이 환자의 건강 상태와 진단, 처방, 검사 결과 등을 기록할 수 있도록 도와주며, 전자적인 형태로 기록되기 때문에 의료 기록의 안전성과 보안성이 향상된다.

필요한 정보에 쉽게 접근할 수 있으며, 접속 후 다양한 기능을 사용할 수 있다. 가장 기본적인 기능은 의료 기록의 생성, 수정, 삭제 등을 가능하게 하는 것이다.

의료진들은 환자와의 진료 과정에서 발생하는 정보를 실시간으로 기록할 수 있으며, 이를 통해 의료 기록의 정확성과 완전성을 확보할 수 있다. 또한, 의료정보시스템은 의료진들이 환자의 의료 기록을 공유하고 협력할 수 있는 환경을 제공하고 있다.

이 시스템은 다른 의료진들과의 커뮤니케이션을 원활하게 하며, 의료진들 간의 의사소통을 통해 환자의 치료 과정을 효과적으로 관리해주는 중요한 기능이다. 국내의 의료정보시스템은 1970년대 말 의료보험제도의 시행이 계기가 되어 주로 원무행정을 중심으로 병원의 정보화를 시작으로 1990년대 초부터 본격적인 정보화가 이루어져 현재는 전자의무기록까지 발전하는 단계에 이르렀다.

표 10-1 의료정보시스템의 내용

분 야	주요내용
원무행정	·외래와 병동의 접수 및 수납업무 ·병실관리 ·환자에 대한 각종 회계업무 ·의료보험 청구
처방전달	·처방이나 검사의뢰의 입출력처리 ·결과의 조회
의무기록관리	·환자진료기록에 대한 기본인적관리 ·검사계획서 작성, 검사정보의 누적 통계 ·정도 관리, 이상치 관리
방사선관리	·방사선검사 계획관리 ·방사선 검사관련 소모품 관리
급식관리	·일반식, 치료식, 특수식 등 메뉴관리 ·급식에 대한 실수인원관리, 재무 및 물자관리
수술실관리	·수술계획, 예약, 처리결과 관리 ·수술실의 행정업무
의료장비 및 물자관리	·진료업무에 소요되는 각종 물자 및 의료장비관리 ·중앙공급실의 전반적인 물자관리
간호인력 계획관리	·간호 관련 제반 통계 ·간호계획관리 ·간호인력의 행정업무
사무행정관리	·경리회계, 원가분석 ·인사관리, 구매관리

병원에서의 진료란 의사와 환자의 상황만으로 완결되는 것이 아니고, 다른 많은 지원 부서를 포함한 조직화된 의료행위의 완성을 필요로 한다. 직접 진료를 하는 진료과만 아니고, 검사, 방사선, 수술, 수혈, 약제, 간호 등의 진료부문, 환자 접수에서 수납 등의 원무부문, 그리고 급식, 중앙 공급실 등 많은 부분의 조직적인 결합에 의해 구성되어 있다.

또한 병원의 지역 의료기관이나 의료제도의 요소도 관계하고 있다. 표 10-1은 현재 의료정보시스템의 내용을 나타낸다.

1 처방전달시스템(OCS)

1) 개념

병원 전산화 시스템은 진료행정과 진료정보제공으로 크게 나눌 수 있으며, 과거의 행정의 청구 중심에서 현재 진료지원중심으로 변해가는 추세에 따라 처방전달시스템(order communication system; OCS)은 각종의학정보 및 환자들의 진찰자료를 보관한 데이터베이스와 의사가 환자를 진단한 후 처방전을 통신망을 통하여 해당 진료부서로 전달하는 시스템이다.

처방전달시스템은 환자에 대한 의사의 처방이나 간호사가 환자를 간호하는 행위를 각 진료지원부서와 유기적으로 연결시켜 주는 체계이며, 시스템은 의사가 직접 처방을 입력하면 간호사가 간호할 내용을 출력하여 그 내용에 따라 처치를 수행한 후 투약기록, 간호기록 등을 다시 컴퓨터에 입력한다. 이 외에 방사선검사, 임상병리, 약국 등의 진료지원 부서와 원무행정, 물품관리, 영양관리 등의 관리부서에 필요한 정보는 부서로 직접 전달된다. 그러므로 처방전달시스템의 효율적인 활용은 의사와 간호사, 기타 관련 부서간의 잘못된 의사소통 및 처방전달의 오류를 감소시킬 수 있다.

2) 처방전달시스템의 세부기능

- 환자관리 - 환자의 등록 자료로 구성되며, 병원정보체계를 통해 모든 환자를 추적하고 병원 전체와 병동의 호실별로 등록된 환자의 명단을 이용하여 일별 환자 통계를 제공하고, 이용 가능한 입원일수와 병동의 위치를 파악하여 입원 예약을 하는데 사용된다. 그리고 환자관리에는 환자별 질병 내역 조회, 재원환자 및 입·퇴원 환자 조회, 예약 변경, 입원실 변경 등이 포함된다.
- 식이관리 - 환자의 식사처방을 입력하면 병동에서 처방내용이 출력되며, 영양과에서도 각 환자의 식이처방 및 식단이 집계되어 출력된다. 처방된 식사내용은 간호사가 사용하는 각 차트에 출력되어 의사가 진료 시 환자의 관련식이처방을 고려할 수 있다.
- 간호기록 - 환자의 상태와 환자에게 행해진 간호행위를 컴퓨터를 통해 기록하는 것이다. 처방전달시스템을 통한 간호기록은 명확, 간결, 완전해지고 의사소통을 증진시키는 표준용어가 도입될 수 있으며, 모든 간호사가 쉽게 기록을 활용할 수 있고, 그 책임과 의무가 강화된다. 또한 개별적인 환자 정보의 양과 질, 이용가능성, 연속성, 의사소통, 의료정보의 통합 등이 증진된다.

병원정보시스템과 처방전달시스템의 기능적인 관계는 환자 등록을 하면 진료오더와 수행, 결과를 바탕으로 시스템의 기능들이 연결된다. 그리고 진료오더의 내용과 그 수행 여부에 따라 진료비는 계산되고, 그 결과는 보험청구 자료로서 사용된다. 결국 처방전달시스템을 바탕으로 의료수익 발생부문과 물품사용 및 구매 관리로 이어지며, 그 결과는 회계, 경리, 기획, 예산 등의 경영 자료로 활용된다.

2 병원정보시스템(HIS)

병원정보시스템의 HIS(hospital information system)은 처방전달시스템(OCS)을 중심으로 하는 통합의료정보시스템으로 의료진에게는 신속하고 정확한 진료정보 및 검사정보를 제공해 진료 편의를 제공하고, 이를 통해 환자에게는 최상의 의료서비스를 제공하는 것이 목적이다.

HIS는 기존 시스템을 기반으로 의료영상저장전송시스템(picture archiving and communication systems; PACS), 전자의무기록(electronic medical record; EMR), 임상검사정보시스템(laboratory information system; LIS)과 경영진 정보시스템(executive information system; EIS), 그룹웨어(data warehouse; DW) 등으로 구성된다. 이 시스템은 진료 측면에서는 다기능의 간편한 처방관리 기능, 의사의 처방에 근거한 간호 관리나 진료재료 청구절차를 자동화하는 기능을 제공한다.

신속하고 투명한 수납관리도 HIS의 중요한 기능이다. 수납 및 청구 미수에 대해서도 통합적으로 관리할 수 있고 보험청구의 화면심사나 전자문서를 통한 청구도 이뤄지기 때문에 원무 및 보험 업무에 대한 인력을 효율적으로 활용하는 한편 업무 정확도를 높일 수 있다.

3 전자의무기록(EMR)시스템

1) 개념 및 도입효과

의무기록은 환자의 질병과 관계되는 모든 사항과 병원이 환자에게 제공한 검사, 치료, 검사결과에 관한 사항을 기록한 문서로서, 진료의 시작부터 완료까지 진료 시 마다 의사가 진료에 관한 사항과 소견을 기재하여야 하는 서류이다.

전자의무기록은 의사가 직접 컴퓨터에 환자의 임상진료에 관한 모든 정보를 입력하면 이 자료를 모두 데이터베이스로 처리하는 과정을 의미한다.

전자의무기록시스템은 전형적으로 의사 처방입력, 환자데이터 통합, 문서관리, 임상적 의사결정지원, 원무데이터, 통합통신지원, 지식자원접근 등의 시스템구성요소 중의 하나 혹은 그 이상을 포함한다.

전자의무기록시스템의 도입효과는 환자 데이터에 대하여 동시에 원격접속, 데이터 안전성 개선, 환자 데이터 비밀성, 정보자원과의 통합 및 전자데이터의 협력, 지속적인 의료정보의 관리, 구조화 데이터 검색기능, 데이터 산출양식의 범위 확대, 의료정보의 업데이트 편이성 등이 있다. 이와 더불어 의무기록지를 효과적으로 관리하고 보관하기 위한 방법으로 전자의무기록시스템의 도입이 필요하다(표 10-2).

표 10-2 **전자의무기록시스템**

단 계	명 칭	내 용
1	AMR(Automated Medical Record)	환자등록, 보험청구의 사무기록의 자동화
2	CMR(Computerized Medical Record)	원무기록의 이미지화, 컴퓨터 저장
3	EPR(Electronic Patient Record)	데이터 디지털화, 병원 내 정보활용
4	EMR(Electronic Medical Record)	환자통합 DB, 병원외부 활용
5	CPR(Computer-based Patient Record)	EMR의 전국화
6	EHR(Electronic Health Record)	환자 및 모든 민간 건강정보 관리

EMR은 진료, 원무, 통계에 걸친 전 병원업무를 자동화함은 물론 영상저장 및 전송시스템과의 자동연계로 병원 경영의 효율성 극대화가 가능하며, 미래 지향적인 진료환경 구축과 보험청구 업무 자동화 및 실시간 청구가 가능하다. 또한 진료 및 대기시간을 단축하며 진료비, 검사내역 등 자동통계 처리를 할 수 있으며 PACS와 차트 연계, 필름 없는 병원 환경 마련 등을 들 수 있다. 그러나 개인의료정보들이 디지털화되어 원활한 진료나 교육, 연구 등의 목적으로 다른 시스템간의 연동체계로 확장됨에 따라 외부에서의 해킹 및 바이러스의 위협뿐만 아니라 개인정보의 외부 무단 유출, 자료 공유의 오남용 등의 내부 위협 등으로 개인의료정보보호에 대한 우려가 제기되고 있다.

4 의료영상저장전송시스템(Picture Archiving and Communication System, PACS)

의료영상저장전송시스템(PACS)은 각종 의료 영상 장치에서 환자를 검사하여 필름을 통해 영상판독을 수행하던 것을 의료 영상 장비에서 바로 디지털화 된 영상을 DICOM 표준에 따라 획득한 영상을 디지털 상태로 변환하여 네트워크를 이용하여 영상을 전송하고, 컴퓨터 화면을 통해 바로 판독, 저장할 수 있도록 하는 시스템이다. PACS는 의료 영상들을 디지털 형태로 획득(acquisition), 고속의 통신망(network)을 통하여 전송하고, 디지털 정보 형태로 의료 영상을 저장하며(archiving), 영상 조회 장치를 통하여 표시(display)되는 영상을 이용하여 환자를 진료하는 포괄적인 디지털 영상관리 및 전송 시스템이다(그림 10-1).

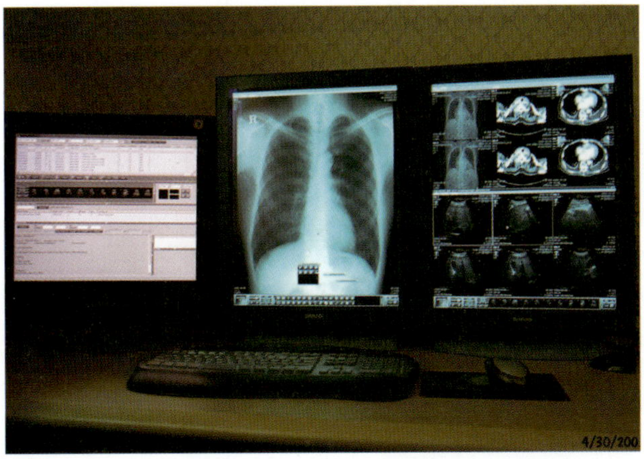

그림 10-1 PACS 영상조회

1) PACS 목표

PACS에서 추구하는 목표는 필름이 없이 운영되는 filmless hospital을 만드는 것이라 할 수 있다. 아날로그 형태인 필름을 사용하지 않으면서 디지털 형태인 영상파일을 이용하여 진료를 가능하게 하는 시스템을 만드는 것이다. 기존 필름 시스템의 문제점으로 지적됐던 분실 위험, 공간확보, 인력투입, 원본 영상재현의 어려움 등을 해결해 주고, 진료시간을 단축함으로써 의료 생산성을 높여준다. 또 체계적인 영상자료 데이터베이스구축으로 의학연구 및 교육 기초자료를 제공한다.

2) PACS의 용어적 의미

◈ Picture : 의료기관에서 발생하는 모든 의료영상을 의미한다(그림 10-2). (CR, MRI, CT, 초음파, 핵의학 영상, 혈관조영, 치과 영상, 내시경, 병리검사 등)

◈ Archiving : 의료영상들을 DICOM의 규정에 따라 디지털화하여 획득한 후 저장장치에 저장하는 것을 의미하며 기간 및 활용도에 따라 단기 및 장기 백업 저장장치로 구분된다(그림 10-3).

◈ Communication : 의료영상의 네트워크를 통한 데이터 상호 전송 및 수신을 의미한다. 이를 위해 의료영상은 반드시 DICOM을 지원하는 통신 규약을 준수하여야 한다(그림 10-4).

◈ System : 의료장비 등의 하드웨어들을 네트워크로 연결, 소프트웨어와 서비스, 타 기종과의 Interface는 물론 Project management 등으로 이루어지는 병원 전체의 업무흐름(Work Flow)을 바꾸는 것으로 단순한 Project가 아닌 변화 가능한 계통을 의미한다(그림 10-5).

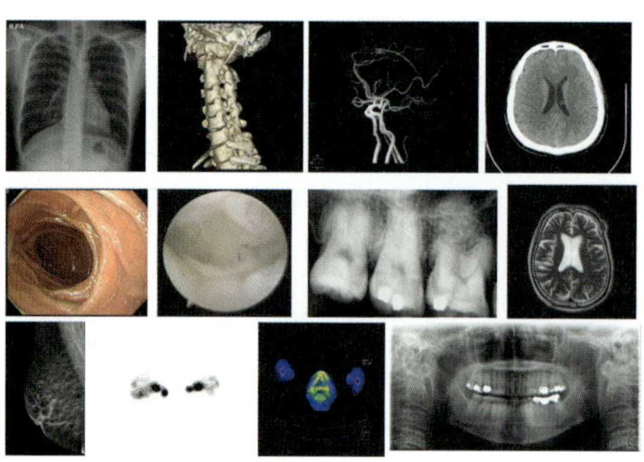

그림 10-2 **PACS 그림획득 Modality image**

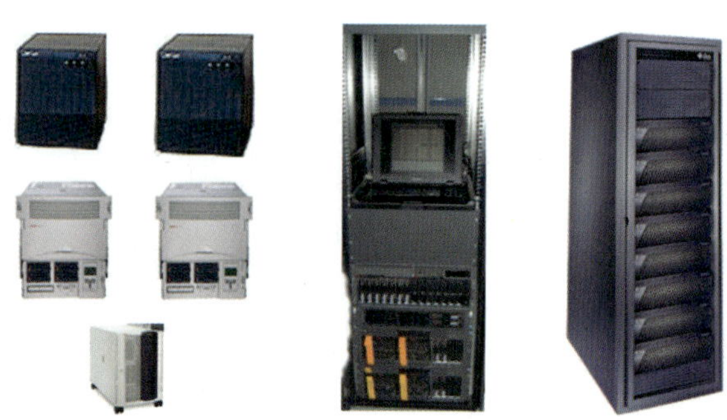

그림 10-3 **PACS 저장장치**

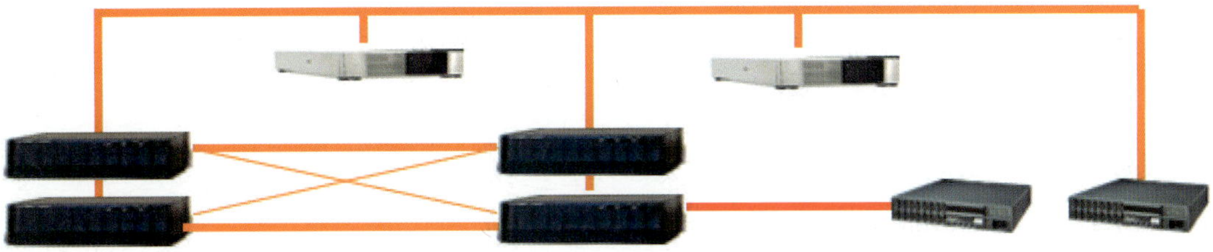

● 그림 10-4 **네트워크 구성도**

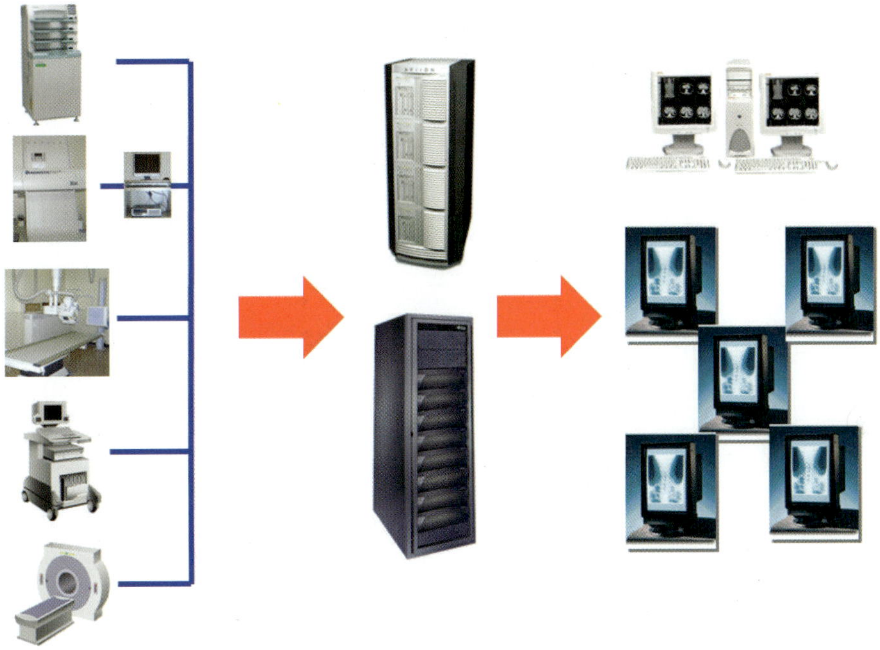

● 그림 10-5 **PACS의 구성도**

3) PACS의 도입 이전과 이후 시스템 비교

PACS 사용 이전 필름체계에서는 병원 업무 자체가 상당히 복잡한 형태로 진행되었으며, 진료를 위하여 영상검사를 받게 되면 많은 시간이 지나서야 결과를 확인할 수 있는 불편을 초래하였다. 하지만 PACS 환경으로 전환되는 병원은 복잡한 업무 단계를 축소시켜 빠른 시간에 영상 검사 결과를 얻을 수 있어 환자 진료에 많은 도움을 주게 되었다. PACS 도입 이전과 이후 시스템 비교해보면 그림과 같다.

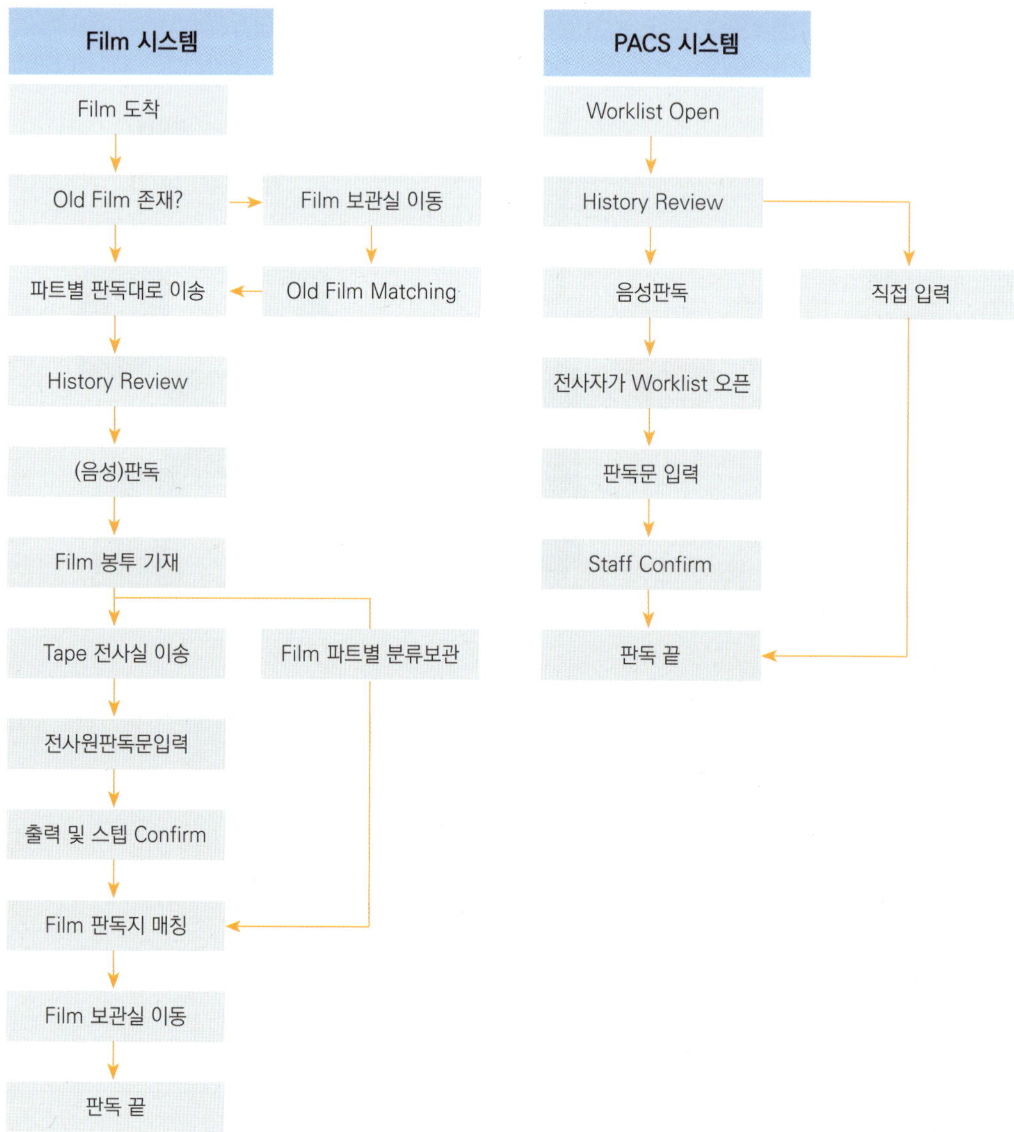
Film 시스템
Film 도착
Old Film 존재?
Film 보관실 이동
파트별 판독대로 이송
Old Film Matching
History Review
(음성)판독
Film 봉투 기재
Tape 전사실 이송
Film 파트별 분류보관
전사원판독문입력
출력 및 스텝 Confirm
Film 판독지 매칭
Film 보관실 이동
판독 끝
PACS 시스템
Worklist Open
History Review
음성판독
직접 입력
전사자가 Worklist 오픈
판독문 입력
Staff Confirm
판독 끝

그림 10-6 **Film 시스템과 PACS 시스템의 영상의학과 업무흐름 비교**

4) PACS의 구성

PACS의 구성은 공급하는 업체마다 약간의 차이는 있으나 기본적인 구성은 크게 영상획득부, 영상저장부, 영상전송부, 영상조회부의 4부분으로 분류된다.

• **영상획득부(image acquisition)**

PACS에서 의료영상을 만들어내는 영상획득 장치(modality)이다. 이러한 영상들은 다양한 의료 영상 장비들로부터 발생되는 영상을 순차적으로 획득하여 처리하고 전송 및 표준형식으로 영상저장부에 데이터를 저장하는 역할을 한다. PACS에 이용되는 영상은 대부분의 의료 장비들은 DICOM이라는 의료 영상 분야의 국제 표준 방식에 따라 영상을 만들어 제공하므로 완벽하게 DICOM을 지원할 수 있는 것이 필수적이라 할 수 있다.

또한 DICOM 표준을 지원하지 않는 구형 장비의 경우에는 다양한 방법을 통하여 영상을 디지털화 하고 DICOM 표준 방식에 따라 영상을 획득할 수 있어야 한다(그림 10-7).

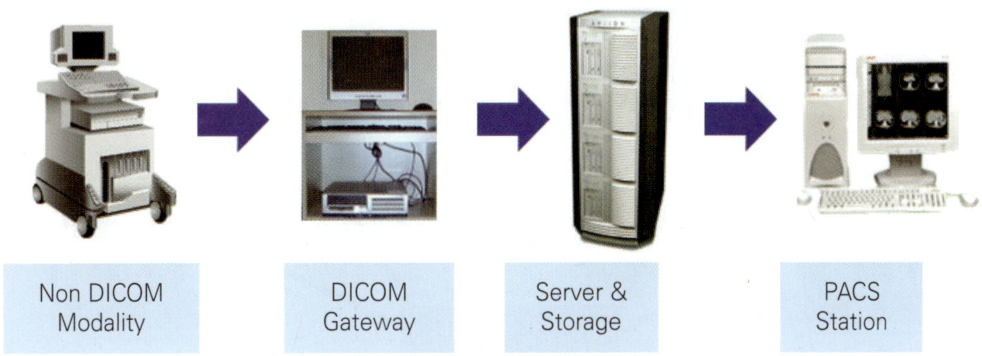

그림 10-7 **Non DICOM 장비의 PACS 연동**

• **영상저장부(image storage and management)**

영상저장부는 필름시스템에서의 필름보관실과 같은 기능을 담당하는 곳이며, 이곳에서는 획득된 영상들을 장기간 저장하여 보관하면서, 사용자의 요구가 있을 경우 이를 신속하게 전송함으로써 영상을 조회할 수 있는 기능을 수행한다.

영상 저장부는 장기저장장치와 단기저장장치로 나눌 수 있다, PACS가 안정적으로 운영되기 위하여 영상저장부는 데이터의 안정성이 보장되어야 하며 시스템의 장애가 발생되었을 때 장애 극복 능력과 고속의 전송 능력을 지녀야 한다.

영상저장부는 PACS 시스템의 핵심이라 할 수 있는 부분으로 영상 정보를 효율적으로 관리하고 사용자가 원할 경우 언제 어디로든지 대량의 영상 정보를 다수의 사용자에게 효과적으로 제공하기 위하여 신뢰성(reliability), 가용성(availability), 안정성(stability)이 가장 중요하다.

• **영상전송부(network)**

대량의 영상데이터를 원하는 곳으로 신속하게 전송하는 데 이용되는 부분으로 영상데이터가 병목현상 없이 운반되어지기 위해서는 전송 속도가 빠른 네트워크망이 요구된다. PACS를 이용하여 여러 장소에서 영상을 전송하여 볼 경우 네트워크 부분은 가장 중요한 부분이라 할 수 있다. PACS 시스템을 운영하는데 있어서 네트워크는 인체의 신경망과도 같은 것으로 영상 정보를 고속으로 신뢰성을 가지고 전송하기 위해 매우 중요하다.

네트워크는 병원 내외의 한곳에서 다른 곳으로 영상, 환자 정보와 판독 결과 등을 전달하기 위한 것으로, 병원 내의 경우에는 영상획득 장치로부터 영상 저장장치로 또는 영상 저장장치로부터 영상 조회장치로 정보를 전달하는 예 등이 있고, 병원 외부로는 원격 방사선진단(teleradiology)을 지원하는 것을 의미한다.

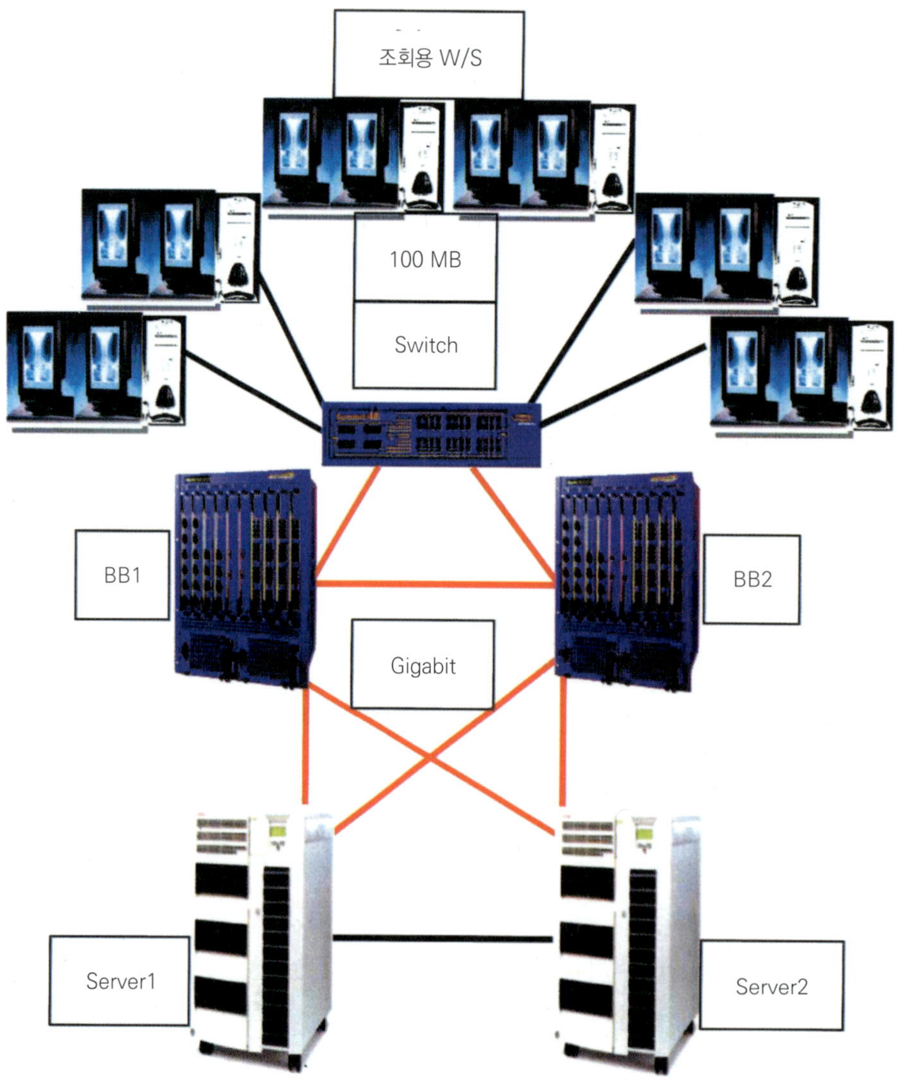

그림 10-8 PACS Network 구성도

• **영상조회부(workstation)**

필름을 대신하여 저장된 영상을 조회하여 컴퓨터 화면으로 영상을 관찰하는 부분이다. 임상의사의 영상 정보 확인을 위해 반드시 필요한 부분이며, 판독의사가 판독을 하기 위해서는 고해상도의 모니터가 필요하다. 영상 조회 장치는 PACS의 얼굴에 해당하는 것으로, 바쁜 임상 환경에서 판독과정을 방해하는 어떤 단계나 지연도 허용되지 않으며, 진료, 교육, 연구 등의 모든 영상 관련 업무에 직접적으로 이용되기 때문에 PACS의 성공을 결정짓는 가장 큰 요소 중의 하나가 된다. PACS용 모니터는 판독을 위한 고해상도 특수 모니터와 임상을 위한 일반 모니터의 두 종류로 나뉜다.

5 의료영상표준

PACS에 연동되는 장비들은 디지털 형태로 영상을 얻어야 하는데, 영상 장비의 종류와 장비를 개발하는 회사도 매우 많아 각각의 회사나 장비마다 디지털 영상 정보에 대하여 서로 다른 포맷을 사용한다. 하지만 이러한 영상 장비들이 PACS에 연동하기 위해서는 반드시 DICOM(digital imaging and communicatons in medicine) 포맷을 준수하여 영상데이터를 획득하여야 한다.

DICOM이란 의료 영상을 교환하고 구성하는 방법과 그에 관련된 정보들을 기술한 자세한 명세(specification)이다. DICOM은 산업 표준 네트워크 연결을 사용하여 CT와 MRI, 핵의학, 초음파 등의 다양한 디지털 영상 장비와 다른 정보 시스템간의 통신을 효과적으로 지원한다. 또한 필름 프린터와 같은 영상 출력 장비도 연결할 수 있게 한다.

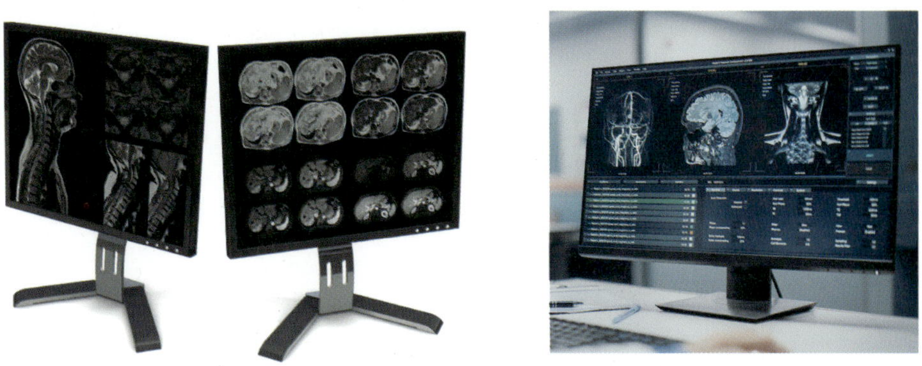

(a) (b)

그림 10-9 **판독용모니터(a)와 임상용모니터(b)**

PACS Data의 기본 형식으로 일반적인 정보, Message에 관한 정의, 통신에 관한 Protocol을 DICOM 표준에서 명시하고 있으며 업체들은 데이터를 만들거나 이를 표시할 때 반드시 DICOM 표준을 준수해야 한다.

DICOM은 장치나 기기가 아니며 시간에 따라 계속 발전해 가고 수정, 보완되고 있는 의료영상의 표준이며 영상포맷 이상의 내용으로 영상전송 방법과 영상 통신 방법 등 다양한 분야를 표준화 하고 있다.

DICOM 역사를 살펴보면 1984년에 ACR(american college of radiology)과 NEMA (national electrical manufacturers association)가 의료분야에 있어서의 디지털 영상과 통신을 위한 표준을 개발하기 위해 합동 위원회를 조직했다. 이들은 공동으로 표준화 작업을 시작해서 그 이듬해인 1985년에 첫 번째 표준이 제정되었다. 이후 1988년과 1993년의 두 번의 개정 작업을 통해 현재의 3.0 개정판에 이르러 비로소 DICOM 이라 불리게 되었다. 현재는 DICOM 3.0을 사용하고 있다.

11

원자력

1 원자력 발전
2 원자로의 원리
3 원자로의 구조
4 원자로의 종류

원자력

1 원자력 발전

원자력 발전은 전기를 만들어내는 화력발전소의 원리와 비슷하다. 즉 동력을 사용하여 터빈을 돌리고 터빈에 연결되어 있는 발전기가 돌아가면서 전기를 만들어 내는 원리다. 이때 동력으로 어떤 힘을 사용하는가에 따라 수력, 화력, 원자력발전 등이 된다.

원자력 발전은 원자력(nuclear energy)을 동력으로 사용하는데, 원자력(nuclear energy)은 우라늄(U)이나 플루토늄(Pu) 등과 같이 무거운 원자핵이 중성자나 감마선에 의해 가벼운 원자핵들로 쪼개어지는 핵분열(nuclear fission) 반응을 통해서, 또는 그 반대 과정으로 수소(H)나 중수소(D) 등과 같이 가벼운 원자핵이 결합하여 삼중수소(T)나 헬륨(He)과 같은 보다 무거운 핵종으로 변하는 핵융합(nuclear fusion) 반응을 통해 그 핵반응 에너지(nuclear reaction energy)로서 방출된다.

이러한 핵반응 에너지를 유용한 에너지원으로 사용하기 위해서는 핵분열 또는 핵융합 반응을 인위적으로 일으키고 안전하게 제어할 수 있는 반응장치 및 그 이용시설이 필요하며 그에 따른 여러 가지 안전조치가 요구된다. 원자력을 생성하는 대표적인 반응장치로는 원자로(nuclear reactor)가 있으며 그 이용시설로서 원자력 발전소(nuclear power plant)가 있다.

원자로의 종류는 크게 핵분열로(fission reactor)와 핵융합로(fusion reactor)로 구분된다.

핵분열로의 경우는 1950년대에 이미 그 제어기술이 개발되었으며 현재는 고도화되면서 경수로(light water reactor), 중수로(heavy water reactor), 비등수로(boiling water reactor), 고속증식로(fast breeder reactor) 등 다양한 형태의 원자로가 상업화되어 사용되고 있다(그림 11-1).

이에 비해 핵융합로는 그 원료인 중수소가 지구상에 무한정 있고 또한 방사성 생성물이 상대적으로 매우 적어 차세대 청정 에너지원으로서 많은 연구가 진행되고 있으나 현재로서는 아직 연구단계에 머무르고 있어 상용화까지는 많은 시간이 소요될 것으로 보인다.

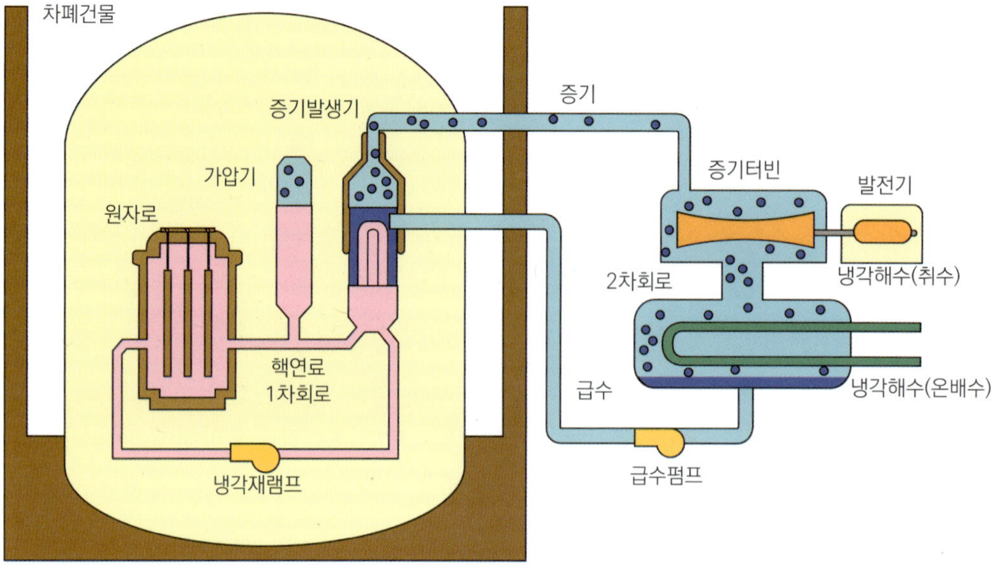

가압경수로 : 가압경수로와 가압중수로는 원자로 안의 압력을 높임으로써 원자로 속의 물이 끓지 못하도록 한 원자로인데, 그 중에서 가압경수로는 우라늄 235를 2~5%정도 농축시킨 저농축 우라늄을 사용하며, 냉각재와 감속재로 보통의 물인 경수를 사용한다.

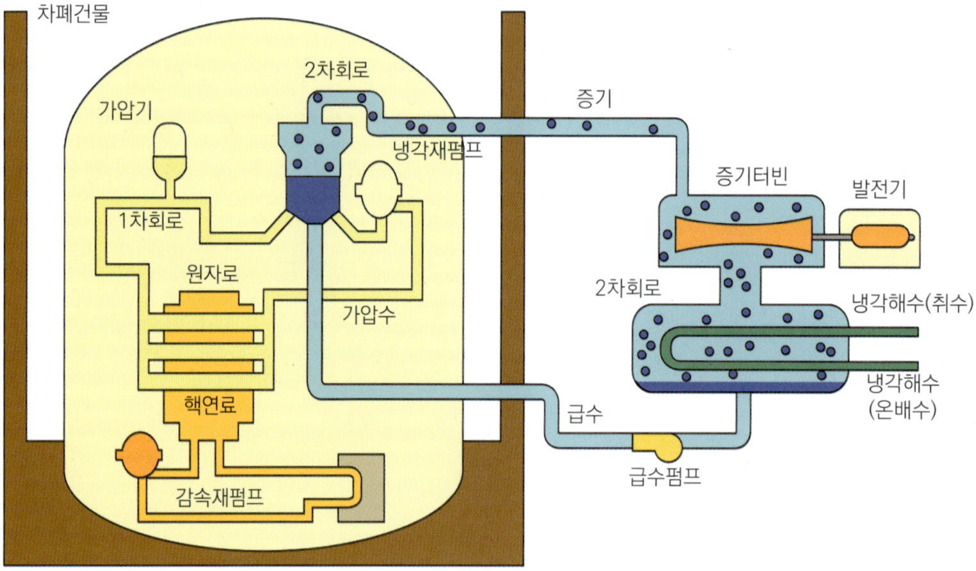

가압중수로 : 우라늄 235가 0.7% 정도 함유된 천연 우라늄을 연료로 사용하고 있으며, 감속재로 값이 비싼 중수를 사용하고 있다는 점 외에는 가압경수로와 거의 비슷하다.

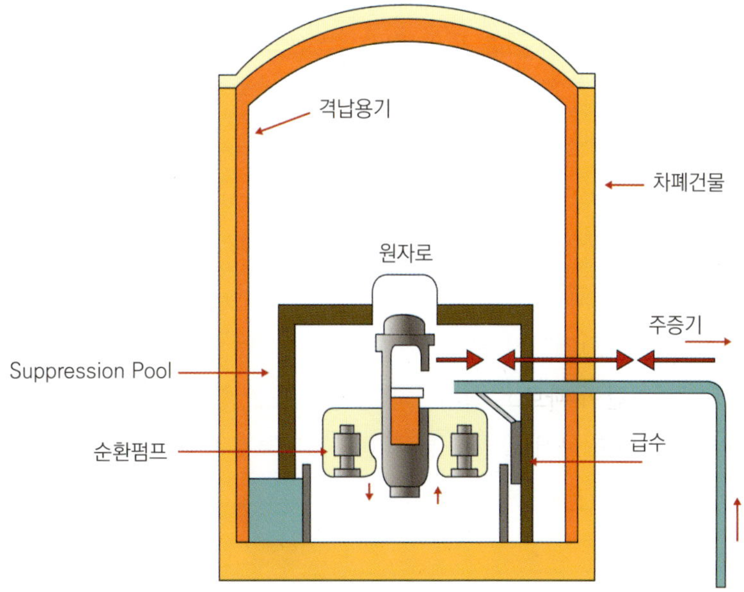

비등수로 : 약 1.5% 정도 농축시킨 저농축 우라늄을 연료로 사용하고 감속재로 경수를 사용하는 점은 가압경수로와 같으나, 원자로 안의 압력이 높지 않아 원자로 속에서 물이 직접 끓게 되며 이때 만들어진 증기가 터빈을 돌리게 된다.

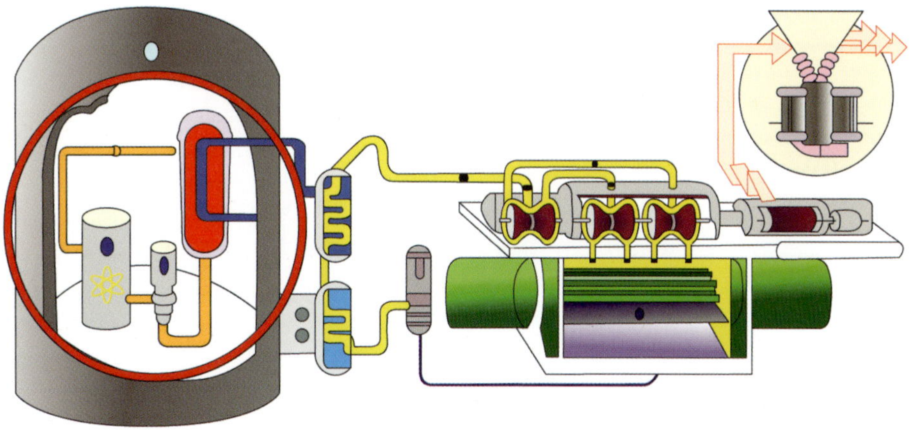

고속증식로 : 현재 실용되는 원자로는 핵분열로 생긴 고속중성자를 감속재로 에너지를 없애고 열중성자로서 사용하는 열중성자원자로인데, 고속원자로는 핵연료에서 방출되는 고속중성자를 감속하지 않고 그대로 연쇄반응에 사용하는 형식이다.

그림 11-1 **원자로의 종류 및 원리**

*** 한국전력공사 자료**

▪ 소형 모듈 원전(SMR, Small Modular Reactor 또는 Small Medium Reactor)이란?

SMR은 작게 축소한 원자로다. 이는 대형 원자력발전소의 단점을 줄이고 장점을 극대화 한 원자로로 평가받는다. SMR은 주요 구성 기기들이 하나의 모듈에 들어있어 원전 사고에서 가장 흔한 파이프 균열 후 방사능 오염물질을 함유한 냉각수 유출 가능성을 제거할 수 있다는 특징을 갖고 있다. SMR은 300메가와트(MW) 이하의 출력을 내는 소형 원전이며, 특히 우리나라가 개발을 추진중인 혁신형 SMR(iSMR)은 170 MW 규모다. 최근 건설된 신고리 4호기 전기 출력이 1400 MW인 것과 비교하면 약 1/8에 불과하다. 일반 원전은 부지에 기초 공사부터 안전시설을 설치하는 마무리 단계까지 완료하는데 시간이 오래 걸리지만 SMR은 공장에서 모듈로 만들기 때문에 제작기간이 빠르고 설치가 간단하다. 또한 한번에 많은 비용을 들여 크게 지을 필요가 없고, 하나씩 짓고 나서 발전을 통해 얻은 이익으로 추가 설치가 가능해 경제성이 높다는 평가다. 아래는 현재 원전과 소형 원전을 비교한 그림 및 표이다.

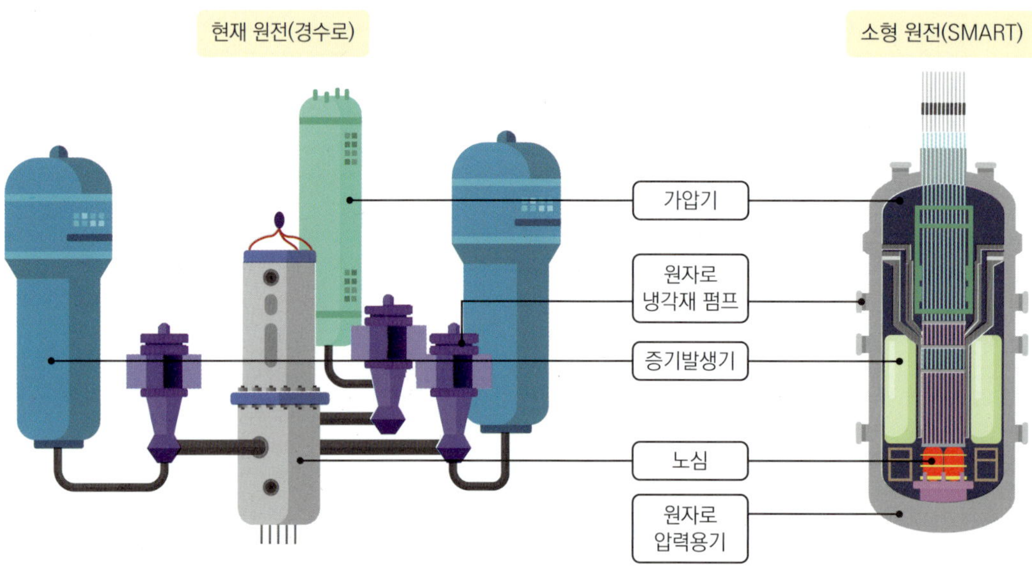

대형 원전과 혁신형 SMR 비교

대형 원전	구분	혁신형 SMR
1,200~1,600 MW	노심출력	100~300 MW
100만 개	부품 수	1만 개(모듈)
100만 년에 한 번	중대사고 확률	10억 년에 한 번
반경 16 km	비상 대피 구역	반경 300 m
48개월	건설 공기	24개월
10조 원(2기 기준)	건설 비용	1조 원

그림 11-2 **현재 원전과 소형 원전**

[자료] 한국수력원자력, 한국원자력연구원

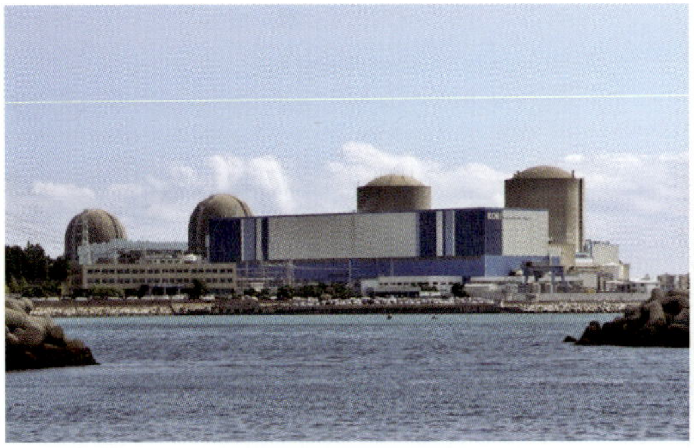

고리 원자력 발전소

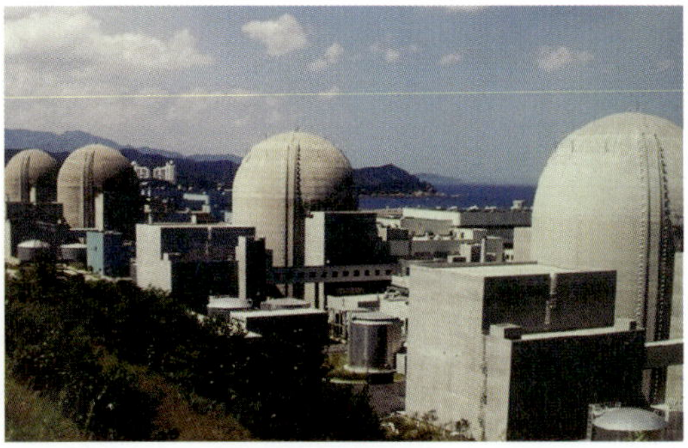

한울 원자력 발전소

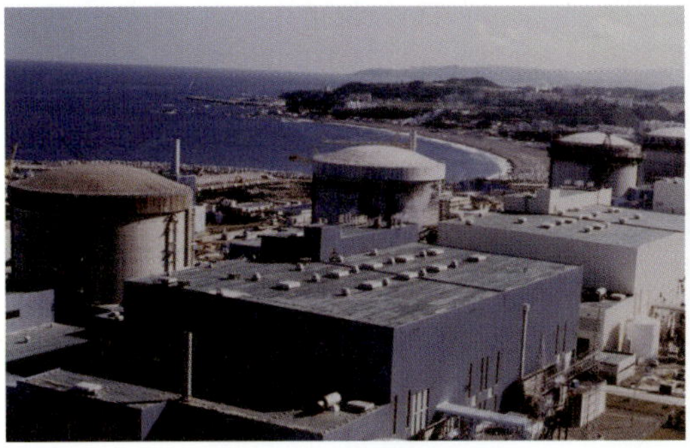

월성 원자력 발전소

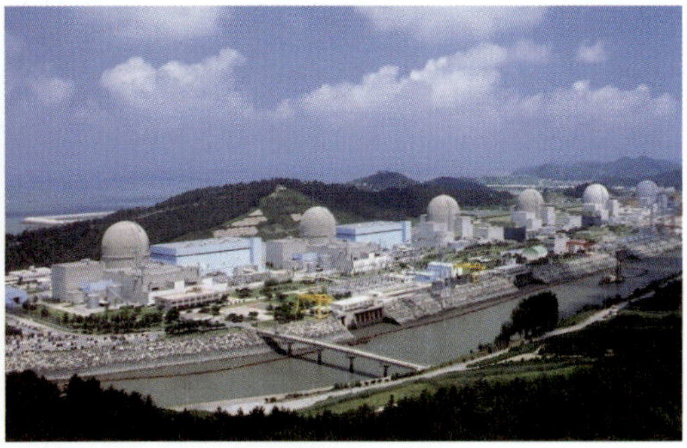

한빛 원자력 발전소

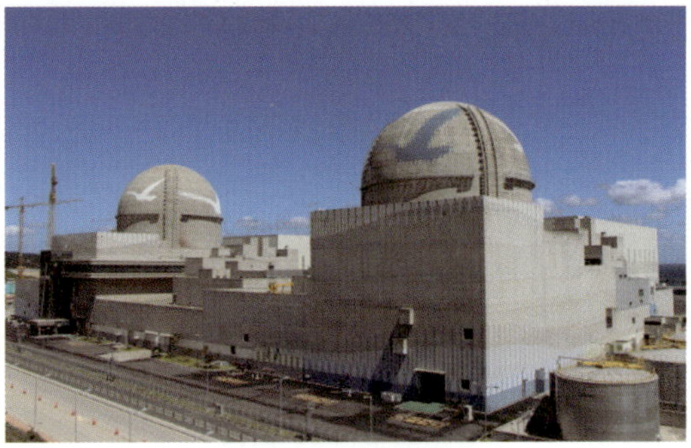

새울 원자력 발전소

그림 11-3 **국내 원자력 발전소 전경**

2019년도 말 기준 우리나라의 원자력발전소는 현재 총 24기(모두 핵분열로임)가 상업운전 중에 있다. 이는 1978년 국내 최초의 원자력발전소인 고리원자력 1호기(2017년 6월 고리1호기의 운영을 영구적으로 정지하고 폐로 절차에 들어갔다)가 상업운전을 개시한 이래 설비용량 면에서 약 30배 이상 증가한 것이며 운영기술 또한 세계 최상위 수준에 도달하였다. 그림 11-3은 5개의 원자력 발전소 전경을 보여주고 있다.

2 원자로의 원리

1) 핵분열 반응

핵분열(nuclear fission)은 우라늄 및 플루토늄과 같은 매우 무거운 원소의 동위원소가 중성자를 흡수했을 때 발생한다. 우라늄과 플루토늄 동위원소들은 가까스로 안정 상태를 유지하고 있는데 외부 중성자에 의해 약간의 에너지가 가해지면 질량이 거의 같은 두 개의 핵종으로 쪼개진다. 이때 에너지(약 200 MeV)와 2~3개의 중성자가 방출된다. 평균적으로 핵분열을 통해 생성된 중성자 하나가 다른 핵종에 포획(capture)되어 핵분열이 일어난다면, 자생적(self-sustaining) 연쇄반응이 일어난다. 핵분열을 통해 하나 이상의 중성자가 발생하여 또 다른 핵분열을 유도한다면, 중성자의 수와 에너지 생성률은 시간이 지나면서 기하급수적으로 증가한다.

핵분열로 에너지 생성반응인 핵분열 현상은 1938년에 독일인 과학자 한(Otto Hahn)과 슈트라스만(Fritz Strassman)에 의해서 처음으로 관측되었으며, 2차 세계대전 당시 원자폭탄의 개발과 연관되어 과학적으로 뿐만 아니라 정치적으로도 많은 관심을 끌었다. 식 (1)은 그 핵반응 식을 나타낸다.

$$^{235}_{92}U + {}^{1}_{0}n(\text{열중성자}) \rightarrow {}^{236}_{92}U^{*}$$
$$\rightarrow {}^{139}_{56}Ba + {}^{94}_{36}Kr + 3{}^{1}_{0}n + \text{에너지} \quad (1)$$

한과 슈트라스만은 식 (1)과 같이 우라늄 ^{235}U에 에너지가 낮은 열중성자(thermal neutron, 0.025 eV)를 충돌시켰을 때 우라늄보다 질량이 가벼운 원소들이 생성됨을 관측하였으며 이 과정에서 막대한 양의 핵반응 에너지가 방출됨을 주목하였다. 이러한 현상은 이듬해인 1939년에 오스트리아 물리학자인 마이트너(Lise Meitner)와 프리쉬(Otto Frisch)가 핵분열 반응으로 설명하였는데, 이로서 무거운 원자핵이 중성자와 같은 외부입자의 충돌에 의해 가벼운 원자핵들로 핵분열하는 과정에서 막대한 에너지가 생성됨을 이해할 수 있게 되었다. 그림 11-4는 핵분열 반응과정을 모식화한 것이다.

핵분열 반응에서 표적 원자핵(target nucleus)은 열중성자를 흡수하여 불안정한 복합핵(compound nucleus)을 형성한 후 곧 바로(~10^{-7}초 이내) 두 개로 쪼개진다. 식 (1)에서 * 표시는 복합핵이 에너지적으로 불안정함을 의미한다. 이 때 두개로 쪼개어진 원자핵들을 핵분열 파편(fission fragment)이라 하는데 그 질량비는 확률적으로 대략 2:3인 경우가 제일 많고 대칭적인 경우(즉 1:1)는 매우 드물다. 핵분열 파편은 매우 큰 운동에너지를 가지고 나오며, 불안정하여 곧 및 γ선을 방출함으로써 다양한 핵분열 생성물(fission product)을 생성하고 최종적으로 안정한 핵종으로 천이한다.

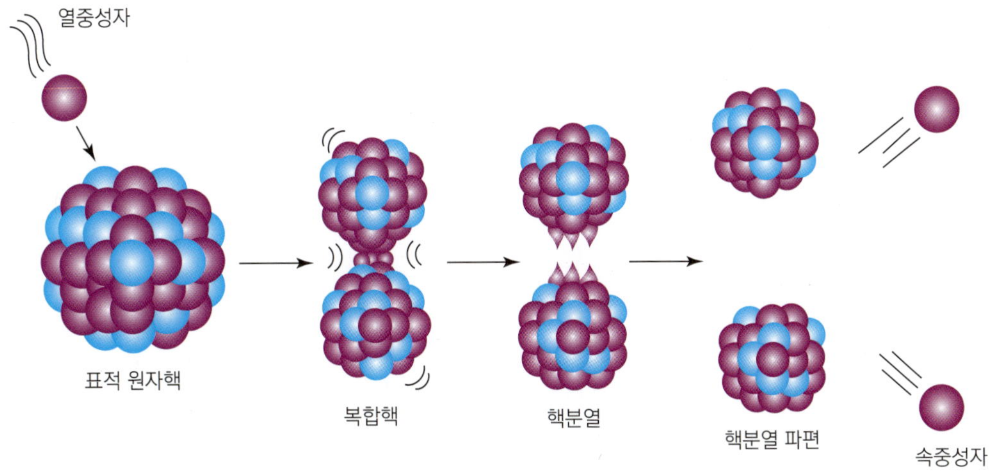

● 그림 11-4 **핵분열 반응**

핵분열 과정에서 생성되는 핵분열 파편과 이 때 방출되는 방사선의 종류와 수는 확률적으로 예측할 수 있는데, 그 한 예로서 식 (2~4)는 우라늄 ^{235}U의 가능한 핵분열 반응식과 그 때의 핵분열 파편들의 붕괴식을 나타낸 것이다(괄호 안의 시간은 반감기를 나타냄).

$$^{235}_{92}U + {}^{1}_{0}n(\text{열중성자}) \rightarrow {}^{236}_{92}U^{*}$$

$$\rightarrow {}^{94}_{38}Sr + {}^{140}_{36}Xe + 2{}^{1}_{0}n + \text{에너지} \qquad (2)$$

$$^{94}_{38}Sr \xrightarrow{\beta^-(75\text{초})} {}^{94}_{39}Y + \xrightarrow{\beta^-(18\text{초})} {}^{94}_{40}Zr(\text{안정핵}) \qquad (3)$$

$$^{140}_{54}Xe \xrightarrow{\beta^-(14\text{초})} {}^{140}_{55}Cs + \xrightarrow{\beta^-(65\text{초})} {}^{140}_{56}Ba$$

$$\xrightarrow{\beta^-(13\text{일})} {}^{140}_{57}La \xrightarrow{\beta^-(40\text{일})} {}^{140}_{58}Ce(\text{안정핵}) \qquad (4)$$

핵분열 반응이 일어나는 확률은 표적 원자핵의 종류, 충돌입자의 종류 및 그 에너지에 따라 다른데, 중성자 흡수에 의해서 핵분열 반응을 일으킬 수 있는 원소들은 우라늄(U), 플루토늄(Pu), 토륨(Th) 등과 같이 질량이 매우 큰 원자핵에 국한되며 특히 운동에너지가 낮은 열중성자가 조사될 때 그 확률은 높다.

이와 같이 중성자와 같은 입사입자의 충돌에 의해 핵분열이 일어나는 것을 유도 핵분열(induced fission)이라 부른다.

11

원자력

또한 ^{233}U, ^{235}U, ^{239}Pu 핵종들은 열중성자에 의해서 뿐만 아니라 속중성자(fast neutron, 0.1MeV 이상)에 의해서도 유도 핵분열이 가능하다.

반면 ^{238}U나 ^{232}Th 핵종들은 속중성자에 의해서만 핵분열이 가능하고 또한 중성자 없이도 스스로 핵분열을 일으키기도 하는데 이를 자발적 핵분열(spontaneous fission)이라 부른다. ^{238}U의 자발적 핵분열은 원자로의 시동과 관련하여 매우 중요한 현상이기도 하다.

2) 핵분열 에너지

핵분열 반응의 중요한 특성 중의 하나는 화석연료의 연소와 같은 화학적 변화와는 비교도 안될 만큼 핵분열 시 막대한 에너지가 발생한다는 것이다. 이는 핵분열 반응 전후의 질량결손(mass defect, Δm)을 아인슈타인의 질량-에너지 등가식($E=\Delta mc^2$)을 사용하여 에너지로 환산하여 계산할 수 있다. 표 8-1과 같이 우라늄 ^{235}U의 1회 핵분열에서 방출되는 에너지를 대략적으로 계산해 보면 약 200 MeV의 에너지가 방출되는데, 이는 화학반응 시 원자당 방출하는 에너지와 비교해 보면 약 100만 배 정도의 막대한 양에 해당된다.

표 11-1은 우라늄 ^{235}U의 전형적인 핵분열 시 방출되는 에너지의 내역을 나타낸다. 표 11-2에서 u는 원자질량 단위(atomic mass unit)이며, 1 u는 에너지 931.5 MeV에 해당한다. 발생된 핵분열 에너지의 80% 이상은 핵분열 파편의 운동에너지로서 곧 열로 전환되고, 그 나머지는 핵분열 중성자의 운동에너지 및 γ선의 에너지, 그리고 핵분열 생성물이 붕괴될 때 방출되는 선이나 γ선, 반중성미자(antineutrino) 등의 에너지로 방출된다.

표 11-1 우라늄 ^{235}U의 전형적인 핵분열 시 방출되는 에너지 내역

방출 내역		방출 에너지(MeV)
핵분열 파편의 운동에너지		168
핵분열 중성자의 운동에너지		5
γ선의 에너지		7
핵분열 생성물의 붕괴	β선	7
	γ선	6
	반중성미자	10
합 계		~203

● 표 11-2 **우라늄 ^{235}U의 1회 핵분열에서 방출되는 에너지**

핵분열 반응	${}^{235}_{92}U + {}^{1}_{0}n$(열중성자) $\rightarrow {}^{235}_{92}U^{*} \rightarrow {}^{235}_{92}Sr + {}_{54}^{140}Xe + {}^{1}_{0}2\ N$ + 에너지
핵분열 전의 질량(u)	$m({}^{235}U+1n) = 235.044+1.009 = 236.053u$
핵분열 전의 질량(u)	$m({}^{94}Sr+{}^{140}Xe+{}^{21}n) = 93.905+139.922+2.018 = 235.845u$
질량결손(u)	$\Delta m = m({}^{235}U+1n)-m({}^{94}Sr+{}^{140}Xe+{}^{21}n) = 236.053-235.845 = 0.208u$
1회 핵분열 시 방출되는 에너지(MeV)	$E = \Delta mc^2 \rightarrow E(MeV) = \Delta m(u)\times 931.5 = 0.208\times 931.5 = 193.8$ (MeV)

3) 연쇄반응

핵분열이 일어날 때 생성된 중성자가 다시 표적 원자핵에 흡수된다면 연속해서 핵분열 반응을 일으킬 수 있으며, 이것을 연쇄반응(chain reaction)이라 부른다. 만약에 적절한 제어가 없다면 연쇄반응은 점점 강해지고 그 결과 막대한 양의 에너지가 순식간에 방출되게 되는데 이것이 원자폭탄(atomic bomb)의 원리이며(그림 11-5), 제어하여 일정 규모로 지속시킨다면 일정량의 에너지가 방출되는데 이를 이용한 것이 원자로(nuclear reactor)이다(그림 11-6).

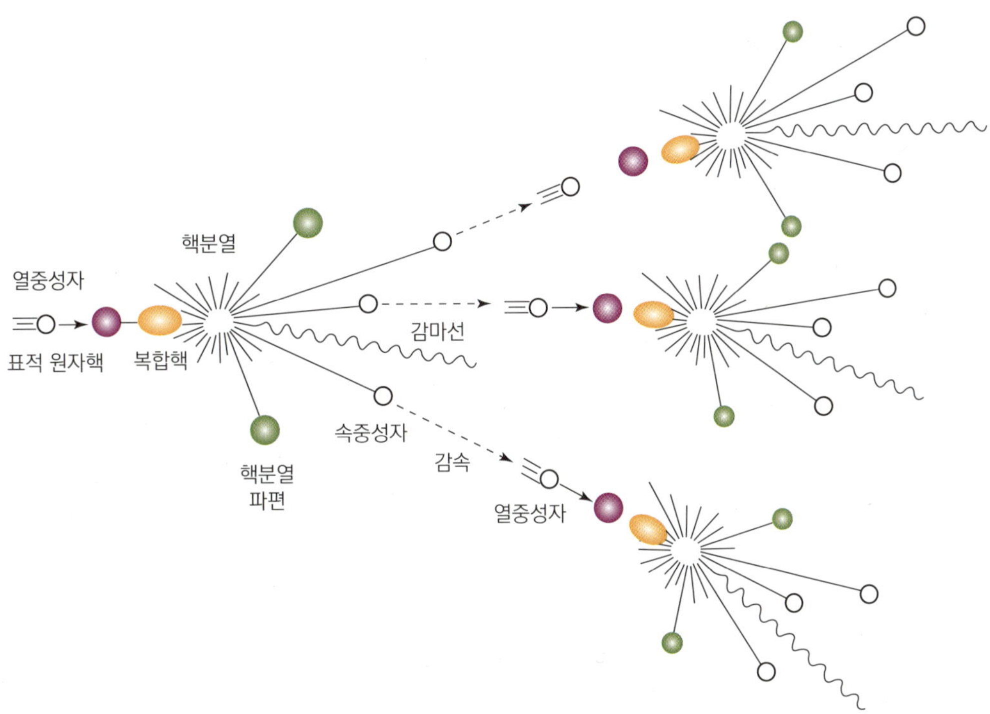

● 그림 11-5 **핵분열 반응에 의한 연쇄반응(임계초과 상태)**

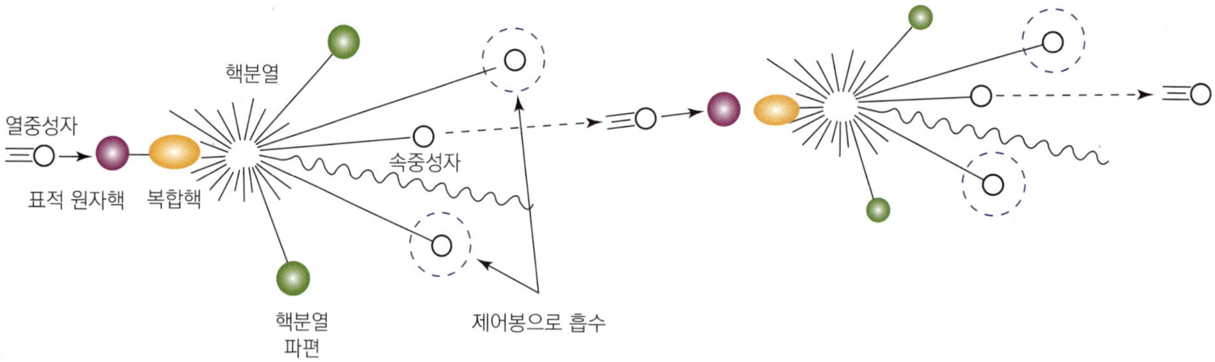

그림 11-6 **핵분열 반응에 의한 연쇄반응(임계 상태)**

원자로는 핵분열 연쇄반응이 서서히 일어나서 필요한 만큼의 에너지를 안전하게 뽑아 쓸 수 있도록 중성자와 핵분열 속도를 조절해 준다. 중성자의 속도를 늦춰주는 감속재로는 중수(重水)와 경수(輕水) 등의 물이 사용되며 핵분열을 제어하는 기능은 원자로 속에 설치된 제어봉(control rod)이 담당한다. 일반적으로 제어봉은 붕소(B) 또는 카드뮴(Cd)과 같은 중성자 흡수 능력이 큰 물질로 이루어져 있다.

연쇄반응이 일어나기 위해서는 핵분열 반응에 의해 생성된 중성자들 중 최소한 1개 이상은 다음의 핵분열 반응을 일으켜야 한다. 만약에 1개의 중성자가 다음 세대(next generation)에 걸쳐 평균적으로 1개 미만의 중성자를 생성시킨다면 초기에 존재한 중성자 수는 시간이 경과함에 따라 감소하여 사라지고 결과적으로 연쇄반응은 중단된다.

이때 중성자 수가 감소하고 있는 상태를 임계미만(subcritical)이라 부르고, 중성자 수가 일정한 상태를 임계(critical), 중성자 수가 증가하고 있는 상태를 임계초과(supercritical)라 한다.

3 원자로의 구조

원자로는 핵분열에 의한 연쇄반응을 인위적으로 제어하면서 그 때 발생하는 에너지를 이용하는 장치로서, 일반적인 구조는 그림 11-7과 같이 원자로 용기(reactor vessel)와 증기 발생기(steam generator)가 격납 시설(containment structure) 내에 있고, 그 바깥쪽에 터빈(turbine), 발전기(electric generator), 증기 응축기(steam condenser) 등이 위치해 있다.

원자로 용기 내에는 원자로의 핵심부인 노심(reactor core)이 있고, 노심 내부에 연료봉(fuel rod), 제어봉(control rod), 중성자 누설를 최소화하기 위한 반사체(reflector), 중성자의 속도를 낮추기 위한 감속재(moderator)가 적절하게 분포되어 있다.

제어봉은 보통 노심의 위쪽 또는 아래쪽에 설치되어 있는데, 제어봉을 상하로 이동시켜 중성자의 흡수율을 정밀하게 조절함으로써 원자로의 출력을 조절한다.

노심에서 연쇄적인 핵분열 반응 결과 생성된 에너지는 노심 속을 흐르는 냉각재(coolant)에 의해 증기 발생기로 전달되고 그 결과 증기 발생기 내의 냉각수를 수증기로 변환시킨다. 발생된 수증기는 다시 터빈을 지나면서 터빈을 회전시키고 그 결과 발전기에서 전력이 생산된다. 터빈을 빠져나온 수증기는 최종적으로 증기 응축기에서 응축되어 펌프를 통해 다시 증기 발생기로 보내어 진다.

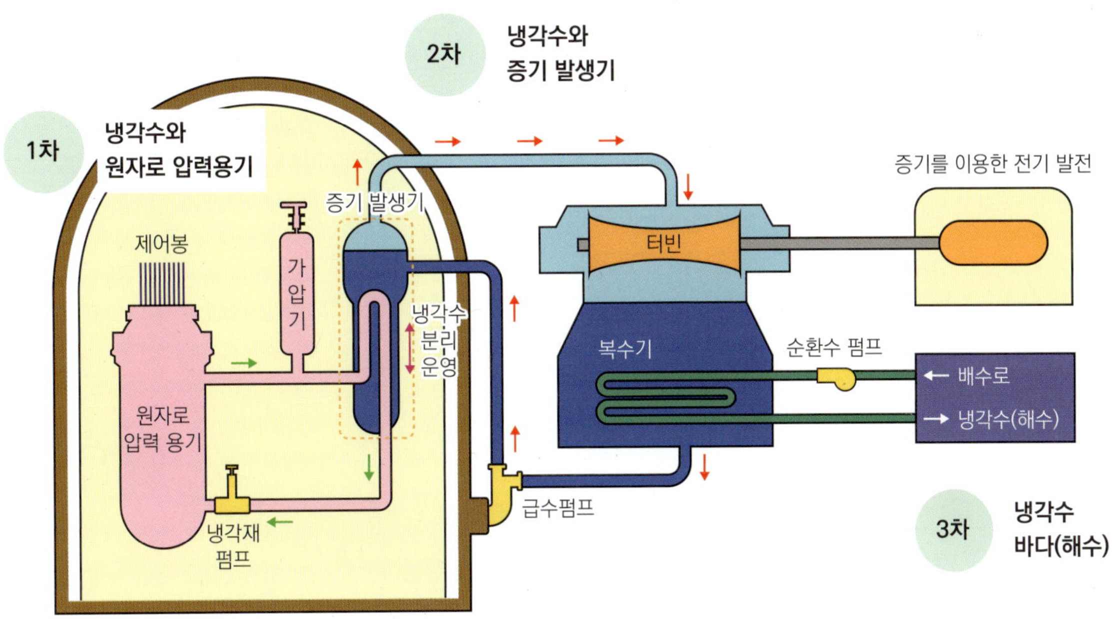

그림 11-7 **원자로의 개략적인 구조**

물을 감속재로 사용하는 원자로에서는 별도의 냉각재를 사용하지 않고 감속재인 물을 냉각재로 겸해 사용한다.

원자로 용기와 연결되어 있는 경로는 방사선 준위가 매우 높아 방사선 누출이 되지 않도록 하여야 하며 이 경로를 1차 루프(primary loop)라 부르고, 나머지 경로를 2차 루프(secondary loop)라 부른다.

1) 핵연료

핵연료의 원료로 이용되는 천연우라늄은 우라늄 238이 99.29%, 우라늄 235가 0.71%로 구성되어 있으며 이중 우라늄 235만이 핵분열로 에너지를 발생시킬 수 있다. 중수로용 핵연료는 천연우라늄을 그대로 사용하지만 경수로용 핵연료는 우라늄 235의 함량을 5% 이하의 저농축 우라늄을 사용한다.

대표적인 핵연료 물질로는 ^{233}U, ^{235}U, ^{239}Pu 등이 사용되며, 특히 천연 우라늄의 ^{235}U 존재비(abundance)를 3% 이상 인위적으로 농축시킨 농축우라늄(enriched uranium)을 산화우라늄(UO_2) 형태로 쓰는 원자로가 대부분이다. 참고로, 천연 우라늄의 자연존재비(natural abundance)는 ^{234}U가 0.006%, ^{235}U가 0.712%, 그리고 ^{238}U가 99.282%이다. 연료봉은 직경 1.0~1.5 cm, 길이 2~3 cm 정도의 원기둥 모양의 UO_2 토막(pellet)을 수 미터 길이의 연료 피복재에 넣어 조립한 것으로, 이를 다시 수십 개에서 수백 개씩 묶은 형태의 연료집합체(fuel assembly)가 노심에 장전된다. 그림 11-8은 UO_2 토막(좌)과 연료봉 다발인 연료집합체(우)를 보여 준다. 연료 피폭재는 노심 내에서 UO_2 토막이 냉각재(또는 감속재)에 의해 부식이 되는 것을 막고 또한 핵분열 파편이 냉각재에 섞여 노심 밖으로 누출되는 것을 막는데, 주로 Zr 합금이나 Mg 합금과 같이 중성자 흡수가 적고 기계적, 열적, 화학적으로 강하고, 열전도성이 좋은 물질이 사용된다.

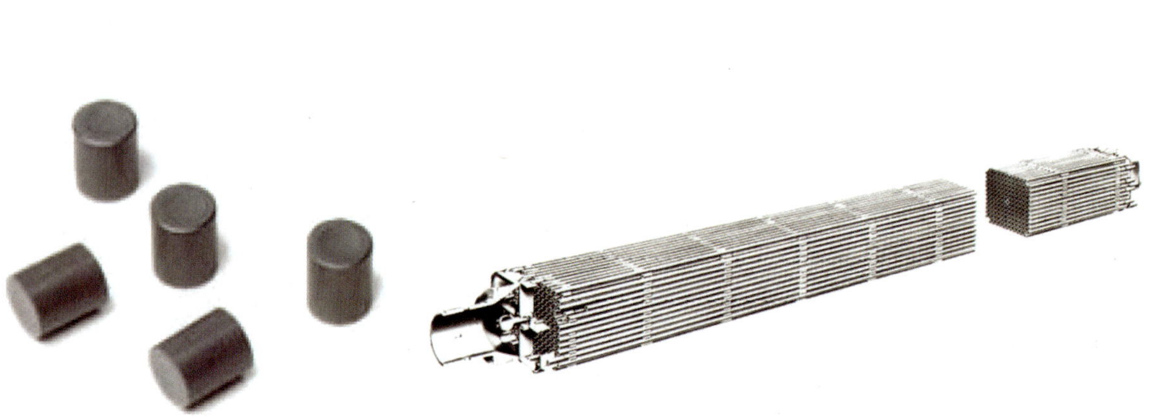

그림 11-8 **연료봉에 장전되는 산화우라늄**

2) 반사체

반사체는 연쇄반응이 일어나는 노심을 둘러싸고 있으며 중성자가 밖으로 새어 나가지 않고 노심 안쪽으로 되돌아가게 하는 역할을 하며, 열중성자를 잘 흡수하지 않는 물질인 중수, 베릴륨, 흑연 등이 사용된다.

3) 감속재

감속재는 열중성자로에서 핵분열 후에 방출되는 속중성자를 효율적으로 감속시켜 열중성자로 되게 함으로써 핵분열 반응의 확률을 높이는 역할을 한다. 주로 경수(light water, H_2O), 중수(heavy water, D_2O), 흑연 등과 같이 중성자 흡수 단면적이 작고 원자질량이 중성자에 가까운 재료가 사용되며, 특히 경수를 감속재로 사용하는 원자로에서는 경수를 냉각재 겸용으로 사용하는 경우가 많다.

4) 냉각재

냉각재는 원자로에서 핵분열 반응으로 발생된 열을 노심 밖으로 유출하기 위해 중성자 흡수 단면적이 작고 냉각 능력이 우수한 재료가 사용되며 노심 속을 고루 흐른다. 주로 경수, 중수 등과 같은 액체나 공기, He, CO_2 등의 기체, 그리고 Hg, Na 등과 같은 액체금속 등이 사용된다. 원자로의 정상운전 중에는 열의 운반 및 원자로의 온도를 적장 수준으로 유지시켜 주는 기능을 하며, 긴급사고 시에는 원자로를 비상 냉각시키는 기능을 한다.

5) 제어봉

원자로의 출력을 변화시키려면 원자로 내에서 발생하는 중성자 수를 조절하여야 한다. 인위적으로 중성자의 흡수율을 조절하여 원자로의 출력상승, 출력유지 또는 정지 등을 수행하는 것이 제어봉이며, 주로 붕소(B) 또는 카드뮴(Cd) 등과 같이 중성자 흡수율이 핵연료보다 크고 동시에 핵분열 반응을 잘 일으키지 않는 물질이 사용된다.

일반적으로 제어봉의 노심속 삽입 비율을 세밀하게 조절함으로써 행해지며, 특히 원자로에 어떤 이상이 생기거나 대지진 등 긴급히 원자로를 정지시킬 필요가 있을 경우 순간적으로 모든 제어봉을 최대로 삽입시키는데 이것을 긴급정지(scram)라 한다.

6) 차폐벽

차폐벽은 노심에서 핵분열 반응의 결과로 발생한 중성자, γ선 및 그 외의 방사선이 원자로 밖으로 방출되어 인체에 장해를 주는 것을 방호하기 위해서 원자로 주변을 둘러 싼 것을 말하며, 주로 철, 납, 콘크리트 등을 조합하여 구성한다.

4 원자로의 종류

원자로의 종류는 표 11-3과 같이 중성자의 에너지, 감속재의 종류, 냉각재의 종류, 핵연료 및 감속재 배치, 사용 목적 등에 따라 다양하게 분류된다.

표 11-3 **원자로의 종류**

중성자 에너지에 따라	- 고속(중성자)로(fast reactor) : 고속중성자에 의해 핵분열 반응이 행해지는 원자로 - 중속(중성자)로(intermediate reactor) : 중속중성자에 의해 핵분열 반응이 행해지는 원자로 - 열중성자로(thermal reactor) : 열중성자에 의해 핵분열 반응이 행해지는 원자로 · 고속중성자(0.1 MeV 이상), 중속중성자(1 eV~0.1 MeV), 저속중성자(0.1 eV 이하), 열중성자 (0.025 eV)
감속재의 종류에 따라	- 경수감속로, 중수감속로, 흑연감속로
냉각재의 종류에 따라	- 가스냉각로, 경수냉각로, 중수냉각로, 액체금속냉각로
핵연료 및 감속재 배치에 따라	- 균질로(homogeneous reactor) : 액체 핵연료와 같이 연료가 감속재와 균일하게 혼합해 있는 원자로 - 비균일로(heterogeneous reactor) : 고체 핵연료와 같이 연료가 감속재와 분리되어 있는 원자로
사용 목적에 따라	- 연구로(research reactor) : 연구용으로 이용되는 원자로 - 동력로(power reactor) : 발전용 혹은 선박 및 우주선 등의 추진용의 동력을 얻기 위한 원자로 - 생산로(production reactor) : 의료용 및 산업용 방사성동위원소 생산 등에 사용되는 원자로

12

농업 · 식품방사선

농업 · 식품방사선

1 농업분야

현재 농업분야에서 방사선이용은 크게 돌연변이 육종기술을 이용하여 식물과 미생물의 신형질 유전자원을 창출하고 활용하거나, 저선량 방사선의 생물유익효과(hormesis)를 규명하는데 있다.

특히 방사선 농업 생명공학은 방사선을 이용하여 농생물자원과 의약원료개발을 비롯하여 친환경농업에 필요한 기술을 제공하고자하는 분야이다. 방사선은 모든 생명체 내에서 일어나는 물질대사 기작을 밝히는데 이용되어 왔고, 현대과학 및 유전공학의 기본이 되는 여러 기술을 발전 시키는데 크게 기여하였다. 국제적으로 방사선을 이용한 농업 생명과학의 산업화와 국제 경쟁력 향상을 위해 아래와 같은 연구 방향이 설정되어 연구가 진행되고 있다.

첫째, 농생물 자원개발 및 친환경농업을 위한 방사선 이용과 기술적용 범위 확대
둘째, 방사선기술의 직접적인 이용을 통한 농산품의 경쟁력 향상과 농업생명과학 기술 실용화
셋째, 방사선기술을 이용한 농산품, 화훼 자원, 과수 작물등의 새로운 품종개발
넷째, 방사선기술을 이용하여 날로 심각하게 변화하는 토양 복원 연구

또한 방사선에 의한 돌연변이 기술과 생명공학기술을 병용한 고품질의 신품종의 개발·보급, 해충 구제 및 추적자 기술을 이용한 잔류농약 측정 등은 방사선이 농업 분야에 오랜 기간 동안 이용되어 온 기술이면서 또한 앞으로의 발전 영역도 무궁무진한 기술들이다. 방사선 및 방사성동위원소의 농업적 이용에 관한 연구의 시작은 1950년대부터 시작되었으며 우리나라의 경우 1980년대 중반까지 한국원자력연구소 등이 중심이 되어 국제원자력기구(IAEA)와의 긴밀한 협력을 통해 돌연변이 육종, 농약잔류, 작물의 영양생리, 비료효율 측정, 동물영양생리 및 번식 분야의 연구를 활발히 수행한 바 있다. 그 후 중심 연구기관의 연구부서 축소 그리고 대학 등 기관의 RI 이용시설 미비로 국내의 전문 연구 인력 양성은 부진하게 되었으나, 1990년대에 들어 분자생물학 또는 유전공학분야에서 효소의 활성 그리고 DNA, RNA 분석 등을 통해서 ^{14}C, ^{3}H, ^{35}S, ^{32}P 표지 화합물의 사용이 활발해지면서 방사선 및 방사성동위원소의 이용이 다시 급증하게 되었다.

1) 방사선 및 방사성동위원소 기술의 농업적 이용

(1) 육종개량 기술

생물은 긴 세월 동안 우주, 대지 및 먹이로부터 방출되는 방사선의 영향을 받아 자연적인 돌연변이에 의해 다양한 종류의 진화해 온 것으로 알려져 있다. 자연에서의 돌연변이는 매우 낮은 빈도로 발생하므로 방사선 및 화학제를 식물체에 처리하여 그 후대에서 발생하는 유용한 변이체를 선발하여 육성하는 것을 돌연변이 육종(mutation breeding)이라고 하며, 방사선을 처리한 경우에 방사선 육종(radiation breeding)이라고 한다. 방사선 육종은 자연 상태에서는 낮은 빈도로 발생하는 돌연변이를 방사선 자극을 통해 발생 빈도를 높임으로써 유전적 다양성을 증대시키는 공인된 육종방법 중에 하나로, 안전성이 입증돼 벼, 콩 등 식량작물 뿐만 아니라 화훼류 및 과수류 등 신품종 개발에 전 세계적으로 다양하게 활용되고 있다. 돌연변이 발생원인을 살펴보면, 식물체에 방사선을 조사하면 염색체나 DNA의 일부 손상에 의한 유전자 정보 전달 신호체계에 파괴가 발생하며, 이러한 변화가 일어난 세포에서 개체가 발생하면 돌연변이체가 형성되는 것으로 알려져 있다. 이러한 방사선 돌연변이 육종기술은 신품종 개발 및 유용 유전자원을 창출하여 활용하는 데에 아주 뛰어난 기술이다.

방사선 육종기술은 다음과 같은 장점이 있다.

i. 형질(유전자)의 개량에 유리하며, 기존 유망 품종의 단점 형질을 개량하는데 뛰어나다. 이러한 특성은 1~2개 외부 유전자를 주입하는 유전자변형(GMO) 육종기술과 비슷한 육종효과를 낼 수 있다.

ii. 방사선 육종기술은 일년생, 영년생, 종자번식 및 영양번식 등 다양한 식물과 종자, 삽수체, 조직배양체, 화분, 식물체 등 다양한 식물 재료에 적용이 가능하며, 교잡육종이 불가능하거나 GMO 육종기술이 미확립된 식물 육종에도 가능하다.

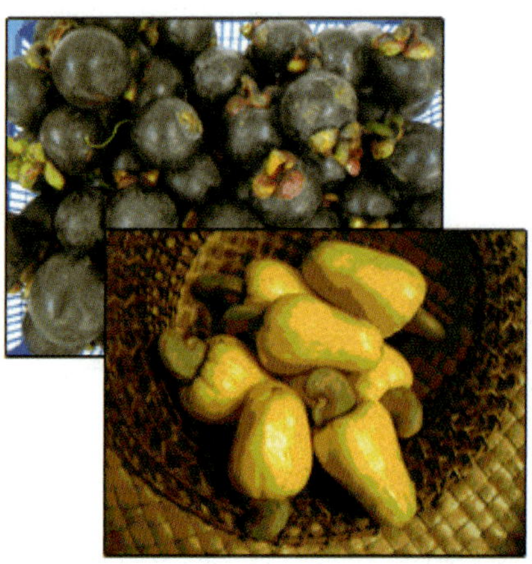

그림 12-1 **방사선 육종기술을 활용한 농업 생산성 증진의 예(망고스틴과 캐슈 과일)**

iii. 유전자원이 빈약한 자생식물 및 외국도입 식물 등의 품종 개발 및 육종소재(유전자원)의 확대에 기여할 수 있다.

iv. 최근 로열티 지불 문제가 심각한 화훼류 및 관상식물 품종의 돌연변이 품종 개발에 유리하다.

v. 교배육종에 필요한 중간모본용 유전자원을 창출하여 교배육종에 기여할 수 있으며, 많은 사례가 있다.

vi. 유전자변형식물체(GMO)를 돌연변이 육종으로 불임(화분 없는) 식물화하여 환경위해성 문제를 해결하는 데에도 기여할 수 있다.

vii. 돌연변이체는 신규 유전자의 탐색 및 유전자의 기능을 밝히는 기능 유전체 연구에 크게 기여해오고 있으며, 앞으로도 기여할 것이다. 또한, 현재의 유전자 삽입 기술로는 어려운 미토콘드리아 및 엽록체 DNA 유전자 변이를 유도하여 생명현상 규명에 기여할 수 있다.

viii. 마지막으로 방사선 육성 품종은 그동안 인간의 수 세대에 걸쳐 세계적으로 널리 재배되고 있어 유전자변형작물(GMO)과 달리 식품 및 환경적인 측면에서의 위해성 논란 없이 안전하게 이용될 수 있으며, 다른 육종기술에 비교하여 상대적으로 개발비도 저렴한 편이다.

① 해외 기술개발 현황

2007년 4월 기준으로 FAO/IAEA 돌연변이 품종 데이터베이스(database; DB)에 의하면 돌연변이 품종 개발은 세계 63개국, 171식물에 2,542품종에 달하는데, 이 DB에 미등록된 품종을 고려하면 이보다 훨씬 많이 품종육성에 기여하였다.

국가별 육종실적은 중국이 638품종으로 단연 1위이며, 인도, 일본, 러시아/구소련, 네덜란드, 독일, 미국 순이다. 우리나라의 육성품종은 20여종(미등록 품종 포함 33품종), 세계 21위권 수준으로 경쟁국에 비교하여 뒤떨어진다. 돌연변이 육성 품종은 작물별로는 식량 및 유료작물이 1,300여 종에 달하며 화훼류 및 두류 순이다. 그리고 개발도상국에서는 식량작물이, 선진국에서는 원예작물의 비중이 높은 편이다.

1960년대 초반에 FAO와 IAEA 공동으로 오스트리아에 Nuclear techniques in food and agriculture라는 공동프로그램과 공동연구소 FAO-IAEA Agriculture and Biotechnology Laboratory를 운영하면서 세계의 방사선 육종을 포함하는 방사선농학 분야 연구개발을 지원하고 있다. 특히, 식량생산 및 농업생태계 보호가 급선무인 개발도상국가의 농업분야 연구협력 및 식량증산 등 원자력의 평화적 이용에 많은 기여를 해오고 있다.

최근에 방사선 육종기술은 품종개발 뿐만 아니라 기능유전체(functional genomics) 연구의 중요성 증대로, 일본, 미국 및 국제미작연구소(IRRI)에서는 모델 식물로 각광을 받고 있는 애기장대 및 벼 등의 돌연변이체를 방사선으로 대량 창출하여 활용하는 분야의 연구가 활발하며, 이들 돌연변이체를 관리하여 DB화 및 활용을 지원하는 유전자원 은행사업이 진행되고 있다.

각국은 방사선육종 또는 방사선농업연구를 전담하는 연구소를 운용하고 있다. 일본의 방사선 육종연구는 일본원자력연구개발소 다카사키연구소(JAEA-Takasaki) 및 대학뿐만 아니라 농림수산성 산하의 방사선육종장(institute of radiation breeding)에서 주도해오고 있다.

중국에서는 농업과학원 산하에 원자능농업연구소(institute of atomic energy for agriculture)를 중심으로 30여 개의 대학 및 지방 성(省) 단위 농업연구소에 방사선육종연구팀이 설치되어 연구개발을 추진해오고 있다.

돌연변이 육종은 방사선 이외에도 화학 돌연변이체가 이용되기도 하는데, 지금까지 개발된 80%의 품종은 방사선을 이용한 것이다. 지금까지 방사선 육종에서 감마선, X-선 등 저 LET 방사선이 주로 이용되어 왔으나, 최근 방사선이용기술(RT) 선진국에서는 이온빔, 우주방사선 등 고 LET 방사선을 활용한 돌연변이 유전자원의 개발 효과연구가 활발히 이루어지고 있다.

일본에서는 1990년대 초반부터 이화학연구소(RIKEN)의 ring cyclotron(RRC) 및 일본원자력연구개발기구 다카사키연구소의 이온빔 조사연구시설(TIARA)을 중심으로 한 다양한 중이온빔을 이용한 식물 돌연변이 육종 기술개발을 실시해오고 있으며 다양한 식물의 품종개발 및 유용변이체 확보의 성과를 내고 있다.

중국에서는 매년 육종연구 우주선을 발사하여 다양한 식물 종자 및 배양체를 우주환경에 노출시켜 변이를 일으켜 품종을 개발하고 있으며, 우주에서의 생물생산 기술개발을 위한 우주선도 운용할 계획이다. 중국은 1980년대 말부터 회수식 인공위성 등을 이용하여 우주 환경에 종파 및 식물체를 노출시켜 회수한 후, 이를 후대에서 유착 돌연변이체를 선발하여 품종화하는 이른바 우주육종연구에 착수하여 최근에 많은 품종이 개발된 것이 확인되고 있다. 최근에는 우주육종용(종자용) 인공위성 스젠8호를 발사하였다.

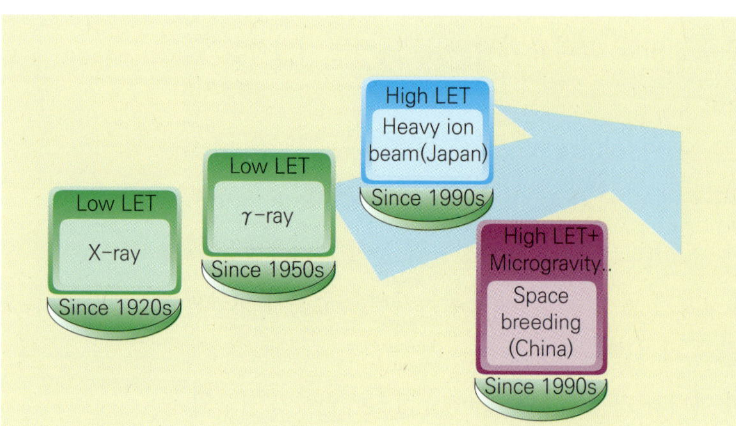

● 그림 12-2 **돌연변이 육종 개발과 관련한 방사선의 활용 추세**

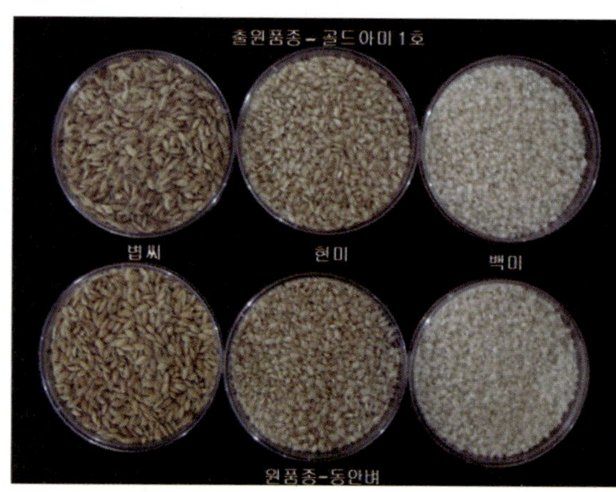

● 그림 12-3 **한국원자력연구원(KAERI)의 방사선 돌연변이 육종 생산(2008년)**

● 표 12-1 **국가별 돌연변이 유기에 의한 육성된 품종수(IAEA, 2002년)**

국 명	품종수	국 명	품종수
중국	605	핀란드	11
인도	259	인도네시아	11
러시아	210	태국	9
네덜란드	176	호주	7
독일	139	헝가리	7
미국	128	이집트	6
일본	120	아르헨티나	6
프랑스	42	미얀마	4
이탈리아	36	필리핀	4
브라질	35	카메룬	4
캐나다	35	대만	3
영국	34	스리랑카	3
파키스탄	33	불키나 화소	3
슬로바키아	31	세네갈	2
불가리아	30	노르웨이	2
폴란드	30	그리스	2
베트남	29	케냐	2
스웨덴	26	칠레	2
수아나	26	알제리	1
아이보리코스트	26	스위스	1
한국	**25**	유고	1
방글라데시	24	남아프리카	1
벨기에	23	토고	1
이라크	23	포르투갈	1
덴마크	22	기타 13개국	13
오스트리아	21	총 계	2265

② 국내 기술개발 현황

우리나라에서는 1965년 방사선농학연구소가 설립된 후 1970년대 초반까지 한때 돌연변이 육종 붐이 일었으나 1973년 연구소 통폐합 그리고 작물품종 개발업무가 농촌진흥청에 집중됨으로써 돌연변이 육종연구는 주변국가보다 발전이 부진하게 되었다.

현재까지 나온 돌연변이 품종은 주로 한국원자력연구소와 농촌진흥청에 국한되고 있으나, 국내 돌연변이 육종 연구를 수행하고 있는 기관도 과거보다는 점점 증가 추세에 있어 최근에는 한국원자력연구소, 농촌진흥청(호남공업시험장, 작물연구소, 화훼연구소), 전남농업기술연구소, 제주대학교, 순천대학교, 고려대학교, 농우바이오 등이 관련 연구를 수행 중에 있다.

최근 식물분야에서도 지적재산권 문제가 대두대면서 품종 육성 및 유전자원 확보에 대한 필요성이 커짐에 따라 국내 국공립연구소 및 임업시험장, 대학, 시군 농업기술센터 및 종묘회사 등에서 돌연변이 품종 개발 및 돌연변이체 창출에 대한 관심이 높아지는 경향이다.

현재 우리나라는 농산물 시장 개방에 대비하고 국가 농업경쟁력을 향상시키기 위해 돌연변이 육종기술, 방사선 이용 세포배양기술개발을 통한 유용물질 대량생산 및 산업화 그리고 유용 산업미생물 균주 개발 연구를 추진 중에 있다.

최근에는 중국에서 2006년 9월 발사한 우주선 육종 전용위성인 스젠8호에 우리의 종자 탑재실험을 실시하였다. 이 스젠8호에 벼, 무우, 난 등 8개 종자의 탑재실험을 실시하였으며, 이것을 기반으로 2008년도 한국인 최초 우주인 사업의 우주인 임무 실험에 우주 종자 발아생장 비교 실험이 채택되어 배양 용기 및 관련 기술을 개발하였다. 그리고 앞으로는 우주정거장 및 우주기지에서 인류가 장기간 체류할 경우 식량생산에 필요한 식물 품종 및 작물생산시스템 개발을 추진할 예정이다.

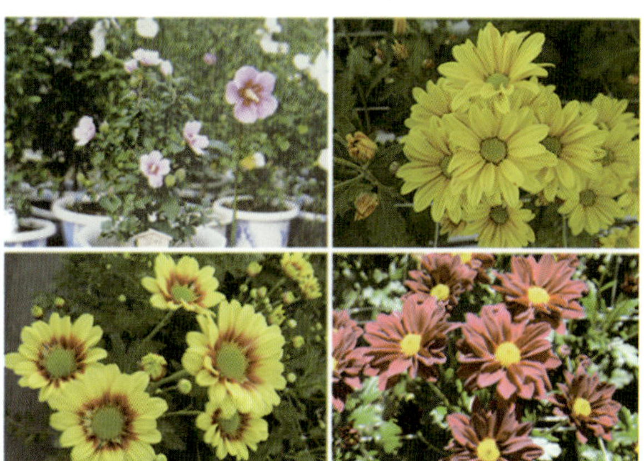

그림 12-4 **실내재배가 가능한 신품종**

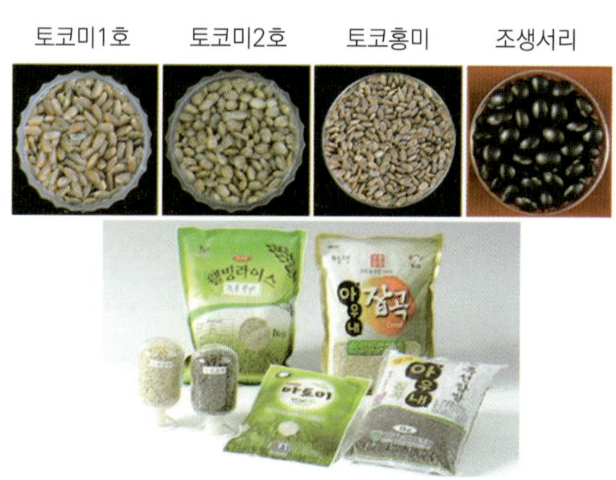

그림 12-5 **기능성 신품종 벼, 콩 등**

또한 2019년 기준 한국원자력연구소 첨단방사선연구소에 의하면, 방사선 육종을 통해 벼, 콩, 국화, 케나프 등 35개 이상의 신품종 개발 및 품종 등록, 녹원찰, 토코미, 조생서리 등 기능성 신품종 벼, 콩 개발 및 보급 활용화, 간척지 활용 내염성 수수, 산업소재용 케나프, 고전분 미세조류 개발 및 실용화, 간척지 활용 내염성 수수, 산업소재용 케나프, 고전분 미세조류 개발 및 실용화, 감마선 및 양성자빔 활용 방사선육종 기술 개발, 방사선육종 차조기를 포함한 관절염개선 소재 기술이전 등을 추진하였다.

끝으로 최초로 식물을 장기간 키우면서 감마선을 완조사할 수 있는 감마파이토트론 시설을 설치하였으며, 앞으로 이를 이용한 육종기술을 개발하여 우리나라의 품종개발에 기여할 것이다.

(2) 해충불임 기술

방사선해충불임 기술은 해충을 효과적으로 박멸시킬 수 있는 매우 유용한 생물학적 방법이며, 농약 살포와 같은 부수적인 환경오염을 유발하지 않는 환경친화적 기술이다. 예를 들어, 세계적으로 잘 알려진 논벼 해충은 수백여 종이 있고 밀의 해충은 100여 종, 옥수수 해충은 50여 종, 면화 해충은 300여 종이 있으며 해충의 위해는 식량과 면화 작물에 심각한 경제적 손실을 가져왔다. 식량작물은 병충해로 인해 매년 10% 내외가 감산되고 면화는 20% 정도가 감산된다고 한다.

이러한 해충에 대한 효과적인 예방퇴치 방법과 기술이 필요함을 느끼고 국가사회적인 관심과 함께 방사선해충불임 기술이 많이 연구되었으며, 방사선의 농업적 이용이 국가적으로 크게 진흥되어 있는 중국의 경우 구이저우성 후이수이현에서 총면적 118 hm^2의 감귤원에 160만 마리의 방사선 조사에 의해 유기된 불임해충을 방사하여 감귤 해충으로 인한 피해율을 5%에서 0.1% 이하로 급감시키는 효과를 거둔 사례가 있다.

최근에는 유전자 공학 기술에 의한 병해충 저항성 식물 창출에 대한 연구가 많이 진전되면서 해충 불임 기술 연구에 대한 관심은 상대적으로 저하된 상태이다.

(3) 동위원소 추적자 기술

동위원소 추적자 기술은 농업 분야에서 매우 광범위하게 응용되고 있으며 이미 농·임·어업 및 목축업 등의 영역으로까지 파급되어 농업생물 과학연구에서 해결되지 않았거나 확실한 해답을 찾지 못하거나 혹은 심지어 잘못 접근되어 얻어진 연구결과를 규명하는 데 뛰어난 공헌을 하고 있다.

동위원소 추적자 기술의 이용은 과학적인 시비방법과 토양 개선, 농작물 증산촉진 등에서 중요한 경제적 효과를 거두었다. 예를 들면, ^{15}N을 이용한 논벼 질소비료의 이용을 향상 실험 결과 식량 증산 효과가 입증된 예가 있으며, 이러한 등위원소 추적자 기술은 작물의 영양대사와 식물과 미생물의 공중질소 고정 메카니즘 연구에도 활용되었고 방사선 생태학과 농약이 환경에 어떠한 영향을 끼치는지와 예방 효과에 대한 연구에 중요한 수단으로 사용되어 왔다. 특히,

농약 등을 합리적으로 사용할 수 있도록 이론적 근거를 제공하였을 뿐만 아니라 농업 환경의 보호와 농업생산의 발전, 사람과 가축의 안전을 위해 큰 기여를 하고 있다. 최근 들어 농업 유용 유전자 탐색 분석 그리고 형질전환 유전체의 유전자 분석에도 활용되고 있다. 특히, 토양-식물 관계, 대사생리의 메카니즘, 비료 효율, 농업환경, 농약흡수 및 분해대사, 잔류 등의 연구에 많이 사용되고 있다.

1950년 초 이후부터 토양-식물 연구에 동위원소 추적자를 사용하기 시작하였으며, ^{3}H, ^{7}Be, ^{14}C, ^{32}P, ^{35}S, ^{45}Ca, ^{59}Fe, ^{65}Zn, ^{75}Se, ^{60}Co, ^{86}Rb, ^{90}Sr, ^{95}Zr, ^{109}Cd, ^{125}I, ^{134}Cs, ^{137}Cs, ^{210}Po, ^{226}Ra, ^{232}Th 등의 방사성동위원소와 ^{10}B, ^{13}C, ^{15}N, ^{18}O 등의 안정동위원소가 사용되었다.

주로 사용되어 온 분야는 다음과 같다.

- 작물의 광합성율, 동화자물 전류 및 분배특성(^{14}C)
- 작물 양분흡수의 흡수, 수송 및 분포(^{45}Ca, ^{59}Fe, ^{65}Zn, ^{75}Se, ^{10}B)
- 작물의 질소(^{15}N), 탄소(^{14}C), 황(^{35}S) 및 핵산대사(^{32}P)
- 다수확주곡작물(벼, 밀)의 광합성능(^{14}C), 양분흡수(^{32}P, ^{15}N) 및 분열연구(^{14}C)
- 식물 뿌리분포, 근활력(^{32}P)과 스트레스(수분 등) 영양생리(^{86}Rb, ^{32}P)
- 식물호르몬 작용과 영양생리대사(^{14}C, ^{32}P)
- 작물에서 질소비료의 이용율 및 잔류 질소 이용(^{15}N)
- 토양중 질소 변환 특성 및 질산화과정억제(^{15}N)
- 인산질비료 이용율 및 토양중의 인산동태(^{32}P)
- 복합 비료의 비효, 이용율(^{15}N, ^{32}P)
- 유기질 비료의 비효, 이용율(^{15}N, ^{32}P, ^{14}C)
- 토양 유기물 분해특성(^{14}C) 등

또한 ^{3}H, ^{14}C, ^{36}Cl, ^{32}P, ^{35}S, ^{74}As 등의 방사성동위원소가 농약연구에 많이 사용되어 왔으며 추적자 기술은 주로 농약의 적절한 사용을 위한 잔류분석과 환경중에서 농약의 거동에 대한 연구에 사용되어 왔다. 농약분야에서 방사성동위원소 추적자는 농약의 흡수, 이행, 분포, 축적, 잔류, 분해대사, 독성, 흡착, 안정성, 합성 등의 연구에 이용되고 있다.

(4) 기타 산업분야의 위생화에 이용

① 무균 포장지 및 용기 생산산업에 이용

가공 편의식품의 급격한 발달과 식품산업에서 식품 위해요소 중점관리기준(HACCP)의 도입과 더불어 식품공정중 무균 포장공정은 가장 중요한 단계로 인식되고 있다. 특히 초기에 투입되는 원료의 위생화 처리 못지 않게 공정 중에 사용되는 용기 및 포장지도 무균 상태를 유지하는 것이 거의 필수적으로 받아들여지고 있다. 그러나 연신 공정이나 사출 공정 등에서 발생된 이온화 정전기로 필름의 냉각과정 중에 주위 낙하균이나 공중 부유균이 포장지에 부착되어 미생물의 오염이 빈번하게 일어난다. 일부 업체에서는 흔히 자외선 조사에 의한 살균공정을 이용하고 있지만 아포 형성 세균이나 효모 및 곰팡이들은 그 저항성이 크기 때문에 완전 무균 상태로 멸균되기는 어렵다. 감마선 조사를 이용하는 경우에는 필름내부에 고착된 아포는 물론 곰팡이 포자까지 완전사멸이 가능하다.

현재 미국이나 일본을 비롯한 많은 나라에서 식품포장재의 멸균에 있어서 감마선 조사기술을 이용하고 있으며, 최근 국내에서도 일부 포장재료 생산업체에서는 일본과 기술제휴로 감마선 멸균된 무균 포장필름을 간편 조리식품이나 연포장 제품 및 유제품 생산업체 등에 제공하고 있다. 국내 이용사례로는 인공씨감자 조직배양용기 멸균문제로서 국내 최초로 인공씨감자 개발에 있어서 가장 곤란을 겪었던 부분이 조직 배양시 배양용기에서 배양되는 씨감자 조직을 잔류 멸균가스인 EO gas가 괴사시키는 문제였으나, 감마선 조사방법으로 멸균된 용기를 선택함으로써 씨감자의 인공배양기술이 성공하게 되었다.

한국원자력연구소와 그린피아 기술(주)에서는 감마선 멸균의 적용확대에 주력하고 있으며, 대단위 방사선 조사산업에서 필요한 연구개발은 물론 상업적 이용품목들에 대한 산업적 적용시험 및 기술개발을 유기적으로 상호 보완하여 실행함으로써 앞으로 많은 분야에 감마선 조사기술의 이용확대가 기대된다.

② 농업 및 원예용품에 이용

농업용 관개 매트(Irrigation mats)나 화분 부토(Potting compost) 등에 방사선 조사기술의 적용은 네덜란드를 비롯한 유럽 각 국에서 활용되고 있는데, 주로 내부에 오염된 저곡 해충의 충란과 세균 및 곰팡이들을 사멸시키고 불필요한 잡초들의 발아를 방지하기 위해 이용된다. 국내에서도 고추썩음병을 방지하기 위해 고추 지지대를 조사 처리하기도 하며, 국내의 많은 양봉업자들은 벌의 석고병 예방을 위해 화분이나 사료뿐만 아니라 벌통 자체를 방사선 조사하기도 한다.

● 표 12-2 연구용 감마선 조사시설

순번	국가명	시설수	순번	국가명	시설수	순번	국가명	시설수
1	미국	151	15	나이지리아	3	29	코스타리카	1
2	캐나다	33	16	벨기에	3	30	필리핀	1
3	일본	22	17	체코	3	31	중국	1
4	프랑스	8	18	브라질	2	32	멕시코	1
5	이탈리아	8	19	뉴질랜드	2	33	네덜란드	1
6	스위스	7	20	인도네시아	2	34	그리스	1
7	독일	7	21	러시아	2	35	키프르스	1
8	인도	6	22	남아프리카	2	36	폴란드	1
9	영국	5	23	터키	2	37	사우디아라비아	1
10	스웨덴	5	**24**	**한국**	**2**	38	파키스탄	1
11	이집트	4	25	파퓨아뉴기니	1	39	페루	1
12	오스트리아	4	26	카타르	1	40	이란	1
13	이스라엘	4	27	아르헨티나	1	41	가나	1
14	호주	4	28	말레이시아	1			

● 표 12-3 상업용 감마선 조사시설

순번	국가명	시설수	순번	국가명	시설수	순번	국가명	시설수
1	미국	55	16	캐나다	3	31	이집트	1
2	중국	54	17	호주	2	32	크로아티아	1
3	일본	16	18	벨기에	2	33	오스트리아	1
4	독일	11	19	인도네시아	2	34	아르헨티나	1
5	영국	7	20	이스라엘	2	35	칠레	1
6	러시아	7	21	헝가리	2	36	네덜란드	1
7	프랑스	6	22	멕시코	2	37	그리스	1
8	이탈리아	6	23	스리랑카	2	38	이란	1
9	남아프리카	5	24	스위스	2	39	스코틀랜드	1
10	말레이시아	5	25	태국	2	40	사우디아라비아	1
11	브라질	5	26	싱가포르	2	41	노르웨이	1
12	인도	4	**27**	**한국**	**2**	42	파키스탄	1
13	아일랜드	4	28	불가리아	1	43	스페인	1
14	덴마크	3	29	체코	1	44	페루	1
15	스웨덴	3	30	방글라데시	1	45	대만	1

2 식품분야

현대 식품산업에서는 소비자들이 식품의 안전성(safe), 편이성(convenience)과 가치(values)를 중요시하는 경향에 따라 식품의 선택기준이 다양화되고 있다. 특히 식품의 안전성에 대한 국민적 관심이 높아짐에 따라 식품매개 질병의 예방과 위생적인 식품의 생산기반 확립을 위해서 이러한 문제점을 해결하거나 개선할 수 있는 새로운 식품저장 및 가공기술 개발이 필요하다. 전 세계 식품 생산량의 1/4 정도의 거대한 물량이 부패, 해충간염, 세균과 곰팡이 오염을 조절하지 못하여 수확 후 손실된다. 더욱이 2030년에 세계 인구는 100억 명으로 증가하나 이때 예상되는 식량 증산량은 4% 수준에 머무를 것으로 예측하고 있다. 이에 장기적인 식량 수급대책 및 위생화 처리는 국가 식량안보 및 사회 안전 차원에서 매우 중요한 문제로 대두되고 있으며 수확된 식량의 저장 중 손실을 감소시키려는 방안에 대한 연구들이 속속 진행되고 있다.

식품·생명공학 산업에 관련 제품의 생물학적 위해요소를 사전에 차단할 수 있는 방사선 조사기술은 1960년대에 우주인 식품의 HACCP 프로그램에 본격 도입된 이래 지금까지 방대하고 체계적이며 심도 있게 연구되어 왔으며, 과학적이면서도 객관적으로 그 안전성이 입증된 상황이다.

다시 말해 식품조사란 방사성 물질에서 나오는 에너지 즉, 이온화된 방사선 에너지를 식품에 쪼이는 것인데, 이는 마치 장작이나 나뭇가지에 불을 피워 그 열을 쪼이는 것과 같다.

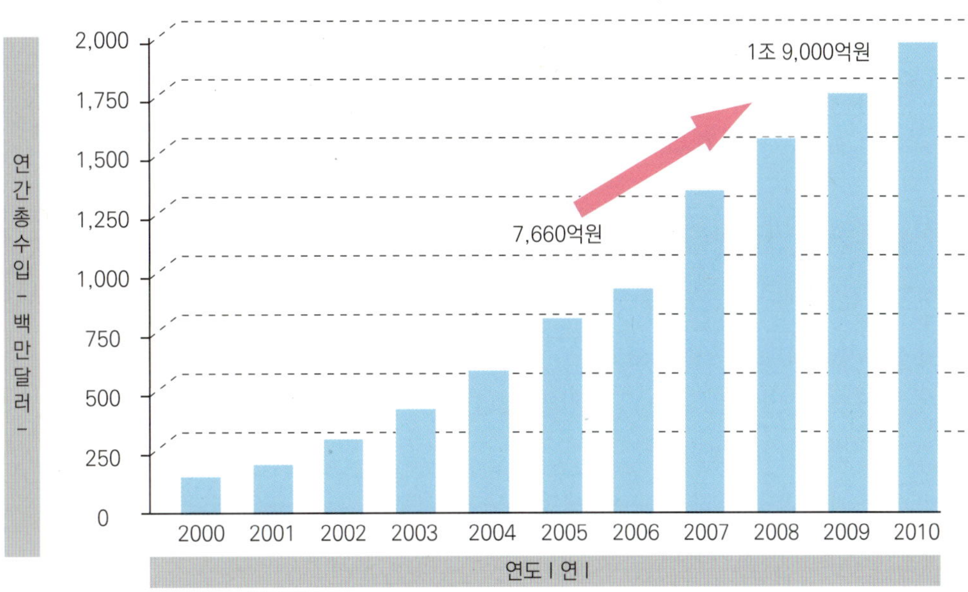

그림 12-6 **방사선 조사식품의 세계 시장 규모 전망**

식품의 방사선기술의 특징은 현재 식품의 가공 및 저장에 이용되고 있는 화학약품(방부제, 훈증제 등)에 대한 인체유해성 및 환경오염의 단점들을 보완할 수 있는 위생적인 식품저장 기술로 기대되어지고 있다. 그림 12-6은 방사선 식품조사 기술의 전세계적인 활용 분포를 나타내고 있다.

1) 방사선 식품보존 기술의 특징

(1) 방사선조사식품의 정의

소비자의 생활수준이 높아짐에 따라 식품의 소비패턴이 다양해지고 있으며 식품 수입량 또한 매년 증가하는 추세로 현재 먹을거리의 절반 이상은 수입식품이 차지하고 있다. 농산물 시장의 개방속도가 가속화되고 국제 교역량이 증가함에 따라 검역대상 유기체의 사멸 및 방제를 위해 기존에 사용해 오던 화학 훈증(ethylene dibromide, ethylene oxide 등) 방법은 안전성·처리 효과·환경 공해 등의 이유로 국제사회로부터 시급히 대체 요구를 받고 있으며, 대안으로 부상하고 있는 방법이 방사선 조사 기술이다. 식품에 사용되고 있는 방사선은 대부분 이온화방사선(ionizingradiation)을 의미하며 이는 물질을 통과할 때 물질의 원자나 원자단을 전리시켜 이온을 생성하는 것으로 감마선, 전자선, 엑스선, 알파선, 중성자선 등이 포함된다. 그 중 식품조사에 주로 이용되는 방사선은 감마선(약 80%)으로 투과력이 강하고 잔류되지 않는 특성을 가지고 있다. 이온화 방사선의 주요 생물학적 효과와 사용목적은 ① 생장조절을 통한 식품의 보존성 연장(발아·발근 억제, 숙도지연), ② 살충효과(저곡 해충, 과실 해충 및 기생충의 살충), ③ 병원성 유해 미생물의 제거라고 할 수 있다. 1940년대 식품 방사선조사의 원리가 발견된 이후로 1950년대 선진국에서 식품의 이온화 조사에 대한 적용연구가 본격적으로 시작되었으며, 1950년대 후반에는 부분적으로 우주인 식품을 대상으로 식품조사가 이루어졌다. 1960년대 유럽을 중심으로 세계 60여 개국에서 식품조사 이용 및 조사식품 검사법에 대한 연구가 시작되어 현재에 이르고 있다.

(2) 식품보존에 이용되는 방사선의 특성

지금까지 FAO, IAEA, WHO와 국제식품규격위원회(CODEX) 등 관련 국제기구에서 밝힌 "식품 및 의료제품에 안전하게 이용될 수 있는 방사선"의 종류는 코발트-60내지 세슘-137의 방사성핵종, 5백만전자볼트(5 MeV) 이하의 에너지를 가진 엑스선발생장치, 10 MeV 이하의 에너지를 가진 전자선 장치이다.

이들 방사선 가운데 식품 및 공중보건산업에서 활용되고 있는 비율은 대략 감마선이 80% 이상, 전자선이 20% 미만을 차지하고 있으며, X선은 진단용을 제외하고는 아직까지 실제적인 이용에 한계가 있다.

● 표 12-4 **식품조사에 사용되는 방사선의 종류**

방사선 종류	방사선 선원	반감기	이용에너지(MeV)
감마(γ)선	^{60}Co ^{137}Cs	5.3년 30년	1.17~1.33 0.06
전자선	전자가속기에서 발생		10 MeV 이하
X선	기계적으로 발생		5 MeV 이하

식품조사에 이용될 수 있는 방사선 에너지의 특징을 살펴보면 현재 이용률이 가장 높은 감마선의 경우 우수한 투과력을 지니고 있어서 식품이 포장된 상태에서도 살균, 살충 효과를 거둘 수 있어 연속처리가 가능하고 재포장에 따른 2차 오염의 위험이 없다. 전자가속기(electron accelerator)에서 발생되는 전자선은 감마선에 비해 투과력이 약하여 적용범위가 제한되지만 곡류, 육류 등의 표면살균에 이용이 가능하다. 특히 전자선은 에너지 발생이 전원에 의해 조절되고 공정제어, 신속성, 에너지 효율성, 소비자 수용성 등의 측면에서 장점이 있으므로 미국 등 선진국에서는 전자선의 이용 연구 및 실용화가 활발히 추진되고 있다. 그러나 X-선은 전자선으로부터 전환되는 에너지의 발생효율이 낮아 실제적으로 이용률이 낮다.

전자선은 투과력이 약하여 감마선에 비해 활용범위가 협소하여 곡류의 살충이나 표면살균, 의료제품 및 제약 등의 일부 분야에 실용화되고 있다. 그러나 전자선은 전원으로 필요할 때만 발생하고 양도 조절할 수 있기 때문에 공정제어, 신속·정확성, 에너지 효율성, 소비자 수용성 등의 측면에서 장점이 있어 현재 선진국에서는 그 활용이 확대되고 있는 실정이다.

감마선은 투과력은 강하나 완제품을 포장한 상태로 연속 처리할 수 있어 살균처리 후 재포장에 따른 2차 오염의 방지와 에너지의 효율을 높일 수 있기 때문에 산업적으로 가장 많이 이용되고 있다. 특히, 제품의 품온상승(국제적으로 건전성이 허가된 10kGy 조사 시 물과 같은 열용량을 가진 산물에서 약 2.4℃ 상승)에 따른 성분의 파괴를 최소화하고 외관의 변화를 막을 수 있는 냉온살균·살충방법이며, 화학 훈증제나 보존제와는 달리 유해성분의 생성이나 잔류성분이 남지 않는다는 장점이 있고, 처리 시 환경조건의 영향을 거의 받지 않는 특징이 있다. 표 12-5에 방사선량에 따라 구분된 활용대상과 산출물이 정리되어 있다.

전리방사선의 생물체나 무생물체에 대한 국제단위계(SI)의 방사선 흡수선량 단위는 다음과 같다. 어떤 물체에 대한 방사선의 흡수선량의 단위는 그레이(gray, Gy)가 사용되며 1 Gy = 100 rad(라드) = 1 Joule/kg에 해당한다. 여기서 1 rad는 피조사체의 종류에 관계없이 물질 1g 당 100 erg의 방사선 에너지를 흡수하였을 때를 말하며, 식품 및 의료제품의 방사선 조사에서는 조사량으로서 rad가 사용되어 왔으나 최근에는 Gy로 대체되었다.

● 표 12-5 **방사선조사 연혁**

시 기	내 용
1940년대	식품방사선조사의 원칙을 발견
1950년대 초기	식품에 대한 이온화 조사에 대한 적용연구
1950년대 후기	식품조사 상업화 - 미국에서 우주비행사 식품에 이용 및 선진국과 개발도상국에서 연구개발 강화
1960년대 ~ 1970년대	방사선조사 식품의 선전성 증거 돼지고기 살균에 방사선 조사
1980년대 ~ 1990년대	향신료, 과일, 야채, 가금류에 방사선 조사/우리나라 규정수립
1997년	방사선조사 식품의 상업화와 국제무역. 적색고기에 사용 허가(FDA) - O157:H7 방지목적

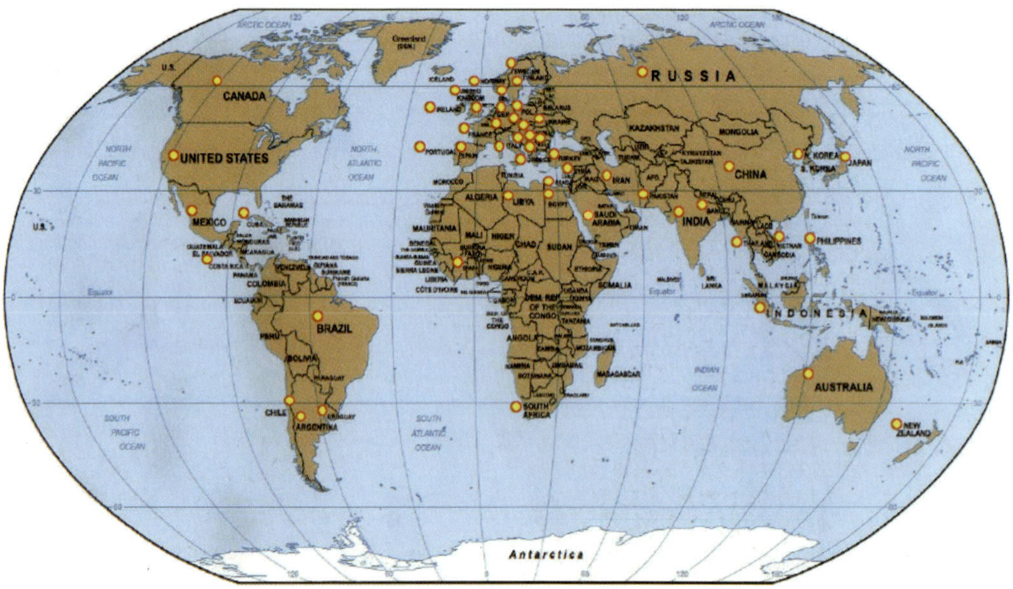

● 그림 12-7 **방사선 식품조사 기술의 전세계적인 활용 분포**

(3) 방사선이 생물 조직에 미치는 영향

식품 등 생물 조직에 방사선 조사를 할 경우 직접 혹은 간접 작용에 의한 화학적인 변화, 즉 방사분해(radiolysis)가 일어날 수 있는데, 탄수화물, 단백질, 지방 및 기타성분이 직접작용에 의한 영향을 받거나 혹은 식품 내 존재하는 수분의 조사 분해산물을 매개로 간접작용에 의한 변화가 일어날 수 있다.

예를 들면 육류, 가금류와 같은 식품은 간접작용을 받게 되고, 허브, 향신료와 같은 건조식품의 경우는 주로 방사선에 의한 직접적 영향을 받게 된다. 이러한 원리는 다양한 기질의 혼합물에도 적용될 수 있는데, 각 구성성분이 직접작용에 의한 영향을 받거나, 다른 성분의 반응생성물에 의해 간접작용도 받게 된다. 하지만 방사선 기술은 일반적으로 사용되고 있는 열처리 및 기타 식품가공 방법과 비교했을 때 식품성분의 변화가 적은 것으로 알려지고 있다.

① 방사선이 유기물에 미치는 영향

가. 물

생물체는 약 70~80% 정도가 수분으로서, 수분은 생물체에서 높게 차지하고 있는 비율 때문에 방사선 이온화의 가장 큰 가능성을 가진 물질로 알려져 있다. 조사된 물 분자는 이온화에 의해 라디칼을 생성한다. 이 라디칼들은 매우 강한 반응성을 갖기 때문에 물의 radiolysis 부산물에 의해 방사선 조사의 간접작용이 일어난다. 일단 생물체나 세포가 조사에 의해 피폭되면, 초기에 이온화가 물분자에서 일어나고 radiolysis가 발생한다. 수용액에서 화학적인 변화는 방사선에 유도된 물 분자의 분해에 의해 시작이 된다.

$$H_20 \sim\rightarrow H_20_2,\ H_2,\ \cdot OH,\ \cdot H \text{ 등}$$

물의 radiolysis의 주된 산물은 강한 반응성을 갖는 ·OH, ·H 등이 산화제 또는 환원제로 작용하는 것에 기인하며, 이 라디칼들은 다시 물분자를 형성할 수 있지만, 일반적으로 새로운 물질을 만들거나 다른 라디칼을 생성한다. 특히, ·OH는 주로 생체의 구성 물질과의 반응을 통해 손상(damage)을 일으키는 자유 라디칼이다.

나. 탄수화물

탄수화물은 탄소, 수소, 산소 원자를 함유하는 당으로 구성되어있는 분자이다. 수용액에서 탄수화물의 방사선 조사는 복합 탄수화물 분자를 glycosidic bond의 파괴에 의해 glucose, maltose, ribose, mannose와 같은 더욱 단순한 형태로 분해하는 결과를 가져온다. 분해가 진행됨에 따라 formic acid, acetaldehyde, methanol, acetone, ethanol, methyl formate를 포함하는 radiolytic products를 형성한다.

다. 단백질

단백질은 탄수화물처럼 탄소, 수소, 산소 원자를 함유하고 있지만 그 외에도 질소와 황을 포함하고 있다. 단백질은 20개의 amino acid로 이루어져 있다. 방사선 조사에 의해 단백질의 기능성 상실은 peptide bond나 1차 구조의 변화보다 2차 구조와 3차 구조를 유지하는 수소결합, disulfide bond, side chains의 결합의 파괴 때문에 일어난다.

단백질에 대한 높은 선량의 방사선 조사는 단백질의 변성과 물분자 라디칼과의 상호작용에 의한 단백질 라디칼의 형성, 구성하고 있는 amino acid subunits에 대한 결합반응을 일으킨다. Oxygen free solution에서 주요 라디칼 생성물인 ·OH와 glycine과 alanine과 같은 기본 아미노산과의 반응은 주요생성물로 ammonia, keto acids와 fatty acid를 생성한다.

라. 지방

지질은 탄소, 수소, 산소 원자로 구성이 되어 있다. 지질의 기본 형태는 glycerol 한 개와 3개의 fatty acid side chains이 ester bond로 결합되어 있는 triglyceride이다. 이온화 방사선에 의해 지질에서의 변화는 두 가지 정도를 야기시킬 수 있다. 산소 분자와의 반응을 촉매에 의한, 즉, 자동산화와 높은 에너지 조사(직접 혹은 간접)의 작용에 의해 변화가 일어날 수 있다. 방사선 조사 동안 혹은 조사 후에 산소가 존재하면 산화와 radiolysis가 둘 다 일어날 것이고 정상적인 자동산화가 가속화 될 것이다.

지질의 방사선 조사의 화학적인 반응은 지질의 구성(saturated or unsaturated), 다른 물질의 존재와 같은 매개변수에 의해 영향을 받는다. 포화지방산보다 불포화지방산의 산화, 중성지방의 지방산은 방사선 조사에 의해 쉽게 일어날 수 있는 감수성이 큰 부분이다. 불포화지방산에서, 이중결합 부분은 변화가 일어날 수 있어서 carbonyl 부분에서의 분해의 가능성을 감소시킨다.

즉, 이중결합의 수가 많을수록 수소분자의 탈락과 공명구조의 형성이 일어난다.

마. 기타 성분에 미치는 영향

수용성 비타민은 물의 이온화 산물과 반응하는 반면에 지용성 비타민은 지방의 방사선 분해 산물과 반응한다.

Vitamin B(thiamin)가 방사선에 가장 민감하며, 비타민 C는 방사선 조사에 의해 산화되어 dehydroascorbic acid로 바뀌지만, 체내에서 다시 전환되므로 실질적인 손실은 없다.

지용성 비타민 중 비타민 D는 큰 영향을 받지 않는다.

② 방사선의 생물학적 작용

방사선의 생물학적 작용은 세포 구성성분에 대한 직접적인 작용과 함께 방사선에 의한 분해 산물이 표적에 영향을 주는 간접작용에 의하여 결정된다.

일반적으로 방사선에 대한 가장 직접적인 표적은 DNA이다. DNA에 대한 방사선의 직접효과는 DNA 분자결합 자체의 파괴에 의하여 이루어지고 간접효과는 DNA의 주변환경을 이루는 물분자를 수소분자, 수산기, 수용성 전자와 같은 1차 radical로 전환시키는 작용에 의하여 이루어진다.

특히 OH radical은 DNA 분자의 수화 경계면에서 90% 정도의 손상률을 차지함으로써 미생물의 방사선 감수성에 가장 큰 영향을 미친다.

한편, 미생물들은 DNA의 손상에 대한 다양한 복구시스템을 가지고 있는데 일반적으로 DNA 이중나선의 복구시스템이 결여된 미생물은 방사선감수성이 크고 방사선 저항의성 미생물들은 DNA의 복구능력이 상대적으로 큰 것으로 알려지고 있다. 또한 방사선 조사에 의한 미생물의 감수성은 미생물 고유의 특성뿐만 아니라 미생물의 생존에 영향을 주는 외부환경에 의해서도 크게 좌우된다.

즉 온도, 기체환경, 수분활성도, pH, 식품의 화학적 성분, 미생물의 생장단계와 같은 외부환경이 미생물 세포의 물리·화학적 특성에 영향을 미쳐 방사선에 대한 미생물의 반응에 차이가 생기게 되는 것이다.

③ 방사선에 의한 미생물 살균의 구분

식품의 방사선 조사가 기존의 살균 기술에 비하여 식품고유의 특성변화를 가장 최소화할 수 있는 기술이라고는 하지만 조사선량, 식품의 종류 등에 따라 어느 정도의 품질변화가 수반되는 것은 사실이다. 따라서 제어하고자 하는 대상 미생물, 제어 수준, 식품의 특성 등에 따라 조사선량을 조절하여야 한다. 방사선에 의한 식품 내 미생물 살균은 그 목적에 따라 ① 방사선 완전살균, ② 방사선 병원성 미생물 살균, ③ 방사선 부분살균으로 구분한다. 각 살균의 개념을 정리하면 다음과 같다.

가. 방사선 완전살균

*Bacillus*속 및 *Clostridium*속 등의 내생포자를 포함한 모든 미생물이 검출되지 않을 정도로 완전 살균하는 처리로서 30~50kGy의 고선량 조사가 필요하다. 통조림 식품과 병원 환자용 무균식품, 우주인 식품, 특수 스포츠 식품, 실험동물용 무균사료, 의약품, 의료용품 및 식품의 포장재료 등의 살균에 적용된다.

나. 방사선 병원성미생물살균

식품에 오염된 식중독균, 경구전염병균 등의 병원성 미생물을 1.0~10kGy 조사선량 범위로서 사멸시키는 방법으로 주로 위생화를 목적으로 실시되며 세계적으로 실용화가 가장 활발한 예이다.

다. 방사선 부분살균

방사선에 의해 대상 식품의 일반 오염미생물의 생균수를 감소시켜 보존기간 또는 냉장기간을 연장시키는 처리로서 0.5~10kGy 정도의 방사선 조사선량이 요구된다.

④ 방사선조사식품의 포장

감자나 양파의 발아 억제, 벌크 곡류의 해충 방제, 과일의 숙성 지연 등에 적용하는 것을 제외하고는 식품의 방사선조사는 보통 포장된 식품에 실시된다. 그 이유는 미생물 재오염 또는 해충 노출 방지, 수분 손실 방지, 산소 배출, 운송시 기계적 손상 방지, 취급 및 판매 향상 등을 위해서이다. 사용되는 포장재는 방사선 반응 제품이나 식품 첨가물을 배출시켜서는 안되며, 기술적 강도, 밀봉 안정성, 수분 불투과성 등의 기능성 품질이 손상되어서도 안된다. 플라스틱이나 다른 포장재에 접촉한 방사선조사식품의 위해는 없다. 폭넓은 연구 결과 흔히 사용되는 대부분의 식품포장재는 멸균 처리 등 식품에 적용될 수 있는 어느 선량에서도 안정하였다. 다만 방사선조사 포장 식품에 사용될 수 있도록 허가된 포장재만을 사용하여야 한다. 다양한 종류의 포장재가 방사선조사 식품용으로 승인되어 있다. 방사선조사식품에 대한 사용 적정성 연구가 캐나다, 영국, 미국 등에서 이루어졌다. 미국 FDA에서 다양한 종류의 식품포장재를 방사선식품용으로 승인한 지 20년 이상이 경과하였다. 최근 캐나다, 인도, 폴란드가 방사선조사 포장식품에 사용해도 안전한 다층폴리에틸렌 필름 등의 추가 물질을 승인하였다. 플라스틱과 다양한 종류의 포장재에 대한 방사선조사의 영향을 평가하기 위해 정교한 테스트들이 실시된다. 과학자들은 방사선조사 실시 후 안정성, 기계적 강도, 수분 및 가스 투과성, 플라스틱, 첨가물, 접착제 등의 추출가능성 등을 조사하였다. 방사선조사된 물질이 식품 포장에 사용되기도 한다. 알루미늄 호일이 라미네이트된 플라스틱 필름은 제조 공정의 일환으로 방사선조사를 통해 멸균화된다. 이런 제품은 토마토 페이스트, 과일 주스, 와인 같은 밀봉된 “상자내 봉투(bag-in-a-box)” 제품에 사용된다. 기타 무균 포장재, 유제품포장재, 1회용 포장재, 와인병 코르크 등도 오염을 막기 위해 충진 및 밀봉 전에 방사선조사로 멸균화하기도 한다.

(4) 방사선조사시설

식품방사선조사시설은 조사목적에 따라 시설의 구조가 달라지며, 정치형과 연속형 2종류로 구분할 수 있다. 정치형은 방사선조사 전에 정해진 양의 식품을 정확하게 일정시간 조사하며 조사 후 식품을 조사실에서 꺼내고 새로운 식품을 넣어 새로 조사를 행한다. 연속형은 모든 식품에 대해 설정된 선량이 조사되도록 계산하여 일정한 속도로 식품이 연속적으로 조사실을 통과한다.

정치형 조사시설은 연속형에 비해 구조 또는 조작이 간단하고, 한 종류의 식품을 일정한 선량으로 조사하는데 적합하다. 식품산업에서는 규모의 장점 때문에 연속형 조사시설이 많이 사용된다. 연속형은 선량을 더욱 균일하게 한다거나 선원 이용을 효율적으로 하기 위하여 식품이 여러 방향에서 감마선을 조사할 수 있도록 되어 있다. 신선도를 유지해야 하는 식품이나 수확 후 가공까지의 시간이 많이 소요되는 식품에 대해서는 이동식 조사장치가 유용하게 사용된다. 현재 식품방사선조사에 직접 활용되는 방사선은 감마선과 전자선으로 감마선과 전자선 조사시설의 예시는 그림과 같다.

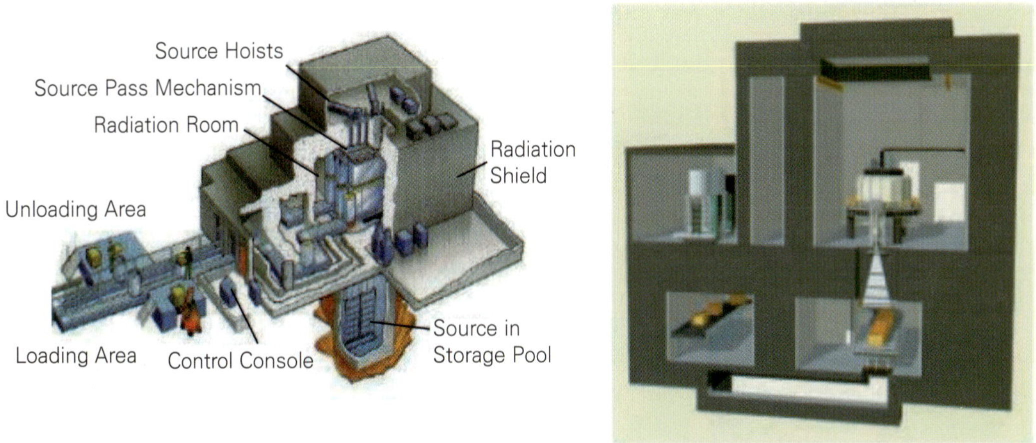

● 그림 12-8 **감마선 조사시설과 전자빔 조사시설**

[자료] 식품방사선조사 최근 동향, 농식품안전정보서비스, 2008

감마선 조사시설은 제품을 정리하여 알루미늄 커리어에 넣는 준비단계(조사실 밖)와 감마선 조사가 이루어지는 처리 단계(조사실 안)로 구분할 수 있으며, 감마선조사가 이루어지는 조사실은 2미터 두께의 철근콘크리트 벽으로 밀폐되어 있다. 알루미늄 커리어에 넣어진 제품을 레일을 따라 조사실 안으로 들어가며, 조사실 한가운데에는 감마선을 발생하는 코발트-60이 부착된 패널이 있다. 레일은 패널 주위를 360도로 회전하도록 설계되어 제품이 패널을 도는 동안 구석구석 살균되도록 되어있다.

감마선은 천천히 조금씩 제품에 투과되며, 한번 조사하는데 소요되는 시간은 제품에 따라 15~28시간 가량이다. 제품의 특성에 따라 조사 시간, 조사 강도 등이 달라지며, 공정이 없을 때에는 방사선동위원소가 부착된 패널은 방사선차폐용 물탱크에 보관된다.

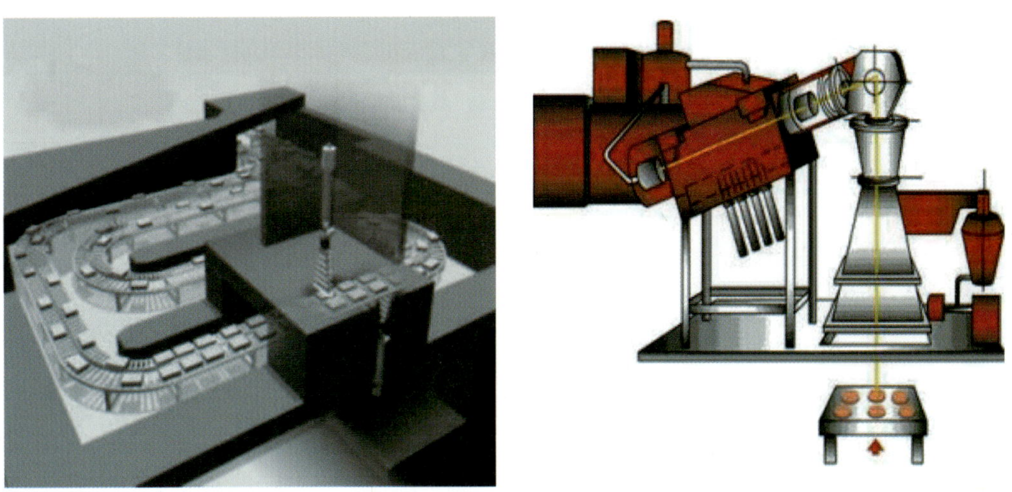

● 그림 12-9 **미국 아이오와주의 전자빔 육류 저온살균 시설**

[자료] 식품방사선조사 최근 동향, 농식품안전정보서비스, 2008

미국 아이오와주에서 2000년도부터 가동되기 시작한 전자빔 육류 저온살균시설(선형가속시설)은 연간 20만 톤의 ground meat를 조사할 수 있다. 각각의 조사시설은 조사를 하고자 하는 식품의 유형이나 형태 등에 따라 다르게 설계될 수 있다. 대량의 곡류에 대해 감마선 방사선 조사를 할 수 있는 설비는 아래와 같이 설계할 수 있다.

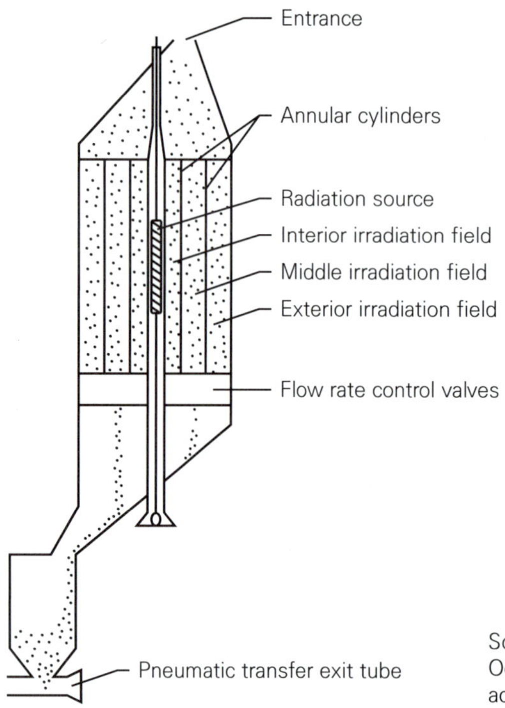

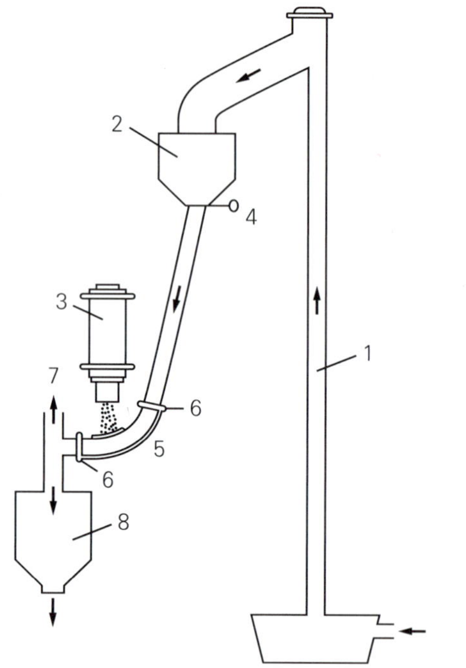

Schematic diagram of one irradiation path of the Odessa grain irradiator, with one 1.24 MeV electron accelerator: 1, grain elevator; 2, supply silo; 3, accelerator; 4, sliding valve; 5, irradiation chamber with thin window for electrons; 6, cooling water for irradiation chamber; 7, air and dust exhaust; 8, receiving silo

● 그림 12-10 **^{60}Co 감마선을 이용한 곡류 방사선조사시설 예시**

(5) 방사선 식품조사 기술의 활용

식품산업에서의 방사선 조사기술은 병원성 미생물 및 유해 생물의 파멸에 의한 위생화, 식량자원의 장기보존 및 손실방지, 그리고 국가 간 식량교역에 따른 검역관리기술로 이용되고 있다. 방사선 조사식품에 관한 초기연구는 주로 ① 농산물의 발아, 발근 억제, ② 농산물의 해충구제, ③ 농축산물의 기생충 사멸, ④ 농산물의 숙도조절, ⑤ 저장수명 연장 등 농산물의 보존과 국제교역에서의 안전성 확보를 목적으로 이루어졌다.

방사선 조사기술은 전자선 혹은 감마선을 식품에 쪼여 대장균 0157:H7, 살모넬라, 황색포도상구균 및 노로바이러스 등 식품에 존재하는 병원성 미생물을 효과적으로 사멸시킬 수 있는 식중독 예방기술로서 이용되고 있다.

특히, 미국 농무부는 식중독 사고를 원천봉쇄하기위해 2003년 5월 국립학교 점심 급식 프로그램에 방사선 조사된 쇠고기(햄버거 포함)의 공급을 승인, 2004년 1월부터 고등학교 학생들에게 방사선이 조사된 햄버거를 급식으로 공급하고 있다.

방사선 기술은 천연 식품자원의 산업적 활용을 극대화 시킬 수 있는 식품가공 및 공정 개선기술로도 활용된다. 식품 제조용 원료로 사용되는 천연 식품자원은 생리활성 등 기능성을 유지하면서도 제품 첨가시 제품의 특성에 영향을 미치지 않도록 무색, 무미, 무취의 상태로 정제하는 공정이 가장 중요한 요소인데, 일부 천연 식품자원은 이러한 문제로 인해 산업적 이용이 제한되어 있다. 방사선 조사기술은 천연화합물의 생리활성을 그대로 유지시키면서 불필요한 색소 및 잔류농약을 비롯한 불순물을 제거하여, 고순도, 고농도의 천연화합물을 제조하는 가공기술로서 이용되고 있다.

최근 국가간 농산물의 교역이 증가함에 따라 검역처리의 중요성은 점점 강조되고 있다. 그러나 최근까지 농산물의 검역처리를 위해 사용되고 있는 화학 훈증 처리 방법은 환경오염을 유발하며, 인체에 유독한 것으로 알려져 있어 세계적으로 점차 사용이 금지되고 있다.

즉, 기존에 이용되고 있는 훈증 방법에 의해서 식품에 오염된 곤충이나 해충의 알(빼)을 파괴시킬 수는 있으나 제품을 멸균시킬 수는 없다.

Methylbromide에 의한 훈증방법은 2005년부터 사용이 금지되고(국내의 경우 2015년부터), ethyleneoxide는 1991년에 유럽연합(EU)에서 사용이 금지되었으며 미국에서는 검토 중이다. 방사선 기술은 지난 수십 년 동안 세계보건기구(WHO), 세계식량농업기구(FAO), 세계무역기구(WTO) 등의 국제기구 및 국제학회들을 통해 안전성이 인증되어 이러한 화학적 보존제 및 훈증제 등을 대체할 수 있는 가장 효과적인 기술로서 적극 권장되고 있다.

표 12-6 **식품에 존재하는 기생충 사멸을 위한 방사선조사선량**

학명	일반명	적용선량(kGy)
Toxoplasma gondii	톡소포자충	0.25
Trichinella spiralis	선모충	0.30
Cysticercus bovis	무구낭미충	0.4~0.6
Cysticercus	낭미충	0.4~0.6

(6) 방사선 조사식품의 위해성에 관한 연구결과

방사선 조사식품은 발아의 방지나 식중독균의 살균을 위해 방사선 에너지로 처리된 식품을 말하며, 방사능 오염식품과는 전혀 다른 것이다. 특히 방사선이 조사되었을 때 생성되는 방사선 분해산물(radiolytic products)은 40년간 민감한 검사방법들을 통해 확인한 결과, 위험하다는 증거를 나타내지 않았다. 이와 함께 FDA는 검출되지 않은 radiolytic products의 양은 식품을 1kGy로 조사할 때 식품 1kg당 3mg 이내로 radiolytic products의 안전성에 대해 까다로운 평가를 실시하였으나 유해하다는 증거는 발견되지 않았다고 발표하였다.

Joint FAO/IAEA/WHO Expert Committee에서는 1964년, 1969년 그리고 1976년에 방사선 조사식품의 안전성에 대한 회의에서 각 국가전문기관에서 수행한 평가보고서를 통해 방사선 조사식품에는 독성이 없다고 결론지었다.

1981년 FAO/IAEA/WHO의 회의에서도 방사선 조사식품의 안전성을 재확인하였다. 1970년부터 1982년까지 수행한 프로젝트에서도 방사선 조사식품에 의한 독성물질의 생성이나 암을 유발하는 어떠한 증거도 관찰되지 않았다고 결론을 내렸으며, 1992년 방사선 조사에 대한 전문위원회는 1980년 이후에 발표된 자료와 문헌들을 평가하여 이전의 평가를 재확인하였다.

1994년 WHO에서는 그동안 발표된 방사선 조사식품에 대한 독성학적 연구들을 재검토하였으나 많은 연구들이 10kGy까지는 어떠한 독성학적 증거가 나타나지 않았다고 결론을 내렸다.

1994년 WHO/FAO/IAEA에 의해 결성된 전문가 모임에서도 고선량으로 조사된 식품의 안전성에 대해 10kGy 이상의 방사선 조사가 독성학적인 관점에서 볼 때 인체에 위해를 줄만한 식품조성의 변화를 일으키지 않는다고 하였다.

● 표 12-7 **선량별 방사선조사 대상식품 및 조사효과**

	조사목적	조사선량(kGy)	대상식품	조사효과
저선량조사	발아/발근억제	0.05~0.15 (0.25)	감자, 양파, 고구마, 파, 마늘, 생강, (밤) 등	저장기간 연장, 공급 안정화
	해충/기생충 방제	0.15~1.0	곡류, 콩류, 신선 과채류, 건조과일, 건조생선, 건조육, 돼지고기, 대추, 야자, 카카오, 육류 등	저장기간 연장, 위생화, 유통 확대
	숙도지연	0.5~2.0	바나나, 파파야, 망고 등 신선 과일, 채소, 버섯 등	유통확대, 저장기간 연장
중선량조사	부패균/병원균 살균	1.0~10.0	생선, 딸기, 수산가공품, 육류가공품, 냉동새우 등 생선, 냉동 개구리 다리, 가금육 등	위생화, 저장기간 연장
	식품특성 개선	1.0~10.0	건조곡류, 야채, 위스키, 포도주스 등	가공에너지 절약, 생산성 향상
고선량조사	식품소재/첨가물 살균	3.0~50.0	향신료, 건조채소류, 효소제재, 천연검 등	위생화, 저장기간 연장
	살균	3.0~50.0	육류, 가금육, 수산가공품, 환자식, 우주식 등	위생화, 저장기간 연장

2) 국내외 산업이용 현황

(1) 국내 현황

1966년 방사선 농학연구소가 설립되면서 마늘, 딸기, 사과, 김치, 고구마 등의 신선도 및 저장기간 연장을 위한 실험실 규모의 연구가 수행되었고, 1970년대 초반에는 쌀, 양파, 육류, 토마토 등에 대한 감마선의 응용연구가 수행되다가 일시 중단된 이후, 1980년대부터는 한국원자력연구소가 주관이 되어 관련학계와 공동으로 감마선 조사목적별로 발아억제식품에서부터 육가공제품의 살균, 위생화에 이르기까지 다양한 농수축산식품의 산업화 기반연구가 수행되었다.

최근에는 방사선 조사를 이용한 Ready-to-eat 식품의 위생화, 발효식품의 저장 및 저염화, 특수식품의 제조, 기능성 소재의 개발, 화학독성물질의 저감화 분야의 연구가 광범위하게 진행되고 있으며 방사선 조사식품의 소비자 수용도를 높이기 위한 교육 프로그램 제작 및 홍보 분야에도 연구를 강화하고 있다.

산업적 이용은 1987년 경기도 여주에 상업적 다목적 감마선 조사처리 시설이 준공되어 현재 가동 중이다. 처리용량은 평균 5kGy를 조사 기준으로 할 때, 50톤/일이며 향신료 등이 국내시판용 및 원료용으로, 기타 다양한 식품 및 식품원료가 수출목적으로 방사선 처리되고 있다.

1987년 한국원자력연구소의 기술지원으로 민간기업에 의한 국내 최초 상업용 조사 시설이 설치, 산업화 달성되었으며, 1987, 1991, 1995, 2004년 한국원자력연구소와 국제기관의 연구수행 결과를 바탕으로 보건복지부로부터 26개 식품품목(약 60여 종 식품)에 대한 방사선 조사허가 취득하여 국내에서 실용화 및 산업화 확대에 필수적인 기반을 확립되었다.

원자력연구개발사업 1997~2001년 연구결과를 바탕으로 산업체에서 국내 제2의 방사선 조사시설이 건설되어 운전 중에 있으며, 한국원자력연구소는 식품에 대한 방사선 이용의 국내 유일의 전문연구기관으로서 식품산업의 가공공정 개선과 문제핵심분야의 대체기술 개발로 조사식품의 품목/실용화 확대 연구가 수행 중에 있다.

(2) 주요국 현황

현재 식품조사는 세계 53개국 이상에서 230여 개의 시설이 약 230여 종의 식품군에 다양한 목적으로 조사처리 되고 있으며 점점 증가 추세에 있다. WHO/FAO는 이미 1980년에 모든 식품에 대해 조사처리를 하여도 안전하다고 인정하였다. 이를 세부적으로 살펴보면,

① 영국

허브 및 향신료에 대한 EO gas 처리 허용기간을 1991년 1월 1일로 종료시키고, 1991년 2월13일 이후부터 과실류, 채소류, 곡류, 구근류, 향신료, 조미류, 생선, 어패류 및 닭고기를 허용선량까지 감마선 조사 허가하였다.

② 미국

미국에서 식품조사기술은 이미 1960년대부터 군 비축식량 및 우주계획의 우주인 식사 등 정부 특수 프로그램에 이용되었으며, 그 후 감자, 양파 등 구근류와 과실, 버섯 등의 장기 저장과 향신료 및 육류 등의 위생화 및 식품의 검역기술로 이용되어왔다. 1998년 미국에서 방사선 처리된 총 식품은 약 50,000톤으로 추정되며, 그 대부분이 향신료인 것으로 나타나고 있다. 육류의 경우 1990년대 살모넬라균이 많은 닭고기의 위생화를 목적으로 가축육류의 방사선처리가 허가되었으며 특히 1997년 햄버거에 들어가는 쇠고기가 원인이 된 병원성대장균 O157:H7 오염으로 대규모의 식중독사고가 발생하여, 1999년 2월에 쇠고기 돼지고기, 양고기의 붉은고기(red meat)의 방사선처리가 정식으로 허가되어 식중독 대책으로 육류의 방사선 처리가 시작되었다.

미국정부는 방사선 조사가 학교급식의 안전성을 보장할 수 있는 중요한 기술로 인정하여 미국 농림부는 2003년 5월 국립학교 점심 프로그램으로 매일 2,500만 명 이상의 어린이들에게

저비용 또는 무료로 제공하고 있는 급식지원프로그램에 방사선 조사된 쇠고기(햄버거 포함)의 공급을 허가하였다. 이에 따라 2004년 1월부터 미국 고등학교 학생들에게 방사선처리 쇠고기를 포함한 햄버거를 급식으로 공급하고 있다.

2002년 12월 기준으로 미국 전역의 수퍼마켓 5천 여 점포에서 방사선조사 식품이 판매되고 있으며, 2002년도에 분쇄우육 제품의 경우 8천 톤이 방사선조사되었고, 총 10만 톤 이상의 식품에 대해 방사선조사가 이루어지고 있다.

③ 중국

중국의 방사선조사 시장은 급격히 증가하고 있다. 첫 번째 식품 방사선조사시설은 1987년에 건설되었다. 2003년에는 중국에 7기의 설비가 있었으나 2006년 4월에는 78기로 증가하였으며, 그 중 50기는 식품가공용이다. 감마선 조사시설과 전자빔 시설이 모두 사용되고 있다.

대부분의 방사선조사시설은 중국 회사에서 설계 및 건설하고 있으며, 상하이, 베이징, 양쯔강 주변의 공장 클러스터에 많이 건설되었다.

중국회사인 JPY는 중국에서 세 번째로 큰 감마선 조사시설을 가동하고 있다. 그 중 1987년에 건설된 선전의 시설(^{60}Co, 260만 Ci 규모)이 가장 크며, 2003년 건설된 상하이의 시설(^{60}Co, 200만 Ci 규모)이 두 번째 규모, 세 번째는 천진에 있는 시설(^{60}Co, 70만 Ci 규모)이다. 2005년에는 14만 톤의 식품이 방사선조사되었다. 2001년 8만 톤이 조사된 것에 비하여 엄청나게 증가한 수치이다. 방사선조사는 마늘의 발아억제를 막고 건조 채소, 향신료, 곡류, 약초 등의 세균 억제를 위한 것이었다.

④ 태국

2006년 2월 미국 농무성의 동식물보건검사국(Animal and Plant Health Inspection Service, APHIS)은 미국에 수출되는 과채류의 해충을 사멸시키기 위해 방사선조사 사용을 허용하는 협약을 태국과 체결하였다. 태국은 미국과 그러한 협약을 맺은 첫 번째 국가이다.

미국 APHIS는 태국의 망고, 망고스틴, 파인애플, 람부탄, 리찌, 용안 등의 6종의 방사선조사 과일 수입을 허가하였고, 태국은 미국으로부터 감귤류등의 방사선조사 제품 수입을 허가할 예정이다.

⑤ 인도

인도는 많은 농산제품에 대해 방사선조사를 이용하며, 양파, 감자, 셜롯, 쌀, 향신료, 건조해산물, 건포도, 무화과, date, 신선 해산물, 냉동 해산물, 육류제품, 망고 등에 대해 방사선조사를 허용하고 있다. 인도 정부는 방사선조사를 지원하며, 원자력부가 봄베이 인근에 코발트

60 조사시설을 2기 건설하였다. Vashi, Navi Mumbai 설비는 향신료와 건조 야채를 매일 30톤 처리할 수 있는 고선량 시설이다. Lasalgaon에 있는 저선량 조사시설에서는 양파(일당 10톤), 씨리얼 등을 조사처리한다.

⑥ 일본

연간 15,000톤 이상의 감자가 감마선 조사되어 생감자 및 가공용으로 유통되고 있으며 또한 단체급식 및 외식산업증가로 인한 병원성 세균에 의한 식중독 발생과 대장균 O-157의 발생으로 인해 현재 일부 식품에 대하여 감마선 조사에 대한 규제폐기를 이행하고 있다.

또한 일본은 1991년 이후 발아 억제를 위해 매년 2만 파운드 이상의 감자를 방사선조사하고 있으며, 네덜란드는 매일 딸기, 향신료, 가금육, 건조 야채등의 식품 1만 8천 파운드 이상을 방사선조사처리한다. 벨기에는 매년 8천톤 이상의 식품을 방사선조사하며, 캐나다는 감자, 밀가루, 생선 휠레, 양념류, 시즈닝 등에 대해 방사선조사하고 있다.

⑦ 프랑스

프랑스는 냉동 허브, 마늘, 셜롯, 카제인, 난백, 냉동 새우, 가금육, 냉동개구리다리 등에 대해 방사선조사를 허용하고 있다.

⑧ 호주-뉴질랜드

허브, 향신료, 망고, 파파야, 리찌, 람부탄, 커스터드 애플, 용안, 카람볼라, 망고스틴, 빵나무 열매 등에 대해 방사선조사를 허용하였다. 식품으로 구분되지 않는 치료용 허브차, 기타 치료제, 동물사료 등에 대해서도 허용되었다. 그러나 방사선조사식품이 소비자에게 인기가 없는 편이다.

⑨ 남아프리카

남아프리카는 영국과 EU, 미국에 다량의 과일을 수출한다. 새로운 미국규정에 따라 남아프리카는 방사선조사 레몬을 미국에 수출할 수 있다.

⑩ 러시아

매년 약 400,000톤 이상의 곡류가 조사처리되고 있다.

⑪ 독일

독일에서는 2002년 BundeslandSachsen의 담당관청이 검사한 결과에서 방사선 조사식품 관련 규정인 Directive 1999/2/EC의 요구조건이 준수되고 있음을 확인하였다. Isotron Deutschland GmbH, Allershausen, Bundesland Bayem의 담당관청에 의한 검사는 2002년 12월 26일 수행되었다.

⑫ 벨기에

벨기에에서는 Directive 1999/2/EC에 의해 2002년 5월 28일에 Fleurus에 ITA Mediris.S.A. 조사공장이 승인되었다.

아래 표 12-8은 방사선조사식품의 허가국가와 허가 품목을 정리한 결과이다.

● 표 12-8 **방사선 조사식품의 허가국과 허가품목**

허가국가	허가품목
미국 (55개 품목)	쌀, 밀, 배, 향신료, 조미건조채소, 건포도, 자두, 감자, 사과, 밀가공품, 귤, 여지, 마늘, 닭고기, 샤롯, 부분가금육, 딸기, 토마토, 파파야, 견과류, 뿌리 및 괴경, 건조완두콩, 건조살구, 건조과일, 가금육(생 또는 냉동), 복숭아, 살구, 붉은 건포도, 과일, 옥수수분말, 건조버섯, 대추야자, 커피콩, 돼지고기, 코코아콩, 버섯, 허브, 밤, 두류, 건조콩, 체리, 망고, 옥수수, 곡류분말, 건조대추, 채소, 건조효소제제, 건조채소, 포도, 식물성식품, 구근류, 적육
영국 (47개 품목)	쌀, 밀, 곡류분말, 배, 건조버섯, 샤롯, 망고, 딸기, 버섯, 양파, 건포도, 자두, 어육, 토마토, 밀가공품, 견과류, 귤, 옥수수, 조미건조채소, 건조채소, 부분가금육, 과일, 사과, 새우, 냉동해양식품, 여지, 마늘, 포도, 건조어육, 건조두류, 건조과일, 체리, 닭고기, 대추야자, 건조살구, 붉은건포도, 조미료, 어패류, 살구, 가금육, 복숭아, 건조완두콩, 나무딸기, 건조대추, 향신료
프랑스 (41개 품목)	곡류, 곡류분말, 가금육, 동물혈병, 건조완두콩, 동물혈장, 난백, 동물피, 개구리다리, 허브, 건조야채, 곡분, 대추야자, 딸기, 건포도, 건조무화과, 켐버트치즈, 아라비아껌, 닭고기, 감자. 양파, 마늘, 카제인, 샤롯, 옥수수, 향신료, 곡류후레이크, 건조야채, 조미용건조야채, 부분가금육, 곡류씨앗, 마늘분말, 새우, 건조버섯, 난백, 건조대추, 건조과일, 양파분말, 건조살구
네덜란드 (20개 품목)	곡류후레이크, 두류, 건조과일, 허브, 향신료, 가금육, 조미건조용야채, 개구리다리, 아라비아껌, 건조야채, 부분가금육, 건조완두콩, 대추야자, 닭고기, 건조버섯, 건조인디안 대추, 건포도, 새우, 두류, 환자식

3) 방사선조사 관련 기준

(1) 해외기준

① 식품위생 관련(Codex)

가. 식품에 대한 방사선조사는 Codex에서 정한 기술적 요건, GMP를 준수

나. 최대평균선량은 10kGy로 규정

다. 방사선원은 Cobalt-60, Cesium-137에서 방출된 감마선, 5MeV 이하의 X선, 10MeV 이하의 Electron으로 규정

라. 시설은 인증 및 등록되어야 하고, 적절하게 훈련받은 인원을 배치하여야 하고, 선량 등에 대한 정확한 기록을 유지

마. 재고관리, 처리시설, 처리일자, 선적서류를 해당화물에 기록 부착

② 식물위생 관련(IPPC)

가. 식물위생조치로서 방사선조사를 이용하기 위한 지침(ISPM No. 18, 2003 제정)

- 방사선조사 시설의 인증, 처리물품의 보관 및 관리, 기록보관 등을 규정

나. 규제병해충에 대한 소독처리(ISPM No. 28, 2007년 제정)
- 방사선조사처리기준 등 수출입식물에 대한 소독처리의 국제적 공인을 위한 절차 등을 규정
- 각종 과실파리에 대한 방사선조사기준(안) 상정(2007-12)

③ 미국의 방사선조사 관련 규정 내용

가. 11개 과실파리 및 망고 바구미가 부착된 "수입 신선과채류에 대한 방사선조사 식물위생처리" 규정을 입법하였음 (2000년 5월, USDA/APHIS)
나. 동법에 방사선처리한 기주식물의 약해 감수성 설정
- 저항성 강 : 사과, 체리, 구아바, 파파야, 복숭아, 람부탄, 딸기, 토마토 등
- 저항성 중 : 바나나, 오랜지, 배, 파인애플 등
- 저항성 약 : 아보카도, 오이, 포도, 레몬, 라임, 올리브 등
다. 이후 "과실류 및 채소류의 소독처리규정"을 입법하여 방사선조사기준 등을 규정(2006년)

(2) 국내기준

※ 식품위생 관련(식품의약품안전청 고시)

1. 사용방사선의 선원 및 선종은 Co-60의 감마선으로 한다.
2. 식품의 발아억제, 살충, 살균 및 숙도조절의 목적에 한하여, 식품에 방사선을 조사할 경우 다음의 기준에 적합하여야 한다.
   - 허용대상 식품별 흡수선량
     ① 감자, 양파, 마늘 : 0.15 kGy 이하
     ② 밤 : 0.25 kGy 이하
     ③ 생버섯, 건조버섯 : 1 kGy 이하
     ④ 난분, 가공식품 제조원료용 곡류, 두류 및 그 분말, 조미식품 제조원료용 전분 : 5 kGy 이하
     ⑤ 가공식품 제조원료용 건조식육 및 어패류분말, 된장분말, 고추장분말, 간장분말, 가공식품 제조원료용 건조채소류, 효모·효소식품, 조류식품, 알로에 분말, 인삼(홍삼포함)제품류 : 7 kGy 이하
     ⑥ 건조향신료 및 이들 조제품, 복합조미식품, 소스류, 침출차, 분말차, 2차살균이 필요한 환자식 : 10 kGy 이하
3. 일단 조사한 식품을 다시 조사하여서는 아니되며 조사식품을 원료로 사용하여 제조·가공한 식품도 다시 조사하여서는 아니된다.
4. 조사식품은 용기에 넣거나 또는 포장한 후 판매하여야 한다.
5. 조사도안

   조사처리 식품임을 나타내는 표시를 22 point 이상의 활자로 표기하고, 포장 또는 용기에는 조사마크(Radura)를 직경 5 cm 이상의 크기로 새겨넣도록 하고 있다.

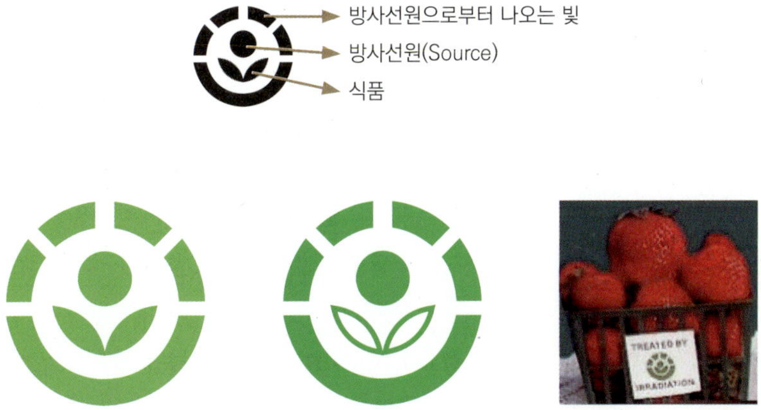

국제 로고 미국 FDA로고 로고 표시 사례

● 그림 12-11 **Radura 로고**

Radura 로고에서 가운데 점은 방사선원을 뜻하며, 두 개의 잎은 작업자와 환경을 보호하기 위한 생물학적 방어막을 의미한다. 바깥의 원은 운송시스템을 의미하며, 아래의 반원은 생물학적 방어막에 의해 방사선조사로부터 보호되며 위의 깨진 반원은 운송시스템에서 대상 제품에 조사되는 선을 상징한다.

13

환경방사선

1 방사선을 이용한 하수처리 기술

2 방사선을 이용한 환경정화 기술

환경방사선

환경오염에 따른 문제를 해결하기 위한 방사선 처리 기술은 오염물 분해처리, 오염물 멸균처리, 재활용 및 자원회수 기술 등에 이용되고 있다(그림 13-1).

최근 상수도보급률 증가와 더불어 도시집중화와 산업화가 급속히 진전되면서 생활하수의 발생량은 지속적으로 증가하고 있으며, 그에 따른 안정성과 처리비용의 경제적 측면, 그리고 환경오염에 대한 문제들이 사회적으로 이슈화가 되고 있는 실정이다.

이미 선진국은 하수슬러지를 자원으로 인식하여 'bio-solid'라 명명하고 자원화 및 재활용에 대한 꾸준한 연구를 수행할 수 있도록 정부에서 지원을 하고 있고, 그 결과 유럽 국가의 경우 발생되는 슬러지(sludge)의 40~60%가 토지이용 등에 재활용되고 있다.

우리나라는 2003년 7월 "하수슬러지 직매립 금지법"의 시행과 런던협약에 의거한 "96 의정서"가 채택되어 슬러지의 매립과 해양투기가 어려워졌고, 국내 법제정에 의하여 2012년부터는 해양투기가 전면 금지되어 발생 하수슬러지를 전량 육상처분 및 유용자원회수(퇴비화, 바이오가스회수 등)하여야 한다.

현재 슬러지 최종처분의 주된 방법인 해양투기가 전면 금지됨으로써 슬러지 감량화 및 자원화 기술이 각광을 받고 있다. 그러나 소각 및 보조 원료화 기술은 발열량 문제와 지역주민의 반대 등으로 적용이 어렵고, 유기비료화 기술은 중금속 등 유해물질 함유에 따른 법적 규제로 아직까지는 비료로서의 적용이 어려운 실정이다. 따라서 슬러지 처리 및 처분문제는 현재 심각한 환경문제로 인식되고 있다.

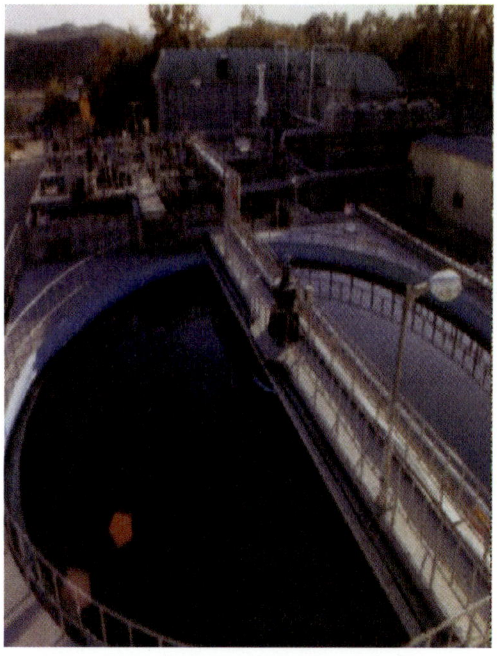

그림 13-1 **방사선을 이용한 하수처리 시설**

특히 2008년부터 전국에 적용되는 하수종말처리시설 방류수 수질기준을 만족하기 위해서는 발생 슬러지의 감량화와 대장균을 저감시키는 멸균기술, 그리고 인, 질소 등의 수계오염물질을 처리하는 고도처리기술의 개발이 요구된다. 아울러 하수슬러지를 재이용 또는 재활용하기 위해서 슬러지에 함유되어 있는 미량유기독성물질을 효과적으로 제어하는 기술이 요구된다.

하수슬러지가 갖는 농업환경 및 작물생산성에 대한 유익성과 유해성 즉, 이중성 때문에 우리나라에서는 토양환경과 식품안전성 확보를 위하여 하수슬러지의 농경지 처리에 많은 제한을 두어 왔다. 하수슬러지에는 식물생장에 필요한 N, P, K와 같은 다량원소와 Zn, Fe, Cu, Mn과 같은 필수미량원소 및 유기물이 다량 함유되어 있어 궁극적으로 토양의 이화학적 특성 개량 및 토양비옥도 증진과 관련되어 있다는 유익성이 널리 소개되어 있다.

한편, 하수슬러지에는 상당량의 박테리아, 원생동물, 바이러스와 같은 병원성 미생물, Pb, Cu, Cd, Hg과 같은 유해 중금속과 다핵방향족탄화수소(polynuclear aromatic hydrocarbons, PAHs) 및 항생제와 같은 미량 유기독성물질이 함유되어 있어 농경지 투입시 토양환경의 질적 하락과 생물농축을 통한 식품안전성이 파괴될 수 있는 유해성이 존재한다.

최근 내분비계 장애물질인 PAHs는 지구적 규모의 환경매체 중에서 검출됨에 따라 잔류성 유기오염물질(Persistent organic pollutant, POPs)로 새롭게 분류되고 있으며, 더불어 산업국가의 발암 증가 등으로 환경오염에 대한 관심이 새롭게 부각되고 있는 화합물 중 하나이다. 특히 PAHs는 두 개 이상의 벤젠고리를 갖는 방향족 화합물로 독성을 지닌 발암물질로 알려져 있다.

일반적으로 도시하수에 포함된 PAHs 중 80% 이상은 유기물질의 불완전 연소에 의해 발생한다.

유기물의 불완전 연소는 산불이나 화산활동 등에 의한 유기물분해로 발생하거나 디젤이나 가솔린 등의 석유 화학제품의 연소과정, 알루미늄이나 carbon black 생산 그리고 원유의 정제과정 등에서도 생겨나게 된다. 따라서 PAHs는 산업폐기물뿐만 아니라 가정하수, 빗물, 공기 중의 물질, 도로의 유출수 등에 포함되어 있다.

방사선 처리기술은 물에 감마선이 조사되면 수중의 수화된 전자, 수소원자라디칼, 수산화라디칼 등이 생성되어 생성된 이들 활성종들은 폐수 중의 유기물질과 산화 또는 환원반응을 일으키게 되며, 그 결과 수중의 고분자 유기물질에서 저분자화시켜 생분해도가 향상되는 효과를 얻을 수 있다.

이러한 방사선의특성을 이용하여 염색폐수, 석유화학폐수, 침출수 등의 난분해성 유기폐수의 고도처리와 하수슬러지의 혐기소화 효율 향상 등에 활용될 수 있다.

1 방사선을 이용한 하수처리 기술

1) 해외 기술개발 현황

폐기물 관리 측면의 주된 관심은 자연수 또는 오염된 물의 방사선 처리, 산업폐수 오염 정화, 하수슬러지 처리, 배기가스 정화, 농업폐기물의 유효자원화 등을 들 수 있다.

최근에는 국가간 상호 협력연구 프로젝트를 구성하여 폐수 및 슬러지에 존재하는 난분해성 유기오염물질과 병원성 미생물 처리에 대한 전리방사선의 영향에 관한 연구가 수행중이다. 이 프로젝트의 결과 도시 및 각종 산업에서 발생하는 폐기물에서 유출되는 오염물질의 처리에 전자선과 감마선 조사시설을 이용하여 처리할 수 있는 장치를 구성하였다.

적절한 방사선 조사 기술을 이용할 경우, 하수 슬러지는 유기탄소, 질소, 미량 무기질 등 식물 영양에 좋은 원료가 될 수 있을 뿐만 아니라, 농업적 측면에서는 비료나 토양 개량제 등의 유용한 자원으로 재활용이 가능해진다. 지난 30년간의 주요 기술 선진국의 연구추이를 보면 1990년대에 들어서 슬러지 재활용에 관한 활발한 연구결과가 발표되었다. 1983년부터 2001년까지 발표된 국가별 연구추이를 보면, 미국, 캐나다, 일본, 독일의 4개국이 연구보고의 절반 이상을 차지하였다.

그러나 1990년대 후반기에 들어서는 이들 상위 4개국의 연구비율이 감소한 반면, 기타 국가에서의 연구활동이 활발하다. 이는 슬러지 재활용 기술 개발은 더 이상 특정 국가에 국한된 문제가 아니라 세계적으로 모든 국가에서 그 필요성을 인식하였음을 시사한다.

국제원자력기구(IAEA)에서는 1990년대 초반에 캐나다, 독일, 인도, 인도네시아, 이탈리아, 일본, 미국과 공동으로 하수슬러지의 안전한 사용을 위한 방사선처리기술 개발과 관련된 기초연구를 수행하였다. 1995년부터 FAO/IAEA에서는 세계 11개국과의 공동연구를 통해 'Use of Irradiated Sewage Sludge to Increase Soil Fertility and Crop Yields and to Preserve the Environment'와 관련된 연구를 진행하였다.

1995년부터 2000년까지 진행된 IAEA/FAO의 국제공동 연구의 진행 목적은 ① 방사선 조사/비조사 슬러지의 물리·화학적 특성, 병원성 미생물의 함량, 유기독성물질의 변화 조사, ② 식물에 대한 다량원소/미량원소의 유효도를 포함하여 토양 물리성과 화학적인 비옥도 개선, ③ 작물수량 향상의 관점에서 하수슬러지의 경제적인 이익을 계량화, ④ 하수슬러지로부터 유래되는 중금속 오염물질의 토양과 작물의 오염범위 평가와 관련되어 있다.

① 일본

일본에서는 슬러지 처리의 위생상의 문제점을 고려하여 탈수된 슬러지에 3~5 kGy의 전자빔을 조사하여 슬러지 내 서식하는 각종 병원균과 미생물을 살균함으로써 폐기물 처리에 관한 연구를 수행하였다.

또한 해양배출량은 전체의 0.2%로 매우 적은 양만을 해양배출하고 있고 대부분의 슬러지는 매립처리하거나 재이용하고 있다. 전체적으로는 2001년 기준으로 발생량의 57.6%를 재이용하고 매립처리는 40.7%, 기타의 방법으로 1.7%를 처리하였다. 매립의 경우에는 탈수 슬러지를 직매립하는 경우보다는 소각이나 건조 등의 처리를 한 후 매립하는 비율이 높게 나타나고 있다. 재이용방법으로는 25%가 농지에 이용되고 있으며 시멘트 원료로 활용하는 등의 건설자재로 이용되는 비율은 75%인 것으로 나타났다.

② 인도

인도의 경우 ^{60}Co 감마 조사시설을 이용한 하수 슬러지 멸균 기술에 대하여 충분한 경험과 실험결과를 보유하고 있으며, 감마 조사시설을 지난 10년 동안 운전하여 슬러지 처리 분야에서 방사선 조사 기술의 유용성을 입증하고 있다. 아울러 대도시에서 발생하는 막대한 양의 슬러지 처리를 위해서 가까운 미래에 전자선 가속기가 사용될 전망이다.

③ 미국

미국은 하수슬러지를 자원으로서의 재활용성을 높게 평가하여 1990년대부터 하수슬러지를 bio-solid로 부르고 있으며 40CFR503에서 bio-solid관련 내용을 규정화하여 일관된 정책을 추진하고 있다. 미국내 하수슬러지 처리실태를 보면 발생량의 60%를 토양환원 등의 방법으로 재활용하고 있으며 나머지 40%는 소각 및 매립 등에 의해 처리하고 있어 재활용율이 매우 높은 편이다. 재활용 슬러지 중 70%는 토양에 직접 살포하는 방법으로 재활용하고, 20%는 퇴비화 등에 의해 품질을 개선하여 재활용하고 있으며, 나머지 10% 정도는 복토재로 활용하고 있다.

④ 유럽

EU에서는 2050년까지 2000년 하수슬러지 발생량 대비 50%까지 줄이려는 목표를 정하고, 슬러지의 발생을 사전저감시키고, 발생 슬러지는 재활용, 자원회수, 에너지 회수를 통하여 줄이려는 노력을 가속화하고 있다. 유럽은 각국의 특성별로 독자적인 처리기준을 설정·운영 중에 있으며 유럽의 전체 국가의 하수슬러지 처리 현황을 평균적으로 나타내면 육상매립 41.6%, 농토재이용 36.4%, 소각 10.9%, 해양배출 5.2%, 산지활용 6%의 순인 것으로 나타났다.

유럽에서의 슬러지 농업이용에 관한 EU지침의 주요 내용은 중금속 농도 및 소독방법이다. 중금속 관련 규제치는 토양의 pH를 기준으로 정하였으며 '시비 토양 중의 농도', '시비하는 하수슬러지 중의 농도', '연간 토양 주입 최대량'의 3가지 항목에 대하여 각각의 기준을 정하고 있다. 위생적인 관점에서 생으로 먹는 야채 재배지의 시비, 과일과 야채 재배중인 토지에의 시비, 수확 전 10개월 및 수확시의 시비를 금지하고 있다.

표 13-1에는 세계 각국에서 전리 방사선을 이용한 폐기물 처리를 위해 가동되는 시설의 예를 나타내었다.

● 표 13-1 **이온화 방사선을 이용한 폐기물 처리 시설**

Country	Radiation source	Energy (MeV)	Power(kW) or Activity(Ci)	Purpose	Dose(kGy)
Australia	Electron beam	0.5	12.5	TCE, PCE removal	0.2~2.0
Russia	Electron beam	0.7	70	YEKAL, dealkylation, desulfonation	3.0
USA	Electron beam	1.5	75	R&D-disinfection organic removal	2.0~10
Japan	Electron beam	2.0	60	Disinfection, composting	5.0
India	Co-60 gamma ray	1.25	150	Disinfection of sludge	5.0
Germany	Co-60 gamma ray	1.25	135	Disinfection of sludge	2.0

2) 국내 기술개발 현황

현재까지 하수슬러지의 전처리 즉, 하수슬러지의 탈수능 향상, 안정화, 감량화, 자원회수 등에 대한 다양한 연구는 자외선, 초음파, 오존산화, 마이크로웨이브 등이 주를 이루고 있다. 최근 일부 기관에서 유기성 폐기물을 대상으로 전자선 조사처리 연구를 수행하였으나 아직은 기초연구 단계 수준으로 실용화 및 상용화를 위한 구체적이고 체계적인 추가 연구개발이 필요하다.

그동안 국내에서 일부 진행되었던 방사선을 이용한 하수슬러지 전처리와 관련된 연구는 하수처리공정에서 하수슬러지의 탈수, 안정화 및 처리효율 등이 주를 이루고 있는 반면, 하수슬러지가 농업생태계에 끼치는 영향, 하수슬러지 유래 유기독성물질들의 순환에 대한 연구는 아직 보완할 점이 많은 상태이다. 또한 환경부가 주관하는 차세대 환경기술개발사업 목록에 하수처리장에서 슬러지 발생 저감을 위하여 반송슬러지를 오존으로 분해하는 기술이 있으나, 방사선 이용 기술 관련 연구는 현재까지 많이 부족한 상태이다.

멸균기술 분야의 측면에서 볼 때 염소소독 설비를 갖추고 있는 기존의 국내하수종말처리장은 소독 부산물로 발생하는 THM(trihalomethane)과 같은 발암성물질에 의한 2차오염 때문에 최근 자외선을 이용한 미생물 소독공정에 대한 연구가 꾸준히 진행되고 있다.

그러나, 탁도가 높거나 유기물 부하가 높은 하수의 경우 처리효율이 미약하여 아직까지 하수의 최종 처리에 대하여는 뚜렷한 대안이 없는 실정이다. 국내 개발기술로는 1990년 초 한국원자력연구원에서 방사선을 이용하여 병원폐기물 멸균기술 개발을 시도한 적이 있다.

국내에도 연구용 전자가속기를 보유하고 있고 제작, 설치, 운영할 수 있는 전문업체가 있고, 최근 방사선 이용기술 전문기관인 방사선연구원이 설립되어 관련 오염물질의 제거기술에 대한 연구 인프라가 조성되었다.

아직은 환경오염물질 처리에 대한 방사선 이용기술의 전반적인 기술수준은 선진국에 비해 50~80% 수준이며, 핵심설비의 설계기술 및 부품제조기술 등은 여전히 외국기술에 의존하고 있다. 또한, 핵심사후처리기술과 사전오염예방기술에 있어서도 상대적으로 낙후되어 있으며, 민간의 경우 협소한 국내 시장규모 등 여러 가지 이유로 원천 및 요소기술의 자체 개발보다는 외국기술의 응용 내지 도입에 크게 의존하는 경향이 강하다.

그럼에도 불구하고 방사선을 이용한 폐수처리기술은 한국이 선도적인 입장에 놓여있다. 국내의 경우 한국원자력연구원의 기술자문을 통하여 대구염색공단에 10,000톤/일 규모의 전자빔을 이용한 염색폐수처리플랜트가 건설 및 운전되고 있다.

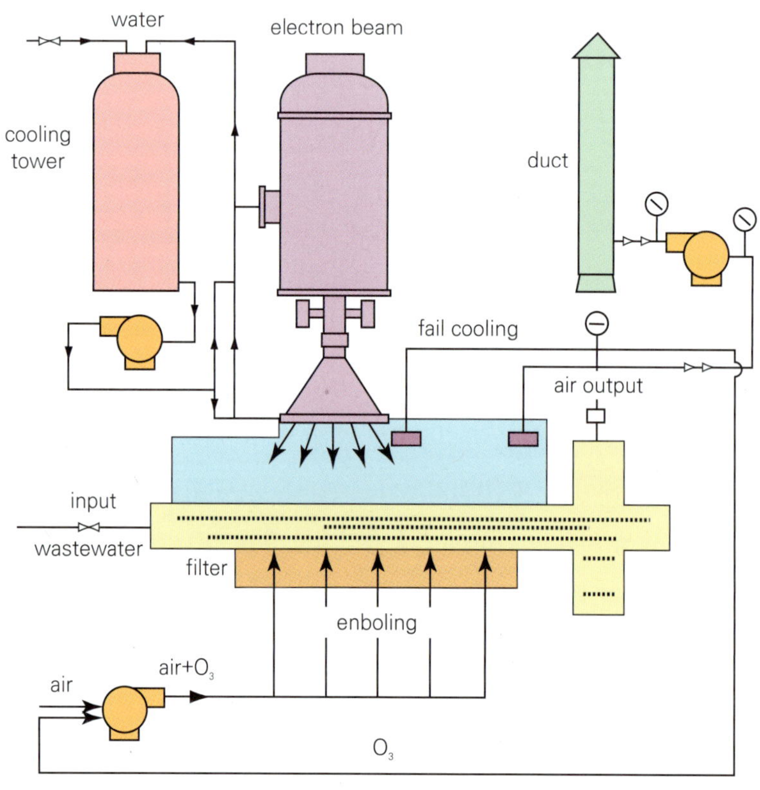

그림 13-2 **전자선을 활용한 조사처리 시설 개념도**

이러한 기술력과 경험을 바탕으로 지난 수년간 방사선을 이용한 하수슬러지 처리 및 재활용 기술 기반이 확립되었다.

한편 그동안 국내에서는 하수슬러지에 함유되어 있는 병원성 미생물의 2차적인 오염을 차단하기 위한 대체기술과 관련된 기술개발이 이루어지지 않은 상태이지만, 선진국에서는 1970년대 후반부터 여러 가지 처리기술을 개발하여왔다. 이는 병원성 미생물에 의한 2차 감염과 생물학적 안전성을 확보하기 위한 차원에서 이루어진 결과이며, 따라서 우리나라에서도 슬러지의 최종산물을 재활용하기 위하여 슬러지에 병원성 미생물 매개체가 생기지 않도록 하는 처리시설을 갖추거나 외부와 차단가능한 시설을 두고 병원성 미생물 매개체로 인한 병원균의 전염을 막을 수 있는 방안이 마련되어야 할 것으로 판단된다.

선진국에서는 하수슬러지 중에 함유되어 있는 유기독성물질의 분해기술을 적용하여 이들 오염물질이 생물농축을 통하여 인체에 끼치는 영향을 최소화 하는 방안을 마련하고 있다. 그러나 불행하게도 현재 우리나라에서는 하수슬러지 중에 존재하는 유기독성물질에 대한 방안을 마련하지 못하고 있는 상태이다.

하수슬러지의 농경지 재투입율이 40~50%를 상회하는 선진국에서는 공중보건위생, 토양환경, 식물독성 및 내분비계 장애물질과 같은 여러 가지 제반 오염물질에 대한 사전처리가 이루어지고 있기에 가능한 것으로 판단된다.

따라서 우리나라에서도 하수슬러지의 자원화를 활성화시키기 위해서는 반드시 하수슬러지에 함유되어 있는 유기독성물질의 분해를 위한 처리기술을 개발하여야 할 것으로 판단된다.

방사선 조사기술은 다른 살균 및 재처리 방법에 비해 많은 장점을 가지고 있음에도 불구하고 방사선의 안전성에 관한 일반 국민들의 이해부족으로 범용화시키는데 많은 어려움을 지고 있다. 따라서 유기성 폐자원의 처리과정에 환경친화적인 방사선 처리기술을 개발함으로써 방사선 조사에 대한 일반 국민의 의식전환 및 수용성 확보에 큰 기여를 할 수 있을 것이다.

특히 방사선을 이용한 하수처리와 관련해서 ① 방사선을 이용한 하수슬러지 탈수능 향상, ② 방사선 이용 하수슬러지 재활용 활성화, ③ 하수슬러지의 탄소원 회수 등을 달성하여, 독성 물질의 제거 및 회수 그리고 유효 자원의 회수와 같은 폐기물 자원화가 필요하다.

2 방사선을 이용한 환경정화 기술

1) 해외 기술개발 현황

불순물이나 화학 물질 따위로 더럽혀져 못 쓰게 된 물을 폐수라 하며, 생물학적 처리가 주요 공정인 폐수처리 경우, 생물학적 처리 전에 전자빔을 이용한 산화 처리 시 유기물질의 농도가 감소하고, 생물분해가 어려운 난분해성 물질이 산화되어 분해 가능한 물질로 전환된다. 또한 적은 방사선량(0.4kGy)으로도 유해성분인 합성세제, 유기성 황화물, 염색폐수가 분해되며 살균효과가 커서 일본, 미국, 오스트리아 등의 선진국 뿐 만 아니라 러시아, 브라질 등에서 각종 산업폐수, 하수처리, 정수처리 및 슬러지처리 분야에 많은 활발한 연구가 진행되고 있다. 현재 방사선을 이용한 폐수처리에 대한 관련 연구를 선도하고 있는 국가는 러시아, 오스트리아, 미국 등이다. 해외의 경우 전자빔에 의한 수처리 연구는 선진국을 중심으로 추진되고 있어 자국의 환경에 직접 문제시되고 있는 지하수 및 토양복원, 슬러지 처리 등에 관련된 연구가 주를 이루고 있다. 1970년부터 미국에서는 슬러지처리에 실플랜트를 적용하여 처리효율을 극대화하였고, 마이애미 버지니아 키에 위치한 전자빔 조사 폐수처리 시설은 1981년 운전을 시작으로 유해성 폐수 및 폐기물 처리를 수행하였다. 일본의 슬러지 처리에 대한 연구는 위생상의 문제점을 고려하여 탈수된 슬러지에 3-5kGy의 전자빔을 조사하여 슬러지내 서식하는 각종 병원균과 미생물을 살균함으로써 폐기물 재활용 분야 활용되고 있다.

2) 국내 기술개발 현황

국내, 방사선에 의한 폐수처리 연구는 1993년 한국원자력연구원에서 "방사선을 이용한 난분해성 물질의 처리에 관한 연구"를 시작으로 다방면의 환경분야 응용연구가 시작되었다. 삼성중공업(주)에서 1994년 국내 최초로 산업용 전자빔 조사설비 개발에 성공하였고, 트리클로로에틸렌 (TCE), 테트라클로로에틸렌 (PCE)의 유기염소계 물질을 대상으로 한 전자빔을 이용한 난분해성 폐수처리 기술개발 연구가 수행되었다. 환경과 관련한 연구분야로서 매립지 침출수 처리, 방사선 살균, 배연가스 동시 탈황/탈질 처리, 제지폐수처리, 염색폐수처리 등에 응용 연구되고 있다.

현재 국내의 대학 및 국공립연구소를 중심으로 전자빔에 의한 슬러지처리, 토양정화, 조류제거, 하수방류수내 대장균 살균 등의 환경응용에 대한 기초연구가 진행되고 있어 전자빔의 환경이용 분야가 급속도로 증가할 것으로 예상된다.

[출처: 방사선융합 미래 환경대응 요소기술 개발, 2015, 한국원자력연구원]

[한국원자력연구원에서의 독자적인 방사선 원천 환경보전기술 확보 현황]

- 1997년부터 원자력연구개발사업으로 관련 연구 수행
- 20여 건의 특허등록 및 출원, 관련 핵심기술과 기본인프라 구축
- 방사선 조사기술을 이용한 슬러지 탈수능 향상, 슬러지내 병원성 미생물 살균 등에 다양한 유기성폐기물 관련 연구를 수행
- 퇴비와 등의 후속공정에 대한 실험실 규모의 연구 수행
- 방사선 이용 환경보전 기반연구를 토대로 정부(과기부)와 국제원자력기구(IAEA)의 지원으로 대구염색공단에 10,000톤/일 규모 폐수처리 플랜트 건설, 운영 중

14

산업방사선

산업방사선

1895년 뢴트겐이 X선을 발견하고 1896년 베크렐이 방사성 물질을 발견한 이후 방사선의 이용은 인류 역사상 많은 삶의 변화를 가져 왔으며 오늘날 우리 생활에서 떼어낼 수 없는 매우 중요한 역할을 하고 있다. 의료분야에 도입된 방사선의 이용은 질병의 진단 및 치료 기술에 큰 발전을 가져다 주었으며, 산업분야에서도 방사선의 투과특성을 이용한 계측(gauging), 비파괴검사(nondestructive testing: NDT) 등 다양하게 활용되고 있다.

1 방사선을 이용한 계측

방사선을 이용하여 공정이나 제품의 상태를 감시하는 장치를 방사선 게이지(radiation gauge)라 부르며, 대표적인 게이지의 종류로서 수위계, 두께계, 밀도계, 수분계 등이 있다.

표 14-1은 방사선원을 이용한 기기 및 종류를 나열한 표이다.

● 표 14-1 **밀봉 RI 선원이용기기 종류**

이용 분야	방사선 선원
β선 두께계	^{14}C, ^{147}Pm, ^{85}Kr, ^{204}Tl, ^{90}Sr
투과형 γ선 두께계	^{241}Am, ^{137}Cs, ^{55}Fe
준위계(레벨계)	^{60}Co, ^{137}Cs
밀도계	^{137}Cs, ^{60}Co, ^{85}Kr, ^{90}Sr, ^{241}Am
지하검층계	^{60}Co, ^{137}Cs
중성자 수분계	^{241}Am-Be, ^{226}Ra-Be, ^{252}Cf
연기감지기	^{241}Am
정전제거장치	^{210}Po
RI 형광 X선 분석	^{55}F, ^{109}Cd, ^{241}Am, ^{153}Gd, ^{57}Co, ^{238}Pu
방사화 분석	^{241}Am-Be, ^{252}Cf
중성자 래디오 그래피	^{252}Cf
γ 래디오 그래피	^{60}Co, ^{192}Ir, ^{137}Cs
방사선화학, 멸균, 식품조사	^{60}Co, ^{137}Cs

이러한 장치들의 측정원리는 방사선이 물질을 통과하게 되면 물질의 구조 및 상태에 따라 투과 방사선의 강도가 변하게 되고, 이를 방사선 검출기로 계측하면 그 물질의 두께, 밀도, 수분 등의 정보를 정확히 측정할 수 있다. 이러한 방법은 측정 대상에 전혀 접촉하지 않기 때문에 특히 뜨겁게 달구어진 철판 두께도 매우 높은 정밀도로 측정할 수 있다. 그림 14-1[A]는 간단한 수위계를 나타내는데 ^{60}Co나 ^{137}Cs 선원에서 나오는 γ선을 액체 탱크에 투과시키면 액체 탱크 내부에 있는 액면의 수위를 알아낼 수 있다. 그림 14-1[B]는 두께계로서, 예를 들면 열연강판을 압연할 때 강판의 두께는 품질에 큰 영향을 주는데, γ선이 투과하는 정도를 측정하여 강판의 두께를 감시하고 만약 두께가 기준을 벗어나면 압연롤러 입력조절 장치로 피드백(feedback)하여 조절한다. 이러한 방법은 강판뿐만 아니라 셀로판지, 식품포장용 랩, 알루미늄 호일, 종이, 고무판 등 다양한 제품의 생산관리에 사용되고 있다.

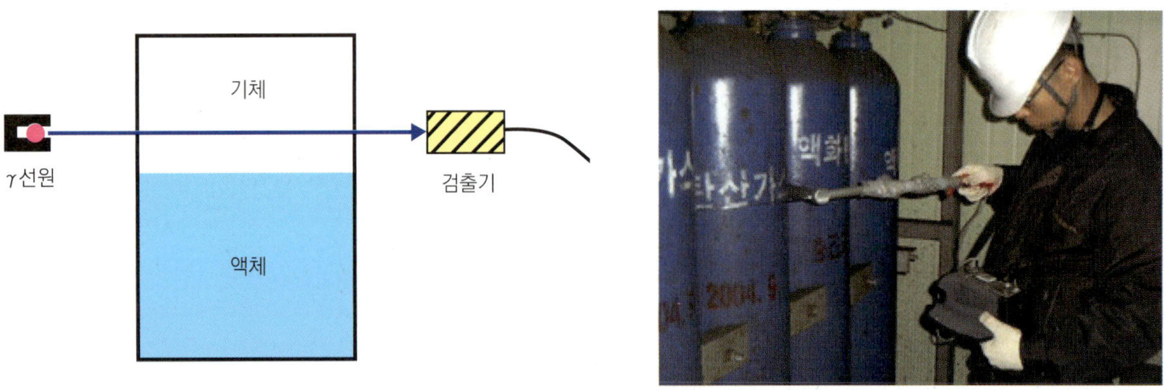

[A]

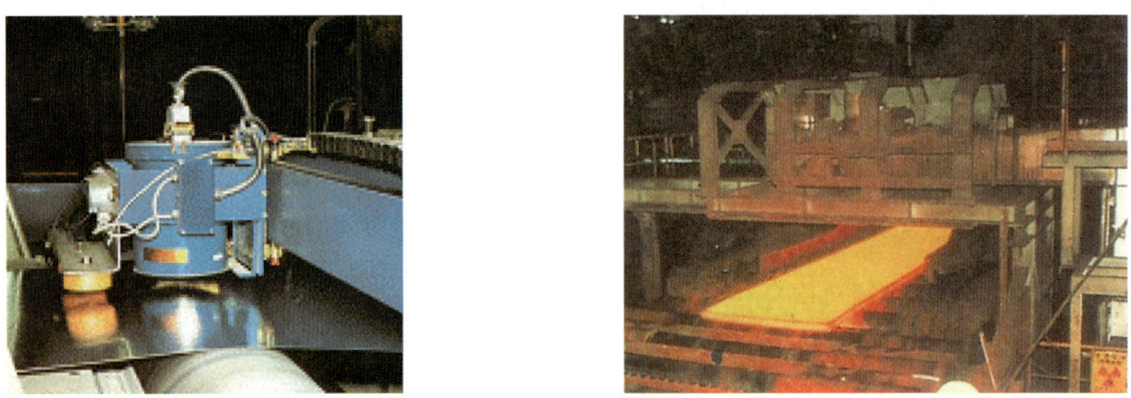

[B]

● 그림 14-1 **방사선을 이용한 계측 : [A] 수위계, [B] 두께계**

밀도계는 두께 측정의 반대과정으로 두께가 일정한 용기에 서로 다른 시료를 넣어 방사선의 감쇠 정도를 측정하면 용기 내 물질의 밀도를 측정할 수 있다. 한 예로서 토목용 지반 밀도계는 시공한 지반에 일정 깊이의 구멍을 뚫고 γ선을 삽입하여 측상방으로 투과하는 γ선의 강도를 측정하여 토양의 밀도를 평가하기도 한다(그림 14-2).

수분계는 중성자가 수분 특히 물의 성분인 수소에 의해 잘 산란되는 특성을 이용하여 물질 내의 수분 함량을 평가하는 장치이다. 이 원리는 속중성자가 물질 중에서 에너지를 잃게 되면 최종적으로 열중성자로 변하게 되는데, 만약에 시료에 수분이 포함되어 있으면 속중성자의 산란확률이 변하게 되어 열중성자가 생성되는 비율이 높아지는 것을 이용한 것이다. 주로 코크스(석탄을 건조시킨 것), 주조용 모래, 시멘트 재료 등의 수분함유량과 지하수 탐색, 콘크리트 포장의 건조도 측정 등에 이용된다. 이 때 주로 사용되는 중성자 선원으로는 자발적 핵분열을 일으키는 캘리포늄(^{252}Cf)이나 ^{241}Am(α, n)^{9}Be 핵반응을 이용한 합성선원이 있다. 그림 14-3, 4는 중성자산란을 이용한 고정밀도의 코크스 수분계를 나타낸다.

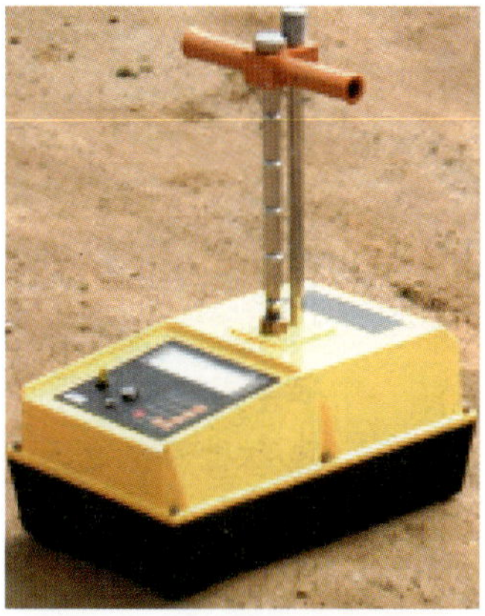

● 그림 14-2 **감마선원을 이용한 토양 밀도 측정 장비**

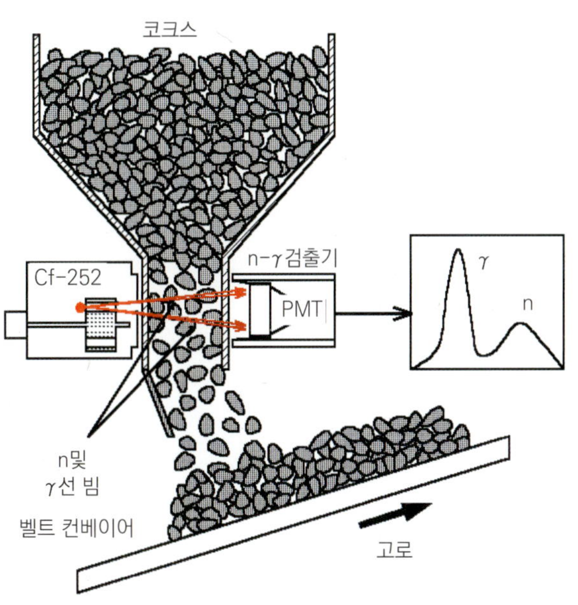

● 그림 14-3 **중성자의 산란을 이용한 고정밀도 코크스 수분계**

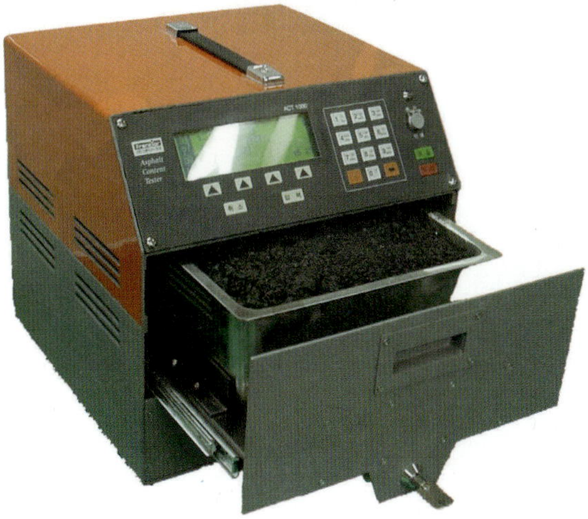

● 그림 14-4 **중성자 선원인 ^{252}Cf를 이용한 아스팔트 함량 측정 장비**

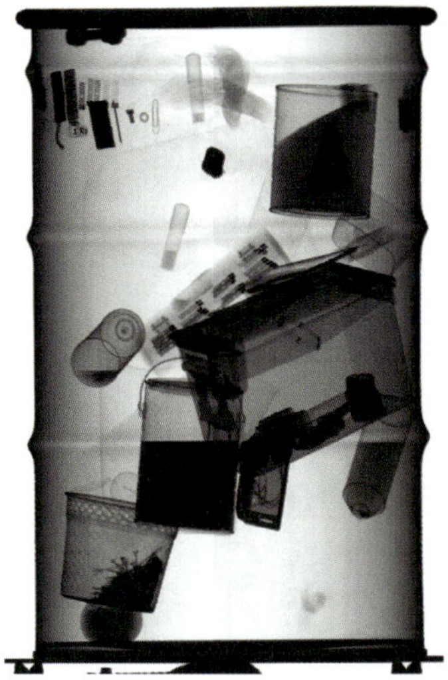

● 그림 14-5 X선을 이용한 비파괴검사의 촬영 예

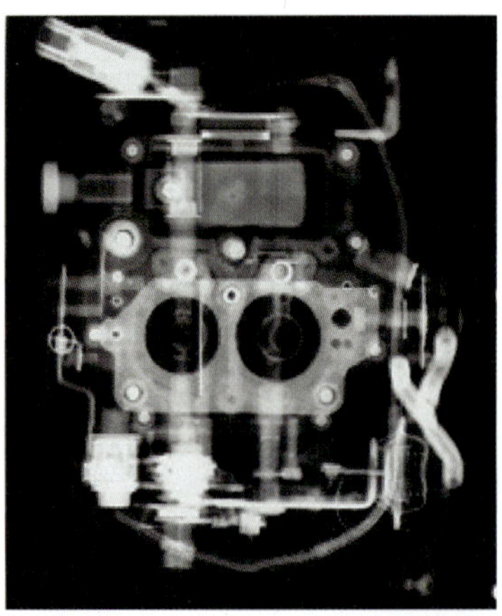

[A]

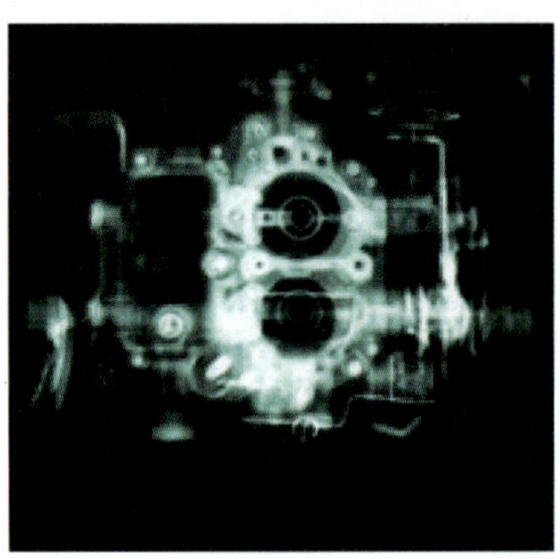

[B]

● 그림 14-6 중성자[A]와 X선[B]을 이용한 비파괴검사의 촬영 영상 비교

2 비파괴검사

비파괴검사는 검사 대상을 파괴하지 않고 그 물체의 이상 여부나 결함의 정도를 알아내는 것을 의미하며, 그 방법에는 방사선투과법(radiographic testing; RT), 초음파탐상법(ultrasonic testing; UT), 자기탐상법(magnetic particle testing; MT), 와전류탐상법(eddy current testing; ET) 등 여러 가지가 있다.

방사선을 이용한 비파괴검사는 1895년 X선을 발견한 뢴트겐이 그의 부인의 손을 촬영한 것을 시작으로 하여 1차 세계대전 중에는 이를 공업적으로 활용하여 항공기, 포탄의 약실, 수송물 등의 결함을 검사하는데 사용하였다.

점진적으로 주조품 검사, 용접부 검사 등에 사용되면서 활용영역을 넓혔으며, 특히 2차 세계대전 중에는 미국 해군의 전함 건조계획이 수립되면서 급진적으로 발전하게 되었습니다. 그림 14-5는 X선을 이용한 비파괴검사의 촬영 예를 보여준다.

최근에는 중성자를 이용한 비파괴검사가 주목을 받고 있는데, 특히 X선으로는 잘 탐지하지 못하는 정밀구조의 항공기 부품의 부식, 미세결함 등을 분석하는데 활용되면서 고부가가치 기술로 평가받고 있다.

중성자 비파괴검사는 중성자가 물질을 투과할 때 물질을 구성하는 원자핵과의 반응을 통해 강도가 감쇠되는 현상을 이용한 것으로, 일반적으로 사용되고 있는 X선을 이용한 비파괴검사에 비교하여 침투 정도가 훨씬 깊고 분해능도 뛰어난 장점이 있다. 납이나 우라늄 금속과 같이 밀도가 높은 물질이나 폭약류, 수소 화합물과 같이 가벼운 원소로 구성된 복합적인 물질의 비파괴 검사에 유용하다.

그림 14-6은 한 예로서 중성자[A]와 X선[B]을 이용한 비파괴검사의 촬영영상을 비교한 것이다.

1) 비파괴검사 방법

(1) 방사선 투과검사

X선, γ선 및 중성자선에 의해 검사체를 투과시켜 내부상태를 필름에 감광시켜서 내부의 결함을 검출하는 방법이다(그림 14-7).

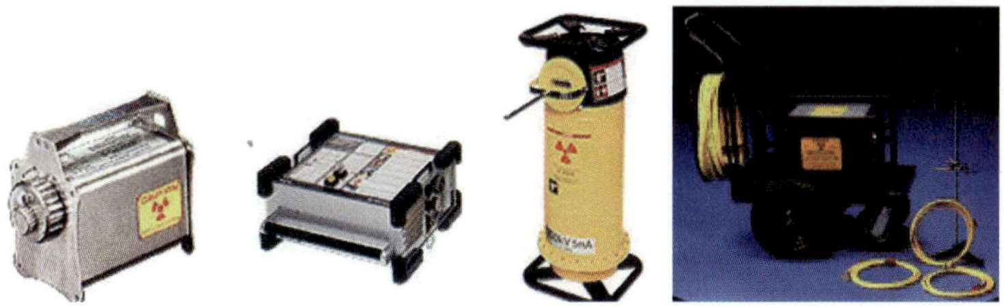

● 그림 14-7 **방사선투과검사 장비**

(2) 초음파 탐상검사

초음파 기계에서 전기적 에너지를 기계적 에너지로 바꾸어서 0.1~25 MHz의 음파를 물질에 투과시켜 반사되어 나오는 음파를 CRT의 영상으로 잡아 내부의 결함을 발견하는 검사방법이다(그림 14-8).

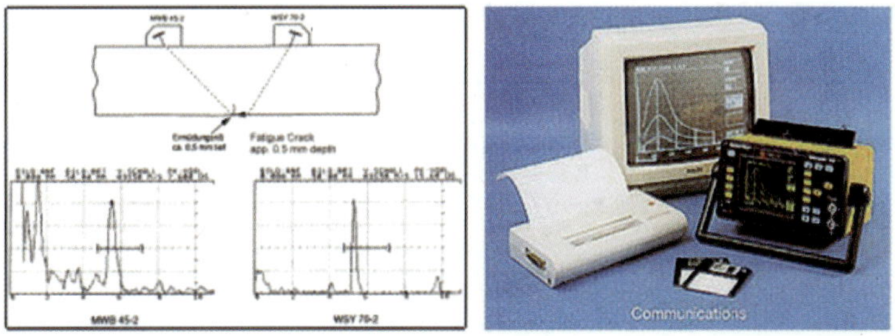

● 그림 14-8 **초음파탐상검사 펄스반사법 장비**

(3) 자기 탐상검사

강한 자화전류를 이용하여 검사체의 표면 및 표면하의 크랙, 라미네이션 등을 검사하며 액체 상태에서 혼합된 철분 가루가 사용된다. 검사할 부위에 철분을 고르게 깐 후 자화시키면 결함부 위에서는 자속이 흔들리는데 이 원리를 이용하여 검사하는 방법이며 크기, 모양, 위치를 찾아낼 수 있으며 자성을 갖는 물체에만 검사가 가능하다(그림 14-9).

(4) 침투 탐상검사

표면에 있는 결함에 모세관 현상을 이용하여 침투액을 침투시키고 그 위에 현상액을 뿌려 결함부에 베어있던 침투액이 현상액에 스며나오는 현상을 육안으로 관찰하여 결함을 찾아내는 방법이다(그림 14-10, 11).

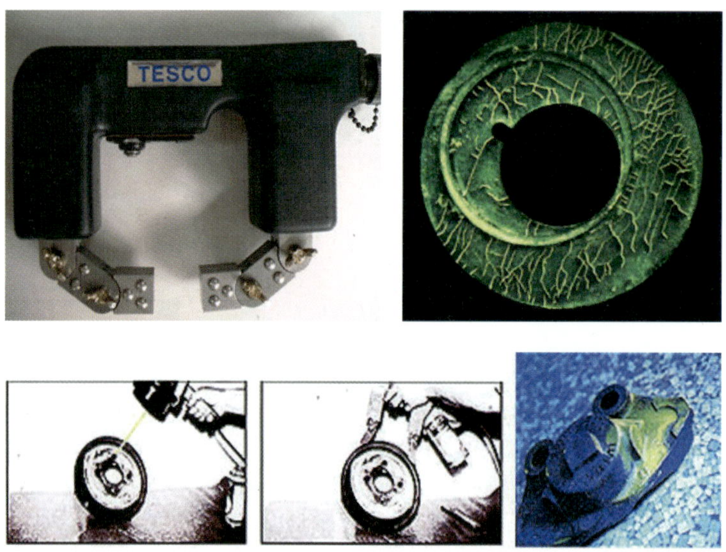

그림 14-9 **자기탐상검사 장비**

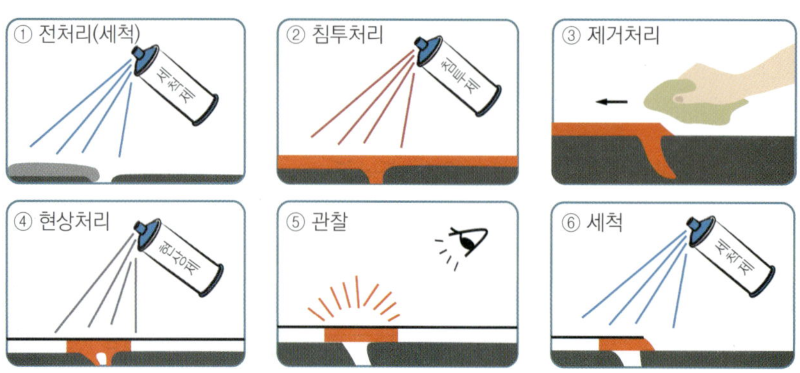

그림 14-10 **침투탐상검사 진행순서**

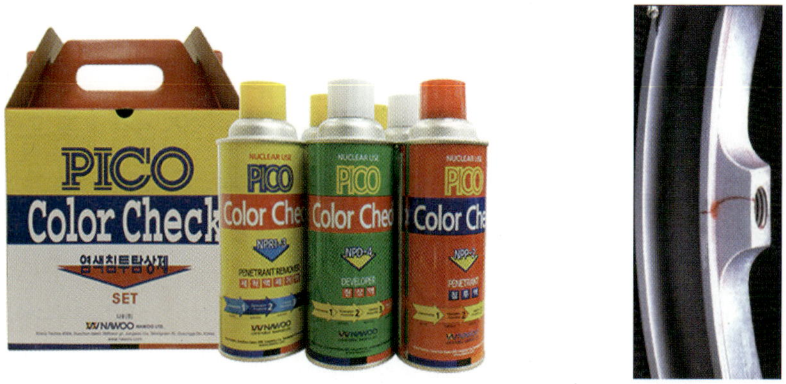

● 그림 14-11 **침투탐상검사 침투제 세정제 현상제**

(5) 와전류 탐상검사

와전류(eddy current, 맴돌이 전류)란 도체의 내부에서 국부적으로 소용돌이 모양으로 닫힌 통로를 흐르는 전류를 말하는 것으로 도체 내부를 지나가는 자기력선속의 변화로 인하여 생기는 전류이다.

코일에 고주파 전류를 흘려 피검사 물체의 탐상 부분에 와전류를 발생시켜 결함에 의한 와전류의 분포 상태의 변화를 감지하는 방법이다(그림 14-12).

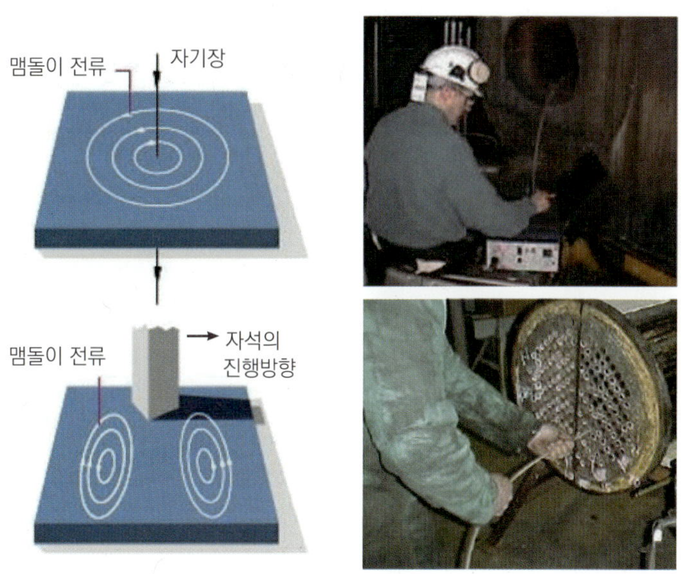

● 그림 14-12 **와전류탐상검사의 원리**

(6) 누설검사

각종 추적가스 보통 헬륨이나 암모니아계 가스를 내부 또는 외부에서 압력을 가하여 적용하고 그 반대편에서 검출기로 추적가스의 누설률을 검사하는 방법과 진공 또는 가압하여 누설 부위에 발포액(비누물)을 도포하여 기포를 관찰하는 방법 등이 있다. 이외에도 압력을 가한 후 일정 시간이 지난 다음에 압력변화를 보는 방법도 있다(그림 14-13).

(7) 육안검사

육안으로 보고 확인하는 것이지만 필요하다면 확대경, 거울, 전용 게이지 등을 사용하여 균열, 오버랩, 피트 등의 유무를 확인하거나 용접부의 돋음살의 높이와 언더컷의 깊이를 측정하는 방법이다(그림 14-14).

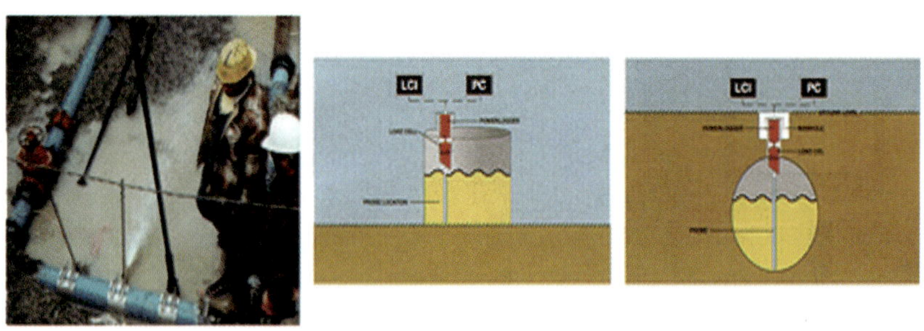

● 그림 14-13 **누설검사**

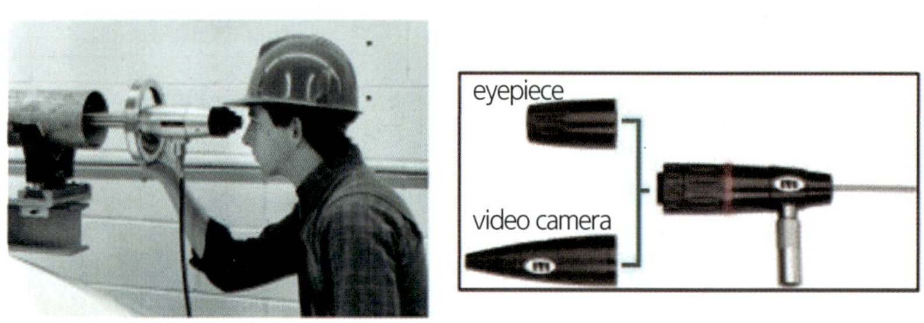

● 그림 14-14 **육안검사**

2) 방사선안전관리규정의 특징

방사선투과검사(또는 방사선비파괴검사 또는 라디오그라피) 업체에 적용되는 안전관리규정은 원자력안전위원회 고시 "안전관리규정 작성지침"에 따라 각 업체에서 작성되어 방사선안전당국의 검토와 승인을 받고 업체 단위로 적용된다. 방사선작업종사자는 해당 업체의 안전관리규정을 충실히 지키면서 안전하게 작업해야 할 의무가 있으므로 안전관리규정에 대해 상세히 알아야 한다. 어떤 이유로 규정이 제정되었는지를 이해하여야 해당 조항을 자발적으로 지킬 수 있다. 모든 조항은 방사선작업종사자의 안전 확보를 위해 직·간접적으로 절실히 필요하여 설정된 것이다. 방사선투과검사분야의 방사선작업종사자에 대한 직장교육에서 가장 중요한 것은 안전관리규정을 제대로 이해하고 작업함으로써 방사선안전을 확보하는 것이다.

3) 비파괴검사에 사용되는 방사선원 및 취득 절차

(1) 비파괴검사에 사용되는 방사선원

방사선투과검사에 흔히 쓰이는 방사선원은 γ선 방출체인 ^{60}Co(1.11~3.70 TBq), ^{192}Ir(1.85~3.70 TBq) 등과 200~300 kVp의 X선이다. 감마선원인 경우 ^{192}Ir가 주종이며 두꺼운 구조물의 검사에는 투과력이 큰 감마선을 내는 ^{60}Co을 사용한다.

현재 방사선투과검사에 사용하고 있는 밀봉 감마선원은 아래와 같이 굴곡형 강철 와이어로 구성된 Pig-tail에 연결된 Stainless steel capsule 내부에 얇은 Ir-192 디스크를 넣고 밀봉하여 사용한다(그림 14-15, 16).

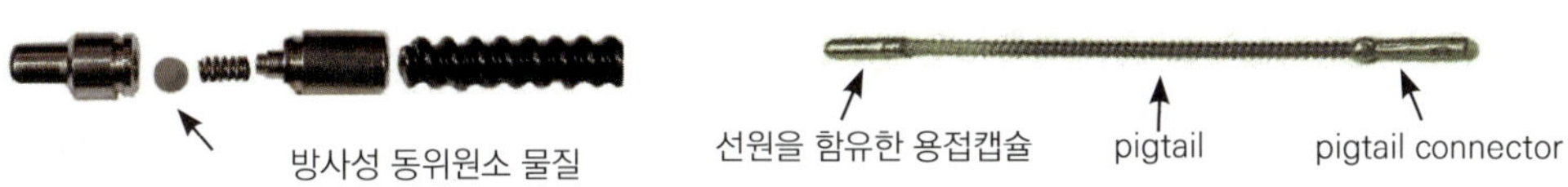

● 그림 14-15 **밀봉 감마선원**

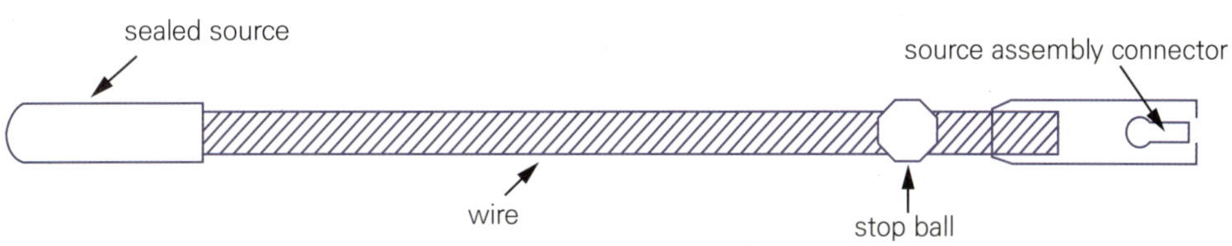

● 그림 14-16 **기본적인 감마선원 Pigtail 형태**

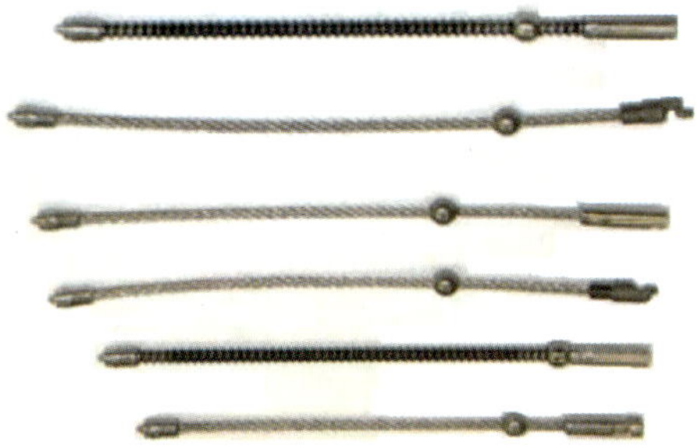

그림 14-17 **다양한 감마선원 홀더(pigtail)**

조사기의 제작사 및 안전장치 구조에 따라 Stop Ball 위치가 다르거나, Stainless steel capsule 내부에 들어가는 동위원소 디스크 모양에 따라 capsule 모양이 다르기 때문에 다양한 형태의 pig tail이 있다(그림 14-17).

담당기관의 방사선안전관리자가 구매요구서를 작성, 기관장(대표이사 등)의 결재를 받아 허가범위 이내에서 구매, 관리, 사용한다. 담당기관에서 구매, 관리 현황을 기록 유지하고 지역별 이동사용, 보관, 폐기 등 월별현황을 파악한다.

(2) 반입·반출, 인수·인계

① 구매, 검수

방사선안전관리자가 직접 발주한 요건을 만족시키는지의 여부를 검사하고 적절할 경우 인수한다. 밀봉 방사성동위원소의 취득·사용·폐기 기록부, 방사성동위원소 이력카드 등에 기재하여 관리한다.

② 저장실 반출입

기록부 작성에서의 기록내용은 일시, 목적, 사유, 반출입자의 성명, 선원·장비의 이상 유무, 반출입하는 선원·장비 명 및 수량 등이다.

③ 담당기관 ↔ 출장소, 출장소 ↔ 출장소 이동 시

사전에 방사성동위원소 운반보고서를 작성하여 방사선안전관리자의 승인을 받고 이동하도록 하며, 이런 경우에는 인수·인계자는 해당 선원관리대장에 반출입 상황을 기록해야 한다. 담당기관은 사용 중인 선원의 추적관리를 시행, 이동사용 장소별 선원현황의 기록을 유지하며 관리한다.

④ 선원이 장전된 감마선 조사기의 인수·인계

4) 비파괴검사에 사용되는 방사선원의 처분 및 인도

(1) 보관폐기

① 발생되는 폐기선원은 전량 본사의 보관폐기시설에 보관폐기한다.

② 방사선안전관리자는 폐기계획서를 작성하여 대표이사의 승인을 득한 후 선원관리 흐름도에 따라 처리한다.

③ 사용하지 않는 방사성동위원소는 침투, 부식, 전복 등이 되지 않을 용기에 넣고 폐기함 안에 넣어 보관폐기한다.

④ 보관폐기는 방사선안전관리자의 감독 하에 시행한다.

⑤ 밀봉선원을 폐기할 경우 피그테일과 선원 캡슐을 분리·절단하지 않고 붙어있는 상태로 폐기한다.

⑥ 밀봉선원은 폐기절차 흐름도에 따라 폐기를 시행하며 작업 전 안전수칙을 준수한다.

⑦ 보관 폐기함에는 시건 장치를 하고 방사선안전관리자 책임 하에 열쇠를 관리한다(그림 14-18).

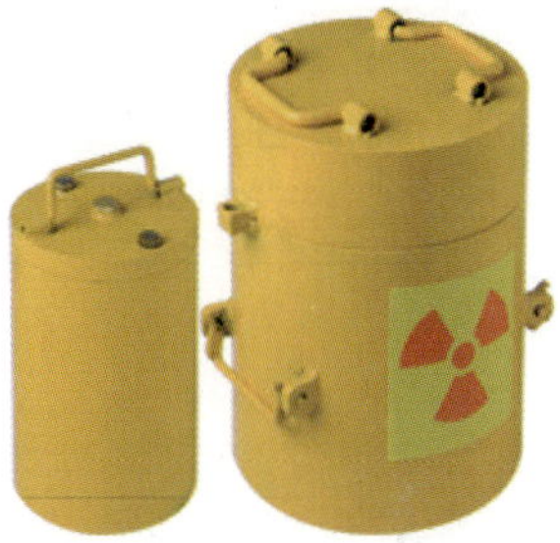

● 그림 14-18 **보관폐기함**

(2) 방사성동위원소의 위탁폐기

① 보관폐기선원을 폐기할 경우 대표자의 승인을 얻어 선원취득일로부터 5년 이내에 선원의 제작공급사로 반송하거나 폐기시설 등의 건설·운영 허가를 받은 한국원자력환경공단에게 위탁 폐기한다.

② 밀봉선원 중 Ir-192는 선원취득일로부터 5년 이내에 선원 제작사로 반송하거나 한국원자력환경공단에 위탁폐기 한다. Ir-192선원을 제외한 폐기 밀봉선원은 보관폐기일로부터 3개월 이내에 한국원자력환경공단에 위탁폐기하거나 선원제작사로 반송한다.

(3) 방사선발생장치의 폐기

① 대표자의 승인을 득한 후 방사선안전관리자의 감독 하에 자체폐기하며 사진을 포함하여 폐기관련 기록을 유지한다.

② 자체폐기 후 폐기사유, 장비내역, 증빙사진 등을 첨부하여 한국원자력안전기술원에 신고한다.

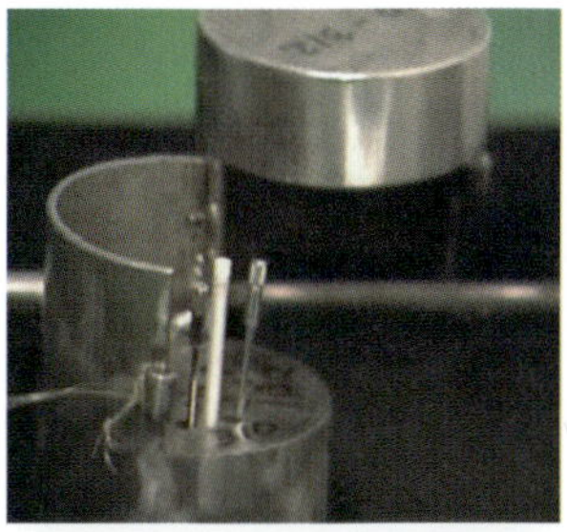

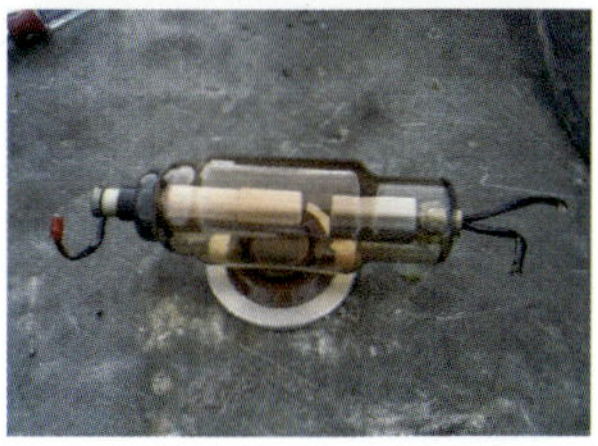

● 그림 14-19 **방사선발생 장치 X-선관**

5) 방사선량률 등 측정 및 측정결과의 보존절차

(1) 방사선량 및 방사성물질 등에 의한 오염 상황 측정 장소

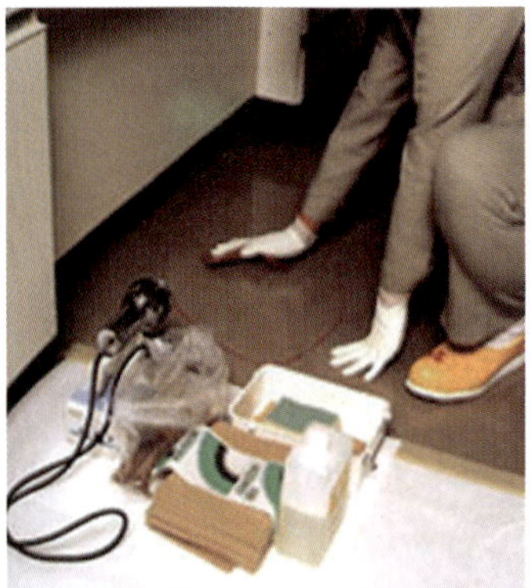

그림 14-20 방사성물질 등에 의한 오염상황 측정

방사선안전관리자 또는 작업장방사선안전관리자의 감독 하에 방사선량 및 방사성물질 등에 의한 오염상황을 측정하고 그 결과를 기록·유지한다.

① 방사선량의 경우

가. 사용·저장 및 폐기시설 : 매 작업 시

나. 고정된 방사선 차폐시설안에 있는 밀봉방사성동위원소 : 매 작업 시마다

다. 방사성폐기물의 저장·처리 및 처분시설 : 매월

라. 방사선관리구역 : 출입 시 마다

마. 비정상적으로 방사성물질이 누출된 장소 : 누출될 때

② 방사성물질 등에 의한 오염상황의 경우

가. 방사선관리구역에 있어서 공기 중의 방사성물질농도와 오염된 물체의 표면 : 작업 시 마다

나. 방사선관리구역으로부터 반출하는 물품의 표면 : 반출 시 마다

다. 비정상적으로 방사성물질이 누출된 장소 : 누출될 때

(2) 측정 대상 및 시기

① 피폭방사선량의 경우

가. 종사자 : 종사기간 중

나. 수시출입자 : 출입 시 마다

다. 방사선관리시설에 일시적 출입하는 자로서 선량한도를 초과하여 피폭될 우려가 있는 자 : 출입 시 마다

② 방사성물질 등에 의한 오염상황의 경우

가. 방사선작업종사자의 손·발·작업복·보호구 그 밖에 오염의 우려가 있는 부위의 표면 : 작업을 종료 시 마다

나. 수시출입자의 손·발·작업복·보호구 그 밖에 오염의 우려가 있는 부위의 표면 : 출입 시 마다

③ **측정방법**

가. 방사선량 및 오염 상황은 방사선측정에 가장 적합한 장소에서 측정할 것

나. 방사선에 의한 인체 내부의 피폭은 공기 중 또는 음료수중의 방사성물질의 농도 및 양을 측정하거나 필요한 정밀검사를 통하여 산출할 것

(3) 측정 결과 및 기타 안전관리 기록의 보존기간

방사선량률 등 측정 결과와 관련된 다음과 같은 사항의 장부를 비치하여 기록 보존한다.

방사선 사용시설에서는 감시의 목적에 따라 개인감시, 지역감시 또는 환경감시로 구분되며 다양한 장비를 이용하여 측정이 이루어지고 있다. 공간선량률 측정기와 오염감시기를 통칭하여 '서베이미터'라고 부른다(그림 14-21). 방사선 검출기는 측정목적과 대상 방사선에 따라 용도가 상이하므로 실제 상황에서 장비를 바르게 이용하기 위해서는 방사성핵종, 방출되는 방사선의 종류와 에너지, 반감기, 선원의 밀봉여부 등을 사전에 파악하는 것이 중요하다.

6) 방사선안전관리 장비의 종류 및 수량 등

① 방사선측정기 : 작업 조 당 1대 이상

② 개인 피폭방사선량계 : 종사자 개인 당 법정선량계(F/B 또는 TLD, 유리선량계), 보조선량계(P/D 또는 자동선량계, 전자선량계) 각 1개

③ 개인 방사선 경보기 : 종사자 개인 당 1개

④ 방사능 표지 : 작업 조 당 4매

⑤ 원격조작 장치, 콜리메이터 : 작업 조 당 각 1개

⑥ 경고등 : 작업 조 당 4개

⑦ 방사선관리구역 경계표시용 줄 : 작업 조 당 약 100m 이상

⑧ 원격선원 집게 : 저장시설 당 1개

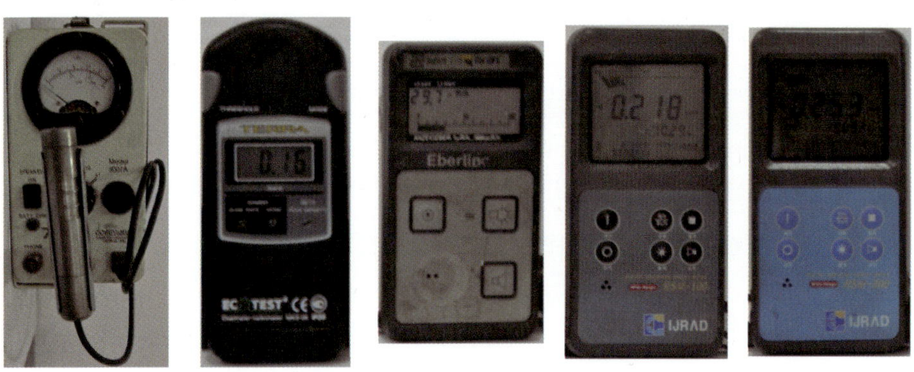

그림 14-21 **서베이미터의 종류**

7) 방사선작업 안전수칙

(1) 방사선안전관리 수칙

① 종사자는 방사선취급에 수반되는 모든 방사선의 위험에 대하여 적절한 조치를 취할 수 있는 지식을 갖추고 있어야 한다.

② 종사자는 방사선으로부터 자기 스스로 및 주위의 개개인을 방어할 의무가 있음을 자각하여야 한다.

③ 필요한 개인 피폭선량계는 항상 몸에 착용하고 작업에 임하여야 하며 수시로 검하여야 한다.

④ 작업시작 전 모든 방사선장비는 안전한지 사전 점검하여야 한다.

⑤ 작업시작 전 모든 방사선관리구역을 설정하고, 방사능 표지를 부착하여야 한다.

⑥ 작업 시 방사선방어의 3대 원칙(시간, 거리, 차폐)을 준수하고, 불필요한 피폭은 금하여야 한다.

⑦ 방사선장비의 고장이나 방사성동위원소의 분실 등 사고 발생 시에는 방사선위험구역을 설정하고 방사선안전관리자에게 즉시 보고하여야 한다.

⑧ 종사자는 작업장소의 형편을 파악하여 작업조건의 개선을 꾸준히 모색하고 노력하여야 한다.

⑨ 기타 안전관리규정에 대한 제반 사항을 철저히 준수하여야 한다.

(2) 방사선작업자의 의무수칙

① 방사선 측정

가. 방사선조사 후 선원 안내튜브와 조사기의 방사선량률을 측정하여 선원의 위치를 확인한다.

나. 방사선측정은 작업 전·후 및 작업 중 수시로 한다.

다. 제한구역 경계의 방사선량률을 측정하여 외부 사람들이 피폭되지 않도록 한다.

② 방사선 위험표지 설치

가. 방사선관리구역 표지로 줄 울타리를 설치하여 외부인의 접근을 막는다.

나. 종사자는 방사선원이 노출되어 있는 구역에 아무도 들어가지 않도록 감시하고 출입을 통제해야한다.

다. 경고등을 가능한 사방에 설치한다(1개인 경우 선원의 위치에 설치한다).

③ 안전관리장비의 휴대 및 사용

가. 종사자는 필히 개인선량계(TLD, P/D)를 착용하고 규정에 따라 측정하여 과 피폭을 막는다.

나. 공용 안전관리 장비인 서베이미터나 알람 모니터를 휴대하고 규정에 따라 측정하여 과피폭을 막는다.

④ 원격조작장치의 정상조작(회전 수 확인 등)

⑤ 선원의 보관 철저

가. 종사자는 선원의 도난·분실 등에 대비해 적절한 조치를 한다.

나. 감마선조사기는 시건 장치가 되어 있는 저장실에만 보관한다.

⑥ 감마선조사기와 원격조작장치의 수시 상태 점검 및 보존

가. 방사선조사 후 선원 안내튜브와 조사기의 방사선량률을 측정하여 선원의 위치를 확인한다.

나. 원격조작장치의 이상 여부를 사용할 때마다 확인한다.

다. 이상이 발견된 장치에 대해서는 별도로 방사선안전관리자에게 보고한다.

⑦ 방사선작업조장의 역할

방사선작업조장은 작업보조원이 원격조작장치를 다루는데 있어 방사선원이 안전하게 차폐된 위치로 되돌아왔는지의 확인과정을 도와주고 보살펴 주어야 한다.

⑧ 안전관리 교육내용대로 실행한다.

가. 안전관리규정을 숙지하여 실천한다.

나. 장비의 사용방법의 원칙에 따른다.

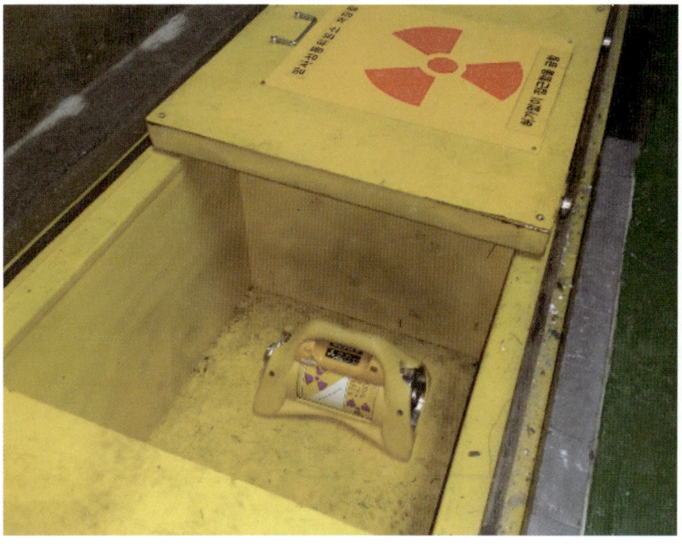

그림 14-22 **선원의 보관**

8) 방사성 오염검사 및 제염

(1) 오염상황 확인

방사선 계측장비로 오염부분에 닿지 않도록 유의하면서 직접 표면을 측정하거나 스메어법으로 오염 상황(장소, 범위, 정도 등)을 확인하여 오염부분을 명시해놓고 오염 확대를 방지한다.

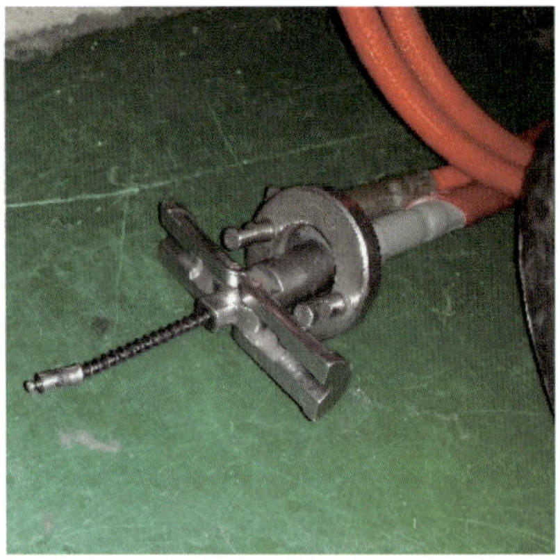

(2) 신속한 제염

되도록 빨리 방사성물질을 닦아내는 것(제염)을 한다. 오염직후 물로 쉽게 제염할 수 있는 것도 방치하면 제거할 수 없게 되는 경우도 있다.

(3) 오염 확대 방지

종이 타월, 헝겊 등으로 확대되지 않도록 덮어 닦아낸다.

(4) 저준위에서 고준위 순으로 제염 실시

(5) 제염 시 주의사항

① 피부 오염

피부에 상처를 주지 않도록 주의한다. 피부표면은 쉽게 제염할 수 없더라도 주로 외부피폭이기 때문에 피부의 신진대사와 함께 제염된다. 그러나 피부에 상처가 나면 체내로 섭취되어 체내 피폭을 받게 된다. 따라서 무리한 제염으로 상처를 내지 않도록 해야 한다.

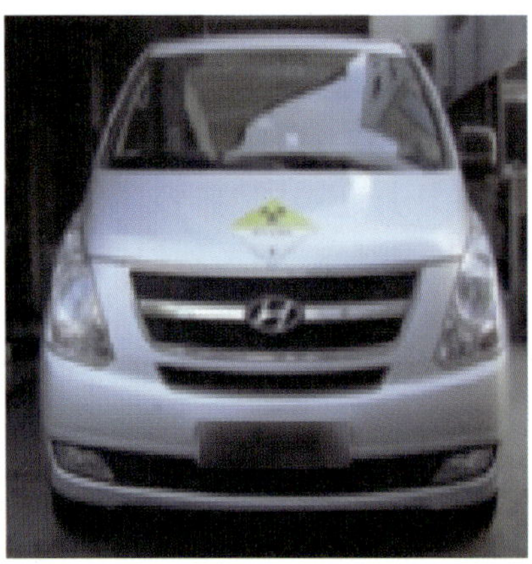

② 상처 또는 점막의 오염

상처, 눈 또는 점막이 오염되었을 때에는 곧 다량의 온수로 씻어낸다. 상처부분을 눌러 피가 조금 나오게 한다.

③ 바닥 및 기기의 제염

바닥에서 엎지른 방사성물질은 곧 종이 또는 천을 이용하여 건식 또는 습식으로 닦아낸다. 기기의 제염은 보통 분해하여 오염부분만을 제어한다.

9) 방사성물질 운반 시 안전수칙

① 사업소 내 운반기준

가. 방사성동위원소 및 그에 의해 오염된 물질을 운반할 경우 이를 운반함에 넣고 시건 한 후 운반한다.

나. 방사성동위원소 및 그에 의해 오염된 물질을 넣은 용기(이하 "운반물"이라 한다) 및 이를 적재하는 차량이나 방사성동위원소 및 그에 의하여 오염된 물질을 운반하는 기계·기구(이하 "차량 등"이라 한다)의 표면의 방사선량률과 허용 표면오염도는 다음과 같은 기준을 초과하지 아니한다.

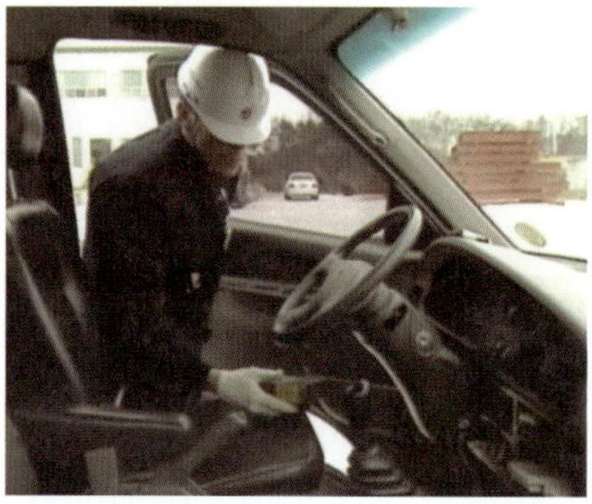

a. 표면 방사선량률

- 운반물 표면에서 10 cm 위치 : 2 mSv/h
- 운반물 표면에서 1 m 떨어진 위치 : 0.1 mSv/h
- 운반차량 표면 : 2 mSv/h
- 운반차량으로부터 2 m 떨어진 위치 : 0.1 mSv/h
- 사람이 승차하는 위치 : 0.02 mSv/h

b. 표면 오염도

운반물의 외부표면과 덧포장·화물 컨테이너 및 탱크의 내·외부표면의 제거성 표면 오염도는 임의의 표면 300 cm^2 이상에 대하여 측정한 평균값이 베타·감마 방출제 및 저독성 알파 방출체는 4 Bq/cm^2, 그 이외의 모든 알파 방출체는 0.4 Bq/cm^2을 초과하지 아니한다.

다. 운반물을 차량 등에 실을 때에는 운반 중에 이동·전도 또는 전락 등에 의하여 운반물의 안전성이 손상되지 않도록 한다.

라. 동일차량에 위험물과 운반물을 혼재하지 아니한다.

마. 운반물의 운반경로에는 표지를 설치하거나 감시인을 배치하는 등의 방법으로 운반에 종사하지 아니하는 자와 운반에 사용되지 아니하는 차량 등의 출입을 제한한다.

바. 운반차량은 서행하는 등 안전운행하며 교통법규를 준수한다.

사. 운반차량에는 방사성동위원소 취급지식과 경험을 갖춘 자가 동승하거나 방사선장해방지를 위하여 필요한 감독을 하도록 한다.

아. 운반물 및 운반차량에는 눈에 잘 띄는 곳에 포장 및 운반관계 표지를 부착한다.

자. 원칙적으로 종사자 이외의 사람이 운반물의 운반에 종사하지 않도록 한다. 부득이한 경우 비 종사자의 피폭방사선량이 일반인의 선량한도를 초과치 않도록 한다.

차. 용기 밖의 운반물 등을 오염시킬 우려가 있는 방사성동위원소 및 그에 의하여 오염된 물질은 기밀구조의 용기에 넣어 운반한다.

카. 상기 ①항 나호 조치의 전부 또는 일부를 시행하기 곤란할 경우 원자력안전위원회의 승인을 얻은 후 운반한다. 이 경우, 당해 운반물의 표면 및 표면으로부터 2m 떨어진 위치에서의 방사선량률은 다음에 정한 기준 값을 넘지 않아야 한다.

타. 운반물 표면 : 10mSv/h

파. 운반물 표면으로부터 2m 떨어진 위치 : 0.1mSv/h

하. 상기 ①항 가호, 나호, 마호~아호의 규정은 방사선관리구역 내 작업 중 이동에는 적용하지 아니한다.

거. 상기 ①항의 규정은 사용시설, 분배시설, 저장시설 및 폐기시설 안에서 운반하는 경우와 운반시간이 짧고 방사선장해의 우려가 없는 경우에는 적용하지 아니한다.

너. 기타 세부 사항은 방사성물질 운반절차 및 원자력안전위원회 고시 "방사성물질 등의 포장 및 운반에 관한 규정"을 적용한다.

② 사업소 외의 운반기준

가. 방사성물질을 사업소 외의 장소로 운반할 때 사용하는 운반용기 등은 원자력안전위원회 고시를 제반기준으로 적용한다.

나. A형 운반물을 초과하는 운반물에 대해서는 원자력안전법 운반신고의 규정에 의한 운반신고를 하여야 한다.

다. A형 운반물을 초과하는 운반용기는 사용검사에서 승인된 것만을 사용한다.

라. 국외로 반출하는 운반물은 운반물이 경유되거나 도착하는 국가의 관계규정에 적합하도록 하며 별도의 방사성물질 등의 운반절차서 등을 작성, 신고하도록 한다.

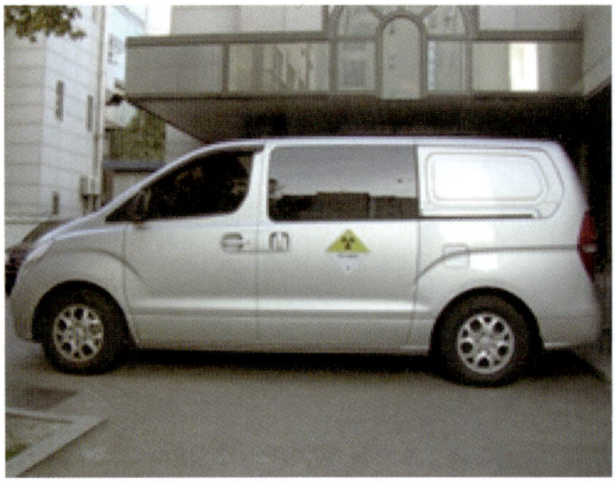

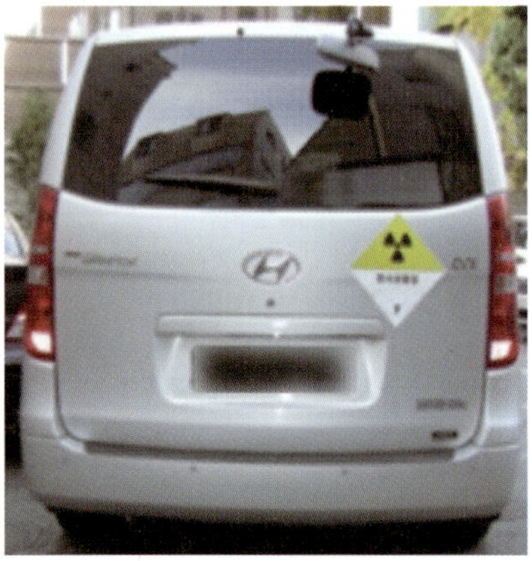

③ 방사성물질의 포장기준

가. 방사성물질의 운반을 위한 포장은 해당 설계승인서에 명시된 모든 기준을 만족시키는지를 확인하고 방사선 안전관리 등의 기술기준에 관한 규칙의 기준을 준수한다.

나. 방사성물질의 운반에는 사용검사를 받은 B(U)형 운반용기를 사용한다.

다. 기타 원자력안전위원회 규칙과 원자력안전위원회 고시를 적용하여 준수한다.

④ 방사성물질 안전운반의 중요성

방사성물질은 일반적으로 배기, 배수, 차폐 등 안전시설이 갖추어진 장소에서 사용되며 그 구역에 일반인의 출입이 제한된다. 그러나 흔히 산업적 방사선 비파괴검사의 경우처럼 장소를 옮겨가며 사용하려면 방사성물질을 운반·이동해야 하며 그 운반·이동경로에는 안전시설이 되어있지 않고 일반인도 쉽게 접근할 수 있다. 방사성물질을 운반할 경우 운반수단의 충돌, 전복, 파손 등 사고발생위험은 물론 방사성 물질의 유출, 확산 등에 의한 환경오염 등으로 안전상 문제가 중첩됨으로 방사성물질의 운반에는 매우 엄격한 규정을 적용할 수밖에 없다. 운반수단, 운반용기, 포장 등에 관한 규정을 지켜야 하며 운반물은 여러 까다로운 시험을 거쳐야 한다. 방사선작업 종사자는 안전운반을 위해 최선을 다해야 한다.

⑤ 방사성물질 등의 운반절차

가. 방사성동위원소 등의 운반은 업체나 기관 대표자의 승인을 얻어 방사선안전관리자의 감독 하에 수행한다.

나. 방사성물질 운반절차에 따라 수행하며 기록을 유지한다.

다. 밀봉선원을 내장한 방사선조사기를 운반차량으로 운반할 때에는 반드시 방사선 조사기를 운반차량 내 운반함에 넣고 시건 장치를 체결하여 운반한다.

라. 방사선안전관리자의 감독 하에 신고 된 일시적 사용 장소로 이동은 운반절차에 따라 시행한다.

마. 운반책임자에 대한 교육을 실시하며 교육일지에 교육내용의 기록을 유지한다.

3 방사선을 이용한 제품들

방사선을 조사하여 생산되는 제품들은 다양하다. 예를 들면 가교(架橋) 전선은 전선피복재료인 폴리에틸렌이나 폴리염화비닐에 전자선을 조사하여 그 내열성을 향상시킨 것이며, 발포 폴리오레핀(polyolefin)은 폴리오레핀에 전자선을 조사한 후 가열 발포시킨 것으로 자동차의 내장 쿠션재, 목욕탕 깔개(매트), 냉장고의 단열재, 구명조끼, 슬리퍼, 포장재료 등 다양하게 사용되고 있다. 이러한 제품들은 방사선을 쪼여 가공했을 뿐 결코 방사성을 띠고 있지 않다는 점에 유의해야 한다. 그림 14-23은 방사선을 이용한 다양한 제품들을 나타낸다.

방사성동위원소는 우리의 생활 주변에서 일상적으로 이용되고 있다. 야광도료를 사용한 야광시계는 자발광 원소인 프로메튬(^{147}Pm)을 함유하고 있어 그 원소로부터 방출되는 β선에 의해 발광하고, 또한 건물의 비상구 표지에 트리튬(^{3}H)을 이용한 야광등을 사용하기도 한다. 형광등의 글로우 방전관 내에도 ^{147}Pm을 도포시켜 β선의 전리작용에 의해 스위치를 켜면 즉각적으로 방전이 일어나 순간적으로 점등시키는 역할을 하며, 전기용접봉에서도 방전을 촉진시키기 위해 천연 방사성 핵종인 토륨(^{232}Th)을 소량 첨가한다. 연기감지기에는 α입자를 방출하는 아메리슘(^{241}Am)이 들어 있어 α선의 전리작용에 의해 전리전류가 흐르고 있는 틈 사이에 연기가 들어오면 전리전류량이 감소되는 것을 이용해서 연기를 감지한다. 그 외도 카메라의 충전표시, 금전등록기의 금액표시 등에 사용되는 소형 방전관 내에도 니켈(^{63}Ni)이나 ^{147}Pm이 도포되어 있다.

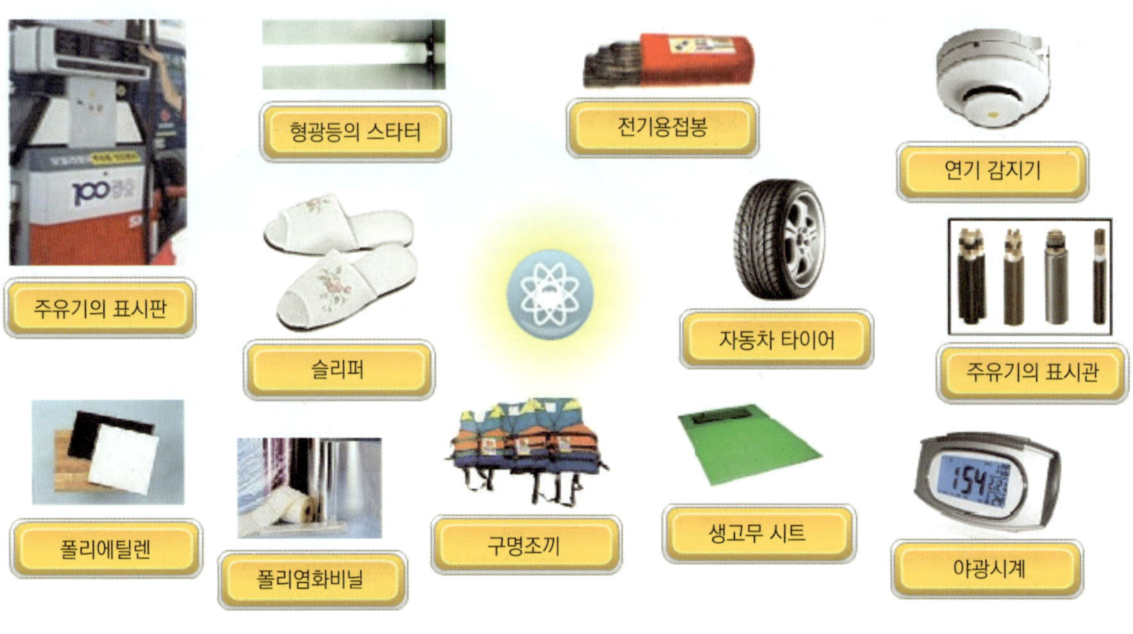

● 그림 14-23 **방사선을 이용한 제품**

4 국립과학수사연구원 사체부검

국립과학수사연구원은 현장과 현실에 맞는 감정기법, 감정장비를 개발·연구하기 위해 최선을 다하고 있다. 이러한 기술력은 태국, 중국, 스리랑카 등 여러 나라에 전파되어 공유되고 있다.

얼굴과 머리뼈 3차원 CT 영상을 이용한 얼굴형태소 예측방법을 개발(2018~2021, 법의학부)하여 신원미확인 변사자의 신원파악을 위한 얼굴복원에 활용하여 수사기관을 지원한다.

NFS
국립과학수사연구원
National Forensic Service

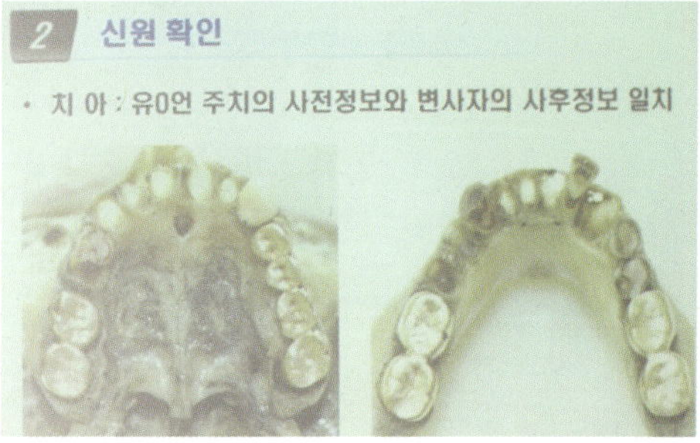

[상악] [하악]

5 공항검색대

공항의 보안검색대는 승객이 통과할 수 있는 커다란 네모꼴의 기기로, 칼이나 총, 그 밖의 위험한 물건을 감지하는 장치이다. 양쪽 판넬에 코일이 설치된 보안검색대 역시 금속탐지기의 '전자기 유도' 원리를 이용한 장치이다.

보안검색대 양쪽 판넬에 설치된 코일에 전류가 흐르면, 금속탐지기에 자기장이 형성된다. 물론 이때 자기장이 변하지 않으면 아무런 일도 일어나지 않지만 총이나 칼과 같은 금속 물체가 보안검색대를 통과하면 자기장이 변하게 되고, 금속탐지기는 이를 전자 장치로 감지해 경보음을 울리게 되는 것이다.

현재 공항의 보안검색대에서는 X-ray와 금속탐지기를 사용하고 있는데, 공항에 금속탐지기를 최초로 도입한 나라는 핀란드이다. 당시 전 세계적으로 항공기 납치 사건이 빈번히 일어나자, 한 항공 회사가 거대한 원통형의 금속탐지기를 공항에 설치한 것이 그 시초라고 한다.

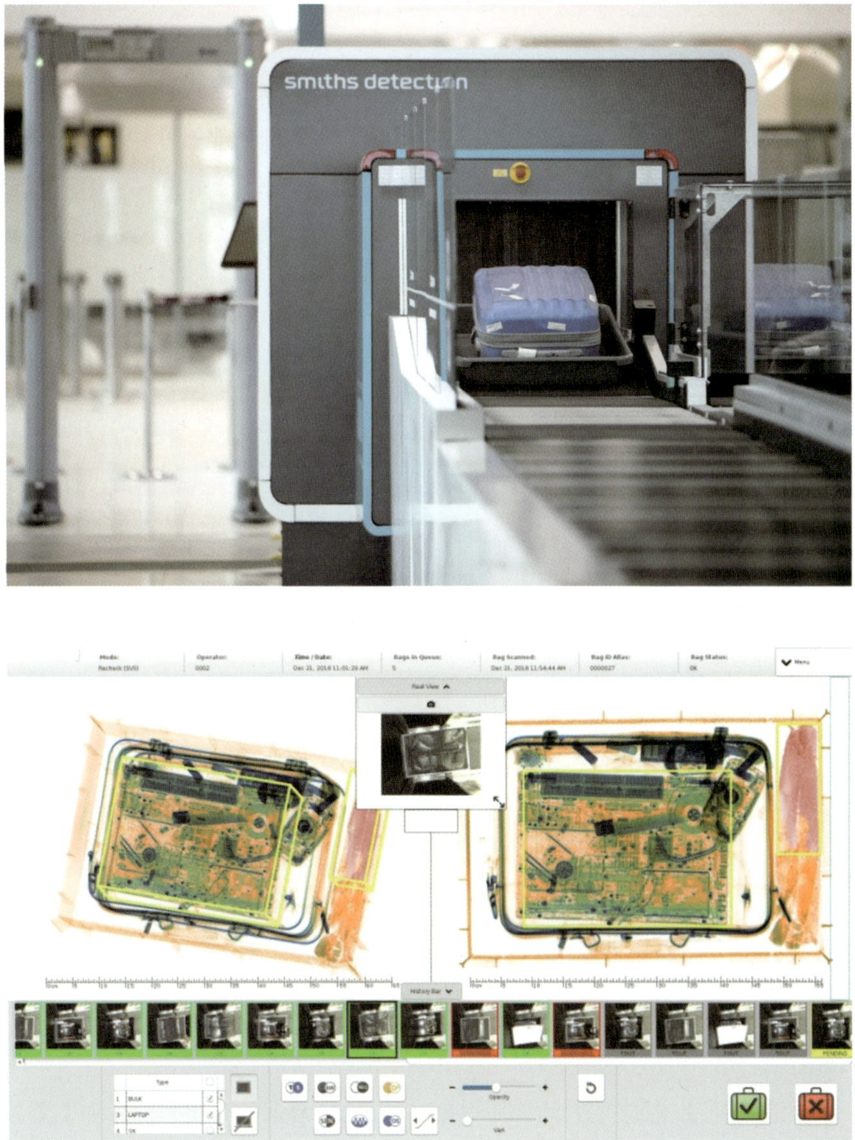

● 그림 14-24 공항검색대

참고문헌

1. 방사선용어사전, 편집부, 청구문화사, 1990
2. 자기공명영상학, 박일영 외, 청구문화사, 1993
3. 자기공명의료영상학, 김현자 외, 청구문화사, 2001
4. 방사선계측학, 고성진 외, 청구문화사, 2005
5. 방사선생물학, 고민호 외, 청구문화사, 2005
6. 방사선기기학, 강세식 외, 청구문화사, 2008
7. 의료영상정보학, 의료영상정보연구회, 청구문화사, 2008
8. 방사선치료학, 강세식 외, 청구문화사, 2009
9. TEXTBOOK of PACS AND Digital Imaging, 대한의료영상기술연구회, 청구문화사, 2003
10. TEXTBOOK of Magnetic Resonance Imaging, 자기공명영상연구회, 청구문화사, 2008
11. TEXTBOOK of Computed Tomography, 대한의료영상기술연구회, 청구문화사, 2009
12. ICRP 간행물 103(이재기 역), 2007 국제방사선방호위원회 권고, 대한방사선방어학회, 2009
13. 핵심분석! 방사선 이론과 실제, 한국방사성동위원소협회 부설 동위원소교육연구원, 한국방사성동위원소 협회, 2007
14. 식품방사선조사 최근 동향, 농식품안전정보서비스, 2008
15. Principles and Techniques of Patient Care(2nd ed.), by Frank M. Pierson MA PT, Sheryl L. Fairchild BS PT, W B Saunders, 1999
16. Patient Care Skills(2nd ed.), by Scott Duesterhaus Minor and Mary A. Duesterhaus Minor, Prentice Hall, 1999
17. Radiobiology for the Radiologist, Eric J. Hall, Amato J. Giaccia, LIPPINCOTT WILLIAMS & WILKINS, 2006.
18. Introduction to Radiologic Sciences and Patient Care(4th ed), by Arlene M. Adler MEd RT(R) FAERS and Richard R. Carlton MS RT(R)(CV), W B Saunders, 2007
19. Radioprotective Effects of Propolis on the Mouse Testis Exposed to X-ray, Tae-Jeong Ji, Jong-Sik Kim, Eul-Won S대, Journal of Life Science, 2007.
20. Human Physiology, Stuart Ira Fox, Mc Graw Hill, 2008
21. Patient Care in Radiography : With an Introduction to Medical Imaging(7th ed.), by Ruth Ann Ehrlich RT(R) and Joan A. Daly RT(R) MBA, Mosby, 2008
22. Protection Effect of Natural Matter and Radiation Damage on Kidney Tissue, Tae-Jeong Ji, Journal of the Korea Contents Association, 2009.

찾아보기

INDEX

집필위원

고성진(前부산가톨릭대학교)
김낙상(송호대학교)
김승철(고려대학교)
김현주(동남보건대학교)
박철수(한림성심대학교)
성열훈(청주대학교)
여진동(신경주대학교)
이보우(김천대학교)
임재동(대원대학교)
제재용(동의과학대학교)
지태정(가야대학교)
최준구(극동대학교)
곽병준(호산대학교)
김동현(부산가톨릭대학교)
김정호(대전보건대학교)
류영환(동강대학교)
박철우(동의과학대학교)
신정섭(선린대학교)
여화연(남부대학교)
이삼열(동서대학교)
임청환(한서대학교)
조광호(백석문화대학교)
천권수(대구가톨릭대학교)
최지원(전주대학교)
구효근(마산대학교)
김성철(가천대학교)
김정훈(부산가톨릭대학교)
박영준(제주한라대학교)
배석환(건양대학교)
안병주(남부대학교)
원도연(대구보건대학교)
이송재(전주비전대학교)
정성훈(안산대학교)
조정근(전주대학교)
천혜리(수성대학교)
한용수(한림성심대학교)
권대철(신한대학교)
김순근(백석문화대학교)
김창수(부산가톨릭대학교)
박창희(대구보건대학교)
백철하(강원대학교)
안정희(마산대학교)
유세종(건양대학교)
임인철(동의대학교)
정재은(대구보건대학교)
조효성(연세대학교)
최관우(원광보건대학교)
한재복(동신대학교)

방사선과학개론

2010년 3월 15일 초판발행
2013년 3월 15일 2판발행
2016년 3월 15일 3판발행
2020년 3월 15일 4판발행
2022년 3월 15일 4판2쇄발행
2024년 3월 15일 5판발행
2026년 3월 15일 5판2쇄발행

지은이 : 방사선과학연구회
펴낸이 : 이상태
펴낸곳 : 청구문화사
주 소 : (03706) 서울특별시 서대문구 성산로11길 15
전 화 : 02-332-0541(代) FAX : 02-337-9577
등 록 : 1990년 11월 2일 제9-247호

가격 40,000원

ISBN 978-89-5616-923-1 93510